Für Lilly

Bibliografische Information der Deutschen Nationalbibliothek

Die Deutsche Nationalbibliothek verzeichnet diese Publikation in der Deutschen Nationalbibliografie; detaillierte bibliografische Daten sind im Internet über http://dnb.d-nb.de abrufbar.

Geschlechtsneutrale Schreibweise

Das vorliegende Buch verwendet meistens eine geschlechtsneutrale Schreibweise. Wenn z.B. vom „Arzt" die Rede ist, wird hierunter auch die „Ärztin" verstanden.

Besonderer Hinweis

Haftungsausschluss

Die persönliche Betreuung in Gesundheitsfragen, während einer Schwangerschaft oder Geburt und im Umfeld eines Verlusts sollte immer durch entsprechendes Fachpersonal geleistet werden. Die Hinweise und Vorschläge in diesem Buch sind kein Ersatz für medizinischen Rat. Im Zweifelsfall befragen Sie bitte Hebamme, GynäkologIn, Arzt/Ärztin oder ApothekerIn. Teile des vorliegenden Buches basieren (unter anderem) auf zahlreichen persönlichen Angaben, die zur Wahrung der authentischen Wiedergabe inhaltlich von mir nicht modifiziert wurden. Einige dieser Aussagen entsprechen weder meiner persönlichen Ansicht noch können sie aus medizinischer Sicht empfohlen werden. Weder Autorin, Lektoren noch Verlag können für eventuelle Nachteile oder Schäden, die aus den im Buch vorgestellten Informationen resultieren, eine Haftung übernehmen. Alle Angaben erfolgen ohne Gewähr. Sollten sich trotz sorgfältiger Korrektur Fehler eingeschlichen haben, erbitten wir weiterführende Hinweise darauf. Wenden Sie sich in diesem Fall bitte schriftlich an den Verlag.

Markenschutz

Dieses Buch enthält eingetragene Warenzeichen, Handelsnamen und Gebrauchsmarken. Wenn diese nicht als solche gekennzeichnet sein sollten, so gelten trotzdem die entsprechenden Bestimmungen.

2. Auflage, April 2017
© 2012–2017   edition riedenburg
Anschrift   edition riedenburg, Anton-Hochmuth-Straße 8, 5020 Salzburg, Österreich
E-Mail   verlag@editionriedenburg.at
Internet   editionriedenburg.at
Lektorat   Dr. phil. Caroline Oblasser, Salzburg

Buchumschlag: Herzwolke © Christas Vengel – Fotolia.com; Kinderfüße © Kathrin Dahl [www.vina-wenzel.de]
Kerze auf Seite 21: Copyright www.geschenkeloesch.de
Künstlerische Fotografien © Kathrin Dahl [www.vina-wenzel.de]

Umschlaggestaltung, Satz und Layout: edition riedenburg
Herstellung: Books on Demand GmbH, Norderstedt

ISBN 978-3-902647-48-1

Dr. phil. Heike Wolter

Mein
Sternenkind

Begleitbuch für Eltern,
Angehörige und Fachpersonen
nach Fehlgeburt, stiller Geburt
oder Neugeborenentod

edition
riedenburg

Ein Wort vorab

... auf Deutsch

Dieses Buch ist auf Deutsch geschrieben. Ich bin Deutsche – ich bringe meine kulturellen Auffassungen, meine Sozialisation in der deutschen Gesellschaft und meine unbewussten Umgangsmuster mit Lebensereignissen mit. Auf diesen Grundlagen und meinem Wissen, das ich nach dem Tod meiner Tochter erlangt habe, beruht mein Buch.

Ich bin der festen Überzeugung, dass es neben ethnischen, kulturellen und religiösen Besonderheiten in der Trauer auch viele Gemeinsamkeiten gibt. Die Tragik, das eigene Kind begraben zu müssen, und die tiefen Gefühle von Trauer, Verzweiflung und Hoffnungslosigkeit sind universal.

Ich möchte Dich ermutigen, dieses Buch als Kraftquelle zu nutzen. Gerade wenn dafür sprachliche Barrieren bestehen, bitte ich Dich, eine vertraute Person zu finden, die Dir daraus vorlesen kann. Oder – wenn Du das Buch allein liest und nicht alles verstehst – Du kannst Teile als Anregung benutzen, um nachzudenken.

Vor allem aber soll Dir das Buch versichern, dass Du nicht allein bist.

... auf Englisch

This book was written in German. I am German – thus I bring my cultural heritage, my upbringing in German society and my coping strategies with me. Based on this and on everything I had to learn from my daughter's death my book was written.

I am convinced that there are great similarities in mourning all over the world despite ethnical, cultural and religious differences. The tragedy of having to bury one's own child and the deep feelings of loss, despair and hopelessness are universal.

I would like to encourage you to use this book as a source of strength. Especially if you feel that the language barrier does not allow you to do so, try to find an empathetic, familiar person who is willing to translate while reading the book with you. Or – if you read the book on your own and you don't understand everything – you can use parts of as suggestions for thinking further and working through your grief.

Above all this book should reassure you that you are not alone.

... auf Französisch

Ce livre est écrit en allemand. Je suis Allemande – je porte en moi mes attitudes culturelles, mon éducation dans la société allemande et mes manières inconscientes d`agir face aux événements de la vie. C`est sur ces bases et sur l'expérience que j`ai vécue après la mort de ma fille que ce livre est fondé.

Je suis profondément convaincue qu`il y a – malgré des particularités ethniques, culturelles et religieuses – de nombreux points communs partagés par tous ceux qui portent le deuil . Cette tragédie -enterrer son propre enfant- ainsi que les sentiments profonds de peine et désespoir qui l'accompagnent sont universels.

J`aimerais t`encourager à reprendre des forces en lisant ce livre. Justement si tu rencontres des difficultés linguistiques, je t'en prie, demande à un proche (ou quelqu'un de ton entourage) de te faire la traduction. Ou bien – si tu lis ce livre toi-même et que tu ne comprennes pas tout – au moins quelques passages de ce livre peuvent t'aider à réfléchir.

Avant tout ce livre veut t`assurer que tu n`es pas seul(e).

... auf Türkisch

Bu kitap Almanca yazılmıştır. Almanım – kültürel anlayışımı, Almanya'da büyüdüğümden aldığım değerleri ve yaşadığım önemli olayların biçimlendirdiği yapımı kitabıma aktarıyorum. Kitabım, bu temellere ve kızımın ölümüyle edindiğim bilgiye dayanmıştır. Yas tutulduğu zaman etnik, kültürel ve dinsel özellikler yanında evrensel niteliklerin de var olduğuna mutlaka inanıyorum. Kendi çocuğunu gömmek zorunda kaldığın zaman tuttuğun yas, acı, çaresizlik ve umutsuzluk evrenseldir.

Bu kitabı güç kaynağı olarak kullanarak, seni cesaretlendireyim. Özellikle, eğer dil engeli yüzünden bu kitabı kendin okuyamazsan, sana, onu okuyacak güvenebileceğin, samimi bir kişi bulmanı rica ederim. Yoksa bu kitabı kendin okurken her şeyi anlayamazsan, anlayabilmek için anladığın paragraflardan esinlenebilirsin.

Her şeyden önce bu kitap, yalnız olmadığının bir teminatı olmalı.

... auf Portugiesisch

Este livro foi escrito em alemão. Eu sou alemã e, por isso, trago comigo minha herança cultural, minha intregração na sociedade alemã, bem como minha forma inconsciente de lidar com os acontecimentos da vida. Meu livro se baseia nesses fundamentos, como também no que eu tive que aprender com a perda da minha filha.

Tenho plena convicção de que, apesar das diferenças por questões étnicas, culturais e religiosas, nos momentos de luto, também existem muitos pontos em comum. A tragédia de ter que sepultar seu próprio filho e os sentimentos mais profundos de luto, o desespero e a desesperança são universais.

Eu gostaria de te encorajar a usar este livro como uma fonte de energia. Especialmente se você perceber que as barreiras da língua te impedem de seguir adiante. Tente encontrar uma pessoa de confiança que possa traduzi-lo enquanto você o lê. Ou, se você preferir ler o livro sozinha e não entender tudo, você pode usar apenas partes dele como fonte de inspiração para refletir.

Acima de tudo, este livro busca te dar segurança de que você não está sozinha.

... auf Spanisch

Este libro fue escrito en alemán. Soy alemana y por eso llevo conmigo mi legado cultural, mi integración en la sociedad alemana, y mi forma inconsciente de actuar frente a los acontecimientosde la vida. Mi libro se basa en esto y también en el aprendizaje recibido tras la pérdida de mi hija.

Tengo la plena convicción de que además de las particularidades por cuestiones étnicas, culturales y religiosas en el tiempo de luto existen también muchos puntos en común. La tragedia de tener que dar sepultura a un hijo propio y los profundos sentimientos de luto, desesperación y desesperanza son universales.

Quiero animarte a que uses este libro como una fuente de energía. Especialmente cuando sientas que las barreras idiomáticas no te lo permitan, te invito a que encuentres a una persona de confianza que pueda leerlo para ti. O, si prefieres leer el libro sola y no entiendes todo, puedes usar partes de él como fuente de inspiración para reflexionar.

Por sobre todas las cosas este libro busca asegurarte que no estás sola.

... auf Russisch

Это книга написанно по-немецки. Я - немка, делюсь своими культурными представлениями, своей социялисацией в немецком обществе и своими бессознательными моделями реакции на проблемы в жизни. На этих основах и на моём знании, к которому я пришла после смерти моей дочери, основана моя книга.

Я твёрдо уверена, что печаль - часть этнического, культурного и религиозного. Трагизм быть вынужденным хоронить собственного ребёнка и глубокие чувства траура, отчаяния и безнадежности - всеобщие.

Я хочу ободрить тебя использовать эту книгу как источник силы. Я прошу тебя, особенно если для тебя существуют язычные барьеры, найди близкого человека, который поможет тебе читать её вслух. Или, если читаешь книгу одна/ один и не понимаешь всё, ты можешь использовать части как источникразмышлению.

Прежде всего эта книга должна уверить тебя в том что ты не одна/ один.

... auf Chinesisch

这本书是用德文写的。因为我是德国人，它一方面基于我的文化观点、我的德国社会背景以及我处理生活变迁的下意识的行为模式。这本书另一方面基于我随着我女儿的死亡获得的知识。

我确信在丧期中，除了不同民族、文化和宗教特点以外，我们之间还是有很多共同点。被迫安葬亲自孩子的悲剧性及其伴随的悲哀、苦闷和失望在全球都是一样深刻的情绪。

我想鼓励你用这本书作为你的心力来源。因为我们两个人之间存在着某一个语言障碍，我推荐你请一个你信任的人念这本书给你听。如果你单独看这本书时不完全懂其内容的话，它还是可以作为使你思考的出发点。

无论如何，这本书的主要用处就是让你知道你不是唯一的处于这种困境的人。

"我星星孩子—小产、死产或婴儿猝死综合征后给父母、亲属和专家的参考书"

Inhaltsverzeichnis

Vorwort

Was für ein Wissensschatz, dieses Werk aus der Lebenserfahrung vieler Menschen zusammengetragen! Es handelt von den Erschütterungen, denen Eltern und Fachleute beim Tod eines ungeborenen oder neugeborenen Kindes standhalten müssen. Die Fülle, die diese persönlichen Erfahrungen anbieten und die von Heike Wolter verknüpft und durch fachliche Informationen ergänzt werden, erscheint als Antwort auf ein jahrzehntelanges Schweigen zum frühen Tod von Kindern, auf eine „Unkultur" im Umgang mit dieser Seite des Daseins. Und mir scheint, es will dem Tabu, das hinter uns liegt, eine ebenso große Wucht entgegensetzen.

Die Spuren der kulturellen Barbarei, wie trauernde Mütter und Väter über Generationen hindurch allein gelassen waren, prägen noch heute das gesellschaftliche und das familiäre Leben. Durch Achtlosigkeit, Grobheiten und bürokratische Ignoranz wurden Eltern oft zusätzlich zu ihrem Schicksalsschlag gekränkt. Und noch immer fehlt mancherorts das menschliche und fachliche Vermögen, Familien in ihrer Lebenskrise feinfühlig und stärkend zur Seite zu stehen.

Unsere Elterngeneration und die der Großeltern und Urgroßeltern mussten den Verlust ihrer Kinder und ihre Trauer ein Leben lang mit sich selbst abmachen. Von ihnen haben wir als direkte Vorbilder unsere eigene Lebensweise erlernt. Sie sind es, die unser Denken inspiriert haben, sei es freier oder verschlossener im Umgang mit dem Tod – und es sind auch unsere kleinen Verwandten, die sich früh wieder aus dem Leben verabschieden mussten. Wir haben sie nie kennen gelernt – allenfalls im Widerschein der unfreiwilligen Verschwiegenheit im Familienkreis. Sie haben aus der Stille heraus ihre eigene Wirksamkeit entfaltet. Auch wenn früher oft kein Raum in den Familiengeschichten für sie war, so hat jeder dieser kleinen Töchter und Söhne, Geschwister und Enkel dennoch eine große Potenz in dem, was er oder sie in ihrem Umkreis angestoßen hat.

In diesem Buch einer Mutter – im persönlichen Austausch mit anderen Eltern, die alle eine Erfahrung teilen – trifft ein Vermächtnis vieler zusammen: Das unsichtbare Wirken all ihrer kleinen Kinder über ihr scheinbar kurzes Leben hinaus, vereint in diesem Werk ihre Eltern beim Erzählen über die einschneidende Zeit.

Eltern in einer ähnlichen Situation können durch dieses Buch gestärkt werden: Sie erfahren, dass sie nicht allein sind in ihrer Not. Die wertvollen Informationen können eigene Vorstellungen erweitern und klären. Noch viel wichtiger erscheint mir, dass auch meine KollegInnen in der Geburtshilfe, Hebammen und ÄrztInnen, aber auch SeelsorgerInnen, GeburtsbegleiterInnen, Verwaltungsangestellte und BestatterInnen von diesen Stimmen der Erfahrung lernen werden. Sie werden dadurch noch achtsamer trauernden Familien den notwendigen, jeweils eigenen und manchmal auch fremdartig erscheinenden Raum geben und sie gemeinsam durch die Krise führen.

So könnte aus einer Zeit mit viel Kummer bestenfalls auf lange Sicht ein heilsames Erlebnis werden, durch das sich die persönliche Kultur vom Lebensende verfeinert und wir für unser eigenes Ende friedvolle Vorbilder und Vorstellungen in uns tragen werden.

Katja Baumgarten

Hebamme, Journalistin und Filmemacherin
des Dokumentarfilms „Mein kleines Kind"

Platz für Gedanken:

In der Mitte der Nacht

Dieses Buch sagt dir nicht, was du fühlen oder tun sollst, denn Trauern ist zutiefst individuell. Aber gewiss ist eines: Du wirst deine Traurigkeit überwinden. Dieses Buch will dich – die verwaiste Mutter oder den verwaisten Vater – an die Hand nehmen und dich begleiten. Es will aber auch dich – den Mitmenschen – für die besondere Situation und den Ausnahmezustand trauernder Eltern sensibilisieren. Und es will dich – die Fachperson – ermutigen, die Herausforderung anzunehmen, gleichzeitig professionell und empathisch mit verwaisten Eltern umzugehen.

Ich habe dieses Buch aus persönlicher Betroffenheit heraus geschrieben. Als meine Tochter Lilly im August 2005 völlig überraschend während der Geburt starb, hatte ich das Gefühl, aus dem mich plötzlich umgebenden Dunkel nicht mehr herauszufinden. Ich hatte nicht einmal das Gefühl, dass ich mich in einem Tunnel befand, der einfach nur lang war, am Ende aber ins Licht führte. Im Gegenteil: Die Welt fühlte sich an wie ein tiefschwarzer Raum, dessen mögliche Ausgänge ich nicht einmal erahnen konnte.

Ich wusste zwar nach wenigen Stunden, dass ich selbst überleben würde. Aber ich hatte eine entsetzliche Angst vor diesem Leben ohne meine Tochter. Selbst als ich nach zwei Tagen mit meinem Mann aus dem Krankenhaus zurückkehrte, zurück zu meinen beiden älteren, lebenden Kindern, konnte ich keinen Funken Lebensfreude in mir fühlen. Nur Verzweiflung.

Ich erinnere mich noch, wie zwei Frauen, die selbst auch ein Kind verloren hatten, an meinem Bett saßen. Meine Nachbarin hatte sie gebeten, mich zu besuchen. Eine erzählte mir, dass sie nach dem Tod ihrer Tochter für längere Zeit kaum hätte aufstehen können. Damit sprach sie mir emotional aus dem Herzen, aber sie formulierte auch das, was ich am meisten fürchtete: Stillstand, Leere, Sinnlosigkeit.

Irgendwann raffte ich mich auf und setzte mich an den Computer. Wie eine Hülle umfing mich schon bald das Internet, in dem ich ein Portal für verwaiste Eltern gefunden hatte.

Zu wissen, dass ich nicht die Einzige war, die diesem Schicksal begegnete, half mir sehr. Während ich um mich herum die Welt feindlich, unnahbar und ungerecht wahrnahm, konnte ich im Schutz der Anonymität ungeschminkt ausdrücken, was mich bewegte.

Immer weiter trug mich meine Suche nach Geschichten, Erklärungen und Hilfen. Bis ich eines Tages ein Zitat von Johannes Paul II. las: „Die Mitte der Nacht ist auch schon der Anfang eines neuen Tages."

Verwaiste Eltern – was wir sind

Eine verwaiste Mutter, das war ich also nun im offiziellen Sprachgebrauch. Mein Mann ein verwaister Vater, meine Kinder verwaiste Geschwister, meine Eltern verwaiste Großeltern. Und verwaist im Sinne alter Märchen fühlte ich mich auch. Ich war furchtbar einsam, nicht nur weil wir erst seit Kurzem an einem neuen Ort lebten, sondern auch, weil offensichtlich niemand wusste, wie er mit mir umgehen sollte. Die meisten Menschen, denen mein Schicksal bekannt war, mieden mich, und anstatt über meine Tochter Lilly wenigstens sprechen zu können, verwaiste nach und nach auch die Erinnerung an sie.

Verwaiste Eltern sind Menschen, die ein Kind verloren haben. Und wenngleich sich dieses Buch an Eltern richtet, deren Kinder sehr früh – in der Schwangerschaft, während der Geburt oder in der Neugeborenenzeit – starben, bezieht sich diese Nennung nicht nur auf sie. Denn auch Eltern, deren Kinder im späteren Kinder-, Jugend- oder Erwachsenenalter sterben, werden so genannt.

Das Verbindende zwischen all diesen Eltern ist die Umkehr eines als normal angesehenen Lebenskreislaufs. In diesem sterben zunächst die Großeltern, dann die Eltern, und erst später die Kinder. Im Idealfall alle nach einem gefüllten Leben. Der Tod des eigenen Kindes aber lässt uns in einer Welt zurück, in der jene Grundprinzipien, denen wir vertrauen, zutiefst erschüttert wurden. Denn wenn nicht sicher ist, dass unsere Kinder leben können – was ist dann noch sicher in unserem Leben?

Individuelle Erfahrungen

Da Menschen sehr verschieden sind, meistern sie diese schwierige Frage ganz unterschiedlich. Das vorliegende Buch ist daher kein Ratgeber in dem Sinne, dass er den Weg einer guten Trauer und einer erfolgreichen Heilung beschreibt wie ein Zugfahrplan, dessen klar festgelegte Stationen zum gewünschten Ziel führen. Vielmehr habe ich versucht, individuelle Erfahrungen – einschließlich meiner eigenen – zu systematisieren. Dabei habe ich mich von den Müttern und Vätern leiten lassen, die bereit waren, auf meine Interviewfragen zu antworten. Sie alle haben mit ihren unterschiedlichen Gedanken, Perspektiven und Mentalitäten dazu beigetragen, dass den von Trauer Betroffenen, ihren Angehörigen und Helfern viele Möglichkeiten zur Trauerbewältigung aufgezeigt werden.

Die Trauer wird nie vollkommen verschwinden, denn sie ist eine Schwester der Erinnerung. Aber wenn die Heilung erfolgreich verläuft, könnte es irgendwann heißen: „Und wenn du dich getröstet hast, wirst du froh sein, mich gekannt zu haben."

Ich selbst habe lange nicht geglaubt, einmal sagen oder schreiben zu können, dass ich dankbar sei für Lillys Weg mit mir. Konkret gesagt dauerte es bis zu ihrem sechsten Geburtstag, bis ich diese Aussage ehrlich (unter)schreiben konnte.

Diese Erkenntnis war ein wichtiger Schritt. Nicht aber der letzte ...

An meine Leserinnen und Leser

Mein Buch wird vielleicht vor allem von betroffenen Frauen gelesen werden, die nach Verständnis und Zuspruch suchen. Aber auch den Vätern, Geschwistern und Großeltern sind eigene Kapitel gewidmet. Der weitere Familien-, Freundes- und Bekanntenkreis soll durch dieses Buch den Mut finden, sich mit der Trauer verwaister Eltern auseinanderzusetzen, und Fachpersonen, die mit verwaisten Eltern zu tun haben, können von den hier abgedruckten Erfahrungen genauso profitieren wie von den Überlegungen zu Begleitmöglichkeiten.

Weil viele ärztliche und therapeutische Ausbildungen noch immer wenig Hintergrundwissen zum Umgang mit Sterben und Tod – besonders bei Kindern – bieten, kann dieses Buch eine wertvolle Ergänzung für all jene sein, die sich intensiver mit der elterlichen Trauer auseinandersetzen möchten.

Interviews

Viele meiner Interviewpartner haben mir geschrieben, die Beantwortung der Fragen sei zwar schwierig und tränenreich, aber vor allem heilsam gewesen.

Vielleicht war sie das auch durch die Hinzufügung eigener Gedanken, Bilder, Gedichte und weiterer Materialien. Mir ist bewusst, dass die gemeinsame Arbeit an diesem Buch alle Eltern viel Kraft gekostet hat,

aber ich bin aus meiner eigenen Erfahrung der festen Überzeugung, dass das Schreiben ein möglicher Weg der Heilung ist. Das heißt, dass das Buch bereits die ersten Menschen begleiten durfte, noch bevor es überhaupt in der Öffentlichkeit angekommen ist. Hoffentlich erfüllt es diese Aufgabe auch für die Leser.

Ein Schritt nach dem anderen

Mein Buch folgt dem Weg von Trauer und Heilung in einer Art chronologischen Perspektive. Trotzdem muss man es nicht von Anfang bis Ende durchlesen. Manches fühlt sich momentan wichtig an, anderes nicht. Man kann daher zuerst das lesen, was einem hilfreich erscheint, und anderes dafür einstweilen auslassen.

Genau wie unser Weg durch die Trauer macht dieses Buch manchmal einen Schritt zur Seite oder zurück. Ab und zu führen Ausflüge in unbekanntes Terrain oder zu vielleicht eigenartig anmutenden Ideen. Ich glaube aber, dass die unbekannte Situation der Trauer genau das braucht: Ausprobieren, was gut tut, und was nicht.

Leider schützt die Tatsache, bereits ein Kind verloren zu haben, nicht davor, diese schreckliche Erfahrung unter Umständen noch einmal machen zu müssen. All denjenigen, die mehrfach betroffen sind, ist daher ein eigenes Kapitel gewidmet, ohne jedoch anderen Eltern Angst machen zu wollen.

Das Buch eröffnet die Schatzkiste der elterlichen Erfahrungen mit den Geschichten der nach Verlust(en) trauernden Mütter und Väter. Hier erhalten alle Betroffenen, die am Buch teilgenommen haben, die Gelegenheit, sich in einer eigenen Doppelseite mit ihrem Erleben des Verlusts sozusagen vorzustellen. Die Erzählungen spiegeln einerseits eine gewisse Bandbreite möglicher Verläufe wider, andererseits aber offenbaren sie auch verschiedene Eltern-Typen, die erkennen lassen, dass es nicht „den" Betroffenen gibt, sondern eine große Vielfalt betroffener Menschen.

Ich wünsche diesem Buch, dass es zu einem starken Symbol für verwaiste Eltern wird. Es soll – für Eltern, Angehörige und Fachpersonen – einerseits individuelle Erfahrungen spiegeln und andererseits, ergänzt um zusätzliches Wissen, umfassend und vorurteilsfrei über die Thematik Auskunft geben.

Heike Wolter, im März 2017

Platz für Gedanken:

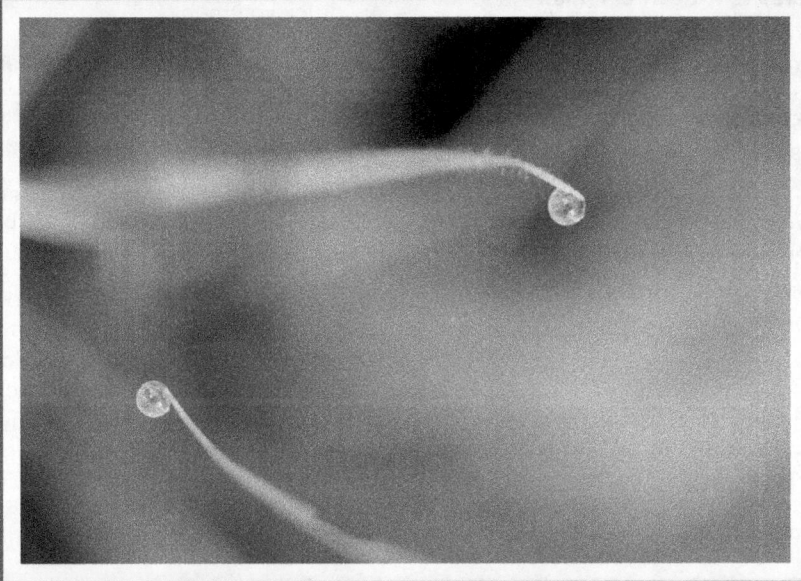

Erfahrungen des Verlusts

Erfahrungen der Autorin

Vor einiger Zeit, da besuchte ich zum ersten Mal eine Gesprächsgruppe für verwaiste Eltern. Der Abend begann in angenehmer Runde in einem in warmen Farben eingerichteten Zimmer. Auf dem Tisch dampfte heißer Tee, und die meisten Teilnehmerinnen unterhielten sich – offenbar kannten sich alle. Ich war mit der Erwartungshaltung gekommen, mich auf neues Terrain zu trauen, aber durch mein erstes Buch „Meine Folgeschwangerschaft" auch ein ‚alter Hase' bezüglich der Trauer zu sein. Eine Geschichte hatte ich mir nicht zurechtgelegt – Taschentücher nicht.

Bei der Vorstellungsrunde war ich die erste, die weinte. Meinen allerersten Satz und das Anzünden einer Kerze für meine Tochter hätte ich beinahe schon nicht geschafft. Wie sehr ich mich doch geirrt hatte in der Meinung, meinen Verlust längst aufgearbeitet und verarbeitet zu haben! Nun jedoch stellte ich fest, dass er nach wie vor sehr präsent war.

Vielleicht würde es den meisten verwaisten Eltern so ähnlich gehen wie mir. Irgendwann lernt man zwar, mit dem nahezu Unaussprechlichen zu leben. Doch eine Wunde bleibt es immer.

Es – der Tod unseres Kindes, unserer Kinder.

Für dieses Buch musste ich all meinen Mut zusammennehmen, um mir meinen eigenen Verlust noch einmal in jedem Detail anzuschauen. Ich zog mich in eine einsame Gegend zurück und schlug – nach mehr als fünf Jahren – zum ersten Mal wieder das Tagebuch auf, das ich ab dem Zeitpunkt von Lillys Beerdigung bis etwa zum Halbjahrestag geschrieben hatte. Unaufhaltsam rollten Tränen über mein Gesicht – doch manchmal habe ich beim Lesen sogar ein Lächeln versucht und war erstaunt über das, was ich geschrieben hatte.

Ich versuchte also das zu tun, was ich auch meinen Gesprächspartnern abverlangte: ihren eigenen Verlust zu durchdenken und zu beschreiben. Sie sollten versuchen, erst ihr eigenes, unmittelbares Erleben in Worte zu fassen – später aber auch darüber zu reflektieren, warum sie dies oder jenes getan hatten, was sie rückblickend als günstig oder weniger hilfreich einschätzten und welche Entwicklung sie selbst vollzogen hatten.

Layout und Seitenaufbau

Kerninhalt des folgenden Kapitels sind die Geschichten jener Mütter und Väter, die aus eigener Betroffenheit heraus ihre Erfahrungen zur Verfügung stellen. Sie alle hätten an diesem Projekt nicht teilgenommen, wenn sie nicht selbst die schmerzlichen Erfahrungen des Verlusts gemacht hätten. Dieser hat sie in umfassender, aber sehr verschiedener Art und Weise geprägt. Daher sollen die Teilnehmer an dieser Stelle ausführlich und mit eigenen Worten und Bildern zum Ausdruck kommen.

Der Seitenaufbau gleicht immer demselben Prinzip:

Auf der linken Seite oben links steht eine Kurzvorstellung der Mutter / des Vaters. Diese verzeichnet:

- Vorname der Mutter / des Vaters (ggf. wurde von den teilnehmenden Eltern ein Pseudonym ausgewählt)
- Alter zum Zeitpunkt der Befragung
- Kinder, jeweils mit Geschlecht, Alter, Geburtsmodus und Geburtszeitpunkt (SSW = Schwangerschaftswoche), ggf. Todesursache
- bei Paaren: Verweis auf verknüpfte Geschichte des anderen Teilnehmers

Auf der linken Seite oben rechts steht ein aus dem persönlichen Fragebogen entnommenes Zitat.

Es folgt die Geschichte des Verlusts/der Verluste. Die Berichte sind im Originalwortlaut aus den Fragebögen übernommen worden, aber mit Einverständnis der Verfasser zum Teil gekürzt worden. Kinder, bei denen nicht verzeichnet ist, vor wie vielen Monaten/Jahren sie zur Welt gekommen sind, sind erst nach Ende der Befragung geboren worden.

- Auf der rechten Seite unterstreicht ein Foto die bildliche Erinnerung an den Verlust.

Folgekinder, die zum Zeitpunkt des Interviews noch nicht geboren waren, sind nicht mit Alter, sondern lediglich mit einem Sternchen in Klammern gekennzeichnet.

Die Bilder entstammen – bis auf das Pusteblumenmotiv – dem persönlichen Archiv der einzelnen Familien. Sie sind von Laien gefertigt und entstanden nicht selten unter traumatischen Bedingungen. Die Qualität der Fotos mag daher technisch vielleicht eingeschränkt sein, aber ihren unschätzbaren Wert erhalten die Motive als Zeugnisse eines kurzen Lebens. Zur Sicherung der Anonymität sind eventuelle Nachnamen und/oder Daten aus den Bildern entfernt worden.

Die Pusteblume auf Anjas Seite ist eine Fotografie von Kathrin Dahl, die auch sämtliche Fotos für die Kapitelbebilderungen gemacht hat. Anja hat keine bildliche Erinnerung. Doch auch ihre Geschichte sollte eine symbolhafte Abbildung erhalten, weshalb diese zarte Naturfotografie gewählt wurde.

Die privaten Fotos bleiben bewusst ohne Beschreibung. Der Leser soll so die Möglichkeit haben, seine eigenen Gedanken zu den Bildern zu entwickeln.

Sortierung

Die Verlusterfahrungen der Mütter und Väter wurden dem Alter entsprechend und bei Altersgleichheit alphabetisch sortiert. Dies spiegelt die Zufälligkeit wider, mit der eine Verlusterfahrung uns alle treffen kann. Wenn trotzdem im Kapitel zur „Frage nach dem Warum" eine Kategorisierung vorgenommen wird, so ist dies dem medizinischen Sprachgebrauch geschuldet, der Verluste willkürlich nach Gewicht des Kindes, Schwangerschaftswoche, aktiver Entscheidung zum Abbruch der Schwangerschaft – oder nicht – sowie Lebendgeburt – oder nicht – in Fehlgeburten, Totgeburten, Neugeborenentode und Abbrüche einteilt.

Immerhin aber erlaubt diese Einteilung eine größere Übersicht hinsichtlich möglicher Verlustgründe.

Im restlichen Buch wird jedoch nur, wo es medizinisch, rechtlich oder anderweitig zwingend nötig ist, eine Zuordnung vorgenommen, die nicht frei von Paradoxien ist, wie das Beispiel von Natalie zeigt:

„Ich habe mein Kind 30 Wochen unter dem Herzen getragen. Ich habe es geliebt, es gespürt, mir Sorgen gemacht, es auf die Welt gebracht und es begraben. Trotzdem habe ich als Mutter keinen Anspruch auf Mutterschutz. Und das alles nur, weil meine Tochter es nicht geschafft hat, 500 Gramm auf die Waage zu bringen. So konnte ich mich mit der Bezirksregierung herumschlagen, deren Mitarbeiter mir nur stur aus irgendwelchen Texten vorlesen konnten, dass ein Kind unter 500 Gramm eine Fehlgeburt und keine Totgeburt sei."

Ganz abgesehen davon, dass sich die Trauer der Eltern in keiner Weise daran bemisst, ob ihr Kind 10, 20 oder 30 Wochen im Bauch gelebt hat, ob es voll ausgereift während seiner Geburt starb oder erst einige Tage, Wochen, Monate oder Jahre später.

Im Glossar ab Seite 352 sind einige der wichtigsten medizinischen Fachbegriffe für Laien verständlich erklärt.

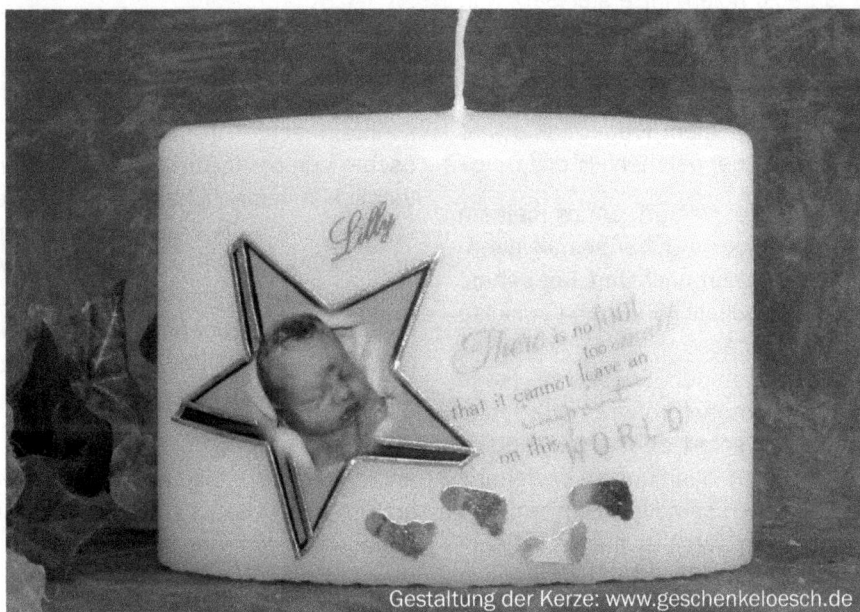

Gestaltung der Kerze: www.geschenkeloesch.de

1. Kind: Sohn (*+ vor 3 Jahren), spontane Geburt in der 17. SSW mit
              anschließender Curettage, Amnioninfektionssyndrom
2. Kind: Sohn (* vor 2 Jahren), spontane Geburt in der 41. SSW
3. Kind: Sohn (*), spontane Geburt in der 41. SSW

Ich merkte im Sommer 2008, dass ich schwanger war. Ein positiver Test bestätigte dies, also machte ich für den nächsten Tag einen Termin bei der Urlaubsvertretung meiner Frauenärztin. Ich wusste nicht, was mich erwartet, ob sie mir Blut abnehmen würden oder ich noch einen Test machen würde. Aber ich kam direkt in das Untersuchungszimmer und es wurde ein Ultraschall gemacht. Ich starrte auf den Monitor und wusste nicht, ob ich jetzt gar nichts sehen würde oder vielleicht eine kleine schwarze Höhle. Es war keins von beidem, denn ich sah ein kleines Wesen, wie eine Erdnuss, mit kleinen Ärmchen und Beinchen. Das Herzchen schlug. Ich war in dem Moment so überwältigt, dass ich die Gefühle, die ich empfand, bis heute nicht definieren kann. Mit einer Mischung aus Angst, Freude, Unwissenheit, Nachdenklichkeit und Verzweiflung verließ ich die Praxis. Ich war laut der Ärztin in der 11. Woche.

Meine Mutter fuhr mit mir umgehend zum Drogeriemarkt, um Folsäure zu holen. Ihr erster Satz war: „Herzlichen Glückwunsch!" und: „Gut, dass ich die Kindersachen aufgehoben habe". Das hat mich wenig aufgemuntert, tausend Fragen waren in meinem Kopf: Wie erzähle ich es meinem Freund? Wie wird das mit dem Studium? Woher nehmen wir das Geld?

Ich hatte eine kleine Rassel gekauft, um es meinem Freund mitzuteilen, aber der war bei seinen Eltern und wir konnten uns erst am nächsten Tag sehen. So scannte ich das Ultraschallbild ein und schickte es ihm übers Internet, genauso wie wir uns damals im Internet kennengelernt hatten. Seine erste Frage war: „Ein Baby?" Natürlich eher ironisch, aber auch fassungslos. Er freute sich sofort, aber er fragte auch, wie wir das meistern wollten, denn unsere Beziehung lief gar nicht toll. Es war ein ständiges Streiten, und so stur wie ich damals war, waren es meistens banale, unwichtige Dinge, die ich kritisierte. Und dennoch war es damals die Hölle für uns.

Inzwischen bekam ich die Antwort von der Uni, bei der ich mich beworben hatte. Ich war in Marburg für Kunst, Musik und Medien zugelassen. Nicht mein erster Wunsch, aber es hörte sich toll an. Mein Freund suchte sofort einen Job in Marburg. Ich suchte eine Wohnung.

Ständiger Begleiter waren die üblichen Schwangerschaftsbeschwerden wie morgendliche Übelkeit oder Kopfschmerzen. Mein Körper veränderte sich zusehends, und so langsam wuchs auch der Bauch, allerdings nicht ganz so schnell wie der kleine Insasse in den ersten Monaten.

Als wir zusammenzogen, war ich damit beschäftigt, einzuräumen, während Martin auf der Arbeit war. Wir fingen an, uns langsam auf die Zukunft zusammen zu freuen. Mein Freund wollte ein Elternjahr machen, mich unterstützen wo er konnte, und generell pflegte er mich jeden Tag, er hatte nun einmal jetzt zwei Menschen zu beschützen, wobei er natürlich zu dem kleinen Menschlein kaum Kontakt aufbauen konnte.

Nachdem ich über die „Wie wollt ihr das denn schaffen..."-Predigten meiner Mutter hinwegsehen konnte, machte ich mir auch schöne Gedanken. Ich dachte nun optimistischer, nachdem meine Schwester mir klar gemacht hatte, das alles Negative doppelt so stark durch die Freuden mit einem Baby wettgemacht würde. Ich sah vor allem auch, wie mein Freund sich freute. Ich bereitete mich aufs Studium vor, überlegte Namen – zwei hatte ich später im Kopf –, und mein Freund und ich stöberten gelegentlich durch Babyabteilungen. Vorerst mit breitem Grinsen, ohne etwas zu kaufen.

Anfang Oktober wollte ich meine Schwester noch einmal in Fulda besuchen, bevor das Studium anfing, dafür nahm ich eine lange Zugfahrt in Kauf. Mein Freund fuhr mich zum Bahnhof, bevor er in die Spätschicht musste.

Schon den ganzen Morgen hatte ich Unterleibskrämpfe, teilweise sehr schmerzhaft. Ich führte diese auf Verstopfungen, die ich am Wochenende zuvor gehabt hatte, und auf die Dehnung der Gebärmutter zurück. Wirkliche Sorgen machte ich mir nicht. Schließlich war es in der 17. Schwangerschaftswoche ja normal, dass der kleine Bewohner in meinem Bauch Platz brauchte.

Den nächsten Ultraschalltermin sollte ich in der nächsten Woche haben, bei diesem sollte eventuell das Geschlecht festgestellt werden, außerdem hätte die Feindiagnostik gemacht werden sollen. Am wichtigsten war aber, dass dies der erste Termin sein sollte, zu dem mein Freund mitkommen würde. Er freute sich schon riesig darauf, endlich mal das kleine Etwas in Bewegung zu sehen.

In Fulda angekommen, waren die Schmerzen, die in Wellen und mit unterschiedlichen Abständen kamen, immer noch da. Schon im Zug kam das Gefühl auf, das irgendetwas nicht stimmte. Meine Schwester holte mich vom Zug ab, und wir wollten ihre kleine Tochter, meine Nichte, von der Kinderkrippe abholen. Als wir dann zu meiner Schwester nach Hause fuhren, legte ich mich erst einmal hin. Meine Schwester machte mir einen Tee und wärmte mir ein Kirschkernkissen auf. Im Internet haben wir dann geschaut, was es sein könnte. Das Ergebnis: Frühwehen. Wir riefen im Krankenhaus an, und sie sagten, wir sollten sofort vorbeikommen.

Nachdem ich für längere Zeit in der Notaufnahme und auf dem Flur der Frauenklinik gesessen hatte, kam ich endlich zur Untersuchung. Sofort wurde eine heftige Gebärmutterentzündung festgestellt. Meinem Baby ging es gut, das Herzchen schlug fleißig und es war gut entwickelt. Allerdings sagten die Ärzte mir sofort, dass für mein Kind nur sehr geringe Chancen bestünden, da es jetzt zunächst um meine Gesundheit ginge. Das war mir in diesem Moment aber total egal. Sie meinten, die Entzündung könne in eine Blutvergiftung übergehen, die für mich lebensgefährlich sei und auch in die Fruchthülle eindringen könne. Mein Körper könne die Entzündung nur schwer loswerden, mit dem Baby im Bauch. Der Muttermund war zwar schon etwas geöffnet, aber ich habe aber bis zuletzt an eine geringe Chance geglaubt und gehofft, mein Baby behalten zu können.

Ich kam an den Tropf und bekam Antibiotika gegen die Entzündung und Medikamente gegen die Schmerzen. Am nächsten Tag ging es mir sehr gut, meine Schwester war bei mir und ich konnte wieder etwas Hoffnung schöpfen, da die Schmerzen etwas nachgelassen hatten.

Am späten Abend trat dann aber Fruchtwasser aus, und ich hatte schon irgendwie geahnt, dass die folgende Nacht nicht viel Gutes bringen würde. Ich legte meine Hand auf meinen Bauch und sagte: „Bleib bei mir!" Es wurde noch ein Ultraschall gemacht und man sah, dass ich zwar wenig Fruchtwasser hatte, das Herzchen aber fleißig schlug. Die Ärztin und die Schwester wussten sicher schon genau, was demnächst passieren würde. Ich lag in Bett und war wie gelähmt, als es zu bluten anfing: Das war das Ende für mein Baby.

Ich bekam leichte Wehen, und dann kam meine Schwester nachts ins Krankenhaus, um bei mir zu sein. Mein Sohn Tim-Luca wurde still geboren, ich war wie betäubt, ich fühlte mich so leer. So ging mein kleiner Engel von uns.

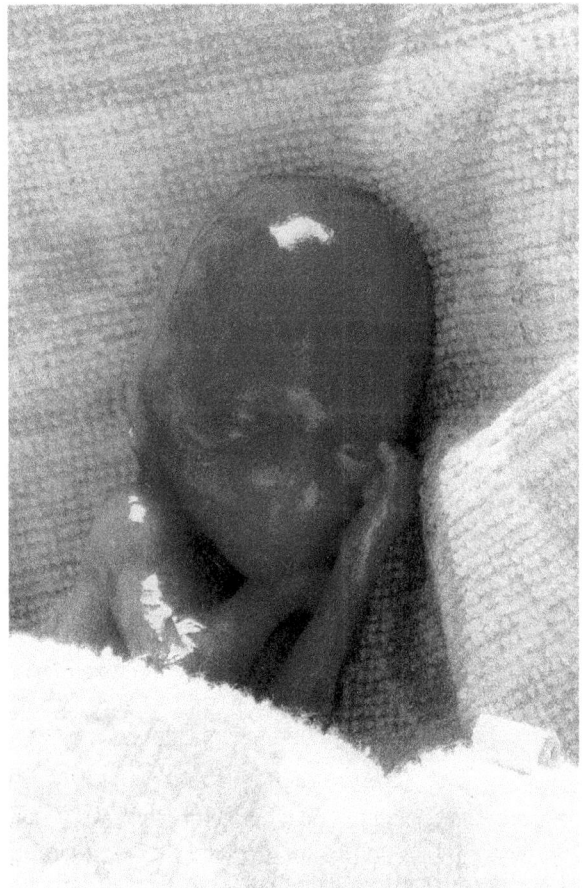

1. Kind: Sohn (* vor 6 Jahren), spontane Geburt in der 38. SSW
2. Kind: Tochter (*+ vor 1 Jahr), spontane Geburt in der 28. SSW,
Nabelschnurknoten / evtl. partielle Plazentalösung

Unsere Tochter war ein absolutes Wunschkind. Mein Mann und ich freuten uns riesig, dass es schon nach fünf Monaten Probieren geklappt hat. Die Schwangerschaft verlief bis zum abrupten Ende ohne große Komplikationen.

Die große Übelkeit in den Anfangswochen ließ mich weitgehend in Ruhe. Später kamen Rückenschmerzen. Alles soweit aushaltbar. Die Freude auf unser erstes gemeinsames Kind – ich habe schon einen sechsjährigen Sohn – war riesig. Als wir dann auch noch erfuhren, dass wir ein Mädchen bekommen – das war großartig. Die Vorbereitungen wurden also konkreter.

Da ich aufgrund meiner beruflichen Tätigkeit bald ein Beschäftigungsverbot erhielt, hatte ich sehr viel Zeit. Freunde beschenkten uns, und von einem befreundeten Ehepaar mit einem kleinen Mädchen erhielten wir Mädchenkleidung. Aufgrund dieser Tatsache kauften wir bis zur 28. Woche selber noch gar nichts. Im Nachhinein sehr schade, denn somit bleibt mir nichts an eigener Kleidung für sie. Die Namenssuche gestaltete sich etwas schwieriger, denn mein Mann und ich hatten doch unterschiedliche Vorstellungen. Letztendlich entschieden wir uns vier Tage vor ihrem Tod.

War es einfach Glück oder eine Vorahnung? Die Vorsorgeuntersuchungen beim Frauenarzt ergaben jedes Mal zufriedenstellende Ergebnisse. Unsere Maus entwickelte sich sehr gut. Das letzte Ultraschallfoto stammte aus der 23. Schwangerschaftswoche. Unsere Tochter grinste uns ganz groß an – ein Abschiedslächeln? Das Wochenende vor ihrer stillen Geburt verbrachten mein Mann und ich im Urlaub.

Dann aber passierte es: Es war ein schöner warmer Tag, die Sonne schien und ich machte mich ans Fensterputzen. Morgens weckte mich die Kleine mit ihren gewohnten Tritten. Nur vier Stunden später brach die Welt zusammen. Mittags rührte sie sich nicht mehr. Ich versuchte alles, um sie wach zu machen, legte die Spieluhr auf den Bauch, drückte auf ihm herum. Sie bewegte sich nicht. Ich ahnte tief in mir drinnen, dass sie sich nie mehr bewegen würde. Also rief ich meinen Mann an. Er raste wie ein Irrer ins Krankenhaus. Ich bin innerlich ganz ruhig geworden. Fast schon entspannt. Ich wusste es. Als wir dann später im Krankenhaus erfuhren, dass unsere geliebte Tochter tot sei ... das war die Hölle auf Erden. Alles weg. Leere. Stille.

Die darauffolgenden Stunden liefen ab wie im Film. Ich sollte mein Baby auf natürlichem Wege auf die Welt bringen. Nach 13 Stunden Weinen, schmerzhaftesten Wehen und dem seelischen Schmerz kam um 3.41 Uhr morgens unsere wunderschöne kleine Tochter Lena mit einem Gewicht von 910 Gramm und einer Größe von 37 Zentimetern auf die Welt. Ich war so stolz und glücklich – und konnte einfach nicht mehr weinen. Ich wollte sie nur halten und nie wieder loslassen. Mein Kind! Perfekt und komplett fertig, bis ins kleinste Detail. Alles war dran. Von Wimpern bis zu den Handfalten. Nur durfte Lena nicht leben.

Die nächsten vier Stunden verbrachten wir mit ihr. Ganz alleine. Die einzigen vier Stunden, die uns für immer genügen müssen. Ankunft und Abschied zugleich. Es waren die schönsten Stunden meines Lebens, die bedeutsamsten und wichtigsten. Noch am gleichen Tag verließen wir das Krankenhaus. Ich konnte dort nicht bleiben bei all den glücklichen neuen Familien mit ihren lebendigen Babys.

Die Tage bis zur Beerdigung zogen an mir vorbei, mein Mann organisierte alles. Ich saß einfach nur dabei. Die Termine bei Bestatter, Friedhofsverwaltung und Standesamt erledigte hauptsächlich er. Ich war dazu nicht in der Lage.

Die nächsten Wochen holte uns der Alltag wieder ein, was auch unserem Sohn zu verdanken ist. Wegen ihm bin ich nicht ganz zusammengebrochen. Generell wollte ich das Haus nicht verlassen. Ich schlief sehr schlecht bis gar nicht. Saß im Wohnzimmer mitten in der Nacht, weinte, umklammerte die Spieluhr – und schrieb Lena einen Abschiedsbrief. Ich wollte nichts essen, nichts trinken. Nichts tun, was natürlich nicht möglich war, obwohl uns unsere Eltern sehr zur Seite standen. Viele Leute dachten an uns, schickten Beileidskarten und Briefe. Wir baten unsere Freunde, uns Zeit zu geben, wir würden uns melden, wenn wir so weit wären. Soweit hielt das auch jeder ein und hatte Verständnis dafür. Sie waren für uns da, wenn wir es wollten, und besuchten uns.

Die ersten Wochen nach der Beerdigung musste ich jeden Tag zum Friedhof gehen. Ich musste mir bewusst werden, dass dort auf dem kleinen Holzkreuz der Name meines Kindes steht. Es war absurd. Ist es manchmal heute noch.

Aber meine Trauer hat sich verändert. Auch, wenn ich es noch immer nicht verstehen möchte oder keinen Sinn darin erkennen möchte, ist mir klar geworden, dass ich an Lenas Tod nichts mehr ändern kann. Mir ist klar geworden, dass ich ohne sie leben muss. Ich besuche regelmäßig ihren kleinen Garten auf dem Friedhof. Aber auch diese Besuche haben sich verändert. Fiel es mir in den ersten paar Wochen noch sehr schwer, an ihrem Grab zu stehen, so ist es heute ein schöner Ort geworden. Das Gefühl, dass da unten in der Erde mein Kind liegt, hat sich gewandelt. Sie ist schon lange nicht mehr dort.

Es vergeht kein Tag, an dem ich nicht an Lena denke. Daran, dass sie in meinen Armen liegen müsste. Dass ich sie jeden verdammten Tag anschauen können müsste und mich freuen müsste, welche Fortschritte sie täglich macht. Sie fehlt einfach immer und überall. Diese tiefe Lücke wird nichts und niemand, auch kein Folgebaby, schließen können.

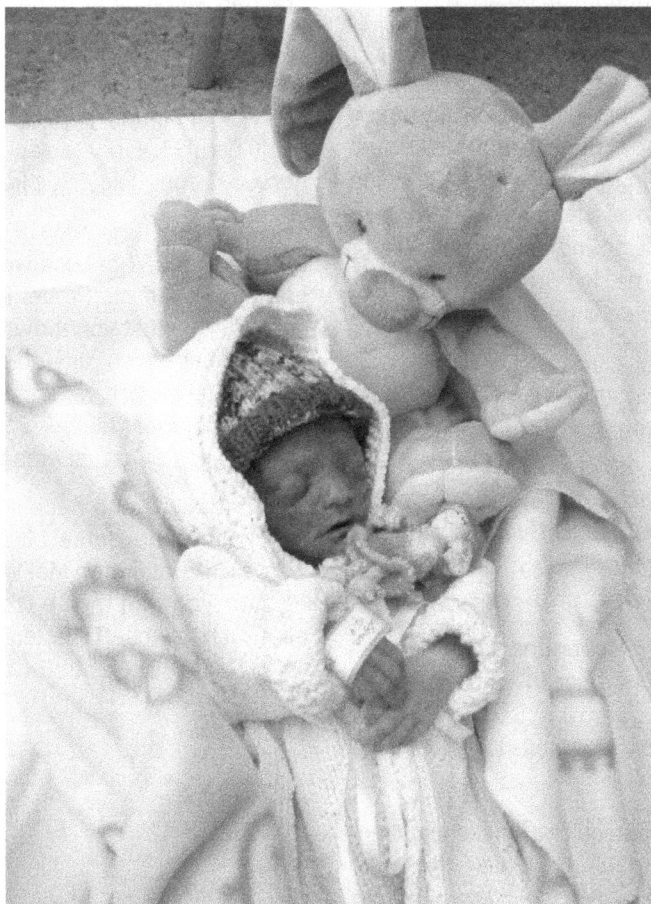

Martin, 24
Beruf: Tischler
→ Ehemann von Lisa, 21

„Worüber ich im Nachhinein froh bin, ist, dass ich meinen Sohn nochmal sehen durfte."

1. Kind: Sohn (*+ vor 3 Jahren), spontane Geburt in der 17. SSW mit anschließender Curettage, Amnioninfektionssyndrom
2. Kind: Sohn (* vor 2 Jahren), spontane Geburt in der 41. SSW
3. Kind: Sohn (*), spontane Geburt in der 41. SSW

Als meine Freundin mit unserem ersten Kind schwanger war, erzählte sie mir nichts davon. Wir wollten zwar gerne junge Eltern sein, doch als sie schwanger wurde, waren wir oft verstritten.

Ich merkte zu diesem Zeitpunkt nur, dass mit ihr irgendetwas anders war. Wir wohnten damals noch nicht zusammen. Eines Abends schickte sie mir dann ein Bild, worauf der Ultraschall von unserem ersten Kind zu sehen war. Ich hatte Angst. Ich war unsicher und wusste nicht, ob wir das mit dem Baby auch wirklich können. Doch für mich war klar, dass ich für mein Kind da sein will, egal, wie es mit mir und meiner Freundin stand.

Sie bekam einen Studienplatz in Marburg, und auch für mich ergab sich dort die Chance auf besser bezahlte Arbeit als in Thüringen. Also zogen wir nun zusammen. Unser Verhältnis zueinander und das zu meinem noch ungeborenen Kind wurde aber leider nicht besser. Ich hätte gerne den Bauch gestreichelt, aber wir hatten uns doch sehr verändert. So fiel es mir schwer, ihr entsprechende Zuneigung zu zeigen.

Eines Tages bekam sie ein Ziehen im Unterleib. Wir dachten uns nichts Schlimmes, nur ein kleines Darmproblem oder so. Die nächsten Tage wurde es aber nicht besser, und ich machte mir so meine ersten Sorgen. Ich schlug vor, ob es nicht vielleicht besser sei, ins Krankenhaus fahren. Doch meine Freundin lehnte ab.

Den Tag darauf stritten wir wieder und sie beschloss, für ein paar Tage ihre Schwester in Fulda zu besuchen. Als sie dort ankam, waren ihre Schmerzen sehr groß, so dass ihre Schwester sie sofort ins Krankenhaus brachte.

Ich arbeitete gerade zur Spätschicht. Da rief mich ihre Schwester an und erzählte mir, dass die Schmerzen Wehen seien und dass es um unser Kind nicht gut stand. Meine Freundin hatte eine Infektion, die nun auch ihr eigenes Leben bedrohte.

Noch in dieser Nacht machte ich mich auf den Weg. Ich kam bei meinen Eltern in Tränen aufgelöst an. Dass ich zuerst zu meinen Eltern gefahren bin, lag daran, dass wir unseren Hund mit zu meinen Eltern nehmen mussten, da ich ja nicht wusste, wie lange wir weg sein würden. Noch in derselben Nacht kam Tim-Luca gegen drei Uhr still zur Welt.

Als ich das Krankenzimmer betrat und wir uns sahen, brachen wir beide in Tränen aus. Es war schlimm. So traurig habe ich meine Freundin noch nie gesehen.

Worüber ich im Nachhinein froh bin, ist, dass ich meinen Sohn nochmal sehen durfte. Leider habe ich ihn nicht berührt. Eine Tatsache, die ich bis heute tief bereue. Denn rückgängig kann ich es nicht mehr machen.

Die Trauer um Tim-Luca war nicht leicht und stellte uns erneut auf die Probe. Doch zum Glück auf eine gute. Der Verlust von ihm schweißte uns zusammen und wir begannen, einander wieder mehr zu beachten. Heute trauern wir immer noch. Aber die Vorstellung, dass unser kleiner Engel irgendwo da oben ist und uns beschützt, ist eine schöne Vorstellung.

Ich bin nun 24 und habe schon ein Sternenkind, einen knapp zwei Jahre alten Sohn und im Frühjahr werde ich zum dritten Mal Vater. Darauf bin ich mächtig stolz. Und auf meine Freundin, ohne die ich dies alles nicht geschafft hätte.

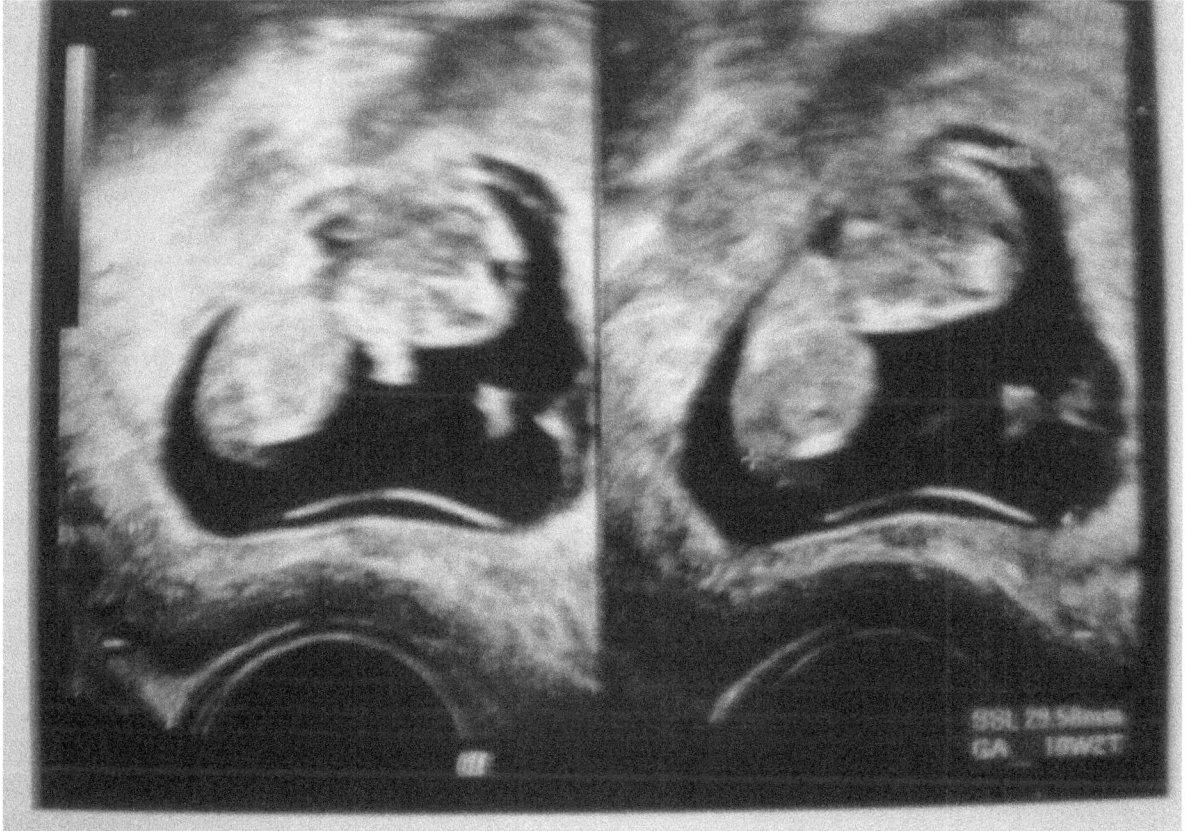

1. Kind: Tochter (* vor 3 Jahren), sekundärer Kaiserschnitt in der 38. SSW
2. Kind: Tochter (*+ vor 1 Jahr), spontane Geburt in der 39. SSW, Plazentainsuffizienz

Meine zweite Schwangerschaft war zwar etwas anders als bei meiner ersten Tochter, aber trotzdem normal und ohne weitere Komplikationen. Zum Schluss hatte ich starke Rückenschmerzen, da mein Bauch recht groß war. Ich hatte etwas zu viel Fruchtwasser, was aber unbedenklich war. Es war immer alles in Ordnung mit der Kleinen.

Einmal hatte ich im vierten Monat ein schlechtes Gefühl und war sofort beim Arzt, wobei sich aber herausstellte, dass alles in Ordnung ist. In der 39. Schwangerschaftswoche ging ich dann wegen einer Routineuntersuchung zu meinem Frauenarzt. Ich merkte schon an seinem Blick, dass etwas nicht stimmte. Er sagte mir keine Daten, so wie er es sonst immer machte.

Ich saß auf dem Stuhl im Besprechungszimmer und er wusste erst gar nicht, wie er es mir sagen sollte. Er meinte dann, dass er keine Herztöne mehr findet und dass ich sofort ins Krankenhaus gehen solle. Ich konnte es nicht glauben und rannte aus der Praxis. Vor der Praxis bin ich vor meinem Mann und meiner Tochter weinend zusammengebrochen.

Im Krankenhaus hat sich der Verdacht dann bestätigt, unsere Kleine war gegangen. Ich musste dort bleiben und sie haben gleich mit Wehengel angefangen. Meine Mama, meine Schwiegermama und mein Mann waren mit dabei. Keiner konnte es fassen und ich habe nur geweint. Wir dachten erst noch, dass sie sich vielleicht geirrt haben und den Herzschlag einfach nicht finden konnten. Am nächsten Tag habe ich dann einen Wehentropf bekommen, so dass die Wehen stärker wurden. Gegen 14 Uhr gingen wir alle in den Kreißsaal. Ich bekam eine PDA. Ich weiß nicht mehr, wie viel Uhr es genau war, als es richtig losging. Ich hatte starke Schmerzen und habe für meine Maus alles gegeben. Irgendwann war der Kopf zu sehen und ich war schon am Ende. Der Chefarzt meinte dann, ich komme in den OP, weil sie mit der Schulter feststeckt. Meine Tochter Selina kam um 18.46 Uhr auf die Welt. Der Kaiserschnitt blieb mir gerade noch so erspart.

Erst nachts habe ich meinen Mann geweckt, der mir das erste Foto von unserer Kleinen zeigte. Ich war so unendlich traurig und konnte es nicht glauben. Am nächsten Morgen wurde mir bewusst, was wirklich geschehen war. Unsere Maus lebte nicht mehr. Die Schwestern waren total nett und wir haben Selina in unser Zimmer zum Verabschieden bekommen. Sie war so süß und hat so friedlich ausgesehen, so als ob sie schlafen würde. Mein Mann und ich haben viel geweint, sie einfach nur angesehen und mit ihr geredet. Uns war bewusst, dass wir sie gehen lassen müssen. Wir konnten es einfach nicht begreifen, dass unsere Maus gegangen ist, einfach so, neun Tage vor dem errechneten Entbindungstermin.

Mein Mann war die ganzen Tage mit im Krankenhaus, und unsere Familien haben uns sehr unterstützt. Auch wenn es keiner so richtig begreifen konnte.

Wir sind so unendlich traurig über diesen Verlust und können es bis heute noch nicht begreifen. Es ist alles so unwirklich. Jeder neue Tag ist irreal für mich und immer wieder denke ich, ich wache bald aus einem Traum auf und alles ist gut. Nur, das wird leider nie so sein. Ich muss auch stark sein, denn ich habe ja noch eine Tochter, unsere Große, die braucht mich. Sie weiß von ihrer Schwester und sie redet sehr oft von ihr.

Der Weg zum Grab ist für mich schön, weil ich weiß, dass ich Selina dort besuchen kann. Aber es ist auch irgendwie sehr schwer, ihn zu gehen. Immer wieder habe ich diese Bilder im Kopf, angefangen vom Frauenarzt bis hin zu dem Moment, wo ich Selina das erste Mal in meinen Armen halten durfte. Es ist so unglaublich für mich, dass ihr Zimmer, das schon fertig war, leer bleiben wird.

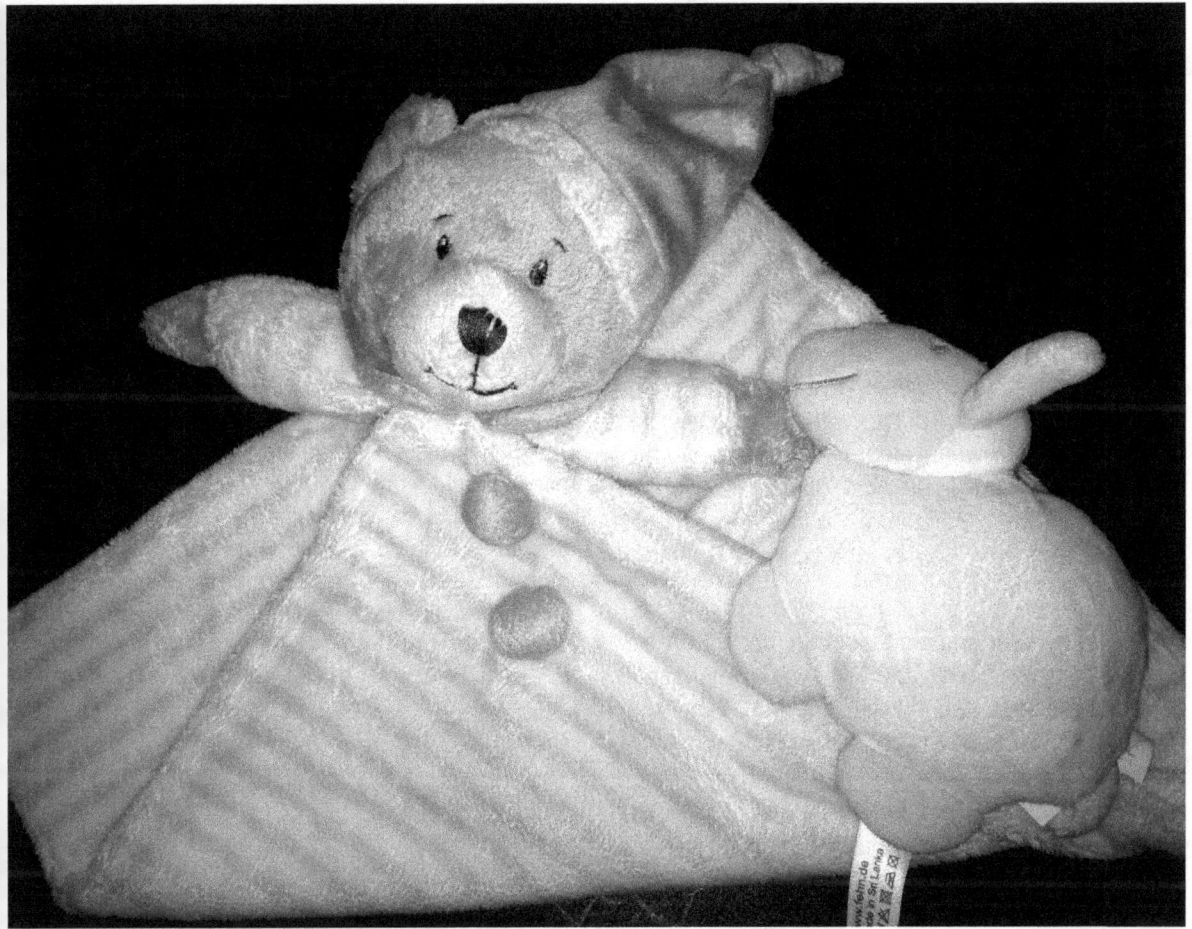

„Es war falsch. Sie sollte leben. Wie gerne hätte ich mit ihr getauscht."

1. Kind: Mädchen (* vor 1 Jahr, + vor 1 Jahr), spontane Geburt in der 42. SSW, Tod am 14. Lebenstag, innere Blutungen als Folge einer Operation am Herzen

Wir wünschten uns schon sehr lange ein Kind. Als ich dann endlich den positiven Schwangerschaftstest in der Hand hielt, hüpften mein Mann und ich vor Freude durch die Wohnung.

Die Schwangerschaft war anstrengend, da ich nebenbei noch mein Staatsexamen machen musste. Aber solange es meinem Baby im Bauch gutging, war ich zufrieden. Als ich dann erfuhr, dass es ein Mädchen wird, weinte ich vor Glück.

Unsere Tochter Lotta wurde geboren, und wir dachten: Alles ist gut. Als ich dieses wunderschöne, rosige Mädchen im Arm halten durfte, war ich der glücklichste Mensch auf der Welt. Leider hielt dieses ungetrübte Glück nur einen Tag. Die Ärzte diagnostizierten bei ihr einen schweren Herzfehler. So musste sie schon fünf Tage nach ihrer Geburt eine schwere Operation überstehen.

Lotta war ein sehr starkes Mädchen, und so erholte sie sich zügig von der OP. Die Ärzte waren sehr zufrieden mit ihr und sagten, sie sei „auf der Überholspur zum Gesundwerden". Schon sieben Tage nach ihrer Operation sollte sie von der Kinder-Intensivstation auf die normale kardiologische Kinderstation verlegt werden, und eine Woche später hätten wir sie mit nach Hause nehmen können.

Aber es kam anders.

Als uns am Eingang der Intensivstation gleich der Oberarzt in Empfang nahm, wussten wir, dass etwas Schreckliches passiert sein musste. Er führte uns in ein Büro, wo er uns mitteilte, dass unsere Tochter verstorben sei. Er erklärte, dass die Ärzte Lotta für die Verlegung vorbereiten wollten und dafür noch die Kabel des Herzschrittmachers ziehen mussten. Dabei sei es zu schweren inneren Blutungen gekommen, die die Ärzte nicht mehr stoppen konnten.

Ich hoffe so sehr, dass sie keine Schmerzen gehabt hat.

Das Schlimmste war, zu begreifen, dass sie nicht mehr zurückkommen würde. Dass wir ohne sie weiterleben müssen. Ich konnte mir nicht vorstellen, wie das gehen sollte. Ich wollte nur noch wegrennen vor meinen Gedanken und Gefühlen. Weg von Lottas Tod. Es war falsch. Sie sollte leben. Wie gerne hätte ich mit ihr getauscht.

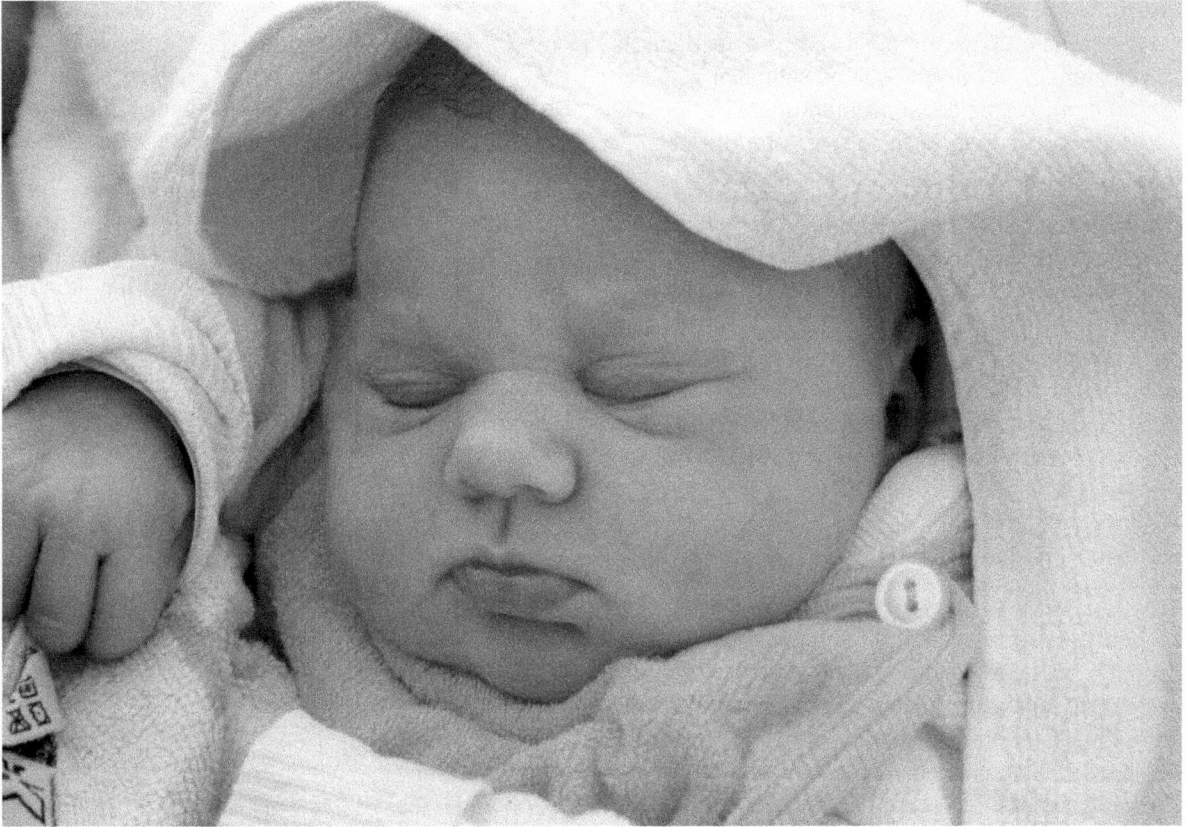

1. Kind: Sohn (* vor 6 Jahren), spontane Geburt in der 38. SSW
2. Kind: Tochter (*+ vor 1 Jahr), spontane Geburt in der 28. SSW,
Nabelschnurknoten / evtl. partielle Plazentalösung

Unsere Tochter ist ein Wunschkind gewesen. Ich habe mich sehr gefreut, als mir meine Frau sagte, dass sie schwanger sei, vor allem, weil es schneller ging, als wir dachten. Wir beide wünschten uns eine Tochter, und ich war überglücklich, als feststand, dass wir auch tatsächlich eine bekommen sollten.

Während der Schwangerschaft habe ich besonders genossen, meine Kleine von außen spüren zu können. Immer, wenn ich meine Hand auf den Bauch meiner Frau legte, reagierte sie. Sie bewegte sich dann anders als bei meiner Frau, denn sie merkte wohl, dass das nun eine andere Hand war. Was ich auch mochte, war, meiner Frau zuzuschauen, wie sie sich auf unsere Tochter freute, wie sie die kleinen Sachen sortierte. Ebenso war es sehr schön, sich Sachen wie Kinderwagen oder Babyschale gemeinsam auszusuchen und diese dann aufzubauen, sich damit zu beschäftigen.

Täglich legte ich meiner Frau eine Spieluhr mit einer schönen Melodie an den Bauch. Das hat unserer Tochter offenbar auch immer sehr gefallen, denn sie bewegte sich dann. Wir wollten sie daran gewöhnen, um ihr später eine Melodie vorspielen zu können, die sie schon kennt und beruhigt.

Voller Stolz habe ich meinen Kameraden regelmäßig alles erzählt, besonders deshalb, weil zwei weitere Kameraden auch gerade Vater wurden und die geplanten Geburtstermine unserer Kinder nur drei Wochen bzw. zwei Monate auseinanderlagen. Wir haben viel zusammen gelacht zum Beispiel über lustige Situationen beim Frauenarzt. Auch haben wir uns Geschichten über unsere Frauen erzählt und darüber gesprochen, wie sich ihre Gewohnheiten in der Schwangerschaft änderten. Es war eine echt schöne Zeit!

An dem Tag, wo unsere Tochter Lena starb, war ich dienstlich unterwegs. Meine Frau rief mich an und schilderte mir ihre Angst, dass irgendwas nicht in Ordnung sein könnte. Ich bin halsbrecherisch nach Hause gerast, ohne Rücksicht auf den Straßenverkehr.

Ich konnte, ich wollte nicht mal im Ansatz an das Schlimmste glauben. Nicht mal im Krankenhaus dachte ich daran, dass sie gestorben sein könnte. Sogar dann nicht, als die Assistenzärztin uns sagte, dass sie ihren Herzschlag nicht finden konnte und die Oberärztin holen würde, damit sie das bestätigen würde. Ich versuchte nur, meine Frau zu beruhigen und ihr einzureden, dass alles in Ordnung sei. Als die Oberärztin dann den Verdacht bestätigte, war …

Es war einfach alles weg. Ich war leer, ich konnte es nicht wahrhaben, ich wollte es einfach nicht glauben. Ich habe sehr viel geweint. Ich habe versucht, zu funktionieren. Ich informierte unsere Eltern, und ich brauchte jemanden um mich, der einfach nur da war.

Die Wartezeit bis zur Geburt war das Schlimmste, was ich bist jetzt in meinem Leben aushalten musste. Die Gefühle, die ich dabei hatte, waren: tiefe Trauer, Wut, vollkommene Leere, Selbstzweifel und sehr starke Angst.

Ich habe direkt wieder angefangen, sehr viel zu rauchen, was ich bis heute nicht in den Griff bekommen habe.

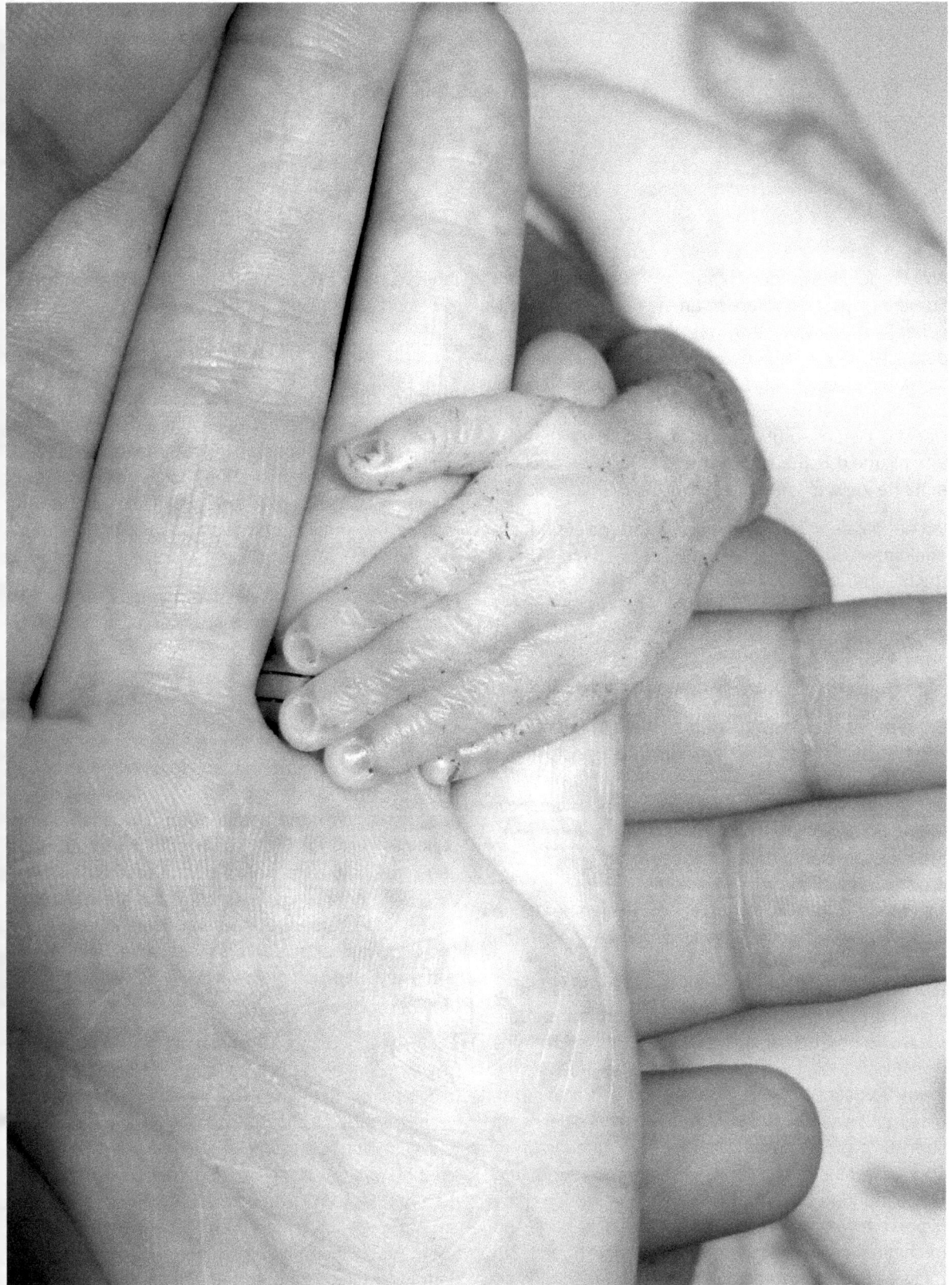

1. Kind: Sohn (*+ vor 1 Jahr), medizinisch indizierter
Schwangerschaftsabbruch in der 12. SSW, Anencephalie

Am 15. Juli, bevor ich wegen einer Pilzinfektion zum Frauenarzt ging, schickte ich an meinen neuen Arbeitgeber den Arbeitsvertrag weg. Zuvor war ich bei jedem Ausbleiben der Periode in der Hoffnung, dass ich schwanger sein könnte, zum Frauenarzt gegangen, aber die Ergebnisse waren immer negativ. Deswegen war das Gefühl so überraschend und überwältigend, als mir mein Frauenarzt mit einem leichten Lächeln mitteilte, dass ich nun tatsächlich schwanger sei.

Ich bekam sehr schnell meinen Mutterpass und war erleichtert. Später holte ich mir sogar so ein „Mami-Buch" und so ein „Mami-Körperöl". Dann wurde in der neunten Schwangerschaftswoche ein Ultraschall gemacht, wo man schon den Kopf, die Beine und die Arme meines Babys erkennen konnte. Es war überwältigend: Das war mein Baby, und es wuchs in mir.

Beim nächsten Ultraschall wollte mein Mann mit. Es zerreißt mir immer noch das Herz, wenn ich daran denke, dass das sein erster Ultraschalltermin war und er gleich so etwas Schlimmes erleben musste. Meine Frauenärztin schaute und schaute und schaute und sagte dann, dass ihr etwas nicht gefiele. Und dass es eigentlich nicht so schlimm sei, wenn da etwas Fruchtwasser zu sehen sei, dass sie aber keine Entwicklung der Schädeldecke sähe. Es brach eine Welt zusammen. Eigentlich brachen mehrere Welten gleichzeitig zusammen. Es war die Hölle. Meine Frauenärztin rief für uns im Uniklinikum an, um die Diagnose dort bestätigen zu lassen. Sie machte uns wenig Hoffnung, dass sie falsch liegen würde. Als sie ihren Verdacht äußerte, musste ich schreien, wimmern und weinen. Mein Mann war schockiert und saß nur da. Erst nahm mich meine Frauenärztin in den Arm, dann mein Mann. Ich habe mich eine gute Viertelstunde verkrampft und nur geweint. Ich habe hyperventiliert. Im Nachhinein frage ich mich, ob mich die Menschen im Warteraum gehört haben. Sie müssen es gehört haben! Wir gingen ganz schnell an

ihnen vorbei nach Hause. In vier Stunden sollten wir in der Uniklinik sein.

Zu Hause prüfte mein Mann die Diagnose im Internet und weinte die ganze Zeit, ich fand später noch das Sternenkinderforum. Dort habe ich reingeschrieben und erst dort habe ich über alle Möglichkeiten etwas erfahren. Ich habe auch erfahren, dass mir viele Frauen dazu rieten, mein Baby auszutragen. Sie sagten, ich würde es bereuen, wenn ich es nicht täte. Ich machte mir wirklich gründlich Gedanken über diese Möglichkeit.

Dazwischen kam noch der Tod meines Cousins: Am Montag kam die Diagnose Anencephalie, am Dienstag starb mein erwachsener Cousin, am Freitag beerdigten wir ihn, am Montag danach hatte ich den Abbruch.

Wir fuhren also zur Uniklinik und ich war wie hypnotisiert. Ich funktionierte nur, setzte einen Fuß vor den anderen, und es war wie im Film, halt wie in einem ganz schlechten, mit uns in den Hauptrollen. In der Uniklinik wurde die Diagnose bestätigt, und ich habe, ohne groß nachzudenken, gesagt, dass ich die Abtreibung will. Termine für die Genetik und die Psychotherapie wurde gemacht. Am darauffolgenden Tag, bei der Genetik, nahm ich meine Entscheidung zurück und sagte, dass ich nicht weiß, ob ich die Abtreibung möchte.

Später ging ich zum Psychologen der Klinik, und er fragte mich, ob ich über die Diagnose Bescheid wüsste. Ich teilte ihm meine Bedenken mit, auch die, dass ich nicht haben wollte, dass mein Kind in einer Mülltonne landete. Daraufhin sagte er, dass das aber so sei, und dass es dann mit anderem Gewebe zusammen dort läge. Wir vereinbarten einen neuen Termin am Mittwoch. In der Zeit von Mittwoch bis Donnerstag wurden wir psychologisch betreut, und ich kam zu dem Entschluss, eine Abtreibung vornehmen zu lassen. Ich wollte nicht, dass mein Kind jemals Schmerzen hat, wenn ich es dann, irgendwann später, auf die Welt bringen würde!

Ich ging also am Freitag auf die Beerdigung meines Cousins und nahm am Sonntagabend diese Tabletten, die meine Gebärmutter weiten sollten, damit die Gefahr einer Verletzung minimiert war. Ich musste weinen, als ich die erste Tablette nahm. Es war wie ein endgültiges Todesurteil, und ich verspürte seelischen Schmerz. In der Nacht wachte ich mit Schmerzen auf. Es war ein Schmerz, der kam, stärker wurde und wieder ging ... es waren Wehenschmerzen. Ich weinte, aber nicht so sehr wegen diesen Schmerzen. Meine Seele weinte!

Früh um sieben wurde ich ins Krankenhaus bestellt. Mein Mann durfte nicht mit in diesem Raum sein. Ich setzte mich erstmal auf das Bett. Ich war allein, und die Schwester holte mir diese Krankenhaussachen. Sie ließ mich gute 15 Minuten allein, und ich musste weinen. Hilflosigkeit breitete sich in mir aus, und ich war entsetzt darüber, dass ich hier allein saß und dass mich keiner umarmte. Irgendwann entschloss sich meine Seele, dicht zu machen. Ich lag dort auf meinem Krankenbett und las ein Buch. Diese Schwestern waren eiskalt. So nahm ich das damals wahr, und so empfinde ich es auch heute noch. Ich weinte, während sie mich zum OP brachten. Sie sagten nichts zu mir. Da kam jemand Liebes, sie nahm meine Hand, redete mir gut zu und sagte, dass sie mich versteht und dass sie mir gleich eine Beruhigungsspritze geben wird. Ich glaube, das war die Anästhesistin. Ich spürte, wie sich mein Körper beruhigte. Mir wurde jeder Handgriff erklärt. Ich danke diesen Menschen, obwohl ich sie nicht kenne. Sie haben mir in diesen schrecklichen Momenten etwas Wärme gegeben.

Dann geschah etwas, das ich mir sehr gewünscht hatte. Ich wollte den Arzt sehen, das ist eigentlich nicht möglich, doch ich sah ihn. Er kam zu mir, weil ich oben auf dem Zimmer gesagt habe, dass ich möchte, dass Paul – so nannte ich meinen Sohn – beerdigt wird. Ich wusste noch nichts von der Sammelbeerdigung. Er stand da also neben mir, ein Arzt, der bald in Rente geht, ein gestandener Mann, der solche Eingriffe wohl schon öfter gemacht hat. Er stand da, ganz unbeholfen, und wusste nicht, wie er sich ausdrücken sollte. Er wollte mir sagen, dass mein Kind, wenn es draußen ist ... ,Mus' ist. Ich sah ihn an und sagte: "Ja, das weiß ich, trotzdem." Er nickte, und ich bat ihn, mich heil zu lassen. Ich bin ihm so unendlich dankbar, dass er das gemacht hat, er war da, das war mein Wunsch, er war sensibel, man hat ihm angesehen, dass ihm das, was er gleich tun würde, nicht leicht fallen würde. Dafür danke ich ihm. Der Begriff „Mus" wiegt da ganz wenig. Dann bekam ich die Narkose. Sie schoben mich in den OP-Raum, und das Letzte, was ich sagte, war: "Oh, ist das kalt hier". Dann war ich weg.

Erwacht bin ich dann ohne Paul. Nachmittags holte mich mein Mann. Ich war kraftlos, ich wollte nichts kochen, das war eine Qual, ich wollte nichts mehr entscheiden. Diese Entscheidung war zu viel für mich, bitte nie mehr wieder! Diesen Zustand hatte ich ungefähr einen Monat.

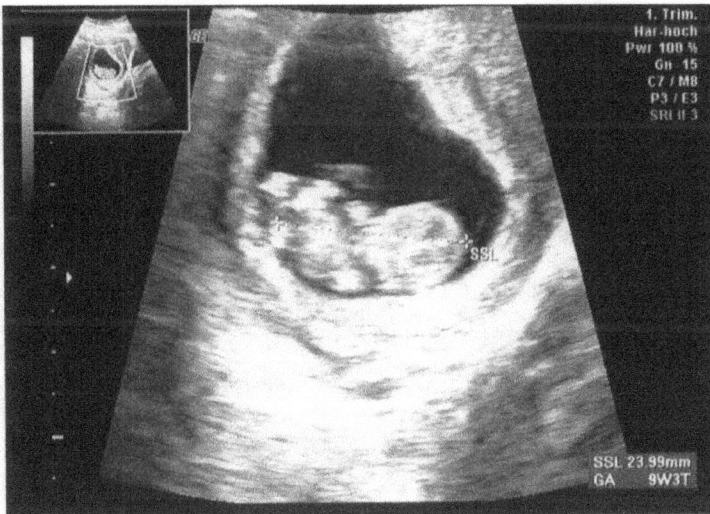

Dietmar, 29
Beruf: Zerspanungsmechaniker
→ Ehemann von Helen, 29

„Wir hatten ungefähr drei Stunden mit Luis, und das waren die schönsten in meinem Leben!"

1. Kind: Sohn (*+ vor 1 Jahr), spontane Geburt in der 41. SSW, plötzlicher Kindstod im Mutterleib
2. Kind: Tochter (*), primärer Kaiserschnitt in der 38. SSW

Am 19. März fuhr meine Frau mit ihrer Schwester zur CTG-Kontrolle. Unser Sohn war fünf Tage über dem errechneten Geburtstermin und wir konnten einfach nicht mehr abwarten. Ich bin zu Hause geblieben, da die beiden hinterher noch zu einer Veranstaltung wollten. Alles, was dann passierte, war völlig unwirklich.

Ich sah unser Auto auf den Hof fahren und wunderte mich, denn die beiden sollten erst in ein paar Stunden wiederkommen. Dann sah ich, dass meine Schwägerin und nicht meine Frau fuhr. In dem Moment war mir klar: Irgendetwas stimmt nicht.

Meine Frau stieg aus dem Auto mit Tränen in den Augen, nahm mich in den Arm und sagte, dass unser Sohn tot sei und dass es ihr so leid tue. Ich wollte es nicht wahrhaben, ich habe gar nicht verstanden, was sie mir da gerade gesagt hatte.

Wir gingen ins Haus und ich erfuhr, dass unser Sohn „normal" geboren werden sollte. Ich wollte das genauso wenig wie meine Frau, und wir telefonierten daher erst einmal mit ihrem Chef, der Kinderarzt und Neonatologe ist. Wir verabredeten uns im Krankenhaus, um über alles zu sprechen. Nach einiger Zeit und einem Gespräch – auch mit dem Gynäkologen – einigten wir uns dann doch auf eine „normale" Geburt, die mit Tabletten eingeleitet werden sollte.

Wir wurden in einem Hospizzimmer untergebracht und sollten dort auf die Wehen warten. Ein Arzt kam später zu uns, um noch einmal einen Ultraschall durchzuführen, und um auch wirklich sicherzugehen, dass Luis gestorben war. Erst in dem Moment, als ich sah, dass sein Herz wirklich nicht mehr schlägt, war mir klar, dass unser Baby wirklich gestorben war.

Die nächsten Stunden vergingen wie im Traum. Wir mussten an so viel denken und so viel beachten und hatten unheimliche Angst vor dem, was uns erwartete.

Ich muss an dieser Stelle sagen, dass alle, Ärzte und Hebammen, einfach nur toll waren. Sie haben uns nach Kräften unterstützt und waren einfach für uns da.

Die Tabletten schlugen relativ schnell an und die Wehen wurden immer intensiver und häufiger. Schneller als erwartet platzte die Fruchtblase. Wir gingen zum Kreißsaal, da meine Frau eigentlich eine weitere Spritze gegen die Schmerzen haben wollte, als dann plötzlich die Presswehen einsetzten. Danach ging alles wahnsinnig schnell.

Um 21.25 Uhr war unser Sohn Luis da. Ein wunderschöner, süßer, perfekter Junge! Er lag auf dem Bauch meiner Frau und sah aus, als würde er schlafen. Bis zum letzten Moment dachte ich, alles sei vielleicht nur ein Irrtum, aber als er da war, blieb alles still.

Nach einiger Zeit kam der Chef meiner Frau und untersuchte Luis, wickelte ihn in eine Decke und wollte ihn meiner Frau zurückgeben. Auch wenn ich es mir anfangs nicht vorstellen konnte, bat ich ihn, meinen Sohn zuerst mir zu geben. Ich hielt ihn auf dem Arm und bewunderte ihn. Ich war einfach nur stolz!

Luis wurde dann später gemessen und gewogen. Es wurden Hand- und Fußabdrücke gemacht und Fotos. Die Seelsorgerin kam und segnete ihn. Es war ein schöner Moment, auch wenn wir alle natürlich einfach nur traurig waren. Wir hatten ungefähr drei Stunden mit Luis, und das waren die schönsten in meinem Leben!

Danach sind wir wieder auf unser Zimmer gegangen. Wir hätten unseren Sohn auch mitnehmen können, waren uns aber einig, dass wir das nicht wollten. Er blieb die Nacht über im Kreißsaal und wir haben uns am Morgen danach für immer von ihm verabschiedet.

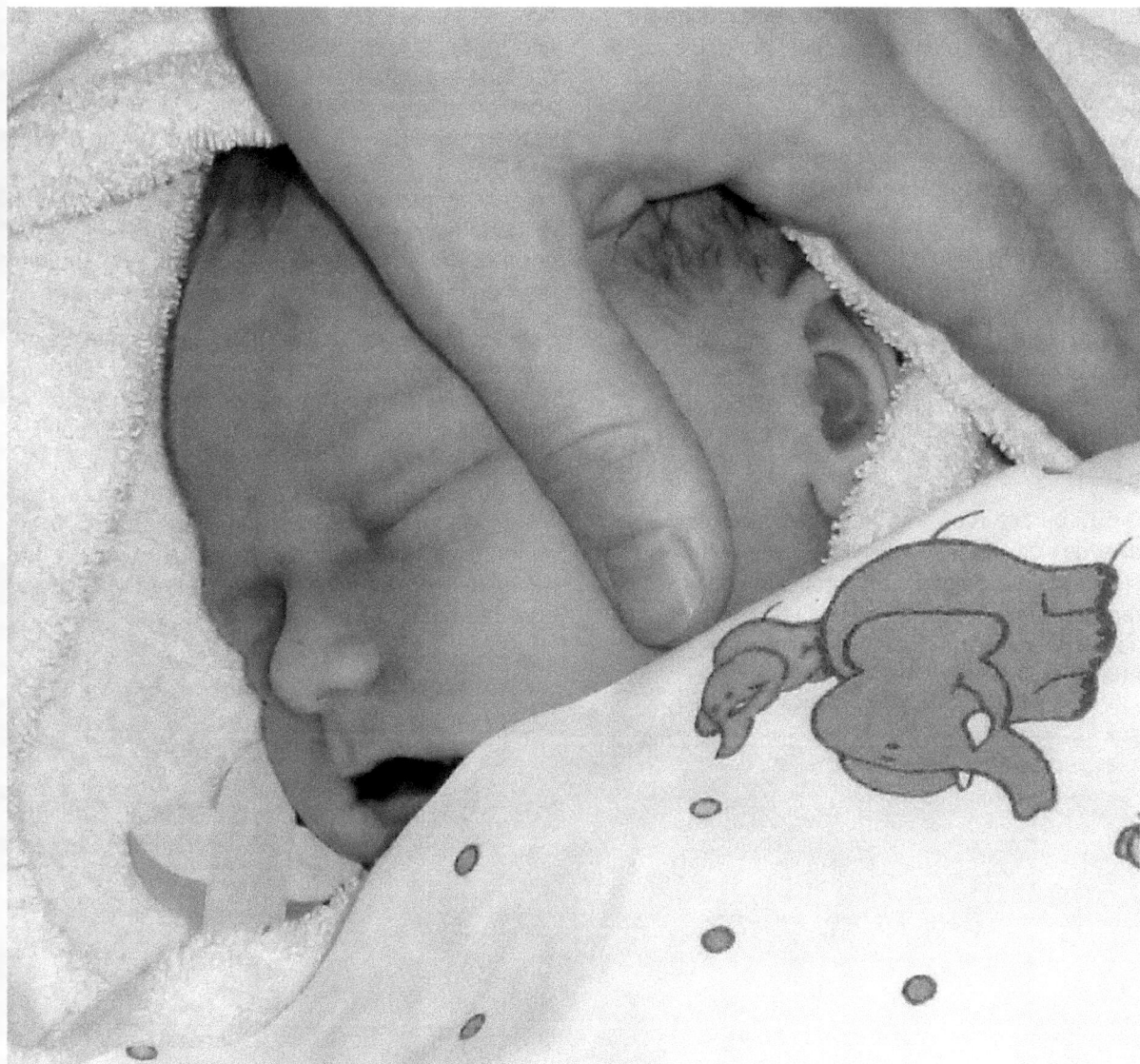

Florian, 29
Beruf: Industriemechaniker
→ Ehemann von Jasmin, 25

„Ich fiel aus allen Wolken und dachte mir: Das kann doch nicht wahr sein."

1. Kind: Tochter (* vor 3 Jahren), sekundärer Kaiserschnitt in der 38. SSW
2. Kind: Tochter (*+ vor 1 Jahr), spontane Geburt in der 39. SSW, Plazentainsuffizienz

Es war eine ganz normal verlaufende Schwangerschaft meiner Frau ohne Komplikationen. Bis zum 8. Juni, dem Tag, an dem meine Frau eigentlich nur zur Routineuntersuchung musste.

Sie ging ins Untersuchungszimmer ihres Frauenarztes, während ich mit unserer Tochter im Wartezimmer wartete. Als sie fertig war, kam sie nicht wie sonst zu uns, um uns zu holen, sondern die Arzthelferin sagte uns, dass sie fertig sei. Sie sei schon auf dem Weg zum Auto. Da hatte ich schon irgendwie ein komisches Gefühl, und als ich meine Frau weinend vor der Praxis fand, habe ich sie gefragt, was denn bloß los sei. Sie sagte mir, dass unser Baby tot sei. Ich fiel aus allen Wolken und dachte mir: Das kann doch nicht wahr sein.

Die Geburt wurde dann mit einem Gel eingeleitet, aber da sich aber dadurch nicht viel getan hat, haben sie meine Frau an den Wehentropf gehängt. Nachmittags gingen wir in den Kreißsaal, da die Wehen stärker wurden. Meine Frau hat fürchterlich geschrien und war ziemlich am Ende mit ihren Kräften. Die Ärztin und ich haben versucht, die Kleine durch Drücken auf den Bauch mit herauszupressen, da sie mit der Schulter steckte. Die Ärztin versuchte es dann noch mit der Saugglocke, was aber auch nichts half. Der Chefarzt selbst hat es auch noch probiert, hat dann aber beschlossen, dass ein Kaiserschnitt gemacht werden muss. Gegen 18.20 Uhr kam meine Frau in den OP. Ich hatte in dieser Zeit Angst um ihr Leben, da der Chefarzt mir sagte, wie gefährlich es mit dem grünen Fruchtwasser sei. In den OP durfte ich nicht mit. Der Kaiserschnitt konnte dann doch noch überraschend verhindert werden.

Kurz vor 19 Uhr kam die Hebamme und sagte, Selina sei da und meine Frau sei im Aufwachraum. Die Kleine wollte ich nicht alleine sehen, denn ich wollte sie gemeinsam mit meiner Frau ansehen. Die Hebamme sagte mir noch, dass es meiner Frau gut gehe. Meine Frau kam gegen 21.30 Uhr dann auf das Zimmer. Meine Mutter, meine Schwester und meine Schwiegermutter waren zu diesem Zeitpunkt auch da und haben Selina zusammen mit uns angesehen. Ich war erleichtert, dass es meiner Frau gut ging.

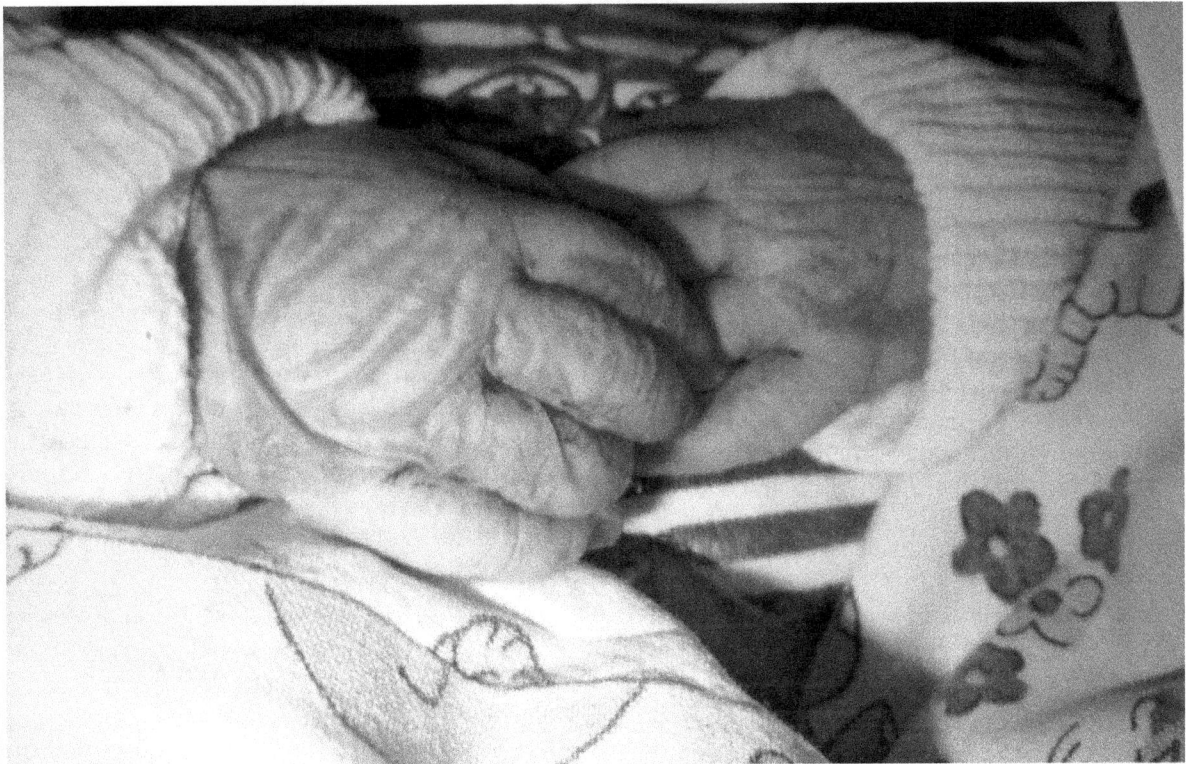

Helen, 29
Beruf: Arzthelferin
→ Ehefrau von Dietmar, 29

„Wir haben bis zuletzt gehofft, dass vielleicht doch alles ein Irrtum war ..."

1. Kind: Sohn (*+ vor 1 Jahr), spontane Geburt in der 41. SSW, plötzlicher Kindstod im Mutterleib
2. Kind: Tochter (*), primärer Kaiserschnitt in der 38. SSW

Ich bin Arzthelferin in einer Kinderarztpraxis im Krankenhaus, außerdem ist mein Chef Chefarzt der Neonatologie. Ich wusste durchaus, dass ein gesundes Kind bei weitem nicht so selbstverständlich ist, wie viele vielleicht glauben. Ich habe dafür auf unserer Frühchen-Intensivstation zu viel gesehen und mitbekommen. Aber trotzdem war der Gedanke, dass uns so etwas passieren könnte, ganz weit weg!

Die Schwangerschaft war bis auf die üblichen Zipperlein problemlos. Unserem Sohn ging es bei jeder Untersuchung prächtig, und auch sonst war er ein sehr, sehr lebhaftes Kind. Ab der 38. Schwangerschaftswoche wuchsen Ungeduld und Neugier immer mehr, und ab der 40. Schwangerschaftswoche waren sie kaum noch auszuhalten. Am errechneten Geburtstermin aber hatte unser Sohn noch keine Lust auf seine Geburt und machte auch keine Anstalten, sein kleines Zuhause zu verlassen. Also bin ich brav alle zwei Tage zum CTG gefahren, welches immer in Ordnung war. Unser Sohn hat während den Untersuchungen genauso munter gestrampelt und geboxt wie immer.

Dann war ich wieder mal bei meiner Frauenärztin zum CTG. Wieder alles gut! Da sie sehr vorsichtig ist, sagte sie, ich solle ab jetzt ruhig jeden Tag zum CTG kommen. Das sei zwar nicht üblich, aber schaden würde es auch nicht. Das war für mich kein Problem, denn Zeit hatte ich ja eh genug. Wir verabredeten uns für den nächsten Tag.

Ich fuhr an diesem Morgen mit meiner Schwester zu meiner Ärztin, weil wir hinterher noch etwas geplant hatten. Ich weiß nicht, wessen Plan es war, was dann passierte. Erst lief alles wie immer: Ich ging ins CTG-Zimmer und die Helferin versuchte, den Bauchgurt anzulegen, konnte jedoch den Herzschlag nicht finden. Ich hatte ein komisches Gefühl, weil das sonst immer an derselben Stelle möglich war und recht schnell ging. Meine Ärztin kam herein und sagte, wir würden kurz per Ultraschall gucken. Ich legte

mich auf die Liege und schaute zum Monitor. Relativ schnell habe ich sein Herz gesehen und bekam im selben Moment einen tiefen Stich in mein eigenes Herz. Dieses Gefühl werde ich nie vergessen. SEIN HERZ STAND STILL.

Meine Ärztin sah mich mit Tränen in den Augen an und sagte mir, mein Kind sei gestorben.

Der Rest lief ab wie im Film: Mir wurde gesagt, dass ich mein Kind auf normalem Weg entbinden müsse. Unvorstellbar! Ich habe gedacht: „Das kann nicht sein, wie können die mir das antun?" Ich wollte einen Kaiserschnitt, um jeden Preis. Aber als Erstes wollte ich nach Hause zu meinem Mann. Ich besprach mit der Ärztin, dass ich am selben Tag noch zum Krankenhaus fahren würde. Nachdem ich meinem Mann gesagt hatte, was passiert ist, rief ich meinen Chef an und wir fuhren los.

Nach mehreren Gesprächen waren wir bereit für eine „normale" Geburt. Die Wehen wurden gegen 13 Uhr mit Tabletten eingeleitet, und das Warten begann. Während der ganzen Zeit wurden wir unheimlich gut um- und versorgt. Wir bekamen ein Hospizzimmer, was etwas abgelegen war, und mein Mann durfte auch dort übernachten. Es wusste ja niemand, wie lange wir warten mussten. Immer wieder kamen Hebammen, um mit uns zu sprechen. Sie ließen uns aber auch immer wieder alleine, um trauern zu können. Außerdem waren meine Schwester und mein Schwager bei uns, was uns auch sehr geholfen hat. Wir hatten totale Angst, dass wir die ganze Nacht auf die Wehen warten müssten und dass es bis zur Geburt noch lange dauern würde. Aber dann ging alles ganz schnell: Um 20.30 Uhr platzte die Fruchtblase, dann sind wir noch etwas Laufen gegangen, um 21 Uhr waren die Wehen so heftig, dass ich es nicht mehr aushalten konnte, und wir sind zurück zum Kreißsaal. Meine Schwester fuhr dann mit ihrem Mann nach Hause, wir wollten sie nach der Geburt anrufen. Bald setzten die Presswehen ein, und um 21.25 Uhr war unser Sohn endlich bei uns.

Wir haben bis zuletzt gehofft, dass vielleicht doch alles ein Irrtum war, dass er schreien würde und alles nur ein böser Traum war. Leider war dem nicht so ...

Der Moment, der eigentlich der schlimmste unseres Lebens war, war auch gleichzeitig der schönste. Da war er endlich, unser Sohn Luis, so süß und so perfekt, als würde er nur schlafen. Ich dachte ständig: "Jetzt mach doch endlich die Augen auf!" Ich hielt ihn auf meinem Arm und streichelte und küsste ihn ständig. Jeder Schwester oder Hebamme, die zu uns kam, habe ich stolz unseren Sohn gezeigt. Er hatte meine Nase, mein Kinn und Papas große Hände und Füße. Ich wusste nicht, dass wir dieses kleine Wesen so schnell so abgöttisch lieben würden!

Die Hebammen haben später Fuß- und Handabdrücke von ihm gemacht und ihn gewogen und gemessen und außerdem viele Bilder für uns gemacht. Außerdem kam eine Seelsorgerin und segnete Luis in einer bewegenden Zeremonie. Meine Schwester kam wieder und brachte auch die Kleidung mit, die wir ihm für die Heimfahrt gekauft hatten. Die Sachen wurden ihm später angezogen und die Hebammen machten noch ein paar Fotos. Anfangs war der Gedanke komisch für uns, von unserem toten Kind Fotos zu machen, doch jetzt sind wir dankbar für jedes Bild, das wir haben.

Wir hatten ziemlich genau drei Stunden mit Luis, mit dem wir doch eigentlich den Rest unseres Lebens verbringen wollten. Die Erinnerungen sind das Einzige und Wertvollste, was wir von ihm noch haben!

Wir lieben und vermissen unseren kleinen Schatz so unendlich! Doch mit ihm ist auch ein großer Teil von uns gegangen.

Wenn du bei Nacht
den Himmel anschaust,
wird es dir sein,
als lachten alle Sterne,
weil ich auf einem von ihnen wohne,
weil ich auf einem von ihnen lache.
Du allein wirst Sterne haben,
die lachen können.

Antoine de Saint-Exupéry

Luis

*/† 19. März

In Liebe:

Dietmar und Helen
und alle Angehörigen

Wir haben in aller Stille von Luis Abschied genommen.

Trudi, 29
Beruf: Werbetexterin, Lehrerin,
Korrektorin/Lektorin

**„Gemeinsam haben wir ihn getauft
und uns von ihm verabschiedet."**

1. Kind: Sohn (* vor 5 Jahren), spontane Geburt in der 40. SSW
2. Kind: Sohn (*+ vor 1,5 Jahren), spontane Geburt in der 42. SSW,
   vorzeitige Plazentalösung
3. Kind: Tochter (* vor 3 Monaten), spontane Geburt in der 39. SSW

Es war der Tag nach dem Valentinstag. Nachdem meine Regel schon eine Weile ausgeblieben war, beschlossen wir, einen Schwangerschaftstest zu machen. Positiv! Die Freude war riesig, hatten wir uns doch ein Geschwisterchen für unseren kleinen Sohn gewünscht. Noch am selben Tag rief ich meine Frauenärztin an und ließ mir einen Termin geben. Bei der Untersuchung wurde die Schwangerschaft noch einmal bestätigt und das kleine Herz schlug kräftig. Alles war perfekt.

Mir war in der Schwangerschaft nie schlecht und ich war topfit. Manchmal war ich vielleicht etwas müder, dennoch war alles genau so wie bei unserem ersten Sohn. Alle Untersuchungen und auch später die CTG-Kontrollen waren ohne Auffälligkeit. Schon in der 18. Schwangerschaftswoche konnte ich unseren zweiten Sohn spüren und auch ungefähr zu dieser Zeit erfuhren wir, dass wir wieder einen Jungen bekommen würden: Aaron.

Die Freude war groß, hatten wir uns doch zwei Jungs gewünscht. Wir malten uns schon aus, wie es sein würde und was wir vier alles zusammen unternehmen würden. So nach und nach kramten wir Babysachen, Wiege und Wickeltisch wieder hervor und richteten uns voll und ganz auf unseren Kleinen ein. Unser Großer kam mittlerweile ab und zu von selbst zu meinem wachsenden Bauch und wollte dem „Beeeebiii" ein Bussi schenken, ihm vorsingen oder mit ihm „sprechen". Auch unsere Familien und Freunde freuten sich schon sehr.

Ich war schrecklich ungeduldig und nervös. Ich hatte Angst vor der Geburt, obwohl die Geburt unseres großen Sohnes die schönste Erfahrung meines Lebens war und absolut traumhaft. Auch sorgte ich mich darum, ob wohl jemand auf unseren Ältesten aufpassen würde, sollte es plötzlich mitten in der Nacht losgehen. Weil ich so aufgeregt war und mittlerweile auch furchtbar schwerfällig und nicht mehr so geduldig,

rief ich meine Mutter an und bat sie, doch schon früher zu kommen, damit ich etwas beruhigter wäre. Es tat gut, sie bei uns zu haben, und dank ihr konnte ich mich besser entspannen.

Bei der letzten Vorsorgeuntersuchung meinte meine Frauenärztin, der Muttermund sei schon etwas geöffnet, ihrer Meinung nach würde das Baby eine Woche früher kommen.

Je näher der errechnete Geburtstermin rückte, desto nervöser wurde ich. An diesem Tag dann, einem Montag, meinte ich, Wehen zu spüren. Wir fuhren ins Krankenhaus. Das CTG zeigte aber keine Wehen an, die Herztöne waren gut, und auch der Ultraschall zeigte keine Auffälligkeiten. Man sagte mir, ich solle am Donnerstag wieder kommen zur nächsten Untersuchung. Auch da war alles ruhig und in Ordnung. Am Freitag musste ich wieder ins Krankenhaus, da ein Informationsgespräch über die PDA anstand. Ich ärgerte mich furchtbar darüber, denn ich war mir sicher, dass ich keine brauchen würde, das Gespräch also vergebens wäre.

Am Samstag dann wieder ins Krankenhaus, nächste Untersuchung, alles bestens. Die Ärztin gab uns Tipps, wie wir die Wehen mittels Akupressur ins Rollen bringen könnten. Meine Ohrläppchen und Zehen waren irgendwann wund, aber immer noch keine Wehen.

Am Montag fuhr ich wieder ins Krankenhaus. Ich wurde immer ungeduldiger. Nachdem auch da noch alles ruhig war, gab man mir für Donnerstag einen Termin zur Einleitung der Geburt.

Ich fuhr nach Hause. Am Nachmittag machte ich noch einen Großeinkauf. Am Abend konnte ich meinen Sohn nicht spüren. Ich war unruhig, dachte aber, er würde nur schlafen. Ich drückte meine Hand gegen seinen Fuß, aber er reagierte nicht. Im Bett legte mein Mann seine Hand auf seinen Bauch, horchte mit sei-

42   Mein Sternenkind

nem Ohr nach dem Herzklopfen. Er glaubte fest daran, unseren Sohn gespürt und gehört zu haben. Ich war trotzdem beunruhigt und konnte die ganze Nacht kein Auge zutun.

Irgendwann bekam ich Wehen. Ich weckte meinen Mann, rief im Krankenhaus an, und wir fuhren gleich hin. Ich machte mir Sorgen, aber mein Mann beruhigte mich immer wieder. Auch die Hebamme, die uns empfing, meinte, ich müsse mir keine Sorgen machen, es komme öfters vor, dass man das Baby nicht spüren könne. Ich kam ans CTG, aber es war kein Herzton zu hören. Der Arzt kam, machte einen Ultraschall, aber das kleine Herz schlug nicht mehr.

Ich war in der 42. Woche. Alles war perfekt. Alles war schon für Aaron bereit. Wir hatten uns so auf ihn gefreut.

Die folgenden Stunden waren die schwersten unseres Lebens. Ich brachte Aaron um kurz vor 11 Uhr still zur Welt. Wir durften ihn noch lange halten und strei-cheln, er war einfach perfekt. Gemeinsam haben wir ihn getauft und uns von ihm verabschiedet. Wir sind dankbar für diese Zeit mit ihm und die Erinnerung daran ist uns ein großer Trost, auch wenn nach wie vor jede Minute ohne ihn ganz furchtbar schmerzt.

Ich wurde auf ein Zimmer gebracht und mein Mann durfte bei mir bleiben, auch in der Nacht. Unser Arzt und unsere Hebamme kümmerten sich rührend um uns und wir sind ihnen unendlich dankbar für ihre großartige Arbeit.

Am nächsten Tag durfte ich nach Hause und ich war einfach nur froh, unseren großen Sohn in die Arme schließen zu können.

Schon drei Tage später fand die Beerdigung statt – ein schwerer Weg. Dennoch sind wir froh, einen Platz zu haben, wo wir um Aaron trauern können.

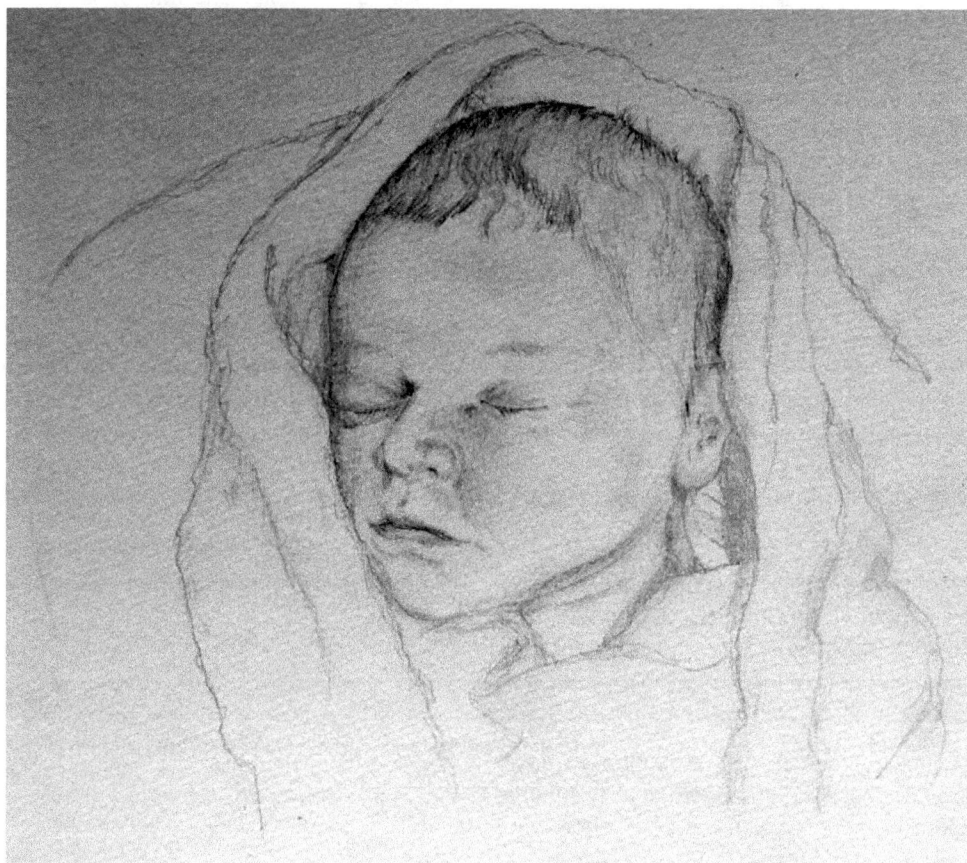

1. Kind: Junge (*+ vor 1 Jahr), spontane Geburt in der 27. SSW, unbekannte Ursache

Meine Schwangerschaft verlief von Anfang an problemlos. Alles war immer in bester Ordnung. Je runder mein Bauch wurde, desto glücklicher war ich.

Am 19. Mai ging ich morgens wie immer zur Arbeit. Im Büro fiel mir das Arbeiten jedoch schwer. Durch den dicken Bauch war ich nicht mehr so beweglich wie sonst, aber das war in Ordnung. An diesem Tag plagten mich Rückenschmerzen. Ich empfand sie als „normale" Schmerzen, da ich das Gewicht meines Bauches als Grund dafür sah und ich in keiner Weise ein ungutes Gefühl hatte. Am Nachmittag fühlte ich mich nicht so richtig wohl. Ich wollte mich eigentlich nur ins Bett legen und die Beine hochlegen.

Als ich nach Hause fuhr, bekam ich auch noch Magenbeschwerden, so jedenfalls fühlte es sich an. Ich fühlte mich aufgebläht. Da ich sowieso leichte Verstopfungen hatte, beunruhigte mich dies nicht. Zu Hause jedoch wurde es immer schlimmer. Ich konnte mich kaum hinlegen. Nur Sitzen tat mir gut.

Als ich zur Toilette ging, bemerkte ich eine kleine Blutspur. Ich bekam Panik und rief meinem Mann zu, er solle den Notarzt rufen. Sie schickten einen Krankenwagen zu uns. Als der angekommen war, fragten mich die Sanitäter doch tatsächlich, wo sie mit mir hinfahren sollten! Ich dachte, das sei ein Scherz. „Ihr müsst doch wissen, wo ihr mich hinbringt! Ich will ins Krankenhaus. Ich will dorthin, wo uns jemand helfen kann."

Sie brachten mich in das Krankenhaus, das ursprünglich für die Geburt vorgesehen war. Jedoch hatten die keinen Notdienst an diesem Abend und außerdem ist dieses Krankenhaus nicht auf Frühgeburten spezialisiert. Die Sanitäter hätten dies wissen müssen.

Man behielt mich trotzdem dort, da ein weiterer Transport ins hauptstädtische, gut ausgerüstete Krankenhaus zeitlich nicht mehr möglich war. Die Geburt war nicht mehr aufzuhalten.

Es dauerte keine zehn Minuten, und unser kleiner Engel war da. Ich habe nicht einmal bemerkt, dass ich ihn schon geboren hatte. Mein Mann stand bei mir und sagte mir: „Er ist da. Unser Sohn ist da."

Der kleine Rio wurde sofort beatmet. Ich konnte kaum glauben, dass er lebte. Die Ärzte teilten uns mit, dass unser Sohn stabil sei. Mehr könnten sie zu dem Zeitpunkt nicht sagen. Er würde jetzt verlegt werden. Ich musste die Nacht im Krankenhaus verbringen und durfte erst am nächsten Tag zu Rio fahren. Als ich das erste Mal am Brutkasten stand, weinte ich nur.

Der Kinderarzt teilte uns mit, dass unser Sohn die ganze Nacht stabil gewesen sei. Man müsse aber die nächsten Tage abwarten. Jeder Moment bei unserem Sohn war einfach nur schön. Dass sich unser Leben noch gewaltig ändern würde, war uns nicht bewusst. Wir wollten nur positiv denken. Wir waren einfach stolze Eltern.

Am vierten Tag bekamen wir dann die Nachricht, dass unser Sohn Gehirnblutungen vierten Grades bekommen hatte. Seine Überlebenschancen seien sehr gering. Wenn er überleben würde, wäre er schwerstbehindert, er könnte nie eigenständig atmen, könnte dazu auch noch blind werden und würde sein Leben lang von Arzt zu Arzt reisen. Wir konnten es nicht fassen.

Wir mussten uns entscheiden, ob wir unserem Engel dies antun wollten. Wir wollten es nicht. Wir wollten ihn nicht weiter leiden lassen.

Wir wollten ihn erlösen ...

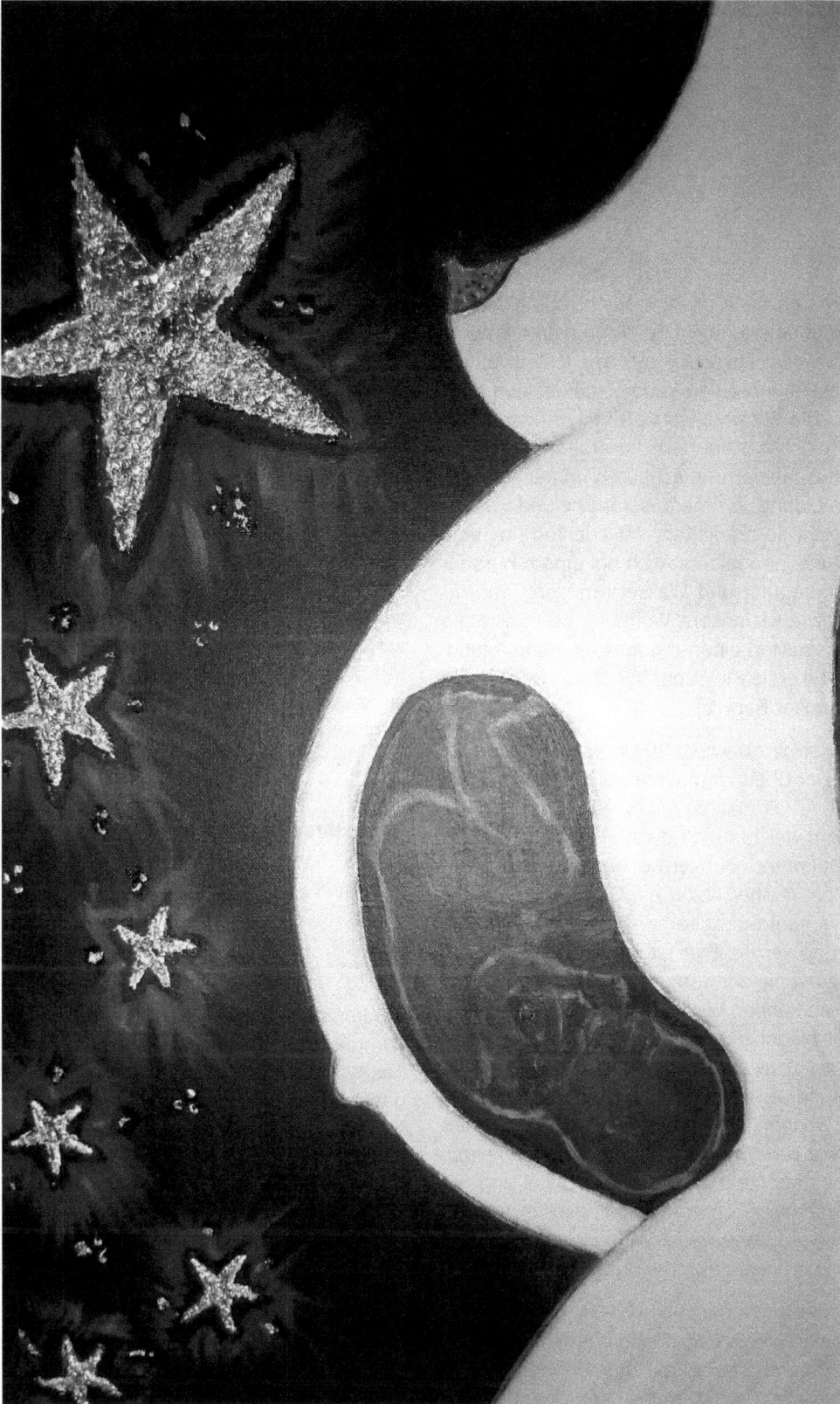

1. Kind: Tochter (*+ vor 1 Jahr), spontane Geburt in der 41. SSW,
plötzlicher Kindstod im Mutterleib
2. Kind: Tochter (*), spontane Geburt in der 40. SSW

Schon kurze Zeit nach unserer Hochzeit stellte sich bei einer Routineuntersuchung durch meine Frauenärztin heraus, dass ich schwanger war. Ich war aufgeregt, überrascht und voller Freude, aber es kam auch Angst dazu. Die Schwangerschaft verlief unauffällig. Wir waren glücklich, kauften die ersten Söckchen, das erste Kuscheltier und schauten immer häufiger nach Babykleidung, Zimmerausstattung und was wir sonst vielleicht so bräuchten. Wir suchten uns eine Hebamme und ich meldete mich bei einem Kurs für Geburtsvorbereitung und Wassergymnastik an. Wir überlegten, wie wir unsere Wohnung neu gestalten wollten. Wir kauften einen Kinderwagen und irgendwann auch die erste Kleidung! Der Bauch wuchs, und somit auch unser Baby.

Auch einen Termin zu einem 3D-Ultraschall haben wir vereinbart. Der Oberarzt machte viele Aufnahmen für uns. Nur die Arbeit machte mir langsam zu schaffen. Ich hatte sehr viel zu tun und stand unter Stress. Als mein Bauch immer häufiger bei der Arbeit hart wurde, wurde bei meiner Ärztin ein CTG geschrieben – vorzeitige Wehen! Sofort verhängte meine Ärztin ein Beschäftigungsverbot. Erst jetzt merkte ich, wie ich mich richtig auf die Schwangerschaft und mein Baby konzentrieren konnte. Wir wussten inzwischen auch, dass es ein Mädchen wird. Der Name Hanna stand schon vor der Schwangerschaft fest, also brauchten wir uns darüber keine Gedanken zu machen. So vergingen die Wochen. Ich legte meine Beine hoch, ließ die Tage ganz ruhig vergehen, hatte meine regelmäßigen Frauenarzt- und Hebammentermine und wir waren einfach nur glücklich darüber, dass sich unsere Tochter so gut entwickelte. Wir bereiteten uns auf die Geburt und unser Leben zu dritt vor.

Dann haben wir die Tasche für das Krankenhaus gepackt. Schon einige Zeit vor dem errechneten Geburtstermin stand alles bereit. Immer wieder habe ich die Dinge ausgepackt und nachgeschaut, ob wir auch an alles gedacht hatten. Wir überlegten, im Krankenhaus nach der Geburt ein Familienzimmer zu nehmen, damit mein Mann auch nach der Arbeit und in den Nächten bei uns sein könnte. Es war perfekt! Je näher der Geburtstermin rückte, um so mehr hatte ich den Wunsch, dass unsere Tochter noch so lange wie es nur ging in meinem Bauch bliebe – es fühlte sich einfach nur schön an! Wir waren glücklich und machten uns auch keine Gedanken, als der errechnete Geburtstermin ohne eine Wehentätigkeit verstrich. Unsere Prinzessin schien sich einfach Zeit zu lassen. Dann entschied meine Frauenärztin, dass wir vor dem Wochenende die Geburt einleiten sollten. Wir beschlossen, an diesem Abend noch einmal zu „zweit" ins Kino zu gehen, denn dazu würden wir künftig nicht mehr so häufig die Gelegenheit erhalten. Der Abend war sehr schön und wir fühlten uns wohl.

Nur während des Films strampelte unsere Tochter sooooo sehr, es tat sogar weh – so heftig hat sie sich vorher selten bewegt. Aber wir dachten, dass es vielleicht einfach zu laut für sie war. Jetzt denke ich, dass sie zu diesem Zeitpunkt vielleicht um ihr Leben kämpfte …

Am kommenden Morgen machte ich wie jeden Morgen die Brote für meinen Mann und brachte ihn zur Tür. Wir machten noch ein Foto von uns und sagten, dass es jetzt der letzte Tag sei, an dem er zur Arbeit gehen und nur mich verabschieden würde. Das nächste Mal würde er auch Hanna küssen können.

Ich ging zu meinen Frauenarzttermin. Wie immer erst Routine, dann zum CTG … Ich saß im Sessel, und die Arzthelferin versuchte, die Herztöne unserer Tochter zu finden. Nichts. Da sich Hanna in den letzten Tagen aber immer wieder während des CTGs gedreht hatte, war das erst mal nicht beunruhigend für mich. Dann holte die Arzthelferin eine Kollegin. Diese kam. Kein Herzton. Ich erinnere mich nicht mehr wirklich daran, was ich gedacht oder gefühlt habe, ich weiß nur noch: Ich war sehr aufgeregt und nervös. Daraufhin durfte ich gleich zur Frauenärztin, die einen Ultraschall machen sollte. Ich legte mich auf die Untersuchungsliege.

Die Ärztin suchte und schaute auf den Bildschirm. Dann sagte sie, dass kein Herzschlag mehr zu erkennen sei und dass es ihr sehr leid tue. Es müsse im Krankenhaus aber noch einmal angeschaut werden, um die Diagnose zu bestätigen. Ich stand auf, wischte mir das Gel vom Bauch und zog mich wieder richtig an. Ich fragte sie, was nun zu tun sei. Ich konnte nicht einmal weinen. Ich wollte nur raus. Ich ließ niemanden anrufen. Ich bin den ganzen Weg nach Hause sehr schnell und wie in Trance gelaufen. Zu Hause angekommen, rief ich gleich meinen Mann an. Wie sollte ich ihm aber sagen, dass Hanna nicht mehr lebte? Ich weinte und sagte, dass ihr Herz nicht mehr schlägt – später erzählte er mir, dass er nichts verstanden hat, doch einige Minuten später war er bei mir.

Im Krankenhaus wurde wieder ein Ultraschall gemacht – und wir bekamen die Bestätigung. Ich sollte mein totes Baby auf natürliche Weise zur Welt bringen – nur wie sollte ich das schaffen? Der erste Gedanke war: Holt meine Tochter bloß schnell aus mir raus. Außerdem wurden wir darüber aufgeklärt, wie es nach der Geburt weitergehen würde. Ich kann mich noch ganz genau erinnern, wie mein Mann bei dieser Aussage laut geweint hat. Es war ein schmerzhaftes lautes Aufschreien von ihm, das tat so weh. Wir vertrauten dem Arzt mit der Geburt, aber was sollten wir sonst in dieser irrealen Situation tun? Ich erhielt die erste Tablette, die die Geburt von Hanna einleiten

sollte. Wir hatten riesige Angst! Leider durften wir nicht mehr nach Hause, um das Einsetzen der Wehen abzuwarten. Doch man richtete ein Zimmer auf einer anderen Station für uns beide her. Da standen wir nun im Krankenhaus und erlebten die schlimmste Zeit unseres Lebens, obwohl es eigentlich der Ort war, an dem wir unser Glück auf die Welt bringen wollten. Unsere Eltern haben bei der Nachricht am Telefon geweint und konnten es auch nicht glauben. Ich war mit der Situation total überfordert. Mir war es egal, wie oft oder wer mich gerade untersuchte, es war, als ob ich gar nicht in meinem Körper stecken würde, als würde das alles gerade nicht mir, nicht uns passieren.

An diesem Tag baten wir auch um ein Gespräch mit dem Klinikseelsorger, das dann gut war. In all unserem Unglück hatten wir das Glück, dass sich der Oberarzt wirklich intensiv um uns kümmerte. Lange Zeit verbrachte er bei mir! Meine Gefühle spielten verrückt. Ich wollte Hanna nicht hergeben! Doch ich wollte auch alles hinter mich bringen. Ich machte mir große Sorgen um meinen Mann, denn ich merkte, dass er für mich stark sein wollte. Doch auch er hatte seine Tochter verloren! Nach einer gefühlten Unendlichkeit war Hanna da. Am Sonntag wurde sie um 2.42 Uhr mit einer Größe von 54 Zentimetern und 3.190 Gramm still geboren.

Ich bin trotzdem so stolz auf uns drei, dass wir die Geburt zusammen gemeistert haben, so schwer und traurig sie auch war. Es war unser intensivstes Erlebnis. Hanna war geboren. Ich hoffte, dass ich nun doch einen Schrei von unserer Tochter hören würde, dass sich die Ärzte geirrt hatten – doch es blieb still.

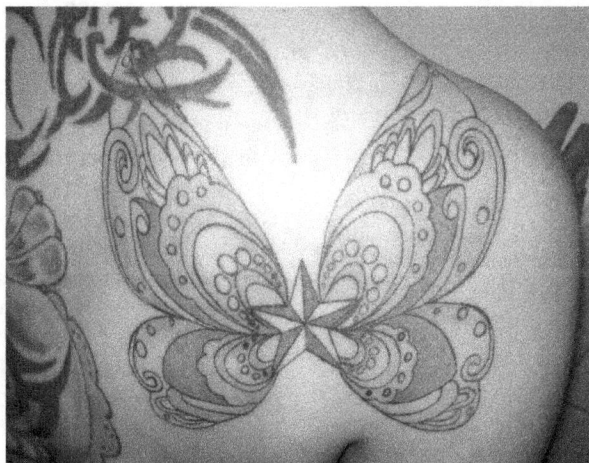

Melanie, 31
Beruf: Lehrerin

1. Kind: (Zwilling) Sohn (*+ vor 2 Jahren), spontane Geburt in der 22. SSW
mit anschließender Curettage, vermutlich FFTS
2. Kind: (Zwilling) Sohn (*+ vor 2 Jahren), spontane Geburt in der 22. SSW
mit anschließender Curettage, vermutlich FFTS
3. Kind: (Zwilling) Tochter (* vor 1 Jahr), spontane Geburt in der 40. SSW
4. Kind: (Zwilling) Tochter (* vor 1 Jahr), spontane Geburt in der 40. SSW

Oft fragen mich Leute, wie man reagiert, wenn man vom Arzt gesagt bekommt, dass man Zwillinge erwartet. Viele Menschen erwarten Erzählungen wie etwa, dass man fast vom Stuhl gefallen wäre etc.

Ich sitze da und sage: „Super, dann freuen wir uns halt zweimal!" Und genau das fühle ich. Im Auto auf dem Heimweg frage ich mich dann eher praktische Dinge. Als ich meinem damaligen Freund, meinem heutigen Mann, davon erzähle, dass wir gleich zwei Babies erwarten, freut er sich sehr. Am Morgen nach dem Arzttermin werde ich wach, wecke ihn und sage: „Es werden zwei Jungs! Ich habe sie schon im Garten spielen sehen!" – im Traum. Die Schwangerschaft fühlt sich gut an. Der Bauch wächst schnell und unser ganzes Umfeld freut sich mit uns über unser doppeltes Glück. Ich gehe anfangs gerne zum Arzt, freue mich auf die Ultraschallbilder, bin fasziniert davon, wie schnell die Kleinen wachsen. Ab der 15. Schwangerschaftswoche möchte ich nicht mehr alleine zum Arzt gehen und nehme immer meinen Mann mit. Nach einem Urlaub bin ich schon recht rund geworden.

Beim nächsten Arzttermin habe ich einen leicht erhöhten Blutdruck, bin unruhig und durcheinander. Ich werde zum Internisten geschickt, bei dem nichts Auffälliges gefunden wird. Nach dem Ultraschall versichert mir der Arzt nochmals, dass mit den Babies alles in Ordnung ist. Ich fühle mich zunehmend schlapper und weniger belastbar. Alle schieben dies auf den stetig wachsenden Bauch. Für meine Arbeit erhalte ich ein Beschäftigungsverbot. In der 20. Schwangerschaftswoche habe ich sehr starke Kopfschmerzen, gegen die nichts hilft. Es fühlt sich an, als ob mein Kopf zerspringt. Wir rufen im Kreißsaal an und bekommen den Rat, Paracetamol zu nehmen. Danach schlafe ich ein. Die Tage bis zum nächsten Termin beim Arzt vergehen eher langsam.

Am Tag der Untersuchung bin ich sehr nervös. Es fällt mir schwer, mich zu unterhalten, und ich fiebere dem Abend entgegen. Als ich meine Mutter mittags an der Haustür begrüße, sieht sie mich an und fragt: „Was ist denn los? Ist was passiert?" Ich muss wohl sehr erschrocken gewirkt haben, obwohl ja nichts vorgefallen ist. Um 18 Uhr sollen wir im Krankenhaus sein. Ich bin ein Nervenbündel, mein Mann versucht, mich zu beruhigen. Mein Herz pocht. Mein Blutdruck ist deutlich erhöht. Die Arzthelferin guckt kritisch. Ich lege mich auf die Untersuchungsliege und der Arzt beginnt mit dem Ultraschall. Er zieht die Unterlippe nach innen und ist still. Ich befürchte das Schlimmste. Irgendwie wusste ich es schon, als er sagt: „Ihre Kinder leben nicht mehr!" Eine Welt bricht zusammen und in dem Moment, als er dies sagt, stelle ich mir einen Zug vor, der auf voller Fahrt plötzlich stoppt, aus den Schienen springt und in eine ganz andere Richtung fährt. Mein Mann steht neben mir, wir können es nicht fassen, dass unsere Söhne nicht mehr leben, denn mein Bauch ist gerade auch in den letzten Tagen noch deutlich gewachsen. Man sagt uns später, dass ich zu viel Fruchtwasser hatte, weil meine Söhne dieses nicht mehr verbraucht haben. Mein Mann wird ganz still, hält meine Hand. Ich höre mich mehrmals „Nein!" sagen, Tränen kommen keine. Wir versuchen, das Ultraschallgel von meinem Bauch zu wischen und es fühlt sich alles so unwirklich an. Dieser pralle Bauch ...

Ich kann mir nicht vorstellen, dass wirklich kein Leben mehr in meinem Bauch sein soll. Die Arzthelferin sagt, dass es ihr sehr leid tut. Ihr kommen die Tränen und sie nimmt mich in den Arm. Unser Arzt bittet uns, am Tisch Platz zu nehmen. Wir führen ein sachliches Gespräch über das weitere Vorgehen. Im Nachhinein muss ich sagen, dass wir einfach funktioniert haben, vollkommen unter Schock standen. Der Arzt erklärt uns, dass es das Beste sei, die Kinder spontan zu gebären. Dies kann ich mir zu diesem Zeitpunkt nicht vorstellen, denn mit dem Thema Geburt habe ich mich noch gar nicht beschäftigt. Von diesem Rat sehr schockiert, frage ich nach einem Kaiserschnitt. Doch unser Arzt schüttelt den Kopf und erklärt uns, dass es für meinen Körper und meine Psyche besser sei, spontan zu entbinden. Er schlägt uns vor, dass wir direkt im Krankenhaus bleiben und die Geburt noch am selben Abend eingeleitet wird. Das widerstrebt uns. Auch wenn wir keine Hoffnung mehr haben, wollen wir Zeit für die weiteren Schritte haben. Es zieht uns nach Hause in unser Nest. Unser Arzt willigt ein, wir sollen uns am nächsten Morgen in seiner Praxis melden, damit wir, auf unseren Wunsch hin, nochmal einen Ultraschall machen können, denn wir können uns nicht vorstellen, dass unsere sehnlichst erwarteten Babies nicht mehr leben sollen. Wie wir nach Hause kommen, weiß ich nicht mehr. Ich weiß noch, dass wir im Flur meine Eltern treffen, die mich bestürzt anblicken. Ich bringe noch heraus zu sagen: „Meine Babies leben nicht mehr!" Dann flüchten wir in unsere Wohnung und tun so, als gäbe es den Rest der Welt nicht. Am späteren Abend sind unsere Eltern bei uns. Wir beraten uns mit ihnen und gehen den Weg, den uns der Arzt vorgeschlagen hat. Rückblickend sind diese Stunden wichtig und irgendwann im Laufe des Abends kann ich auch endlich weinen. Ich weine und höre kaum noch auf. Ich schreie diesen unsagbaren Schmerz heraus. Ich schreie auch gegen den bösen, bösen Schreck an, doch der bleibt.

Die Nacht verbringen wir im Bett, doch wir tun kein Auge zu. Wir halten uns aneinander fest und uns schaudert vor dem kommenden Tag. Besonders auch die Vorstellung, dass wir unsere Kinder anschauen sollen, kommt uns sehr befremdlich vor. Wir wissen nicht, was uns da erwartet. Wir beide haben noch nie einen Toten gesehen und nun sollen wir unsere toten Kinder in Empfang nehmen? Wir haben Angst. Angst davor, was uns erwartet, was uns die Zukunft bringt und auch, was die Diagnose sein wird. Warum sind unsere Kinder gestorben? Dürfen wir keine Kinder haben?

Morgens stehe ich auf und muss mich zum ersten Mal in der Schwangerschaft übergeben. Irgendwie packen wir eine Tasche fürs Krankenhaus, irgendwie schaffen wir den Weg zur Praxis. Doch auch heute ist kein Herzschlag auffindbar. Mein Körper ist noch nicht gebärbereit, daher sind alle auf eine lange Geburt eingestellt. Im Krankenhaus bekomme ich Tabletten, Gels, usw. Wir liegen in einem Wehenzimmer. Die Hebamme, die uns betreut, ist sehr erfahren, aber menschlich liegen wir nicht auf einer Wellenlänge. Sie versucht, uns die PDA auszureden, die wir mit unserem Arzt besprochen hatten: „Die letzte Frau, die hier war, hat ihr Baby auch ohne PDA bekommen!" Ich fühle mich ausgeliefert. Ich frage nach und bekomme einsilbige Antworten. Gegen Mittag wechselt der Dienst, und eine junge Hebamme übernimmt. Zu ihr haben wir sofort einen guten Draht und ich kann mich besser entspannen. Während des langen Nachmittags überlegen wir uns Namen für unsere Kinder

– Emil und Paul –, sprechen mit der Hebamme über Möglichkeiten der Bestattung. Unsere Hebamme nimmt sich viel Zeit für uns, denn im Kreißsaal ist heute wenig los. Wir besprechen mit ihr das weitere Vorgehen, füllen Bögen für die Obduktion aus und warten und weinen und können es einfach nicht fassen. Zu Hause sitzen unsere Mütter beieinander und machen sich die größten Sorgen. Gegen Abend liegen bei uns die Nerven blank. Es tut sich nicht viel.

Gegen 23 Uhr platzt eine Fruchtblase. Plötzlich wird es hektisch. Der Arzt wird gerufen und die Hebamme bereitet alles für eine Geburt vor. Ich weiß nicht, ob ich froh oder traurig sein soll, dass es endlich losgeht. Der Wehentropf wird wieder stärker eingestellt, meine Gebärmutter krampft sehr. Um 00.15 Uhr wird unser erster Sohn Emil geboren. Er ist 200 Gramm schwer. Ein süßer, vollkommener kleiner Mann. Er wird in ein Tuch gewickelt und in ein kleines Kästchen gelegt. Die Hebamme, mein Mann und ich weinen. Der diensthabende Arzt wird unruhig, denn es tritt eine Wehenpause ein und schließlich muss noch ein Kind geboren werden. Ich sehe den ungeduldigen Gesichtsausdruck und denke: Mein zweites Kind bekommt ihr nicht. Es dauert noch eine ganze Weile und um 0.45 Uhr wird unser zweiter Sohn Paul geboren. 120 Gramm schwer. Beide Kinder sind viel zu leicht für diese Schwangerschaftswoche und ich frage mich im Nachhinein, warum man dies nicht schon beim letzten Ultraschall gesehen hat. Der Arzt und die Hebamme vermuten FFTS als Todesursache. Im Nachhinein vermute ich, dass an dem Tag, an dem ich solche argen Kopfschmerzen hatte, unser kleinerer Sohn gestorben ist.

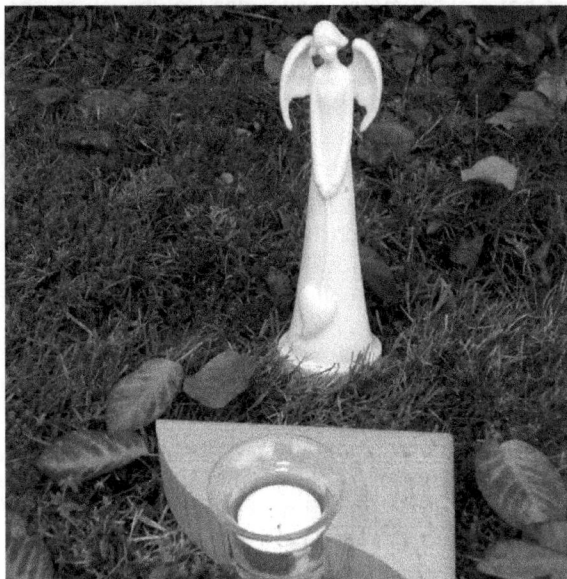

„Ich habe ihm erzählt, wie sehr wir uns auf ihn freuen, aber dass es noch viel zu früh sei."

1. Kind: Sohn (*+ vor 1 Jahr), spontane Geburt in der 20. SSW mit anschließender Curettage, Scheideninfektion
2. Kind: Tochter (*), sekundärer Kaiserschnitt in der 41. SSW

Von der Schwangerschaft mit Johann habe ich relativ spontan erfahren. Da es sehr stressig im Büro war und sich Veränderungen im Personalbereich ergeben hatten, die mich emotional sehr mitgenommen haben, befand ich mich in einer depressiven Phase. An einem Samstagmorgen bin ich wach geworden, und da ich so neugierig war, habe ich einen Schwangerschaftstest gemacht, der positiv war. Ich war voller Freude und Unglaube gleichzeitig. Schwanger werden wollen ist das Eine, schwanger sein das Andere.

Da ich Diabetikerin bin, musste ich nun auch regelmäßig zu meinem Diabetologen, der meine Blutwerte kontrollierte. Obwohl alles wunderbar verlief, war dies für mich das Schwierigste. Ich habe mich so sehr fremdbestimmt gefühlt, denn ich musste genau auf meine Ernährung achten und durfte auch so nicht mehr zwischendurch einfach etwas naschen.

Während die Schwangerschaft vorbildlich verlief, hat sich meine Gefühlslage drastisch verändert. Nicht nur, dass ich mich so sehr fremdgesteuert fühlte, ich hatte auch immer wieder das Gefühl, ich müsse mich doch freuen und nur freudestrahlend durch die Gegend laufen. Aber dem war nicht so. Die Mutterbänder haben mir ständig zu schaffen gemacht, und es verging in den ersten Wochen kaum ein Tag, an dem ich keine Schmerzen hatte. Hinzu kam mein schlechtes Gewissen, weil ich nur am Meckern war. Irgendwann konnte ich mich selbst nicht mehr leiden, denn ich habe mich während der Schwangerschaft sehr verändert. Ich fühlte mich wie auf einem Pulverfass, ich war leicht reizbar, war sehr ungehalten und unruhig.

Eine weitere Erinnerung ist, dass ich immer das Gefühl hatte, dass mein Sohn eher geboren werden würde. Ich konnte es nie begründen und selbstverständlich habe ich dabei auch nicht daran gedacht, dass er nicht lebensfähig sein könnte. Aber ich habe mich während der gesamten Schwangerschaft krank

gefühlt, obwohl wir beide kerngesund waren. Silvester haben mein Mann und ich alleine zu Hause gefeiert und als wir uns kurz vor Mitternacht fertiggemacht haben, um anzustoßen, habe ich zu ihm gesagt, ich wolle nicht, dass das neue Jahr beginne. Ich hatte regelrecht Angst davor.

Zwei Wochen danach änderte sich alles: Im Laufe eines Tages wurde ich immer schlapper und dann bemerkte ich, dass sich mein Bauch mit einem Ruck gesetzt hatte. Einige Tage später ist mir ein Artikel über eine Selbsthilfegruppe für Sterneneltern in die Hände gefallen. Der Gedanke hat mich lange nicht mehr losgelassen.

Am selben Abend habe ich auf dem Sofa gesessen und zu meinem Mann gesagt: „Die Mutterbänder ärgern mich heute ganz schön, und wenn ich es nicht besser wüsste, würde ich sagen, dass sind Wehen." Diese Ahnung sollte sich dann bestätigen.

So begann der Tag, an dem wir unseren Sohn Johann in der 20. SSW gehen lassen mussten. Im Krankenhaus wurde ich von der Oberärztin untersucht. Diese hat ganz schnell gesagt, dass der Muttermund bereits leicht geöffnet sei. Bei der gesamten Untersuchung war mein Mann immer an meiner Seite. Der hinzugezogene Chefarzt hat uns etwas beruhigt. Wir müssten jetzt nur zusehen, dass wir die Wehen unter Kontrolle bekämen. Wir bekamen noch das Geschlecht gesagt: ein wunderbarer Moment – der schönste am ganzen Tag.

Nun durfte ich mich nicht mehr bewegen und muss erst mal im Krankenhaus bleiben. Ich bekam eine Bettpfanne ... ein schrecklich erniedrigendes Erlebnis. Aber Hauptsache, unserem Sohn ging es gut. Danach, auf dem Zimmer, war immer mein Mann dabei. Während er meine Sachen später von zu Hause geholt hat, habe ich das erste Mal so richtig Zwiesprache mit Johann gehalten. Ich habe am Winterhimmel ein Wolkenbild gesehen, durch das leicht die Sonne schien. Es war die Silhouette einer Frau mit langen Haaren oder einer Haube, die kniend einen Menschen im Arm hielt. Dies war für mich meine verstorbene Oma, die unseren Sohn in den Armen hatte. Ich habe ihm erzählt, wie sehr wir uns auf ihn freuen, aber dass es noch viel zu früh sei. Sollte er jedoch jetzt auf die Welt kommen, so müsse er keine Angst haben, denn wir seien bei ihm, und wenn er seinen Weg gehe, so würden meine Oma und mein Opa ihn empfangen und ihn an meiner Stelle behüten.

Der Tag verstrich. Am Abend wurden die Wehen unerträglich und ich habe die Schwester gerufen. Diese hat die Hebamme informiert, welche mich dann auch direkt in den Kreißsaal gebracht hat. Keine fünf Minuten, nachdem die Fruchtblase geplatzt war, war mein Mann da. Die Geburt begann. Ich weiß noch, dass ich eine Erleichterung gespürt habe. Endlich war eine Entscheidung gefallen und das Abwarten hatte ein Ende. Unser Sohn wurde 30 Minuten später geboren. Ich habe ihn auf die Brust gelegt bekommen und durfte ihn mir genau anschauen. Er war ein wunderschöner Junge und ich habe tatsächlich ganz viele Ähnlichkeiten zu meinem Mann erkannt – vor allem die Plattfüße.

Mein Mann und ich sind sehr rational an die Trauer herangegangen, denn ich habe gemerkt, dass das mein Weg ist. So haben wir beide wieder unseren Weg zurück in ein Leben gefunden, das zwar nie wieder so sein wird, wie es mal war, und das wir auch nie leben wollten, das aber dennoch lebenswert ist.

Die Beisetzung von Johann an der Gedenkstätte der Initiative Regenbogen war kein Fest der Trauer – auch wenn wir während der Zeremonie viel geweint haben. Es war ein Fest für unseren Sohn! Unsere Familien waren bei uns, und wir haben an einem farbenfrohen Tisch gesessen, uns unterhalten und gelacht. Es war der Tag, an dem wir ihn ein letztes Mal begleitet haben, der Tag, an dem wir das Letzte für ihn getan haben, was wir tun konnten.

Mein Vater war zu der Zeit auf dem Jakobsweg am Cruz der Ferro, dem Ort, an dem Pilger symbolisch ihre Last ablegen, die sie von zu Hause mitgebracht haben. Und so legte mein Vater unsere „Last", die Trauer und die Schwermut um Johann am Tag seines errechneten Geburtstermins ab. Am folgenden Tag hielt ich einen positiven Schwangerschaftstest in den Händen.

Johann hat mein Leben auch bereichert, denn ich weiß nun, „wie wertvoll Leben ist". Dieses Zitat aus einem Lied von „Unheilig" ist seit seiner Geburt das Lied, welches mich immer an ihn erinnern wird.

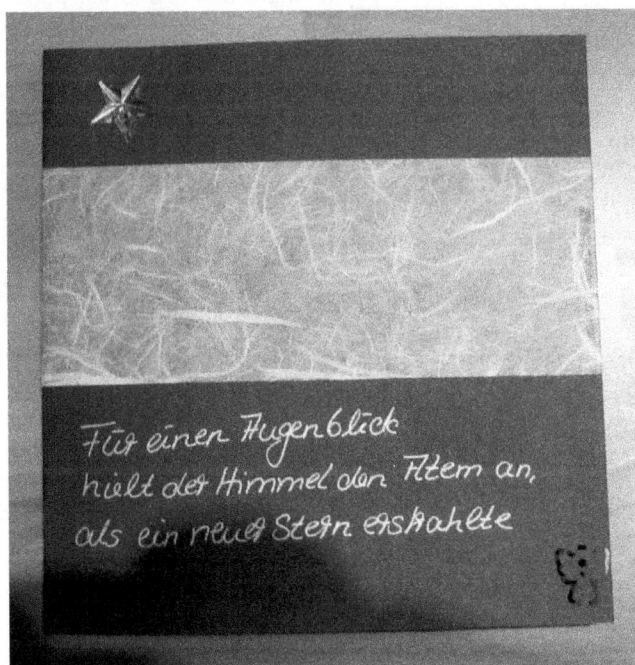

Für einen Augenblick hielt der Himmel den Atem an, als ein neuer Stern erstrahlte

Sandra, 31
Beruf: Verwaltungsfachangestellte
→ Ehefrau von Jochen, 34

„Die Hölle. Und jetzt war sie da!"

1. Kind: Sohn (*+ vor 1 Jahr), spontane Geburt in der 33. SSW, unterschiedliche ärztliche Auffassungen zur Ursache
2. Kind: Tochter (*), spontane Geburt in der 39. SSW

Mein Mann und ich hatten schon seit über einem Jahr „geübt". Als es klappte, hatten wir gerade ein altes Haus gekauft, und damit war eine Menge Arbeit verbunden. Wir haben penibel darauf geachtet, dass ich mir nicht zu viel zumute. Die Schwangerschaft verlief unauffällig. Bis zum vierten Monat war mir schlecht, danach ging es mir super bis zum siebten Monat und ich konnte die Schwangerschaft genießen. Dann fingen die Probleme mit dem Rücken und mit Wasser in den Füßen an. Die einzigen Sorgen, die ich hatte, waren meine Eltern. Die haben mich in der Schwangerschaft öfter sehr enttäuscht, weil ich mit ihrer Hilfe im Haus gerechnet hatte und auch dachte, dass sie die Schwangerschaft mit mir mehr zelebrieren würden. Es war schließlich ihr erstes Enkelkind. Das hat mich sehr belastet.

Anfang Juni wollten mein Mann und ich auf „Schwangerschaftsurlaub" fahren und haben ein verlängertes Wochenende in einem Wellnesshotel gebucht. Es waren vier schöne Tage, in denen wir es uns richtig gutgehen ließen. Danach hatte ich nur noch drei Arbeitstage und verabschiedete mich in den Mutterschutz. Im Büro liefen sogar Tränen, weil wir uns alle so gut verstanden. Das war am Donnerstag. Da spürte ich auch abends die letzten Kindsbewegungen. Mein Sohn hatte einen sehr starken Schluckauf. Der wollte gar nicht mehr aufhören, und ich war etwas genervt davon. Freitagmittag war ich schon etwas nervös, weil ich ihn an diesem Tag noch nicht gespürt hatte. Aber in unseren Schwangerschaftsbüchern stand, dass sich Babys ab einer gewissen Größe nicht mehr so oft bewegen würden. Also alles gut. Abends schauten mein Mann und ich uns einen Trickfilm an. In einer Szene schmusten die ganzen Tiermamas mit ihren Babys. Ich musste furchtbar weinen, weil ich für einen kurzen Augenblick dachte: „Das werde ich nicht haben." Ich traute mich nicht, diesen Gedanken auszusprechen. Mein Mann tröstete mich und dachte, dass das die Hormone seien.

Am Samstagmorgen sind wir dann ins Krankenhaus gefahren. Sie legten mir das CTG an – nichts. Dann die Ultraschalluntersuchung. Ich sah auf dem Bildschirm das Herz von meinem Baby. Es pochte nicht mehr. Nichts. Dann fing ich an zu schreien und zu weinen in der Hoffnung, dass jemand zu mir sagt: „Nein, Sie verstehen das falsch. Es ist alles gut. Ihr Baby lebt." Aber das sagte niemand zu mir. Mein Mann hielt mich fest und weinte.

Die Hebammen und Ärzte waren toll. Sie sagten, dass wir alle Zeit hätten, um uns auf die Geburt vorzubereiten. Wir durften noch mal ein paar Tage heim. Jedoch war ich erst mal geschockt, als man mir sagte, ich solle das Kind normal auf die Welt bringen. Ich hatte vor zehn Jahren von einer Bekannten gehört, der das Gleiche passiert war, und das war mein persönlicher Albtraum. Die Hölle. Und jetzt war sie da!

Mein Mann und ich beschlossen, „alles so schnell wie möglich hinter uns zu bringen", was ich im Nachhinein bedauere. Aber vielleicht würde ich mich auch wieder so entscheiden. Ich bekam Tabletten zur Weheneinleitung. Die erste Tablette am Nachmittag. Dann alle vier Stunden noch mal eine. Wir bekamen ein Familienzimmer auf der Gynäkologie. Nicht bei den ganzen Mamis. Das war gut. Es begann eine Zeit des Wartens auf Geburt und Tod. Mein Mann und ich haben viel geweint. Unsere Eltern waren da und hatten Angst. Die hatten wir auch. Nachts bekam ich leichte Wehen. Am nächsten Tag platzte nachmittags die Fruchtblase. Mein Mann weinte und hatte große Angst um mich. Ich versuchte, ihn aufzuheitern, ja wirklich. Er tat mir leid, und ich wollte ihn so nicht sehen, also sprach ich ihm gut zu und sagte: „Schatz, alles wird gut, wir schaffen das."

Im Kreißsaal hatte ich dann große Schmerzen. Die Hebamme bot mir eine PDA an, die ich aber nicht wollte. Ein Mittel wurde mir gespritzt, das man bei Lebendgeburten nicht bekommen würde. Egal, was es war, es half nichts. Ich wollte noch mehr, aber man verweigerte mir eine höhere Dosis. „Sie dürften jetzt normalerweise nicht mehr ansprechbar sein", sagte man mir.

Eine Wehe jagte die andere, und man versuchte, mich zu überzeugen, eine PDA zu nehmen. Aber mein Mann und ich wollten das nicht. Mein Glück war, dass mir mein kleiner Sohn anscheinend eine lange, schmerzhafte Geburt ersparen wollte. Drei Stunden nach dem Blasensprung kam Michel dann auf die Welt. Er war so schön, zart und sah aus, als würde er schlafen.

Erst zögerlich ließ ich ihn mir auf die nackte Brust legen. Doch dann war es das schönste Gefühl der Welt. Mein Baby, mein Sohn. Er war bei mir und endlich wusste ich, wie er aussieht. Seine Haut löste sich an manchen Stellen schon ab und die Lippen waren himbeerrot. Obwohl ich wusste, dass er tot war, war ich im ersten Moment nur von Glücksgefühlen überrannt. Wir machten ein paar Fotos von ihm mit und ohne uns. Ich küsste seine Stirn. Mein Mann badete ihn und hatte Angst, ihm weh zu tun. Es war für einen kurzen Augenblick so, als wären wir eine kleine glückliche Familie. Er war zu seiner Geburt 49 Zentimeter groß und wog 2160 Gramm.

Meine Mutter und mein Schwiegervater haben ihn dann auch gesehen und auf den Arm genommen. Jeder war von dem kleinen Mann überwältigt und unendlich traurig. Abends hatten wir Michel noch mal kurz im Zimmer. Aber er war dann schon kalt und irgendwie hat man dann auch gemerkt, dass sich seine Seele von seinem kleinen Körper bereits verabschiedet hatte. Wir haben ihn ein letztes Mal geküsst. Am nächsten Tag wurde er gesegnet. Ich konnte nicht

dabei sein. Meine Angst war zu groß, dass er sich noch weiter verändert hat und mich der Anblick zu sehr prägt. Wahrscheinlich würde ich heute anders entscheiden. Nur meine Mutter war dort.

Wir ließen ihn schweren Herzens obduzieren. Aber er war kerngesund. Sogar groß und stark für sein Alter. Bei mir stellte man eine schwere diskordante Reifungsstörung der Plazenta mit ungenügender Zottenvaskularisation fest. „Weitgehend fehlende sinusoidale Gefäßtransformation mit konsekutiver Plazentainsuffizienz" stand im Bericht noch dabei. Man erklärte mir das so: Laut diesem Bericht ist meine Plazenta bzw. sind die Zotten nicht ausreichend entwickelt gewesen, um Michel zu versorgen. Er ist sozusagen erstickt, hat also nach und nach immer weniger Sauerstoff erhalten.

Im Krankenhaus sagte man mir aber, dass die Plazentainsuffizienz nicht die Todesursache gewesen sei. Sie würden das sehr oft erleben und trotzdem kämen die Babys gesund zur Welt. Was für mich auch dagegen spricht, sind sein Gewicht und seine Größe.

Man riet mir aber von allen Seiten, mich bei der Gerinnungsambulanz untersuchen zu lassen, was ich dann gemacht habe. Jedoch konnte man auch hier keine Auffälligkeiten feststellen.

Mir mache ich natürlich Vorwürfe, dass ich mich vielleicht im Hausumbau zu sehr verausgabt habe. Auch die seelischen Probleme, die ich wegen meiner Eltern hatte, sehe ich als Grund. Dass ich noch zusätzlich bis zum Schluss gearbeitet habe, hat vielleicht dem Ganzen den Rest gegeben. Für mich war diese Zeit schon sehr anstrengend, aber wie schlimm war es erst für Michel?

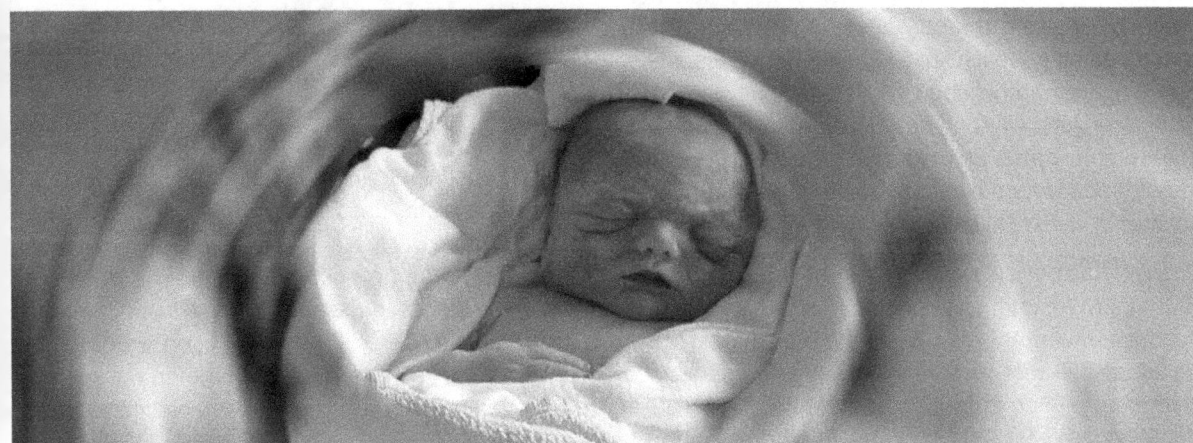

Nicole, 32   **„Er sucht und sucht und wir beide sagen ‚Scheiße'."**
Beruf: Lehrerin

1. Kind: Tochter (* vor 7 Jahren), spontane Geburt in der 41. SSW
2. Kind: Tochter (* vor 5 Jahren), spontane Geburt in der 41. SSW
3. Kind: Sohn (* vor 4 Jahren), spontane Geburt in der 41. SSW
4. Kind: Sohn (* vor 2 Jahren), spontane Geburt in der 41. SSW
5. Kind: Tochter (*+ vor 1 Jahr), spontane Geburt in der 15. SSW, Verdacht auf Zytomegalie
6. Kind: Tochter (*), spontane Geburt in der 41. SSW

Es ist Dienstag und der Wecker klingelt um 6.20 Uhr. Ab heute bin ich in der 15. Woche, noch eine Woche, bis ich unsere Tochter merken werde. Dass ich eine Tochter im Bauch habe, war mir schon vor ihrer Empfängnis klar – ich wusste, ich würde noch eine Tochter bekommen.

Ich stehe auf, gehe ins Bad, denn die anderen vier Kinder müssen auch gleich aufstehen. Ich gehe zur Toilette und sehe Blut – mir ist sofort klar: Das war es jetzt. Ich weiß nicht, warum, aber mir ist es klar, dass dieser Tag kein gutes Ende nehmen wird. Unter Tränen steige ich in die Dusche, ziehe mich an und versuche, meine Mutter anzurufen. Aber ich erreiche sie nicht und rufe unter Tränen meinen Mann an. Er scheint sich zu wundern, dass es mir so ernst ist, dass ich fast panisch bin.

Da ich meinen Frauenarzt nicht erreiche, rufe ich im Krankenhaus an. Ich habe Angst, aber ich bin beruhigt, denn der Arzt, der für mich da sein wird, kennt mich schon seit Jahren. Er weiß, dass unsere Jungs zu Hause geboren sind.

Panisch fahre ich ins Krankenhaus. Als der Arzt Zeit hat, bittet er mich in sein Zimmer und fragt – wie immer – nach den Kindern. Ich sage: „Allen vier Kindern geht es gut, aber dieses Kind macht mich fertig!" Damit gebe ich kurz zu verstehen, dass diese Schwangerschaft bislang eine Katastrophe war, dass es anstrengend war und dass ich von Anfang an kein gutes Gefühl hatte. Beim fünften Kind weiß frau, was los ist, und mir kam die Schwangerschaft mit unserer Tochter in vielen Fällen komisch vor.

Er sagt, dass er sich anschauen möchte, woher die Blutungen kommen, und bittet mich in den Untersuchungsraum. Auf dem Stuhl stellt er mittels Vaginalultraschall fest, dass sie besser geworden sind. Kurzzeitig bin ich zufrieden und verdränge den Gedanken, dass etwas nicht stimmt. Er bittet mich, mich auf die Liege zu legen und schickt – darüber wundere ich mich – recht schnell nach Beginn des Bauchdeckenultraschalls die Sprechstundenhilfe raus. Ich frage ihn noch, wann er erkennen könne, ob das Baby ein Junge oder Mädchen ist, und er antwortet vage. Dann sagt er: „Ich kann keine Herztöne mehr erkennen." Er sucht und sucht und wir beide sagen „Scheiße". Im Nachhinein bin ich ihm dafür dankbar. Keine doofen Reden, kein Blabla.

Er schaltet den Doppler an. Unsere Tochter ist laut Befund schon eine knappe Woche tot. Ich überlege: Sie muss kurz nach dem guten Befund der Blutwerte gestorben sein ... Die Blutwerte waren sensationell, aber bei dem Arztanruf war sie schon tot. Ich kann es nicht glauben. Er bespricht den weiteren Vorgang mit mir. Mein Mann ist nicht da. Ich muss – wie immer – alles alleine auf die Reihe kriegen. Mein Kind ist tot und kein Mensch ist da.

Ich fange an zu weinen und entschuldige mich. Der Arzt sagt, ich solle vorsichtig nach Hause fahren und heute oder in den nächsten Tagen wieder zur Geburt kommen. Weder für ihn noch für mich kommt ein Kaiserschnitt in Frage, alle meine Kinder kamen normal auf die Welt. Kurz wird das Thema „Beerdigung" angesprochen: Da ahne ich noch nicht, dass mein Mann für uns durchsetzen möchte, unsere Tochter unter unserem geliebten Baum zu begraben. Ich ahne noch nicht, dass, wenn ich sie im Krankenhaus zur Welt bringe, ich dieses „Recht" abgebe, dass sie dann nur noch auf einem Friedhof begraben wird. Ich ahne noch nicht, dass sie bei meinen Schwiegereltern begraben werden soll, mit denen mich nur wenig verbindet. Ich ahne noch nicht, dass wir durch viele Mühlen gehen müssen. Ich ahne nicht, welchen Schmerz wir unseren Kindern zufügen werden müssen. Ich habe keinen blassen Schimmer, wie schlecht es mir gehen wird. Von allen Dingen bin ich vor allem eins: ahnungslos!

Ich gehe also aus dem Krankenhaus raus und rufe Frank in der Schule an, komischerweise nimmt er ab, es ist Pause. Ich sage: „Kannst Du kommen? Unser Baby ist tot!" Er: „Was?"

Zu Hause angekommen mache ich das, was ich immer mache: Ich bereite alles zuverlässig vor. Ich packe ein paar Sachen und werde von meiner Mama bedrängt, ins Krankenhaus zu gehen. Ich sage ihr, dass ich garantiert in keinem Krankenhaus bleiben werde. Ich hätte keine Lust auf Bakterien, ich will zu Hause sein. Mein Papa kommt. Er nimmt mich in den Arm, ich fange an zu weinen. Meine Eltern wollen sich um die Kinder kümmern und ihnen noch nichts sagen. Das würde unsere Aufgabe sein.

Im Krankenhaus gehen wir in die gynäkologische Aufnahme. Ich muss dann Tabletten einnehmen, die die Geburt einleiten. Man sagt uns, dass das Tage dauern könnte. Ich soll tagelang auf die Geburt warten? Ich kann das nicht glauben. Wenn ich etwas kann, dann Geburt!

Als ich auf die Toilette muss, habe ich Angst. Ich habe Angst, dass das Kind in der Unterwäsche liegt.

Aber - es muss ja immer alles perfekt sein - mein Mann hat nichts zu essen. Zudem: Laufen beschleunigt die Geburt. Wir gehen in die Stadt. Überall schwangere Frauen und ich laufe herum. Wir sind zurück, und ich bekomme die nächsten Tabletten. Mein Mann schläft ein. Typisch - immer schläft er ein. Egal, was los ist.

Dann: Wie bei allen meinen blonden Kindern - ein kurzer Schmerz und die Fruchtblase ist offen. Ich stehe schnell auf, Wasser sowie Blut laufen an meinen Beinen herunter. Ich zittere und zittere, kann mich kaum beruhigen. Der Arzt kommt, spricht lieb zu mir. Er nimmt unsere Tochter Quinta in Empfang und legt sie in eine Schale. Er fragt mich, ob wir sie sehen wollen. Ich gucke meinen Mann an und er nickt. So ein kleines Mäuschen liegt in der Schale und ich bewundere kurz ihre kleinen Füßchen und streichle sie. So kurz ist der Moment und dann ist die Kleine auch schon weg.

Die Schwester kommt und steckt mir etwas unter das Kopfkissen. Wir fahren in den OP. Die Schwester ruft eine andere Schwester und überreicht ihr das, was hinter meinem Kopfkissen ist, mit den Worten: „Hier, das Material für Euch!"

Ich kann es nicht glauben! Das ist meine Tochter!

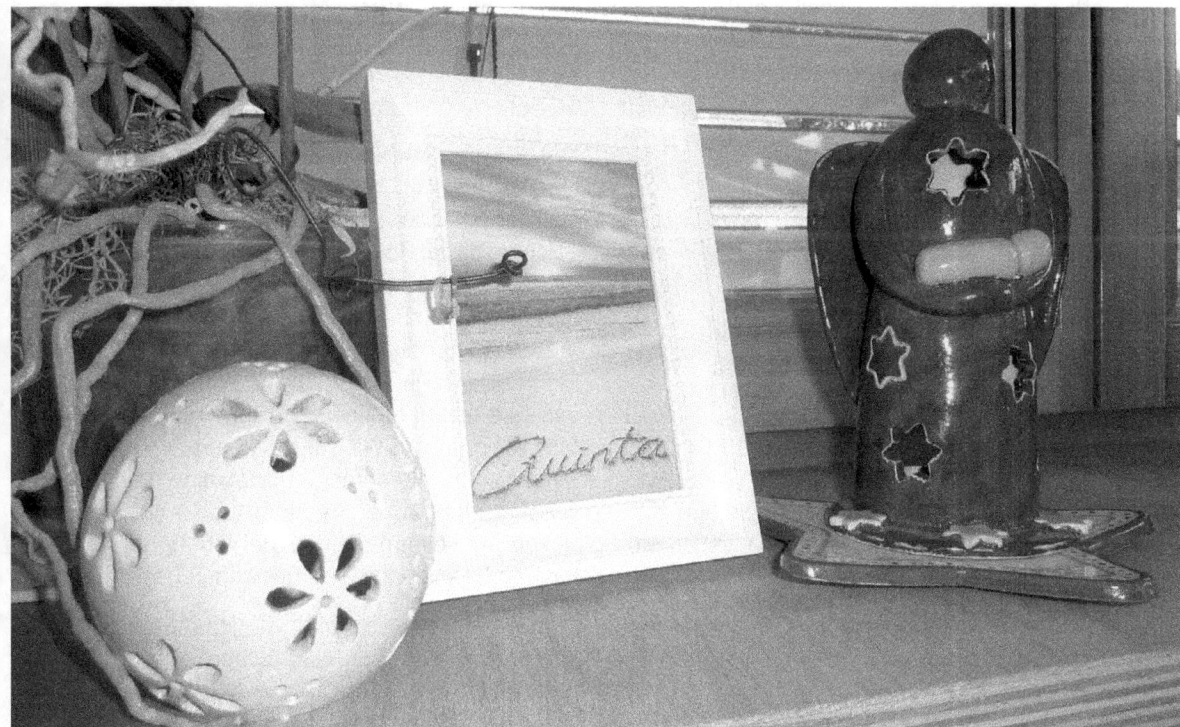

Alina, 33
Beruf: Mitarbeiterin einer
Familienberatungsstelle

„Es ist ein unfassbares Bild, wie dieses kleine Wesen, mit Anstrengung, aber ohne Leiden, dort in unseren Armen liegt und stirbt."

1. Kind: Sohn (* vor 18 Monaten, + vor 14 Monaten, primärer
Kaiserschnitt in der 38. SSW, Herzfehler

20. September: Die Diagnose kommt in der 32. Woche – Herzfehler und wahrscheinlich chromosomaler Schaden. Wir entscheiden uns, trotz des Drucks durch die Mediziner, zunächst gegen eine Fruchtwasseruntersuchung.

28. Oktober: Unser Sohn Emil kommt nach einem negativen Ergebnis der Fruchtwasseruntersuchung, die wir an diesem Tag hatten machen lassen, am Abend per Kaiserschnitt zur Welt. Er muss sofort intubiert werden und kommt auf die Intensivstation.

Es folgen nun vier Wochen voller Untersuchungen und immer neuer Teildiagnosen, ohne dass irgendjemand eine Aussage zur Lebensprognose unseres Sohnes machen kann.

26. November: Emil hat seine erste kleine Herz-OP, die eigentlich unkompliziert sein soll, bei der er aber einen Herzstillstand hat. Er erholt sich danach, entgegen der Prognose der Ärzte, relativ schnell. Nach der OP wird er an der Beatmungsmaschine im eigenen Atmen trainiert. Das geht erst gut, doch dann ist er sehr erschöpft und es muss deutlich langsamer vorgegangen werden.

23. Dezember: Wir lassen Emil taufen, es ist ein wunderschöner Abend.

Weihnachten bis Anfang Januar: Emil hat eine Phase ohne große Fortschritte, aber mit – gefühlt – mehr Stabilität.

4. Januar: Emil wird extubiert und atmet 12 Stunden allein mit einer Atemhilfe. Dann muss er jedoch wieder intubiert werden. Es bleibt die Frage, ob er jemals alleine atmen können wird oder ob der Versuch einfach nur zu früh war.

20. Januar: Emil hat ohne größeren Anlass einen Herzstillstand und muss wiederbelebt werden. Den Rest des Tages liegt er dann friedlich nuckelnd im Bett – so wie immer.

Während der ganzen Zeit auf der Intensivstation wird ein Kampf um jedes Gramm Körpergewicht geführt. Emil kommt mit 1744 Gramm zur Welt, nimmt sehr langsam zu, dann nach der OP wieder ab, dann wieder etwas zu, und bei jeder Infektion – und davon gab es unzählige – wieder ab. Als er im Alter von vier Monaten stirbt, wiegt er drei Kilo.

Februar 2011: Mit uns werden Gespräche über die Etablierung einer Dauerbeatmung geführt, man nennt das Tracheostoma. Ich merke, wie ich bei dem Gedanken an ein auf Lebzeiten beatmetes Kind zum ersten Mal so richtig an eine Grenze in mir stoße. Wir versuchen, mit den Ärzten die Frage nach der Dauerbeatmung nicht nur im Kontext des logischen nächsten Schrittes zu besprechen, sondern im größeren Zusammenhang, in dem wir uns fragen, ob wir ihm noch viele weitere Monate Intensivstation antun können vor dem Hintergrund, dass es mehr als unwahrscheinlich ist, dass er die noch anstehende große Herz-OP überhaupt überlebt.

Erst nach einem Stationswechsel geraten wir an einen Arzt, der mit unseren Gedanken mitgeht. Er sagt, dass es zwei Wege gebe: volle Intensivmedizin mit Tracheostoma, Herz-OP und vielen weiteren Monaten Intensivstation – oder aber den Abbruch der Intensivtherapie. Er versichert uns auch, dass er beide Wege mit uns gehen werde. Aber das Schwierige ist, dass Emil kein Fall ist, bei dem die Ärzte sagen können, dass sie nichts mehr für ihn tun können. Es ist einfach alles unklar. Wir entscheiden uns nach langem Ringen, vielen Gesprächen und wichtigen Kontakten zur „Sternenbrücke" – ein auf Kinder spezialisiertes Hospiz – zu einem Abbruch der Intensivtherapie und für eine Beendigung der künstlichen Beatmung.

4. März: Unser Sohn wird morgens in die „Sternenbrücke" verlegt. Wir sind schon da. Gemeinsam haben wir dort einen wunderschönen Tag. Wir haben besprochen, dass am späten Nachmittag die

Beatmung beendet werden soll. Und so kommt die Ärztin gegen halb fünf zu uns. Sie zieht bei unserem Sohn den Beatmungsschlauch und legt ihn in unsere Arme. Dort liegt er und atmet noch etwa fünf Minuten selbst. Wir haben uns gewünscht, dass er so wach wie möglich ist und trotzdem nicht leiden soll. So bekommt er nur wenige Medikamente zur Beruhigung. Es ist ein unfassbares Bild, wie dieses kleine Wesen, mit Anstrengung, aber ohne Leiden, dort in unseren Armen liegt und stirbt.

Das Gefühl, das bleibt, ist: Dass wir ihn erlöst haben, und dass wir es trotz unseres eigenen Wunsches, ihn bei uns zu haben, geschafft haben, ihn gehen zu lassen.

Denn das war in der Entscheidungsphase auch immer wieder die Frage: Möchte ich ihn gehen lassen, weil ich selbst nicht mehr kann? Oder deshalb, weil es das Beste für ihn ist? Oder möchte ich weiterma-

chen, weil ich ihn nicht gehen lassen kann und Angst vor dem Schmerz habe? Oder weil ich wirklich daran glaube, dass er leben kann?

Unser Sohn ist in einem Weidenkörbchen beerdigt worden. Und mein Mann, unsere Eltern und Geschwister, die beiden Patinnen und ich haben jeweils ein buntes Band mit einer letzten Nachricht an ihn beschrieben. Mein Text lautete:

Emil, mein Winterkind,
alt und wissend strahlte mich deine wunderschöne Seele an
und berührte die meine in ihrem tiefsten Punkt.
Du warst immer mehr Engel als Menschenkind.
Ich habe dich beschützt,
so gut ich es vermochte.
Für immer werde ich dich lieben,
mein so wunderbar besonderes Kind.
Deine Mama

Antje, 33
Beruf: Apothekerin

„An einen Zufall konnten wir beide nicht mehr glauben."

1. Kind: Sohn/Tochter (*+ vor 4 Jahren), spontane Fehlgeburt in der 5./6. SSW
2. Kind: Sohn/Tochter (*+ vor 3 Jahren), Curettage in der 9. SSW

Als mein Mann und ich uns mit 18 kennenlernten, wussten wir recht schnell, dass wir füreinander bestimmt waren, später einmal heiraten und Kinder bekommen würden. Doch das lag alles in weiter Ferne. Wir waren doch noch sehr jung und wollten erst etwas sehen von der Welt. Es folgten Jahre gefüllt mit Reisen, Schule, Studium, Auslandsaufenthalten und ersten Jobs, und schon waren zehn Jahre ins Land gegangen. Dennoch, seit einiger Zeit sehnte ich mich nun schon nach einem Kind.

Im Jahr vor meinem 30. Geburtstag war es dann endlich so weit – wir wollten es richtig versuchen, und ich fieberte freudig gespannt auf unsere neue Zukunft hin. Obwohl ich die Pille bereits Jahre zuvor abgesetzt und seitdem keine regelmäßigen Zyklen hatte, war ich doch im Großen und Ganzen optimistisch, dass das mit dem Schwangerwerden kein allzu großes Problem darstellen sollte. Bisher hatte doch auch alles in unserem Leben geklappt!

Und siehe da, beim ersten Versuch und ohne Hilfe war ich sofort schwanger! Ich fühlte eine Riesenfreude tief in mir drinnen! Konnte es wirklich so schnell gehen? Ich wollte alles ganz locker angehen und erst noch ein paar Tage abwarten, bevor ich zur Frauenärztin ging, um mir ganz sicher zu sein. Wir behielten die Neuigkeit für uns und teilten die Vorfreude, ohne große Pläne zu schmieden.

Da ich zu der Zeit im Job nicht so recht glücklich war, erschien mir die Schwangerschaft irgendwie auch als eine Art Erlösung vom Alltagstrott. Ich freute mich ungemein aufs Schwangersein, auf einen dicken Bauch und auf die erste Zeit mit unserem Kind zu Hause. Nun lag eine strahlende Zukunft vor uns: das Tüpfelchen auf dem „i" sozusagen. Dennoch bemerkte ich unterbewusst auch etwas Angst, dass etwas nicht stimmen könnte, die ich aber als durchaus normal abtat.

Einen Tag vor dem ersten Ultraschall bekam ich dann eine leichte Blutung. Eine gewisse Panik erfasste mich, aber ich rettete mich bis zum nächsten Tag, indem ich versuchte, mir gut zuzureden. Doch all mein Optimismus wurde zunichte gemacht, als die Ärztin mich untersuchte. Die Fehlgeburt war nicht mehr aufzuhalten. Total desillusioniert und aller Hoffnungen beraubt verließ ich die Praxis. Den Rest des Tages verbrachte ich, in Tränen aufgelöst, in den Armen meines Mannes. Am nächsten Tag hatte ich soweit die Fassung zurück, dass ich sogar auf Arbeit ging, denn dort wusste ja niemand davon. Doch lange verbergen konnte ich es nicht, denn ich bekam Krämpfe und die Blutung wurde immer stärker. Die Fehlgeburt verlief „komplikationslos" von alleine, mein Körper war schon bald leer und meine Zuversicht dahin.

Ich spürte, dass es nun sehr viel schwieriger werden würde als gehofft. Wie schwierig die kommenden Jahre aber werden sollten, das ahnten wir nicht. Mir war klar: Mit vielleicht vier bis sechs Zyklen im Jahr musste ich ziemliches Glück haben, auf „normalem" Weg erneut schwanger zu werden. Nach einigen Monaten sprach ich mit der Frauenärztin, die uns gleich weiter zu einer Kinderwunschpraxis schickte.

Schon bald stellte sich heraus, dass nicht nur meine Hormone, sondern auch das Sperma meines Mannes nicht so wollten wie wir. Es folgte eine Insemination nach der anderen, jedes Mal aufs Neue gefesselt im Kreislauf von Vorfreude, Hoffnung, Anspannung, Warten, Enttäuschung, Trauer, Verzweiflung, Frust. Mit jedem Mal wurde es schwerer, optimistisch zu bleiben und an eine Schwangerschaft zu glauben, auch wenn uns die Ärzte versicherten, dass wir gute Chancen hätten. Wie durch ein Wunder klappte es beim fünften und eigentlich letzten Versuch. So recht traute ich dem Frieden aber nicht, und zwar aus Angst, dass es wie beim ersten Mal enden könnte. Zwar bekam ich keine Blutungen, aber das Brustspannen hörte schon bald auf und auch sonst merkte ich absolut nichts. Ich klammerte mich an jede noch so winzige Veränderung meines Körpers als Beweis für die Schwangerschaft. Doch lange vorgaukeln konnte ich mir nichts.

Als wir in der achten Schwangerschaftswoche endlich einen Termin zum Ultraschall hatten, entfachte der Arzt all meine Ängste erneut, als er skeptisch auf den Monitor sah, den Embryo vermaß und die Untersuchung sehr schnell beendete mit der Aufforderung, wir sollten doch in einer Woche nochmal wiederkommen, denn das Kind sei etwas klein. Auch wenn mich ein kleines Fünkchen Hoffnung bis zuletzt am Laufen hielt, so wusste ich im Unterbewusstsein, dass unser Kind uns verlassen würde.

Es kam, wie es kommen musste: Eine Woche später zeigte der Monitor nur noch ein graues Chaos in meiner Gebärmutter. So still und leise wie unser Traum begonnen hatte, so endete er auch. Diesmal ging es nicht ohne Ausschabung und der Arzt bot mir gleich einen Termin in seiner ambulanten Klinik am nächsten Tag an. Ich wollte alles so schnell es geht hinter mich bringen und war unendlich froh, nicht in ein anonymes Krankenhaus mit lauter Schwangeren und Frischgebärenden zu müssen. Wie in Trance verbrachte ich den restlichen Tag. In der Nacht konnte ich kaum schlafen vor Bauchkrämpfen, weil ich ein Medikament bekam, um den Muttermund etwas zu öffnen vor der Ausschabung. Ich war dankbar, durch die Narkose der Realität für eine kurze Zeit zu entkommen.

Zurück zu Hause gab es viele tröstende Telefonate mit der Familie und mit Freunden, doch in meinem Innersten machte sich Verzweiflung breit. Diese zweite Fehlgeburt war mit der ersten nicht zu vergleichen. An einen Zufall konnten wir beide nicht mehr glauben. Irgendetwas funktionierte bei uns nicht, und niemand konnte uns etwas dazu sagen. Zum ersten Mal wurde uns wirklich bewusst, dass wir unsere kleine Familie vielleicht nie verwirklichen würden können.

Ich glaube, ich trauerte gar nicht so sehr um dieses eine Kind, das ich nie gespürt hatte, sondern um unseren Traum eines Lebens mit Kindern. Unsere Zukunftsvorstellungen waren alle mit einem Mal dahin. Nach den ersten Wochen voller Tränen siegte in mir die Verdrängung. Nach vier Wochen merkte ich den Verlust kaum noch und fand mich recht glücklich. Doch Trauer und Verzweiflung holen einen immer wieder ein.

Leider hat unsere Geschichte – bis jetzt – kein Happy End: Schon bald waren wir zurück als Patienten in der Kinderwunschpraxis. Seitdem sind nun fast drei Jahre vergangen mit etlichen erfolglosen Behandlungen. Auch wenn ich weiter versuche, an meinen Traum ganz fest zu glauben, so verlässt mich die Hoffnung mit jedem Tag ein bisschen mehr.

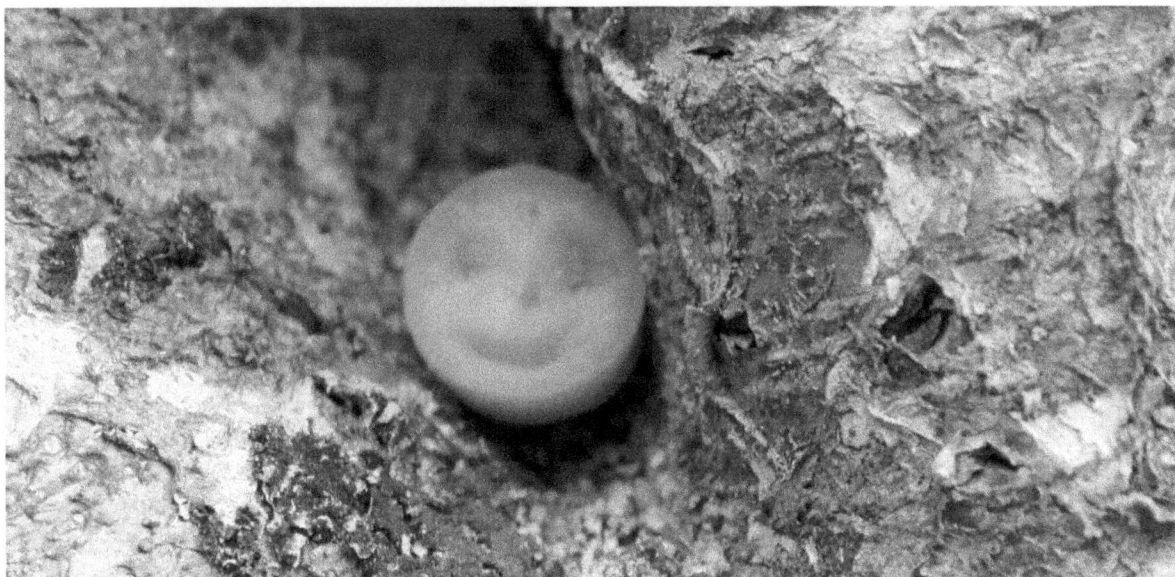

Carolin, 33
Beruf: Freiberuflerin

„Wir würden sie nicht gewaltsam aus meinem Bauch herauszerren – dort, wo sie alles hat und es ihr gut geht."

1. Kind: Sohn / Tochter (*+ vor 4 Jahren), spontane Fehlgeburt mit anschließender Curettage in der 7. SSW, unbekannte Ursache
2. Kind: Tochter (*+ vor 3 Jahren), spontane Geburt in der 22. SSW mit anschließender Curettage, Turner-Syndrom
3. Kind: Tochter (* vor 1 Jahr), primärer Kaiserschnitt in der 37. SSW

Meine erste Schwangerschaft endete bereits in der siebten Woche. Tatsächlich war niemals ein Herzschlag zu sehen, sondern nur ein Punkt. Wir waren natürlich schon traurig, haben uns aber nicht entmutigen lassen. Zwei Monate später war ich wieder schwanger.

Bereits in der 13. Woche fiel beim Ultraschall sehr deutlich ein generalisierter Hydrops Fetalis sowie ein ausgeprägtes Nackenödem (Hygroma Colli) auf. Die spontane Prognose unserer Ärztin war ausgesprochen schlecht: keine Chance. Sie meinte, unser Baby würde vielleicht noch maximal ein paar Tage leben können bei diesen schweren Wassereinlagerungen.

Für die darauffolgende Schwangerschaftswoche wurde ein Termin zur Fruchtwasserentnahme vereinbart. Uns wurde dazu geraten, weil auf diese Art und Weise einfach und schnell ein Befund ermittelt werden konnte – eine Obduktion nach der Geburt hätte wohl viel länger gedauert.

Unsere Ärztin meinte, wir sollten uns darauf einstellen, dass das Baby beim nächsten Termin schon tot sei. Wir waren wie in Trance und haben eigentlich gar nichts so richtig wahrgenommen. Nur eines: Auch dieses Baby wird nicht leben. Wir waren am Boden zerstört und tagelang sprachlos.

Das Baby war beim nächsten Termin aber nicht tot: im Gegenteil! Fröhlich purzelte es in meinem Bauch herum und ruderte mit den Ärmchen. Die Punktion brachte nach drei Tagen ein vorläufiges Ergebnis: Monosomie XO, das bedeutete Ullrich-Turner-Syndrom. Meine Ärztin sagte nicht viel dazu, nur, dass sie auf jeden Fall das Ergebnis der Langzeitkultur abwarten wolle, um jeglichen Irrtum auszuschließen. Außerdem überwies sie uns kurzfristig zu einer Humangenetikerin.

Nach meinem heutigen Wissen ist mir klar, dass meine Ärztin vor allem eines wollte: Zeit geben. Durch ihre Empfehlung hat sie uns zwei Wochen eingeräumt. Das war ziemlich weise von ihr. Sich Zeit zu

nehmen in so einer Situation ist – nach meinem heutigen Wissen – das Wichtigste.

Der Termin bei der Humangenetikerin wäre wohl bei unserer Diagnose überflüssig gewesen, aber ich denke, meiner behandelnden Ärztin kam es hierbei darauf an, dass uns eine weitere Fachperson berät und aufklärt, auch im Hinblick auf einen möglichen Abbruch. Wir wurden übrigens wirklich ergebnisoffen beraten – alle Wege wurden aufgezeigt! Wir haben den Termin als sehr hilfreich empfunden. Auch zum Thema „stille Geburt" wurde etwas gesagt, um uns ein wenig die Ängste zu nehmen. Von keiner Seite wurde jemals ein Zeit- oder Entscheidungsdruck aufgebaut.

Wir hatten dann die Fakten beisammen und konnten „wählen" zwischen Schwangerschaftsabbruch und dem Weiterführen der Schwangerschaft bei nur etwa zwei bis fünf Prozent Überlebenschance. Im Falle eines Überlebens hätten wir voraussichtlich mit verschiedensten Beeinträchtigungen zu rechnen gehabt: denen des Turner-Syndroms und, durch das bisher nicht funktionierende Lymphsystem, einer unvollständigen Organreifung sowie, durch das mangelnde Fruchtwasser, unterentwickelten Lungen.

Unsere Entscheidung war schnell getroffen. Wir sagten uns: Wenn unsere Tochter ohnehin vermutlich sterben muss, dann kann sie auch den Zeitpunkt selbst bestimmen. Sie kann selbst gehen, wenn es so weit ist. Wir werden sie nicht gewaltsam aus meinem Bauch herauszerren – dort, wo sie alles hat und es ihr gut geht. Wo sie umgeben ist von meiner Wärme und Liebe, geborgen und sicher.

Fast immer hatte ich meine Hand auf dem Bauch. Die Gewissheit für „unseren Weg" hat sich erst im Laufe der Wochen eingestellt. Im ersten Moment dachten wir noch ganz anders. Der erste Impuls war, dass wir schnell alles hinter uns bringen wollten. Wir wollten dieser unerträglichen Situation entkommen!

Unvorstellbar der Gedanke, mit dem kranken Kind – vielleicht wochenlang, monatelang – im Bauch herumzulaufen, die Gewissheit habend, dass es sterben würde. Aber je länger wir in dieser Situation waren, je länger wir darüber nachdachten, umso klarer wurde uns, dass mit einem Abbruch auch nicht „alles vorbei" sein würde. Die Schwangerschaft schon. Aber was käme danach?

Unser Kind lebte ja noch. Wir konnten einfach nicht über das Leben und den Tod entscheiden. Vielmehr wollten wir unser Kind beschützen und auf „seinem Weg" begleiten.

Dass auch Ärzte nicht alles wissen können, hat sich dann gezeigt. Unsere Tochter hat sich im Rahmen ihrer Wachstumskurve gut weiterentwickelt. Das Wasser wurde nicht weniger, aber auch nicht mehr. Das Herzchen schlug kräftig, alle Organe schienen vorhanden und normal angelegt. Einzig das Lymphsystem hat weiterhin nicht funktioniert.

In der 20. Woche fing meine Ärztin an, davon zu sprechen, dass es tatsächlich Babys gab und gibt, die bei ähnlichem Befund ab der 20. Woche das Wasser doch noch aus dem Körper ausgeschieden haben. Sie berichtete von einem positiven Fall. Plötzlich schien sie selbst etwas Hoffnung zu schöpfen – bei allem Realismus natürlich. Es wurde für uns gebangt, Hebammen und Ärzte wünschten uns ein Wunder.

Leider hat Emily, unsere Tochter, es am Ende doch nicht geschafft. In der 22. Schwangerschaftswoche hat ihr kleines Herzchen aufgehört zu schlagen. Irgendwann nachts wahrscheinlich. Es war die erste Nacht seit Wochen gewesen, in der ich erholsam und gut geschlafen hatte.

Am Morgen habe ich mit meinem kleinen Abhörgerät ihre Herztöne nicht mehr gefunden. Es war unfassbar traurig. Im Krankenhaus wurde dann die Geburt eingeleitet.

Es war ein schönes, intensives Erlebnis, und wir hatten eine sehr einfühlsame Begleitung. Wir konnten uns angemessen verabschieden und haben schöne Fotos und Erinnerungsstücke bekommen. Es gibt immer Kleinigkeiten, die man im Nachhinein vielleicht anders gemacht hätte, aber im Großen und Ganzen waren und sind wir sehr dankbar für die Betreuung in der Klinik.

Der Weg, den wir gegangen sind, war schwer. An manchen Tagen leicht. Tieftraurig und gleichzeitig wunderschön. Emily hat all die Liebe bekommen, die sie verdient hat – auch wenn sie krank war und sterben musste. Sie hat einen würdigen Platz in der Familie bekommen – sie ist unsere erste Tochter.

Eines ist ganz klar: Sie hat unser Leben verändert, hat uns verändert und wir sind ihr sehr dankbar dafür.

Und auch wenn wir sie jeden Tag vermissen: Heute, drei Jahre später, ist alles gut. Es ist alles gut, so wie es ist. Dass wir das heute so sehen können, liegt sicherlich daran, dass wir mit „unserem Weg" glücklich sind und dass wir mit uns im Reinen sind und Frieden haben.

Emily hat uns so einen reichen Schatz hier gelassen und uns so viel gelehrt, sodass wir diese Erfahrung nicht missen wollen. Das Wichtigste, was sie uns gelehrt hat, ist die bedingungslose Liebe – und das Vertrauen darauf, dass alles seinen Sinn hat. Die innere Gewissheit, dass es immer irgendwie weitergeht, und das Bewusstsein dafür, dass es Dinge im Leben gibt, die man zwar nicht ändern kann, sie aber sehr wohl annehmen und das Beste daraus machen kann.

Zusammengefasst kann man sagen: Unsere Tochter hat uns das Wesentliche für unser Leben gezeigt. Daher glaube ich auch, dass Emily eine Aufgabe hat und dass es einen Sinn hat.

Wenn man die Augen offen hält, erschließt sich vielleicht der Sinn – früher oder später.

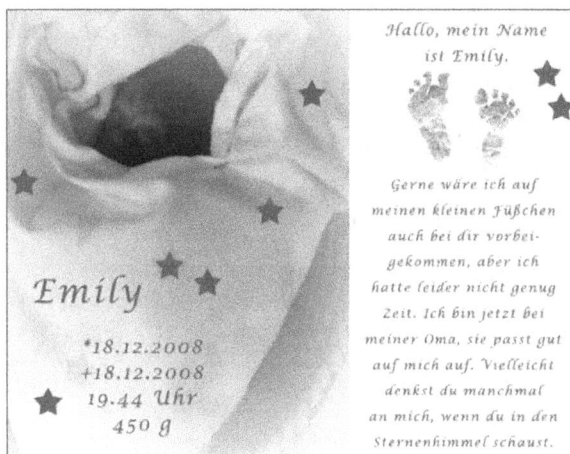

Emily

*18.12.2008
+18.12.2008
19.44 Uhr
450 g

Hallo, mein Name ist Emily.

Gerne wäre ich auf meinen kleinen Füßchen auch bei dir vorbeigekommen, aber ich hatte leider nicht genug Zeit. Ich bin jetzt bei meiner Oma, sie passt gut auf mich auf. Vielleicht denkst du manchmal an mich, wenn du in den Sternenhimmel schaust.

Jochen, 34
Beruf: Fachinformatiker im Kundendienst
→ Ehemann von Sandra, 31

„Auch als die Ultraschalluntersuchung seinen Tod feststellte, war es mir immer noch unbegreiflich."

1. Kind: Sohn (*+ vor 1 Jahr), spontane Geburt in der 33. SSW,
unterschiedliche ärztliche Auffassungen zur Ursache
2. Kind: Tochter (*), spontane Geburt in der 39. SSW

Wir hatten uns schon lange ein Kind gewünscht, und dann klappte es endlich. Bei meiner Frau und mir hat sich auch gleich ab dem Zeitpunkt des positiven Schwangerschaftstests eine riesige Vorfreude eingestellt. Als ich das Kind ebenfalls spüren konnte, wurde mir bewusst, dass ich bald Vater werden würde. Ich hatte mich auch über ein Papahandbuch „seelisch und moralisch" darauf vorbereitet.

Wir machten noch einen Kurz(kur-)urlaub. Er nannte sich „Vorfreude zu Zweit", und wir verbrachten noch ein verlängertes Wochenende zu dritt.

Als Sandra dann feststellte, dass sie keine Bewegung von unserem Sohn mehr spürte, wollte ich es nicht glauben. Auch, als die Ultraschalluntersuchung seinen Tod feststellte, war es mir immer noch unbegreiflich.

Die Hebamme wurde ganz hektisch und hat gleich die Ärztin gerufen. Als diese den Ultraschall angelegt hatte, hat sie nichts mehr sagen müssen. Nur: Es tue ihr leid.

Die Hebamme hat uns dann aufgeklärt, dass eine spontane Geburt am besten wäre. Sie hatte recht! Ich bin froh, diese Erfahrung trotz dieses Endes gemacht zu haben. Es war das „Wunder der Geburt", das ich mit meinem Sohn und Sandra zusammen erlebt habe.

Die Hebamme hat dann einen Fußabdruck genommen, wir haben nicht daran gedacht. Wir waren total überfordert. Eine Aufbahrung hat das Krankenhaus im Kreißsaal gemacht, unser Sohn wurde, bis wir unser Ok zum Abholen gaben, dort in seinem Körbchen belassen.

Danach ist er wie ein normaler toter Mensch behandelt worden, und der Bestatter hat die Überführung zur Pathologie und zum Friedhof übernommen. Der Bestatter hat für uns ein Foto von Sandras Babybauch, eine Rassel und ein Kuscheltuch in Michels Sarg gelegt.

Richtig verstanden und verarbeitet habe ich den Verlust bis jetzt noch nicht.

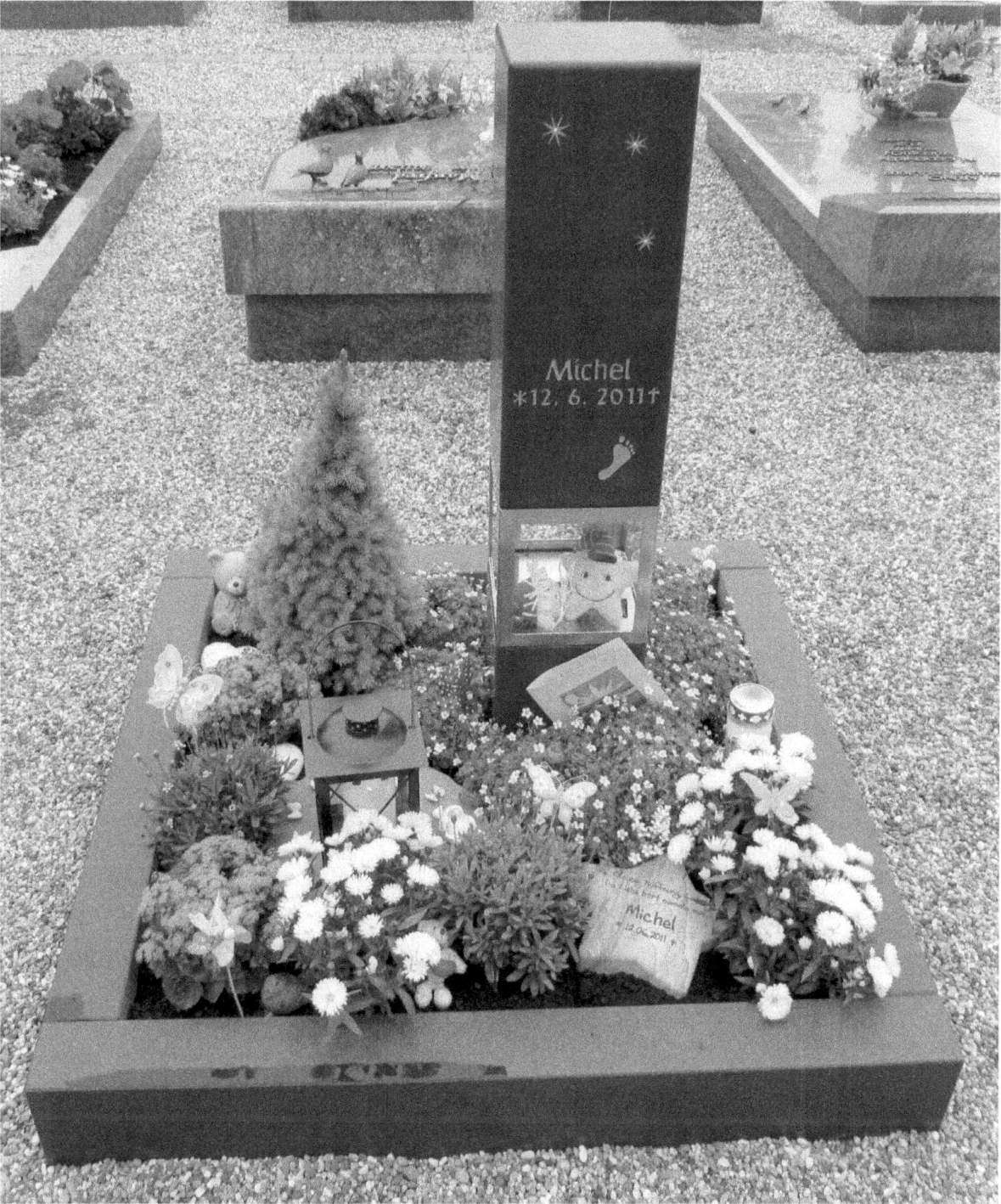

Judith, 34
Beruf: Sanitätsoffizierin

„Mein Verstand sagt: Das Risiko besteht immer ...
Aber mein Herz schreit dagegen an ...“

1. Kind: Sohn (* vor 3 Jahren), sekundärer Kaiserschnitt in der 42. SSW
2. Kind: Sohn/Tochter (*+ vor 1 Jahr), Curettage in der 12.
   SSW, Verdacht auf Chromosomenaberration
3. Kind: Tochter (*), spontane Geburt in der 41. SSW

Wenn ich an mein Baby denke ...

... dann laufe ich durch den Regen. Ich habe keinen Schirm dabei. Meine Haare werden nass, mein Gesicht wird nass, aber das ist egal. So weiß keiner, ob ich weine, auch ich selbst nicht. Ich laufe durch den Regen zu einem Frauenarzt, den ich nicht kenne, weil meine Ärztin mich zu ihm überwiesen hat, damit er mein totes Baby aus meinem Bauch holt.

Am Morgen habe ich noch mit meinem Sohn auf dem Weg zum Kindergarten gesungen und dabei gedacht: Ob das Baby das vielleicht schon hören kann?

Bei der Routinekontrolle sage ich, dass es mir gutgeht. Als ich auf den Untersuchungsstuhl steige, bin ich, wie in der ersten Schwangerschaft, ein bisschen nervös, aber eigentlich froh und erwartungsvoll, weil ich mich freue, mein Baby zum zweiten Mal zu sehen. Bei der ersten Untersuchung vor drei Wochen habe ich schon das kleine Herzchen schlagen gesehen. Jetzt macht die Ärztin eine Bemerkung über meine Kaiserschnittnarbe, die ja gut verheilt sei. Dann beginnt sie mit dem Schallen. Eine große Höhle mit einem Klümpchen darin. Es bewegt sich nichts. Wir suchen und suchen und wissen doch beide, dass da kein Herzschlag ist. Sie fragt mich: „Haben Sie ein Schwangerschaftsgefühl?“ Ich antworte, aber da höre ich in meiner eigenen Stimme schon die Tränen: „Ja, schon!?“ Sie sagt mir, dass sie eigentlich ihre Kollegin dazu holen müsste, aber da ich ja auch eine Kollegin aus dem medizinischen Fachbereich sei, würde sie darauf verzichten, denn es sei ganz klar, dass das Baby nicht mehr lebe. „Es müsste sich bewegen und uns entgegenspringen bei der Größe! Sie sehen es ja selbst. Es tut mir sehr leid.“

Ich steige, wie in Zeitlupe, vom Untersuchungsstuhl und frage: „Und was passiert jetzt? Geht es jetzt von selbst ab, oder ...?“ „Nein, da muss leider eine Ausschabung gemacht werden.“ Sie fragt mich, ob ich in

die Uniklinik gehen wolle. Das will ich auf keinen Fall, da ich bei der Geburt meines Sohnes (und während des Studiums) keine allzu guten Erfahrungen mit den Gynäkologen dort gemacht habe. Eigentlich hätte ich zur Geburt diesmal wieder dorthin gehen wollen, um die negativen Erlebnisse mit einer positiven Erfahrung zu kompensieren.

Sie überweist mich zu einem niedergelassenen Kollegen zwei Straßen weiter. Dann sagt sie nochmal, dass es ihr sehr leid tue. „Da gibt es keinen Trost. Aber das schaffen Sie. Denken Sie an Ihren Sohn.“ Beim Hinausgehen will mich die Arzthelferin freudig irgendwas fragen, aber ich kann sie nur kopfschüttelnd und mit Tränen in den Augen anschauen, und die Ärztin gibt ihr wortlos zu verstehen, was passiert ist. Alle sind sehr lieb und traurig, aber in mir ist nur eine große Leere. Das Gefühl, wenn etwas schiefgegangen ist, und man weiß ganz genau, dass es nicht repariert werden kann. Etwas ist zerbrochen, die Scherben lassen sich nicht mehr zusammenfügen. Ich will die Uhr zurückdrehen und irgendetwas anders machen, damit diese Tatsache nicht mehr wahr ist, aber es geht nicht ...

...und dann laufe ich durch den Regen. In mir regnet es auch. Ich warte eine Stunde in einem Wartezimmer voller Babyfotos und schaue Ewigkeiten auf den Bauch einer schwangeren Frau mir gegenüber. Ich weine nicht. Ich rede vernünftig mit dem freundlichen Arzt, der mir alles ausführlich erklärt. In seinem Zimmer hängt ein Foto des Gedenksteins für Babys auf dem Friedhof unserer Stadt. Er erzählt mir, dass alle fehlgeborenen Kinder in einer Sammelbestattung beigesetzt werden, nachdem sie in der Pathologie der Uni untersucht wurden. Ich bin überrascht, dass es eine Beisetzung gibt, aber ich finde es tröstlich. Er untersucht mich nochmal und einen winzigen Moment lang ist da plötzlich die Hoffnung, dass es doch ein Irrtum war. Aber natürlich stimmt das nicht.

Er sagt: „Ich kann die Diagnose der Kollegin leider nur bestätigen." Es ist Freitag, am Montag soll ich in die Tagesklinik kommen.

Auf dem Weg zum Parkhaus regnet es noch immer. Ich steige ins Auto, fahre los – und kann die Tränen nicht mehr zurückhalten. Das ist kein Schluchzen mehr, ich schreie meine Trauer heraus. Zum Glück ist so viel Wasser auf der Windschutzscheibe, dass ich heulen kann, so viel ich will, keiner bemerkt es. Eigentlich bin ich nicht so richtig fahrtüchtig, aber es klappt irgendwie.

Mein Verstand ist sowieso abgekoppelt von meinen Gefühlen. Ich habe immer gewusst, dass eine Schwangerschaft ein großes Wunder ist, und wie viel mehr dazugehört, dann auch ein gesundes Kind zur Welt bringen zu dürfen. Mein Verstand sagt: Das war zu erwarten, das Risiko besteht immer, nächstes Mal klappt es. Aber mein Herz schreit dagegen an – das war MEIN Kind, ich habe mich so darauf gefreut!

Wie soll ich es meiner Familie sagen, wird mir irgendjemand vorwerfen, etwas falsch gemacht zu haben? Habe ich vielleicht wirklich etwas falsch gemacht? Wie viele Tassen Kaffee darf man trinken – und wie war das mit der Salami? Hätte ich doch gestern keinen Sport gemacht!

Und immer wieder: Ich will, dass mein Kind lebendig ist! Das kann doch alles nicht wahr sein.

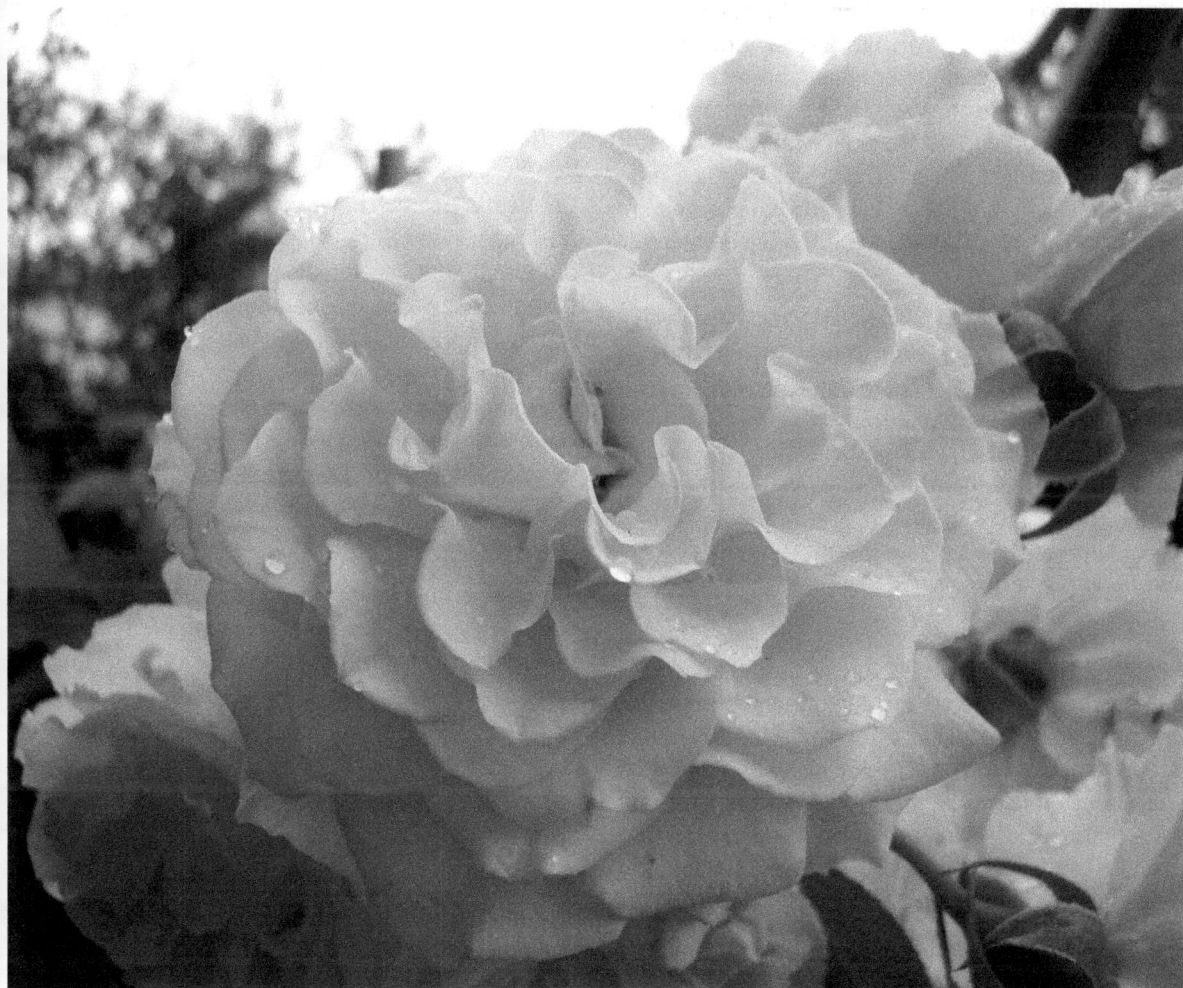

„Wir hier vermissen ihn ganz schrecklich, auch wenn wir wissen, dass es ihm da, wo er jetzt ist, gut geht."

1. Kind: Sohn (*+ vor 3 Jahren), primärer Kaiserschnitt in der
29. SSW, vermutlich mütterliche Infektion
2. Kind: Sohn (* vor 2 Jahren), primärer Kaiserschnitt in der 38. SSW

Im Januar 2007 habe ich die Pille abgesetzt. Im Oktober dann endlich die erfreuliche Nachricht: Schwanger! Ich hatte eine Bilderbuchschwangerschaft. Keine Übelkeit, keine Probleme – gar nichts. Bis zu diesem Tag ...

Nachdem ich meinte, unser Baby am Karfreitag nicht gespürt zu haben, beschlossen mein Mann und ich, unsere Hebamme um Rat zu fragen. Ich rief also in aller Frühe an und habe sie, glaube ich, aus dem Bett geworfen. Als ich ihr sagte, um was es ging, meinte sie nur, dass ich ins Krankenhaus fahren solle – sie könne auch nichts tun. Also sind wir gegen neun Uhr dorthin gefahren und haben einer Krankenschwester unser Problem geschildert. Diese war ziemlich mürrisch – hat sich aber später liebevoll um uns gekümmert – und meinte: „Und da kommen Sie erst jetzt?"

Sie legte das CTG an und konnte keinen Herzschlag feststellen. Noch hegte ich leise Hoffnung und versuchte, meinem Mann und wohl auch mir Mut zu machen. Als dann wenig später die Frauenärztin kam und einen Ultraschall vornahm, konnten wir beide schon das Unfassbare sehen: Unser Krümel hatte keinen Herzschlag mehr. Sie bestätigte, selbst total fassungslos, die Diagnose. Unser Krümel war tot und er lag fast auf dem Trockenen. Ob ich einen Blasensprung gehabt hätte? Nein, nichts. Alles war wie immer.

Ich erkundigte mich, wie es nun weitergehen würde, und sie meinte, dass sie mir Tabletten geben würde, um die Geburt einzuleiten. Total überfordert heulte ich und sagte zu meinem Mann: „Ich kann das Kind nicht auf normalem Weg auf die Welt bringen! Das schaffe ich nicht!" Die Frauenärztin meinte, das sei aber für die Mutter der beste Weg – körperlich und seelisch.

Nach einer weiteren Ultraschalluntersuchung mit der Diagnose Placenta praevia meinte man, dass ich das Krankenhaus wechseln müsse, da hier keine Blutbank zur Verfügung stehen würden.

Ich habe dann erst mal eine Freundin besucht und habe mich ausgeheult. Von dort rief ich meine Mutter und meine Schwester an, die eigentlich auf dem Weg in den Urlaub waren, um ihnen die Hiobsbotschaft zu überbringen. Auf dem Weg zur anderen Klinik fuhren wir nochmals zu Hause vorbei und ich packte ein paar Sachen zusammen – total wirr, da ich nicht wusste, was ich brauche und keinen klaren Gedanken fassen konnte.

In der Klinik wurden wir schon erwartet und in einen sehr schönen Kreißsaal gebracht. Die dortige Oberärztin hat sich liebevoll um uns gekümmert und nochmals einen Ultraschall gemacht. Sie hat mit uns die Situation sehr einfühlsam besprochen. Da mein Mutterkuchen direkt über dem Geburtskanal lag, war keine normale Geburt möglich und es wurde für den Abend ein Kaiserschnitt angesetzt. Die Oberärztin sprach uns Mut zu, dass unser Engel noch viele weitere Geschwister haben würde. Sie fragte uns, ob wir viele Stühle am Esstisch hätten, weil diese alle voll werden sollten! Sie schaffte es, uns etwas aufzumuntern.

Sie riet uns, unseren Sohn nach der Geburt anzuschauen und uns von ihm zu verabschieden – was wir eh getan hätten. Schließlich wollten wir den kleinen Engel ja sehen, den wir so sehnsüchtig erwartet hatten.

Nun mussten wir warten ... Es war ca. 12.30 Uhr und der Kaiserschnitt war für 18 Uhr angesetzt. Wir vertrieben uns die Zeit mit einem Spaziergang und vielen Gesprächen. Die Narkoseärztin kam vorbei, um alles mit uns zu besprechen, und irgendwann kam meine Mutter, die ihren Urlaub abgesagt hatte, und wartete mit uns. Die Zeit verging recht rasch, und meine Mutter verabschiedete sich kurz vor 18 Uhr. Die nächsten

Minuten und Stunden schienen endlos zu sein. Erst wurden einige Notfälle versorgt.

Gegen 20 Uhr wurden wir dann abgeholt. Mein Mann wich nicht von meiner Seite und wollte mit in den OP. Nach dem Setzen der PDA durfte er zu mir in den OP-Saal. Er war toll – er hielt die ganze Zeit meine Hand und sprach mir Mut zu. Nach langer Zeit, alles in allem zwei Stunden, wurde ich aus dem OP gefahren und mit meinem Mann in den Kreißsaal gebracht.

Dort lag ich nun, und wenige Minuten später kam eine Schwester mit einem kleinen Körbchen rein, in dem unser Engel Raphael lag. Sie legte ihn mir liebevoll in den Arm. Er sah so schön aus mit seinen kurzen schwarzen Haaren, seinen langen Fingern und Beinchen. Wir schauten ihn lange an und verabschiedeten uns unter Tränen von ihm. Mein Mann durfte noch ein paar Bilder machen, dann – so gegen Mitternacht – haben wir uns endgültig von ihm verabschiedet. Wir hätten die Chance gehabt, ihn noch mit auf das Zimmer zu nehmen, aber wir wussten, dass irgendwann die Zeit des Abschieds kommen würde/ müsse und deshalb haben wir uns gleich schweren Herzens im Kreißsaal von ihm verabschiedet.

Was bleibt, ist die Erinnerung an Raphaels kleinen Körper mit 950 Gramm und 38 Zentimetern. Die Schwestern haben von unserem Sohn noch Hand- und Fußabdrücke und ein paar Bilder gemacht, die wir noch im Kreißsaal bekommen haben.

Nach einigen Stunden des Wartens und Liegens – da ich viel Blut verloren hatte, stimmten meine Blutwer-

te nicht und wir wurden im Kreißsaal unter Beobachtung gestellt – wurden wir dann gegen 3.30 Uhr auf die Station gebracht. In den nächsten Tagen wich mein Mann so gut wie nicht von meiner Seite und wir erhielten im Krankenhaus wie auch daheim viel Anteilnahme und Besuche von unseren Bekannten, die uns alle sehr viel Mitgefühl entgegenbrachten und noch immer entgegenbringen.

In der Folgewoche wagten wir den schweren Schritt zum Bestatter. Da wir uns für eine reine Urnenbestattung im engsten Familienkreis entschieden hatten, ging die Planung recht schnell. Wir haben eine blaue Urne mit Sternenhimmel ausgewählt, die Sterne sind drei geschliffene Glassteine. Wir haben unserem Sohn einen kleinen Strampler und ein T-Shirt gekauft und dieses dem Bestatter übergeben. Außerdem haben wir eine kleine Giraffe besorgt, die der Bestatter zu Raphael gelegt hat. Für mich hab ich die gleiche Giraffe gekauft – damit ich etwas zum Kuscheln habe – viel ist mir ja nicht geblieben.

Als Grabstein haben wir ein kleines Marmorherz mit Namen und Datum anfertigen lassen. Unser Sohn liegt im Grab meiner Oma.

Wir hier vermissen ihn ganz schrecklich, auch wenn wir wissen, dass es ihm da, wo er jetzt ist, gut geht.

Eine Zeitlang musste ich an jedem Samstagabend weinen, am schlimmsten war es gegen 21 Uhr, dem Zeitpunkt von Raphaels Geburt.

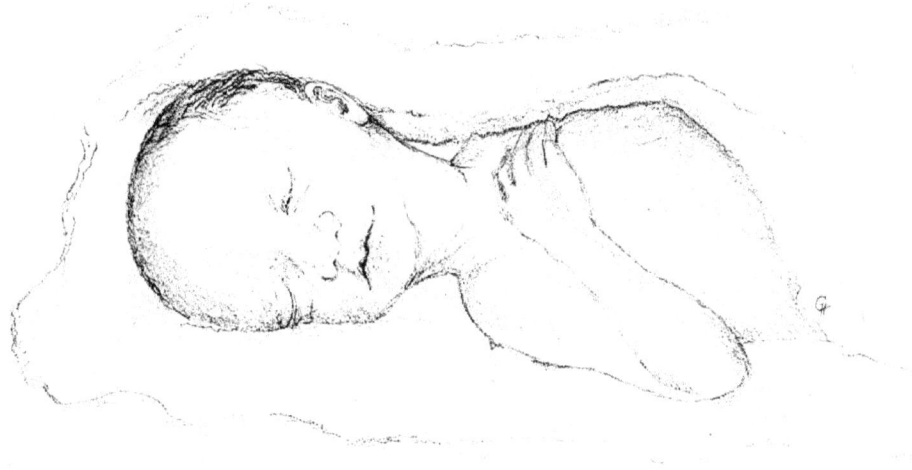

„Die Hebamme hat uns während der kräftezehrenden Stunden nie das Gefühl gegeben, dass wir gerade ein totes Kind zur Welt bringen."

1. Kind: Tochter (*+ vor 1 Jahr), spontane Geburt in der 36. SSW, vermutlich plötzlicher Kindstod im Mutterleib
2. Kind: Tochter (*), spontane Geburt in der 38. SSW

Unser erstes Kind war ein absolutes Wunschkind. Die Schwangerschaft war ein Traum. Ich war fit, strahlte und freute mich auf eine naive, unbefangene Art auf dieses neue Abenteuer in unserem gemeinsamen Leben. Zu keiner Zeit der Schwangerschaft bestanden Gründe zur Beunruhigung, alles lief gut und nach Plan und ich fühlte mich sehr gut.

Eines Tages, mein Mann war zu dieser Zeit beruflich im Ausland, spürte ich kaum bzw. keine Kindsbewegungen mehr und ging mit diesen Bedenken zum Arzt. Der schickte mich direkt ins Krankenhaus, wo ich über mehrere Stunden und sehr akribisch untersucht wurde. CTG, Ultraschall, Doppler und alles wieder von vorn.

Nach einer kurzen Pause zu Hause fuhr ich wiederum ins Krankenhaus, samt Tasche und einigen Bedenken im Gepäck. Doch nach wiederholten Untersuchungen durfte ich nach Hause und sollte nach 48 Stunden wiederkommen. Am kommenden Tag strampelte unsere Tochter wieder wie immer und mir fiel ein Stein vom Herzen.

Wie ich mit der Ärztin verabredet hatte, war ich überpünktlich einen Tag später wieder in der Klinik, und – unsere Tochter war tot. Meine Gefühle waren verschwunden, ich war taub, stumm, erstarrt. Da war nichts. Kein Weinen, kein Schreien, kein Wimmern. Purer Schock oder purer Überlebenskampf? Heute würde ich sagen, mein Körper, mein Geist haben mich geschützt, vor dem totalen Zusammenbruch.

Zufällig (und zum Glück) waren meine Eltern in der Stadt. Sie kamen direkt ins Krankenhaus, und auf dem Flur knallte ich ihnen die unausweichliche Realität vor die Füße. Ich konnte nicht anders, es musste raus. Sie waren über die Tragödie geschockt, aber wohl auch über meine Kälte. Wir bekamen ein Zimmer, Ärzte gingen ein und aus, Therapeuten, Seel-

sorger. Wir wurden aufgefangen. Meine Freundinnen kamen und gingen, brachten Trost, eine Schulter.

Doch eines konnte mir niemand abnehmen: Ich musste meinen Mann in Südafrika anrufen. Ohne Umschweife konfrontierte ich ihn mit der Wahrheit, ganz allein stand er irgendwo auf der Straße und konnte nicht glauben, was ich ihm da sagte, Tausende Kilometer entfernt. Er ließ alles stehen und liegen, bekam einen Flug zurück nach Deutschland und war 24 Stunden später bei mir.

Die Zeit dazwischen ... wurde ich getragen von den engsten Menschen um mich herum. Ich schaute nicht mehr in den Spiegel, nahm meinen Bauch aber auch nicht als Bedrohung war. Ich hatte ja noch kein Bild von meinem Kind, das jetzt nicht mehr lebte, ich wusste nur, ich musste es auf die Welt bringen, auf natürlichem Wege, das war das Letzte und Einzige, was ich für dieses kleine Geschöpf tun konnte. Alles andere war mir ja nicht gelungen.

Die Ärzte rieten mir zu einer natürlichen Entbindung, sagten mir aber auch, dass sie jederzeit einen Kaiserschnitt machen würden, wenn ich es nicht mehr aushalten würde. Aber das „bisschen" sollte mir doch noch gelingen.

Am kommenden Tag kam dann mein Mann. Er hatte schrecklich einsame Stunden hinter sich gebracht und ich erkannte ihn kaum wieder. Nur eine Stunde nach seinem Kommen platzte die Fruchtblase, und so langsam kam die Geburt in Gang. Ich spürte keine Angst, keine Aufregung. Ich wollte jetzt einfach, dass es losging und der Albtraum irgendwie vorbeigehen würde. Dass er erst beginnen sollte, ahnte ich da noch nicht.

Am folgenden Morgen um 4 Uhr kam unsere kleine Stella auf die Welt. Wenn ich mich heute an die Geburt zurückerinnere, war es mit das Schönste an dieser ganzen, schrecklichen Zeit. Mein Mann und ich waren ein Bollwerk, und wir brachten unsere Tochter im wahrsten Sinne des Wortes gemeinsam auf diese Welt, auf die sie gar nicht kommen wollte. In diesem Kraftakt habe ich einen nie dagewesenen Zusammenhalt gespürt.

Die Hebamme hat uns während der kräftezehrenden Stunden nie das Gefühl gegeben, dass wir gerade ein totes Kind zur Welt bringen. Danke dafür!

Und endlich, als sich Stella ihren Weg gebahnt hatte, konnte ich weinen. Dann erst erlaubte ich mir die Tränen, die erst jetzt an die Stelle der Stärke traten, die uns durchhalten ließ bis dahin.

Sofort konnten wir unsere wunderschöne Tochter im Arm halten. Es war, als hätten wir ein lebendes Kind geboren, es fehlte nur ihr Atem. Sie hatte schwarze, lange Locken, einen himbeerfarbenen Mund und eine mürrische Schnute.

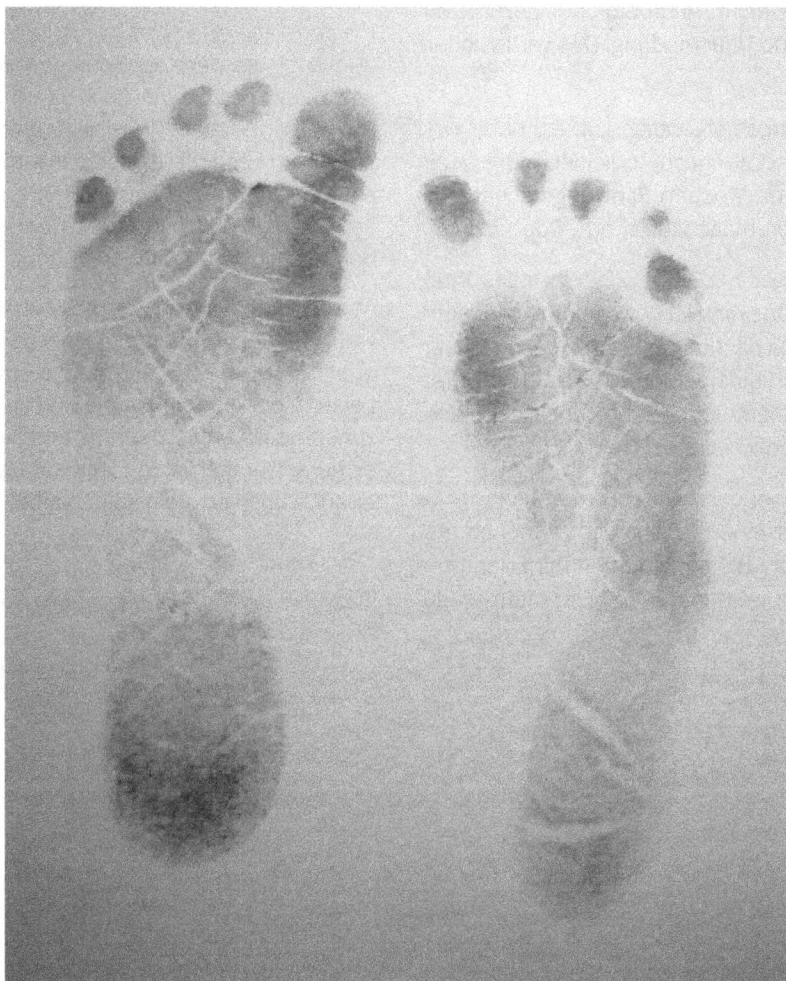

1. Kind: Sohn/Tochter (*+ vor 10 Jahren), Curettage in der 9. SSW, Blasenmole
2. Kind: Tochter (* vor 5 Jahren), primärer Kaiserschnitt in der 39. SSW
3. Kind: Sohn (* vor 2 Jahren), primärer Kaiserschnitt in der 39. SSW

Als ich gebeten werde, über meine Erfahrungen über den Verlust meines Kindes zu schreiben, sage ich spontan ja. Natürlich, kein Problem. Es ist so lange her, da wird mir das nicht schwer fallen. Denke ich. Doch seit Wochen nehme ich meinen Fragebogen, lese ihn durch, will beginnen, lege ihn wieder weg. Regelmäßig.

Ich kann es nicht. Ich kann keine Fragen darüber beantworten. Es geht nicht. Auch ein „nur daran Denken" kostet Kraft und Überwindung. Das verunsichert mich sehr.

Dabei geht es mir doch eigentlich gut. Ich habe zwei Folgekinder, gesund, fröhlich, quicklebendig. Kein Grund, um den neun Wochen Schwangerschaft von vor genau zehn Jahren nachzutrauern. Oder doch?

Ich werde schwanger mit Mitte 20. Ein tolles Alter, sagt meine Ärztin. Das Kind ist gewollt und erwünscht, und schneller als ich dachte, halte ich einen positiven Test in der Hand. Ich bin beeindruckt. Die erste Untersuchung verläuft unauffällig. Ich bin glücklich, plane, fühle mich so unendlich sicher.

Mit der Nachricht bei der zweiten Untersuchung: Es gibt kein Kind, „nur eine Blasenmole", kann ich erst mal nichts anfangen. Bis heute fehlen mir Erinnerungen daran, aber ich weiß, dass ich nicht mehr aufgehört habe zu weinen.

Meine Welt, meine heile Welt, gibt es nicht mehr. Dieser Zustand hält lange an, mehrere Jahre. Ich kann und will mich nicht damit abfinden, ich bin allein, fühle mich mit meiner Trauer wie ein „Außerirdischer", der die Erde zum ersten Mal betritt. Alles was ich tue und denke und fühle, scheint ohne Sinn und Verstand zu sein. Es gibt kein Morgen, nur ein Heute und kein Verstehen meinerseits. Die Frage nach dem Warum ist allgegenwärtig, täglich, minütlich, immer.

Ich vermisse das Kind in meinem Bauch. Bis heute denke ich, es wäre ein Sohn geworden. Beim Anblick von Babys breche ich auch Jahre später ganz plötzlich in Tränen aus. Mir wird geraten, eine Selbsthilfegruppe zu besuchen, doch das lehne ich ab. Die ganz eigene Auseinandersetzung mit dem Tod wird in den kommenden Jahren zu einer der schwersten Aufgaben, die ich zu bewältigen habe.

Aber es geht mir gut, heute. Auf die Frage, was mir wirklich geholfen hat, gibt es eine für mich sehr rationale Antwort: die Zeit. Und die Erkenntnis, dass das Leben nicht planbar ist, nie und zu keiner Zeit. Es anzunehmen, wenn es kommt, und hinzunehmen, wenn es geht. Der schwarze Fleck auf der Seele aber, mag er auch noch so klein sein, bleibt.

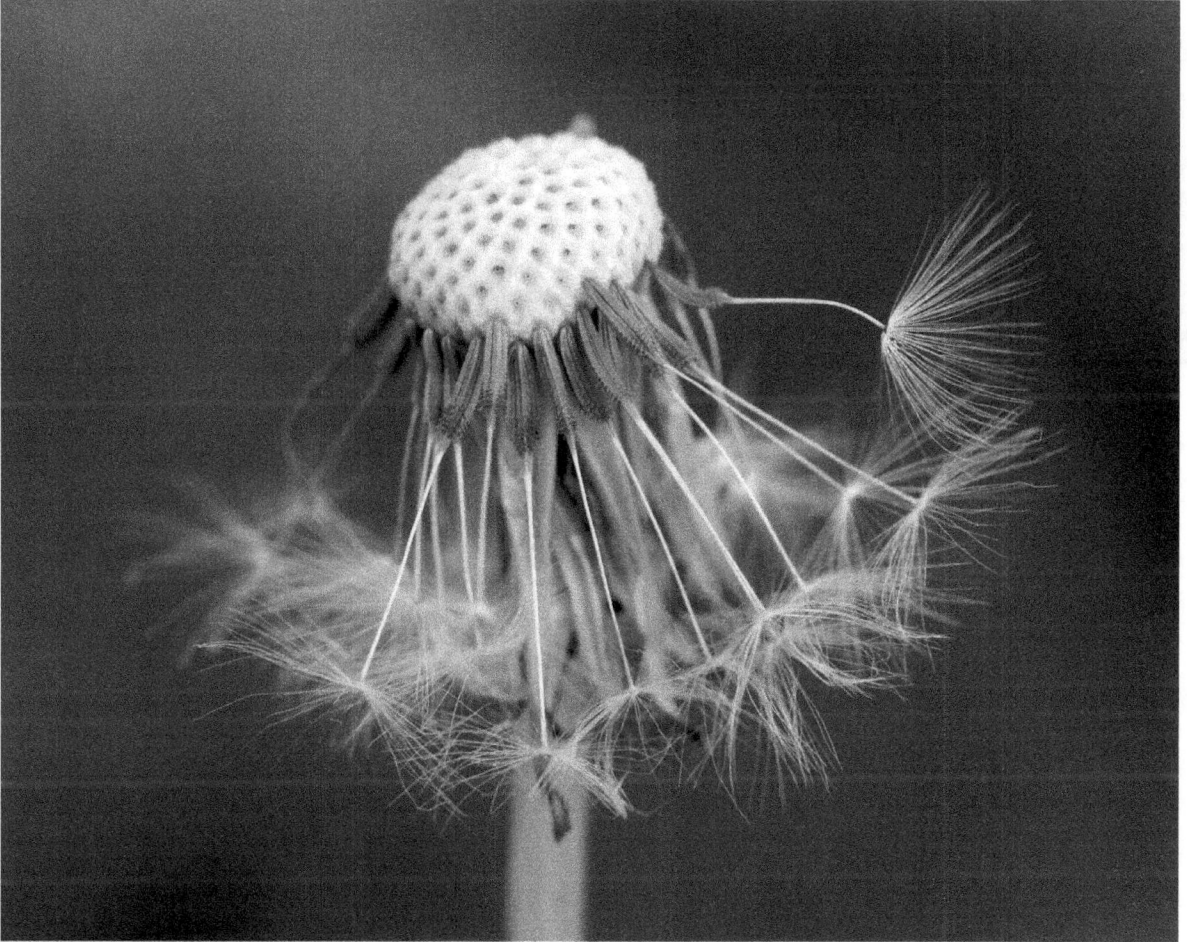

Astrid, 35
Beruf: Sozialarbeiterin / Sozialpädagogin

„Letztendlich aber ist das Einzige, was zählt, dass ein wundervolles Wesen einen kurzen Weg mit mir ging ..."

1. Kind: Tochter (*+ vor 5 Jahren), sekundärer Kaiserschnitt in der 25. SSW, Plazentainfarkte
2. Kind: Sohn (* vor 4 Jahren), primärer Kaiserschnitt in der 31. SSW
3. Kind: Tochter (* vor 4 Jahren), primärer Kaiserschnitt in der 31. SSW

Die Schwangerschaft war eine Bilderbuchschwangerschaft: so gut wie keine Übelkeit und wunderschön, ohne jegliche Komplikationen. Alle drei Wochen ging ich zur Kontrolle, und jedes Mal wurde ein Ultraschall gemacht. Das ist eigentlich recht ungewöhnlich für eine normale Schwangerschaft, aber es war angenehm, so gut betreut zu werden.

Erst als diese enorme Hitzewelle kam, wurde die Schwangerschaft beschwerlich. Den ganzen Tag in einem zu heißen Büro zu sitzen und nachts kein Auge zuzumachen, weil die Altbaudachgeschosswohnung über 30 Grad hatte, erschwerte das Ganze sehr und – ließ das Blut gerinnen. Daran hätte ich aber nicht im Traum gedacht, weil ich annahm, alles im Vorfeld medizinisch abgeklärt zu haben.

Dann kamen diese Schmerzen in der oberen Bauchgegend. Sie wurden zu richtigen Krämpfen. Ich fuhr also ins Krankenhaus, denn ich wusste, dass irgendetwas nicht in Ordnung war. Ganz aufgelöst kam ich dort an, fast hysterisch. Ich weinte und hatte Angst, dass etwas mit meinem Mädchen nicht in Ordnung sei. Es wurde ein CTG geschrieben und dann noch mit einem offenbar sehr alten Ultraschallgerät nachgeschaut. Oberflächlich schien alles in Ordnung zu sein, ich hatte laut Arzt nur zu wenig Fruchtwasser. Sie schickten mich wieder nach Hause. Ich war etwas beruhigt, denn zu dem Zeitpunkt hatte ich noch vollstes Vertrauen in die Ärzte, zumal es ja auch eine Uniklinik war.

Es stellte sich später heraus, dass ich Gitterinfakte in der Plazenta hatte, die die Versorgung in hohem Maße einschränkten. Die Ärzte meinten zwar, dass meine Krämpfe damit nichts zu tun hätten, da man diese Infarkte nicht spüren würde, doch das bezweifle ich. Ich kenne meinen Körper mittlerweile sehr gut, und damals hätte ich auf mein inneres Gefühl hören müssen. Die Krämpfe waren die Infarkte, denn danach ging es mir kontinuierlich schlechter und meiner Bauchmaus auch.

Ich bin aber erst wieder zum Arzt gegangen, als die Bewegungen von meiner Tochter schwach wurden, weil ich auch nicht als hysterisch gelten wollte. Ein folgenschwerer Fehler war das. Ich hätte auf einen Krankenhausaufenthalt bestehen müssen.

Als ich dann wieder ins Krankenhaus kam, wurde sofort ein CTG angelegt. Aber das schlug fehl. Dann holte man ein Ultraschallgerät und einen Arzt. Niemand sprach so richtig mit mir, doch als ich meine Kleine auf dem Bildschirm sah, konnte ich immer nur denken: „Bitte, rettet sie!" Der Arzt verschwand kurz auf den Flur und tuschelte mit einem anderen Arzt. Dann ging alles rasend schnell. Ich wurde auf eine Bahre gezerrt, man fing an, mich auszuziehen, und schob mich in einen nahegelegenen Raum. Alles wurde ganz schnell für die OP fertig gemacht, man drückte mir die Narkosemaske auf und das Letzte, was ich hörte, war: „Noch nicht, sie ist noch wach!"

Das traumatische Geburtserlebnis, das dann folgte, und die Tatsache, dass ich vorher nicht aufgeklärt wurde, kann ich verzeihen, denn die Ärzte wollten so schnell wie möglich meine Lene retten. Sie lebte bei der Geburt so gut wie gar nicht mehr und musste wiederbelebt werden.

Die Betreuung im Krankenhaus war danach recht gut. Mein Mann und ich bekamen ein eigenes Zimmer. Alle sorgten sich rührend um uns, und es kamen viele Ärzte und andere Mitarbeiter der Klinik, die mit uns über das Geschehene redeten.

Zu dem Zeitpunkt war ich aber nicht in der Lage, wirklich zu begreifen, was alles passiert war, und ich konnte auch nicht sagen, was definitiv falsch gelaufen war. Ich war nur sehr dankbar, dass wir so zuvorkommend behandelt wurden und man uns Raum und Zeit gab, unsere Tochter zu taufen und dann zu verabschieden. So schwer mir das fiel, im Nachhinein weiß ich, dass es ein Geschenk war und ich Lene somit noch ein wenig meiner unendlichen Liebe mit auf den Weg geben konnte.

Lene schlief einen Tag nach ihrer Geburt friedlich in unseren Armen für immer ein.

Leere, Verzweiflung und unendliche Trauer waren seitdem meine Wegbegleiter. Aber auch Liebe, Freude und tiefe Dankbarkeit gesellten sich dazu. Meine Familie hat mich liebevoll aufgefangen, bestehende Freundschaften wurden enger, und neue kamen hinzu. Lene hat mir so viel gegeben und mir die Augen für das Wesentliche im Leben geöffnet.

Trotzdem plagte mich die Frage nach dem „Warum". Ich gab mir die größte Schuld, aber auch den Ärzten, die es hätten besser wissen müssen, die es hätten verhindern können.

Vielleicht wäre es einfacher, den Tod zu akzeptieren, wenn es unausweichlich gewesen wäre. Vielleicht wäre es einfacher, wenn nur ein Teil meiner Vergangenheit gestorben wäre. Aber mit meiner Tochter starb auch ein Teil meiner Zukunft, meines Lebens.

Letztendlich aber ist das Einzige, was zählt, dass ein wundervolles Wesen einen kurzen Weg mit mir ging und so viel Positives bewirkt hat. Lene hat mein Leben im besonderen Maße bereichert, und dafür empfinde ich tiefe Liebe und Dankbarkeit.

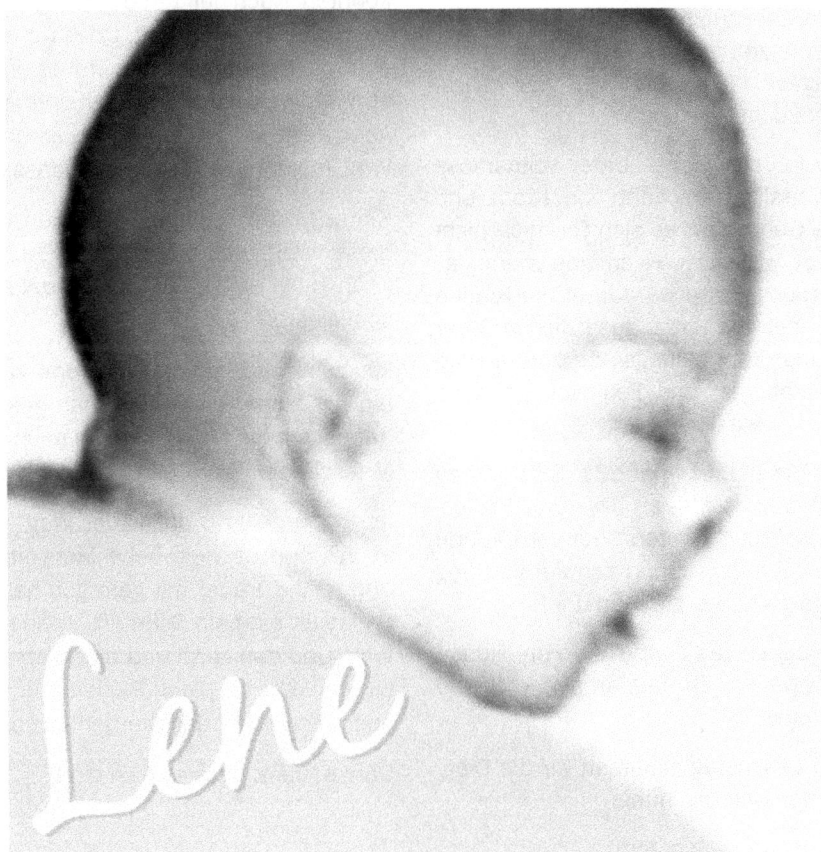

Astrid[S], 35
Beruf: Ergotherapeutin

„Wir wollen dir einen Platz in dieser Welt geben."

1. Kind: Tochter (*+ vor 5 Jahren), Notsectio in der 31. SSW, Trisomie 18
2. Kind: Tochter (* vor 2 Jahren), spontane Geburt in der 41. SSW
3. Kind: Sohn (*), spontane Geburt in der 41. SSW

Unsere Tochter sollte Ende Dezember in einem Geburtshaus geboren werden. Wir, die Eltern, hatten uns für sie und auch für uns einen sanften Start ins Leben gewünscht. Ohne Technik. Ohne Schulmedizin. Wir wünschten uns einfach eine Geburt mit Herz und Liebe. So war unsere Vorstellung.

Unser Kind hatte jedoch andere Pläne mit uns. Tatsächlich kam Klara Lotta zwei Monate früher per Notfallkaiserschnitt im Uniklinikum in unsere Welt.

Mit vorzeitigen Wehen bin ich ins Krankenkaus gefahren worden. Die Wehen habe ich nicht als solche wahrgenommen. Nach zwei Tagen am Tropf mit Wehenhemmern kam es - für mich vollkommen unerwartet - zum Blasensprung. Klara ließ sich nicht aufhalten. Mein einziger Gedanke war: Jetzt geht es los, und ich kann nichts dagegen tun.

Die Herztöne wurden schwächer. Unter Vollnarkose wurde ich per Notfallkaiserschnitt von Klara entbunden. Wie eine Geburt hat es sich für mich nicht angefühlt - ohne zu wissen, wie sich eine „normale" Geburt anfühlen muss. Klara wurde auf die Kinderintensivstation verlegt. Sie hatte, zusätzlich zu ihrer Frühgeburt und einer Entwicklungsretardierung, verschiedene Komplikationen und Fehlbildungen, die alle sehr unspezifisch waren.

Auch war sie für eine Geburt in der 31. SSW viel zu klein, und niemand konnte sagen, warum. Sie sei zwar stabil, doch wir sollten vorerst nur von Stunde zu Stunde denken. Ein langer und schwieriger Weg würde vor uns liegen - das sagte man uns.

An ihrem vierten Lebenstag wurde die Fehlbildung ihrer Speiseröhre operiert. Ein Tag, an den ich keine Erinnerung mehr habe.

An ihrem neunten Lebenstag bekamen wir die Diagnose der genetischen Untersuchung:

Freie Trisomie 18. Edwards-Syndrom.

Dazu die einfühlende, aber dennoch sachliche Erklärung des Oberarztes, dass unser Kind im Prinzip keine nennenswerte Lebenserwartung hätte. Das Einzige, was wir tun könnten, so sagte man uns, sei, sie zu lieben, für sie da zu sein, sie auf ihrem Weg zu begleiten und im richtigen Augenblick loszulassen.

Loslassen? Wie sollte ich etwas loslassen, das ich noch gar nicht begriffen hatte? Diese Frage konnte mir auch der Arzt nicht beantworten.

Und diesen Weg sind wir gegangen. Wir waren für Klara da, wann immer wir konnten und so gut wie wir konnten. Nach nur 12 Lebenstagen war Klaras Aufgabe in dieser Welt erfüllt. Doch für mich ging der Weg erst los. Der Weg mit der Trauer und durch die Trauer. Ein Weg voller Konfrontationen und Widerstände. Aber auch voller Liebe. Es war und ist der einzige Weg, meinem Kind zu zeigen, dass ich es liebe.

Klara. Meine Tochter. Wir wollen dir einen Platz in dieser Welt geben. Auch wenn du nicht bei uns sein kannst. Ich danke meinem Kind. Ich danke Klara für so Vieles!

Ich habe mich durch Klara erst kennengelernt und bin mir selber erst richtig nah gekommen. Aber ich habe auch die Menschen um mich herum sowie „die Menschen an sich" erst richtig kennengelernt.

Ich habe gelernt, dass „der Weg" ein einsamer ist, auch wenn es viele liebe Menschen gibt, die mich und meine Trauer mit getragen haben. Doch letzten Endes ist es mein Schmerz, meine Trauer und mein Weg. Und den kann und muss ich alleine gehen. Ich bin dankbar für jeden Begleiter und jede Erkenntnis über das Leben, das Sterben und den Tod.

Danke Klara, dass es dich gibt!

Wege
lange
kurze
steile
ebene
steinige
kurvige
gemeinsame
getrennte
jeder geht seinen eigenen
und doch sind wir zusammen
du bist bei mir

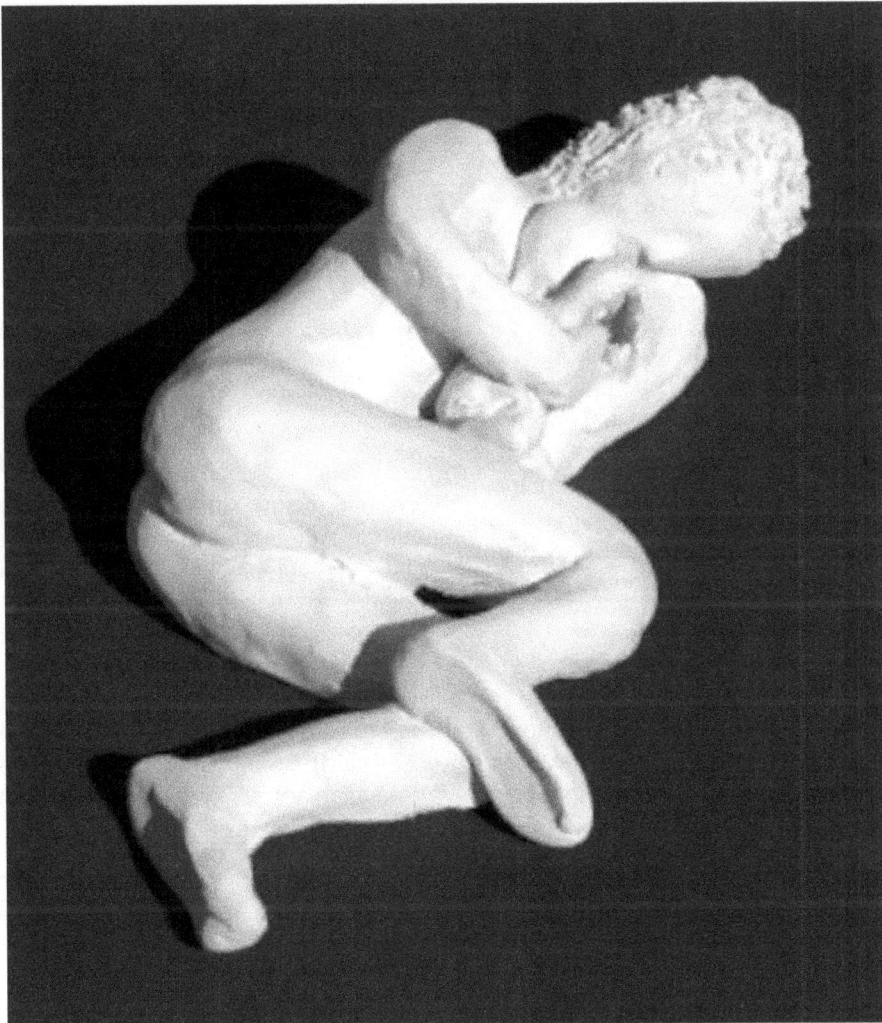

1. Kind: (Zwilling) Tochter (*+ vor 2 Jahren), primärer
Kaiserschnitt in der 37. SSW, Anencephalie
2. Kind: (Zwilling) Tochter (* vor 2 Jahren), primärer Kaiserschnitt in der 37. SSW

Mein Mann und ich waren uns immer einig, dass wir Kinder haben wollten. Doch erst beim fünften IVF-Versuch bin ich schwanger geworden. Mit Zwillingen. Wir haben uns unglaublich gefreut. Anfangs lief auch alles gut, bis zu einer Ultraschalluntersuchung in der 10. Schwangerschaftswoche. Meine Frauenärztin teilte uns mit, dass etwas mit dem Kopf eines der Babys „nicht stimme". Genaueres haben wir erst bei einem Pränataldiagnostiker erfahren, der uns zwei Wochen später mitteilte: Wir würden zwei Mädchen erwarten, wovon eines gesund und eines an Anencephalie erkrankt sei.

Wir waren geschockt: So hart hatten wir für das Elternglück kämpfen müssen, und dann traf uns dieses Schicksal. Der Pränataldiagnostiker erklärte uns einfühlsam die medizinische Seite und entließ uns dann vorerst. Am meisten beschäftigte uns die Frage, ob unser gesundes Kind die Schwangerschaft unbeschadet überstehen würde. Der Arzt hatte uns auch über die Möglichkeit einer selektiven Abtreibung aufgeklärt. Doch nicht nur die hohe Gefahr für unser gesundes Kind, sondern auch die große Liebe für das winzige, kranke Kind sprachen von vornherein gegen diese Möglichkeit.

Die nächsten Monate waren eine wunderschöne und traurige Zeit zugleich. Wir konnten das Wunder der Schwangerschaft erleben. Gleichzeitig mussten wir mit dem Gedanken leben, dass der Tag der Geburt sehr wahrscheinlich auch der Sterbetag unserer kranken Tochter sein würde.

Intuitiv haben wir die Zeit bis zur Geburt ganz intensiv verbracht, immer den Gedanken im Hinterkopf, dass die Schwangerschaft die einzige Möglichkeit für unsere kranke Tochter sein würde, „Erfahrungen" zu machen: Wir sind auf Konzerte gegangen, und mein Mann hat unseren ungeborenen Töchtern Gitarre vorgespielt. Wir waren glücklich und haben dieses Glück mit unseren Kindern geteilt.

Natürlich gab es auch die schwarzen Tage: Termine mit meiner Frauenärztin. Die Frage nach den Beerdigungsdingen. Die Momente, in denen ich andere Mütter mit Zwillingen sah, im Wissen, dass wir zwar Zwillingseltern sein würden, aber für alle nur ein Kind sichtbar sein würde. Dann kam der Moment, als meine Frauenärztin den Termin für den Kaiserschnitt festlegte. Das kam mir vor wie ein Todesurteil.

Leider ließ sich die Zeit nicht anhalten, auch wenn ich mir oft gewünscht habe, die Schwangerschaft würde ewig dauern, weil meine Tochter dann weiterleben könnte. Der Tag der Geburt kam, und wir waren, so gut es eben ging, vorbereitet. Wir hatten verfügt, dass wir möglichst die gesamte Lebenszeit unseres kranken Babys mit beiden Töchtern zusammen in einem Einzelzimmer verbringen wollten. Auch wollten wir niemanden im Moment des Abschieds bei uns haben.

Die Geburt verlief durch den geplanten Kaiserschnitt gut, und unsere kranke Tochter Mera kam als Erste auf die Welt. Man hat sie mir direkt in den Arm gelegt, den Kopf mit einer Mütze bedeckt und sie selbst in eine warme Decke gewickelt. Zwei Minuten später war unsere zweite Tochter da, und ich konnte meine beiden Mädchen im Arm halten. Die Geburtsklinik machte für uns eine Ausnahme und erlaubte es, dass uns unsere nächsten Verwandten sofort kurz besuchen durften, um die Kleine noch lebend zu sehen. Wir haben alle damit gerechnet, dass Mera nur wenige Stunden leben würde.

Doch es kam anders: Es ging ihr den Umständen entsprechend sehr gut. Sie hatte einen Schluckreflex und musste deshalb nicht über eine Magensonde ernährt werden, sondern konnte die Milch aus einer Spritze trinken. Geschlafen hat sie in einem Wärmebett, da ihre Körpertemperatur nicht stabil war. Wir waren zu viert zusammen: mein Mann, ich und meine beiden Töchter – ein wunderschöner und zugleich sehr trauriger Zustand, „warteten" wir doch auf das Abschiednehmen, das uns unweigerlich bevorstand. Freude und Angst, Glück und Trauer so dicht beieinander.

Gegen 23 Uhr in der ersten Nacht hat mein Mann unsere Mera am Waschbecken des Klinikzimmers getauft. Wir waren zwar enorm erschöpft, hatten aber dennoch Angst, unsere Tochter könnte sterben, während wir schlafen, und kamen deshalb nur schwer zur Ruhe.

Doch Mera hat insgesamt fünf Tage gelebt. Sie hatte einen enormen Lebenswillen und es uns dadurch ermöglicht, eine richtige Beziehung, die über die Zeit der Schwangerschaft hinausging, zu ihr aufzubauen. Unsere Familie und sehr enge Freunde konnten sie kennenlernen und haben uns mehrfach besucht.

In der Nacht vor ihrem Tod ging es ihr immer schlechter. Sie hatte Probleme zu atmen. Gegen 6 Uhr habe ich sie aus ihrem Bettchen genommen und im Arm gehalten. Mein Mann schlief vor Erschöpfung sehr fest auf dem Besucherbett. Auch unsere andere Tochter hat ruhig geschlafen. Ich wurde auf einmal sehr traurig, ohne mir bewusst zu sein, dass die Zeit des Abschieds gekommen war. Plötzlich wurde mein Mann wach und sah mich auf der Bettkante mit ihr sitzen. Er hat sie in den Arm genommen und mir gesagt, ich solle mich ausruhen, er würde auf Mera aufpassen. Doch dann fiel uns auf, dass unsere Kleine sehr große Pausen zwischen den Atemzügen machte, und wir klingelten nach der Nachtschwester. Diese warf nur einen kurzen Blick auf Mera und ging sofort aus dem Zimmer. Kurze Zeit später erschien sie mit der Stationsleiterin wieder, die die Kleine im Arm

meines Mannes ansah und zur Nachtschwester gerichtet mit dem Kopf schüttelte. Die Stationsleiterin meinte, dass wir unsere Tochter nun gehen lassen müssten, die Schnappatmung habe eingesetzt. Würden wir sie auffordern, zu atmen oder sie anderweitig „stimulieren", dann würde der Prozess des Sterbens nur verlängert. Auf unseren Wunsch hin ließen die beiden uns mit unserem sterbenden Kind alleine. Ich habe eine Kerze angezündet. Unsere zweite Tochter hat die ganze Zeit über in ihrem Bettchen geschlafen. Die Abstände zwischen den Atemzügen wurden immer länger. Mein Mann hielt Mera im Arm, und ich habe sie gestreichelt. Wir haben ihr gesagt, dass sie nun gehen könne. In dem Moment, als Mera gestorben ist, habe ich tief im Inneren ein Gefühl gespürt, als würde ein Band zerreißen.

Mein Mann hat Mera dann gewaschen und angezogen, ich war dazu nicht mehr in der Lage. Sie blieb noch bis zum Nachmittag auf unserem Zimmer, und ihre beiden Omas sind gekommen, um sich von ihr zu verabschieden. Am Nachmittag haben wir sie zur Aufbahrung begleitet. Wir wollten sie diesen Weg nicht alleine gehen lassen. Es war furchtbar, mit diesem winzigen, zugedeckten Babybettchen vor dem Eingang zur Kapelle zu warten, während in der nahegelegenen Kantine die Menschen ihrem normalen Alltagstrott folgten. Ich habe in diesem Moment viele geschockte Gesichter gesehen.

Für uns war der totale Ausnahmezustand eingetreten. Gerade erst Eltern geworden, und gerade das eigene Kind sterben gesehen. Ich habe mich von meiner Umwelt wie durch eine dicke Glasscheibe getrennt gefühlt.

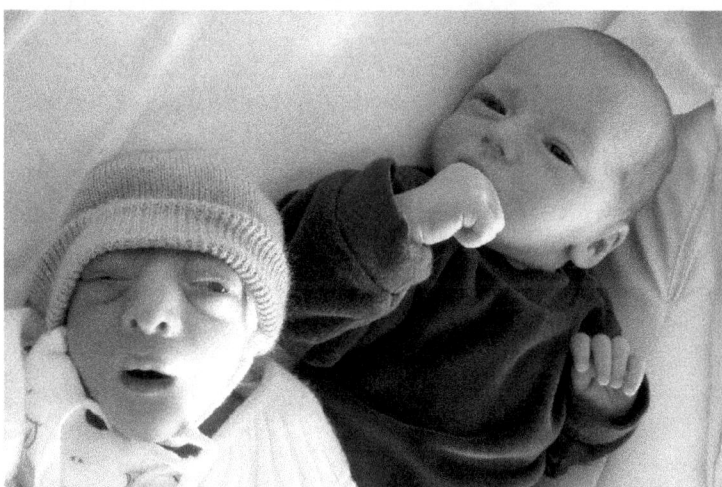

Frank, 35
Beruf: Systemadministrator
→ Ehemann von Ramona, 31

„Ich weiß bis heute nicht, für was sowas gut sein kann."

1. Kind: Sohn (*+ vor 1 Jahr), Spontangeburt in der 20. SSW, Scheideninfektion
2. Kind: Tochter (*), sekundärer Kaiserschnitt in der 41. SSW

Nach zwei Jahren „Üben" haben wir es geschafft, schwanger zu werden. Wir waren so glücklich, dass es endlich geklappt hat, und der Zeitpunkt der Geburt, wie erhofft, im Juni vorausgesagt war. Es hat alles super gepasst. Es ist alles zu perfekt gewesen. Wir hatten alles schon geplant: Weihnachten, Zimmer, Taufe und so weiter.

Und plötzlich war alles vorbei: der Traum, die Freude, das Perfekte. Unser Sohn Johann wurde zu früh geboren, und alles war vorbei. Es war alles wieder auf Zeitpunkt „Null" zurückgestellt. Die Planung war hinfällig, die Freude hat sich in Wut und Trauer gewandelt, und jeder hatte den gleichen Spruch auf den Lippen: „Man weiß ja nicht, für was es gut war." Ich weiß bis heute nicht, für was sowas gut sein kann.

Es ist eine Lebenserfahrung, die ich eigentlich nicht brauche. Ich habe schon früh meinen Vater verloren und auch nicht verstanden, warum es so früh geschehen musste.

Ich hatte nach dem Verlust von Johann Probleme, wieder arbeiten zu gehen, da ich in dem Krankenhaus in der IT-Abteilung arbeite, wo wir unseren Sohn verloren haben.

Es war schwer, am Kreißsaal vorbeizugehen oder Schwangere zu sehen. Für mich war es auch nicht ertragbar, Schwangere zu sehen, die vor der Eingangstür des Krankenhauses im Rollstuhl saßen und geraucht haben. Neben meinem Büro gibt es die Physiotherapie für Kinder und Säuglinge. Das Geschrei der Säuglinge tat mir nicht gerade gut.

Und mir ist auch aufgefallen, dass mich zwar viele danach gefragt haben, wie es meiner Frau geht, aber niemals gefragt wurde, wie es mir eigentlich geht.

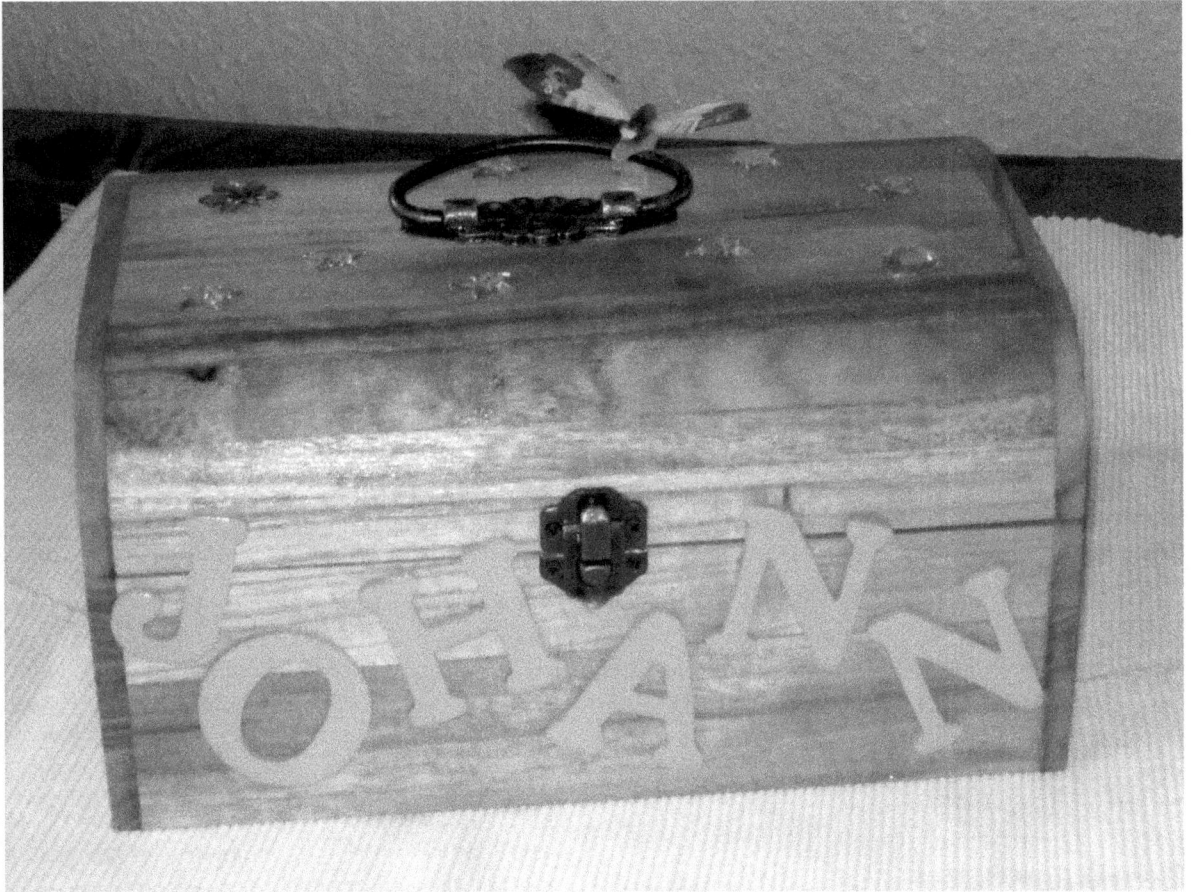

Judith[M], 35
Beruf: Archivarin

„Nach 28 Stunden auf der Erde schlief Emma in meinen Armen friedlich ein. Es war das einzige Mal, dass ich mein Kind im Arm hielt."

1. Kind: Tochter (*+ vor 1 Jahr), spontane Geburt in der 24. SSW mit anschließender Curettage, unbekannte Ursache
2. Kind: Sohn (*), spontane Geburt in der 37. SSW

Nach einem langen Ausbildungsweg entschieden wir uns erst sehr spät für ein Kind. Deshalb waren wir umso glücklicher, dass sich ein kleiner Bauchbewohner sehr schnell bei mir einschlich.

Die Schwangerschaft verlief zunächst ohne Probleme – keine Übelkeit, kein Erbrechen, kein Schwindelgefühl – und ich konnte sie unbeschwert genießen. Ich ging voll arbeiten und war eine rundherum glückliche Schwangere.

Einen ersten Dämpfer gab es, als bei einer Vorsorgeuntersuchung in meinem Blut Antikörper festgestellt wurden, die wahrscheinlich von einer Operation aus meiner Kindheit stammten und dem Kind unter Umständen hätten gefährlich werden können. Deshalb wurden wir sehr frühzeitig in die Intensivschwangerenberatung der hiesigen Universitätsklinik überwiesen. Dort konnten unsere Ängste aber beruhigt werden.

Allerdings wurde bei dieser Untersuchung auch die Nackenfaltenmessung durchgeführt, gegen die wir uns vorher ausdrücklich ausgesprochen hatten. Nun bekamen wir – ohne es zu wollen – plötzlich eine Wahrscheinlichkeit von 1:10 für Trisomie 21 berechnet. Dieses Ergebnis versetzte uns in große Bestürzung und hat uns einen Monat unbeschwerte Schwangerschaft gekostet.

In dieser Zeit lasen wir viel über diese Untersuchung, die Behinderung und natürlich die nun eventuell folgende Fruchtwasseruntersuchung und wägten beständig das Für und Wider ab. Schließlich entschieden wir uns gegen eine Fruchtwasseruntersuchung. Mit der Zeit kehrte wieder etwas Ruhe ein. Nun wurde der Bauch langsam sichtbar und die ersten Umstandshosen wurden gekauft. Die ersten Kindsbewegungen konnten erspürt werden, und wir verlebten einen letzten Urlaub zu „zweit". Körperlich ging es mir weiterhin blendend.

Am Ende der 23. SSW gab es plötzlich einen jähen Einschnitt. Bei einer normalen Vorsorgeuntersuchung wurde ein erheblich verkürzter Gebärmutterhals mit Trichterbildung am inneren Muttermund festgestellt. Auch das Köpfchen lag bereits tief im Becken und in Startposition für die Geburt.

Nun ging es sofort im Rettungswagen in die Universitätsklinik, wo ich von jetzt ab liegen musste. Ich bekam rund um die Uhr über einen Tropf Magnesium und nach ein paar Tagen zusätzlich Antibiotika gegen die bei mir festgestellten Streptokokken. Die Aussichten, nun Wochen, wenn nicht sogar Monate in der Klinik verbringen zu müssen, waren alles andere als erfreulich. Aber ich war bereit, dies auf mich zu nehmen. Ich hatte keine Schmerzen, fühlte mich medizinisch bestens betreut und war vollkommen zuversichtlich, dass nichts passieren konnte.

Nach einer Woche – ich war genau bei 24+0 SSW angelangt und sollte an diesem Tag die erste Lungenreifespritze bekommen – konnte ich aufgrund von Schmerzen jedoch die halbe Nacht nicht mehr schlafen.

Bei der Untersuchung am Morgen brach plötzlich eine Welt zusammen: Man sagte mir, der Muttermund sei sechs Zentimeter geöffnet und man werde zwar alles dafür tun, die Geburt hinauszuzögern, aber das Kind würde heute oder morgen auf die Welt kommen. Damit sank bei mir sofort jede Hoffnung, dieses Kind lebend begrüßen zu können. Schnell eilte mein Lebensgefährte herbei. Ich bekam noch die erste Lungenreifungsspritze, und eine Kinderärztin bereitete uns darauf vor, was bei einer so zeitigen Geburt passieren könnte, aber nicht müsste. In jedem Fall würde medizinisch alles für unser Kind getan werden.

Mit bereits heftigen Wehen wurde ich in den Kreißsaal verlegt, wo die Ärzte mit einer erhöhten Magnesiumdosis weiter darum kämpften, die Geburt hinauszuzögern Nach einer Weile aber kapitulierten sie und ließen der Natur ihren Lauf.

Nur drei Stunden nach der ersten Untersuchung am Morgen war Emma auf der Welt. Sie lebte, hatte einen relativ guten Start und wurde sofort intensivmedizinisch betreut.

In diesen ersten Stunden waren wir die glücklichsten Menschen auf der Welt und fühlten uns als stolze Eltern. Dieses Gefühl hielt bis zum späten Nachmittag an, als zwei Kinderärzte der Frühchen-Intensivstation zu uns kamen und uns die Gesamtsituation schilderten.

Unsere Tochter lebte, aber sie hatte schwere Hirnblutungen. Bei ihrem schwachen Allgemeinzustand war nicht absehbar, wie lange sie es schaffen würde. Es gab ernsthafte Befürchtungen, dass sie die erste Nacht nicht überleben würde.

Kurz danach waren wir das erste Mal bei ihr, und ich war überwältigt von diesem kleinen, aber kompletten Wesen im Inkubator, das sich bewegte und dem ich Händchen und Füßchen streicheln konnte. Die schweren inneren Verletzungen waren ihr ja nicht anzusehen.

Da ihre Prognose für die Nacht nicht gut war, gaben wir bereits unser Einverständnis dafür, im Falle einer Zustandsverschlechterung keine Reanimationsmaßnahmen durchzuführen. Entgegen unseren Erwartungen verlief die Nacht ruhig, trotzdem hatte sich der Zustand unserer Tochter weiter verschlechtert. Der Oberarzt bereitete uns auf den Abschied vor.

Nach 28 Stunden auf der Erde schlief Emma in meinen Armen friedlich ein. Es war das einzige Mal, dass ich mein Kind im Arm hielt.

Zu schwach für diese Welt, blieb unsere Tochter nur kurze Zeit bei uns.

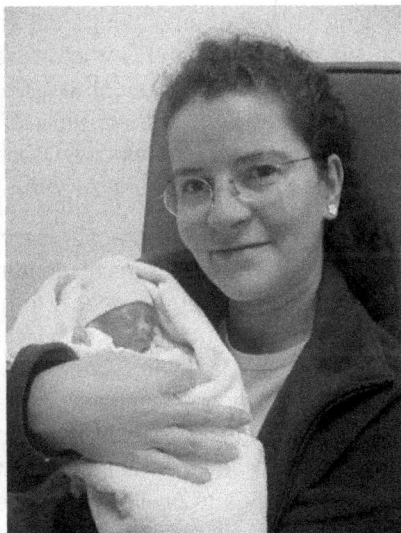

Emma Karin

geb. 21. Juni 2010 um 10:40 Uhr
31 cm, 690 g

―――――――

gest. 22. Juni 2010 um 14:40 Uhr

In tiefer Trauer
J   & J

Lisa^M, 35
Beruf: Bereichsleiterin einer
Behinderteneinrichtung

„Ab da nahm ich alles nur noch wie durch einen Nebel wahr."

1. Kind: Tochter (*+ vor 1 Jahr), spontane Geburt in der 23. SSW,
unterschiedliche ärztliche Meinungen zur Ursache
2. Kind: 2. Kind: Sohn (*), primärer Kaiserschnitt in der 39. SSW

Ich war so glücklich, als ich schwanger war. Vom ersten Moment an war da so viel Liebe. Mein Partner hatte lange keine Kinder gewollt. Einige Male hätten wir uns deshalb beinahe getrennt. Doch der Wunsch blieb: mit ihm gemeinsam ein Kind. Nach vielen Gesprächen traute er sich. Ich wurde direkt schwanger. Wir dachten: Dann sollte es so sein und dass da wohl schon jemand gewartet hat, dass wir uns dafür entscheiden.

Trotz seines langen Zögerns war mein Partner von Anfang an eng mit dabei. Er wollte zwei Monate mit mir gemeinsam zu Hause bleiben, wenn das Baby da ist. Und ich weiß noch, wie er versucht hat, mit einem Papprohr an meinem Bauch die Herztöne zu hören und wie stolz er durchs Möbelhaus ging, um die Einrichtung fürs Kinderzimmer zusammenzustellen. Wir führten zusammen ein Tagebuch in der Schwangerschaft und waren voller Freude.

Ich war aufgeregt und las viel. In Gedanken sprach ich mit unserem Kind, irgendwann auch laut. Ich war so stolz und konnte es kaum erwarten, dass mein Bauch kugelrund wird. Ich spielte meinem Kind auf dem Klavier vor. Ich beachtete alles: keinen Tropfen Alkohol, keine Zigaretten, keinen Rohmilchkäse, kaum noch Kaffee. Ich habe noch nie bewusst so gesund gelebt. In den ersten vier Monaten war alles prima. Ich war müde, aber sonst hatte ich keinerlei Beschwerden, nicht mal schlecht war mir. Nach drei Monaten fühlten wir uns sicher, erzählten Familie und Freunden von unserem Baby – alle freuten sich.

Bis auf meine Kolleginnen. Besonders zwei waren sehr ungehalten, wie ich ausgerechnet jetzt schwanger werden könne, kurz nachdem ich die Teamleitung übernommen hatte. Ich geriet in Rechtfertigungsdruck. Im Nachhinein - und auch damals schon - unfassbar, zumal ich in einer Einrichtung für Frauen und nur mit Frauen arbeitete. Aber ansonsten ging es mir gut, auch die Arbeit war in Ordnung. Ich versuchte, auf mich zu achten, machte Pausen, meditierte, machte Yoga, hörte Entspannungsmusik, um die belastende Situation mit meinen Kolleginnen zu kompensieren und in Balance zu bleiben.

Irgendwann am Anfang des vierten Monats hatte ich leichte Unterbauchschmerzen. Die Ärztin verordnete mir eine Auszeit, untersuchte mich aber nicht – die letzte Untersuchung war erst ein paar Tage her. Sie schob es auf die Mutterbänder. Ich blieb zu Hause, die Schmerzen gingen weg und es ging mir wieder gut. Direkt im Anschluss hatte ich Urlaub und wir fuhren in die Berge. Wir dachten: der letzte Urlaub zu zweit. Dabei war es der letzte Urlaub zu dritt. Es war eine wunderschöne Zeit, es ging mir sehr gut und ich habe es so genossen, mit Babybauch herumzulaufen.

Zurück zu Hause ging ich wieder arbeiten. Es war etwas anstrengend, aber ich hatte den Eindruck, dass ich das gut bewältigen könnte. Einige Jahre zuvor hatte ich ein Burn-out gehabt und war sensibilisiert für etwaige Signale im Falle einer Überlastung. Da ich keine aufwies, schien mir alles in Ordnung zu sein.

Doch nach zwei Wochen erwachte ich nachts mehrfach wegen Bauchschmerzen, die ich nicht deuten konnte. Wir fuhren in die Klinik. Dort wurden verfrühte Wehen diagnostiziert. Wie konnte das sein, ich war doch erst in der 19. Woche? Da keine Frühgeburtstendenzen erkennbar waren, konnte ich nach Hause und sollte mich schonen. Zum ersten Mal hatte ich Angst um mein Kind. Doch war ich noch immer fest überzeugt und innerlich ganz ohne Zweifel, dass alles gut würde. Ich hatte mich immer auf meine Intuition verlassen können, besonders wenn es um meinen Körper gegangen war. Dass ich später feststellen musste, mich so getäuscht zu haben, hat mich meines Urvertrauens beraubt.

Ich schonte mich, wurde von meinem Mann umsorgt. Ich sprach mit unserer Maus, lag viel. Bald ging es mir besser. Zur Kontrolle ging ich nach zwei Wochen zum Arzt – wir würden ein Mädchen bekommen, und alles sei bestens, alle Werte in Ordnung. Trotzdem bat ich um ein Beschäftigungsverbot. Ich wollte nichts mehr riskieren. Meine Frauenärztin sah dafür aber keinerlei Grund und fand, es gäbe keinen Anlass zur Sorge. Ich kannte sie schon seit 15 Jahren und vertraute ihr. Also bereitete ich mich darauf vor, wieder arbeiten zu gehen.

In dieser Woche verbrachten wir die Zeit damit, uns auf die Ankunft unseres Mädchens vorzubereiten. Ein Freund half beim Umräumen, wir kauften Möbel. Wir überlegten uns einen Namen. Ab und zu verlor ich einige Tropfen Flüssigkeit, nahm aber an, das Baby drücke inzwischen auf die Blase. Meine Frauenärztin schien mich sowieso für überbesorgt zu halten und ich war ja kurz zuvor erst in der Praxis gewesen. Bis heute werfe ich mir vor, das mit dem Flüssigkeitsverlust nicht abgeklärt zu haben. Bis heute weiß ich nicht, ob schon zu diesem Zeitpunkt Fruchtwasser abging und ob man noch etwas hätte tun können.

Montags sollte ich wieder arbeiten. Sonntagabend stellte ich eine ganz leichte Blutspur im Slip fest. Ich war sehr aufgeregt, versuchte mich aber zu beruhigen. Ich las, dass das vorkommen könne. Es kam auch kein Blut mehr und ich hatte keine Schmerzen. Mein Partner war bei der Nachtschicht und ich entschied mich, erst am nächsten Morgen zum Arzt zu gehen. Der erste Kommentar meiner Frauenärztin beim Ultraschall war: „Scheiße." Dann erklärte sie mir, dass sich der Muttermund geöffnet hatte und die Fruchtblase prolabiert war. Sie sagte, dass sie sich nicht sicher sei, ob man die Schwangerschaft erhalten könne, aber arbeiten bräuchte ich mit so einer Diagnose nicht mehr. Ab da nahm ich alles nur noch wie durch einen Nebel wahr. Sie sagte, es gäbe Hoffnung, in der Klinik die Fruchtblase zurückschieben zu können. Aber wenn das Kind jetzt käme, solle ich überlegen, was zu tun sei: Die Ärzte seien „scharf darauf", auch ganz kleine Frühchen durchzubringen...

Mein Partner wurde benachrichtigt und ich fuhr mit dem Taxi in die Uniklinik. Die Diagnose Fruchtblasenprolaps wurde bestätigt. Fruchtwasser ging offenbar keines ab, aber es wurden sehr hohe Entzündungswerte festgestellt. (Das Myom, das Wochen später gefunden wurde und während der Schwangerschaft zu beachtlicher Größe gewachsen war, wurde noch nicht entdeckt.) Ich glaube, die Ärzte wussten bereits, was

das hieß – ich war erst 21+4 SSW. Doch die kleinste Chance sollte genutzt werden, entschieden wir. Ich bekam Unmengen von Antibiotika und lag auf dem Rücken, die Hüfte nach oben gelagert – neun Tage lang, ohne ein einziges Mal aufzustehen. Es waren Tage voller Angst und Hoffen. Ärzte und Schwestern sprachen mir ihre Anerkennung aus, wie gut ich durchhalten würde, und dass ich einen starken Willen hätte. Ja, was denn sonst? Es ging doch um mein Kind! Ich sprach mir und dem kleinen Baby Mut zu. Wir gaben ihr einen Namen und spürten, wie sie sich bewegte. Mein Partner ließ sich krankschreiben und war ständig bei uns. Andere Menschen konnte ich kaum ertragen.

Am neunten Tag gab es endlich wieder eine Untersuchung – mit dem Ergebnis, dass das Fruchtwasser weg war. Wie konnte das sein? In der Nacht setzten die Wehen ein. Die Nachtschwester glaubte mir nicht, aber die Geburt war nicht mehr aufzuhalten. Ich wusste, mein Baby würde kommen und sterben. Meine Kleine. Ich glaube, sie wusste es auch. Ich wollte mein Kind nicht hergeben. Mein Partner war wundervoll bei der Geburt. Der Moment, in dem unsere Tochter bei uns war, war heilig. Da war nur Liebe. Sie war wunderschön und sanft und weise. In dem Moment waren nur wir drei auf dieser Welt, und die Gefühle aus dieser Zeit gehören nur uns.

Ich hatte viel Blut verloren und musste operiert werden. Mein Partner war bei unserer Tochter, bis sie friedlich starb. Ich bin sehr dankbar, dass sie nicht alleine war, und dass ihr Vater es war, der sie gehalten hat. Wie wir die folgenden Tage überlebt haben, weiß ich nicht mehr. Dass wir überhaupt überlebt haben, ist seltsam.

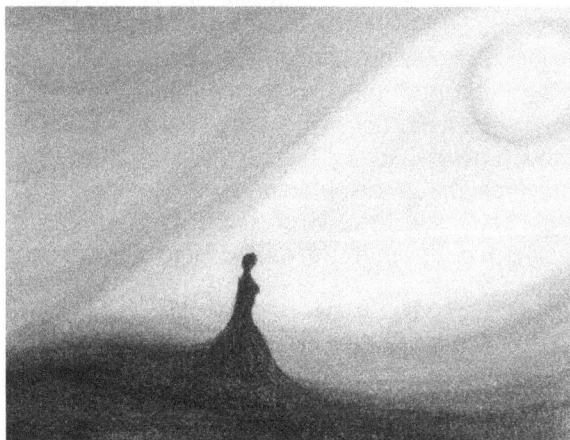

Natalie, 35
Beruf: Förderschullehrerin

„Sie hinterließ einen leeren Bauch, ein großes Loch in unseren Herzen und das ewige Andenken an eine wunderschöne kleine Elfe."

1. Kind: Tochter (*+ vor 1 Jahr), spontane Geburt in der 30. SSW mit anschließender Curettage, unbekannte Ursache
2. Kind: Tochter (*), sekundärer Kaiserschnitt in der 41. SSW

Schwanger! Ich wusste es schon, bevor meine Periode ausblieb, denn ich war weinerlich, mir war übel und ich war geruchsempfindlich und hungrig.

Der Test bestätigte es. Jahrelang hatte ich mir nichts anderes gewünscht. Zehn Jahre später hatte ich nun das, was ich schon immer haben wollte. Doch die Freude blieb seltsamerweise aus. Ich schob meine unguten Gefühle auf die Hormone, die 24-Stunden-Übelkeit und auf das Warten, bis die ersten 12 Wochen herum sein würden. Danach würde bestimmt alles anders werden.

Doch irgendwie stellte sich auch nach den kritischen ersten drei Monaten und vielen unauffälligen Ultraschalluntersuchungen keine ungetrübte Freude bei mir ein. Als ich mein Kind das erste Mal in Bewegung sah, weinte ich – aber nicht, weil ich mich so freute, sondern weil ich wenigstens etwas Beruhigung erlangte.

Als mir ab der 18. Woche endlich nicht mehr schlecht war, begann ich, mich auf die Schwangerschaft einzulassen. Die depressiven Verstimmungen ließen nach, und ich konnte endlich wieder klar denken.

Trotzdem bestand ich auf ein Organscreening. Die Tage bis dahin waren gefärbt von Vorfreude auf unser Kind und unguten Gedanken. Irgendwie wuchs mein Bauch doch nicht richtig, und die in vielen Büchern beschriebene Mutter-Kind-Bindung hatte sich noch nicht eingestellt. Schon drei Tage vor dem Ultraschall war ich nervös, konnte nicht schlafen und litt unter Durchfall. Die ganze Autofahrt zur Klinik weinte ich. Mein Mann versuchte, mich zu trösten, doch es gelang ihm nicht. Ich fühlte, dass da irgendetwas nicht stimmte.

Die Diagnose der intrauterinen Wachstumsretardierung schmiss uns dann völlig aus der Bahn. Warum, weshalb, wozu? Uns blieben keine Antworten, sondern nur das Warten auf die Testauswertungen. Dass

wir nun wussten, dass es ein Mädchen war, war total nebensächlich.

Es folgten 24 Stunden ohne Schlaf, ohne Essen und ohne klare Gedanken, dafür mit vielen Tränen und einem Wechselbad der Gefühle zwischen Hoffen und Bangen. Was sollten wir tun, wenn unser Kind behindert war?

Ich wusste ganz genau, dass die bei unserer Tochter festgestellte singuläre Nabelschnurarterie ein Softmarker für Behinderungen war. Stundenlang recherchierte ich im Internet, informierte mich über die häufigsten Syndrome und verlor langsam jede Hoffnung.

Als das Testergebnis feststand und der erlösende Anruf kam, wussten wir, dass unsere Kleine keine der häufigsten chromosomalen Auffälligkeiten hatte. Wir konnten aufatmen. Ich brach zusammen und konnte mich nicht mehr beruhigen. Jetzt würde alles gut werden.

Nun musste unsere Tochter nur noch wachsen, doch das gab es ja: kleine, zierliche Kinder. Außerdem waren Ultraschallgeräte nicht unfehlbar, und es gab immer wieder Messfehler. Wir nannten sie ab jetzt „unsere kleine Elfe" und begannen, mit ihr zu sprechen und sie zu streicheln. Auch sie begann, mit mir zu kommunizieren, und fing an zu treten. Ein sehr reges, kleines Mädchen turnte in meinem Bauch herum, und ich merkte, dass ich sie über alles liebte und wie eine Löwin um sie kämpfen würde.

Der Kampf begann, aber ich fühlte mich unbewaffnet. Alle Ärzte sagten, dass ich nichts tun könne, außer abzuwarten. Selten habe ich mich so hilflos gefühlt. Mit viel Hoffnung gingen wir zwei Wochen später wieder in die Uniklinik ... und eine Welt brach zusammen. Sie hatte es in zwei Wochen gerade mal von einem Schätzgewicht von 190 Gramm auf 210 Gramm geschafft. Und das in der 23. Schwangerschaftswoche.

Durch meine Recherchen hatte ich verschiedene Vermutungen bezüglich der Ursachen dafür, von Plazentainsuffizienz bis hin zu Schilddrüsenproblemen. Aber der Arzt entkräftete all das. Er sagte beispielsweise, dass es keine Plazentainsuffizienz sei. Denn da könnte ich stationär aufgenommen werden und an einen Tropf kommen, aber das sei unsinnig und unnötig, denn dazu sei mein Blutfluss im Doppler zu gut. So gingen wir nach Hause, um weiter abzuwarten. Unsere Kleine war ganz aktiv. Sie war da, und das zeigte sie mir auch. Mein Bauch wurde für mich zu einem Riesenproblem. Jeden Tag betrachtete ich mich mehrmals lange im Spiegel und wünschte mir nichts sehnlicher, als dass mein Bauch wachsen würde. Ich zog mir enge Sachen an, damit ich und andere ihn immer sehen konnten. Und, war er schon größer? Ja, heute auf jeden Fall. Meine Tochter musste einfach gewachsen sein! Ich wollte dieses Kind!

Zwei Wochen später war der nächste Kontrolltermin. Mit wenig Hoffnung gingen wir zum Ultraschall, und unsere Elfe war wieder nicht viel gewachsen. Betrübt verließen wir die Klinik und wussten nicht weiter. Ein paar Tage später wollten wir doch wie geplant heiraten. Viele Freunde und unsere Familien waren eingeladen und ein Partyraum war gemietet. Mein schönes Schwangerschaftsbrautkleid hing zu Hause. Ich war so verzweifelt! Ich konnte doch nicht fröhlich sein und lachen und feiern, wenn es meiner Tochter nicht gutging.

Wir sprachen viel darüber und kamen dann zu dem Schluss, dass es unsere Elfe bestimmt gut finden würde, wenn Mama und Papa heiraten und dann endlich ganz zusammengehören würden. So heirateten wir an einem wunderschönen Sonnentag, und es war einer der schönsten Tage in unserem Leben. Auch auf unserer Hochzeitsreise hat uns unsere Tochter begleitet, und ich habe ihr noch einmal alles gegeben: Ruhe, viel Essen, Schwimmen im Roten Meer und viele Gespräche mit dem Papa durch die Bauchdecke.

Sie hat uns heiraten lassen und uns unseren Urlaub gegönnt ... Danach ging alles sehr schnell. Das Fruchtwasser ging zurück, und uns blieb nichts anderes, als abzuwarten, dass sie in meinem Bauch versterben würde. Ein Fetozid kam nicht infrage, und auch kein Kaiserschnitt. Wir mussten sie ziehen lassen. Die verbleibenden zwei Wochen bis zu ihrem Tod konnte ich ihr leider nicht mehr viel Liebe geben. Ich musste mich doch irgendwie von ihr verabschieden, ohne dass ich dabei auf der Strecke blieb. Also versteckte ich meinen Bauch unter großen Blusen, streichelte ihn nicht mehr und ignorierte ihre Tritte. „Du kannst jetzt gehen! Mama und Papa haben keine Kraft mehr!", sagte ich zu ihr. So verließ uns Elfie, so nannten wir sie, nach zehn Wochen Hoffen und Bangen in der 30. Schwangerschaftswoche mit 23 Zentimetern und 330 Gramm. Sie hinterließ einen leeren Bauch, ein großes Loch in unseren Herzen und ein ewiges Andenken an eine wunderschöne kleine Elfe.

Ich vermisse sie so sehr. Was aber feststeht, ist, dass wir nichts falsch gemacht haben und dass sie ein kurzes, aber bestimmt schönes Leben in meinem Bauch hatte. So friedlich kann niemand aussehen, dem es nicht gutging. – Elfie, wir lieben Dich!

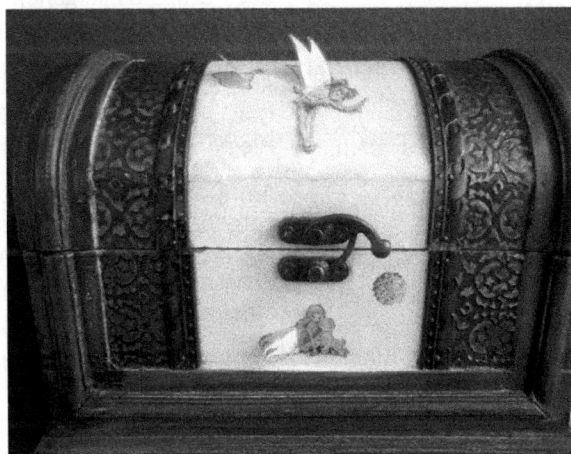

Antje^M, 36
Beruf: Verwaltungsfachangestellte

1. Kind: Sohn/Tochter (*+ vor 4 Jahren), Curettage in der 9. SSW, unbekannte Ursache
2. Kind: Sohn (*+ vor 1 Jahr), primärer Kaiserschnitt in der 36. SSW, Tod am 12. Lebenstag, hypoplastisches Rechtsherz und Koronarfisteln
3. Kind: Sohn/Tochter (*+), Curettage in der 7. SSW, unbekannte Ursache

Meinen ersten Verlust in der neunten Schwangerschaftswoche im Jahr 2007 habe ich gut verarbeitet.

Beim nächsten Mal begann alles, als ich im Mai 2010 erfuhr, dass ich zum zweiten Mal schwanger war. Zuerst waren mein Mann und ich sehr überrascht, aber dann freuten wir uns sehr auf unseren Nachwuchs. In unseren Gedanken planten wir schon unsere gemeinsame Zukunft zu dritt. Zur Sicherheit wegen familiärer Vorbelastung sollte in der 21. Schwangerschaftswoche noch eine Feindiagnostik gemacht werden. Bei dieser Untersuchung wurde festgestellt, dass unser Sohn unter anderem ein hypoplastisches Rechtsherz hat. Der Arzt sagte uns, unser Sohn hätte einen sehr schweren Herzfehler. Wir saßen wie versteinert da. In diesem Moment konnte ich nicht glauben, dass soeben von unserem Sohn geredet wurde, und mir kam das alles wie in einem Film vor. Schockiert ging es nach Hause.

Am übernächsten Tag sollte eine Fruchtwasseruntersuchung erfolgen, um eventuelle weitere Krankheiten oder Behinderungen auszuschließen. Vom Labor wurde uns dann nach dem Schnelltest mitgeteilt, dass es sich um einen „normalen" Jungen handele, vorerst ohne weitere Diagnosen. Die Tage waren unerträglich, da wir uns entscheiden sollten, ob wir dieses Kind behalten wollen. Nachdem uns von den Ärzten gute Hoffnungen gemacht wurden, dass man diesen Herzfehler in drei OPs operieren könnte, haben wir uns entschlossen, unserem Sohn die Chance auf ein Leben zu geben.

Die belastenden Tage sollten nicht spurlos an mir vorbeigehen. In der 24. Schwangerschaftswoche bekam ich plötzlich Wehen, und mein Gebärmutterhals verkürzte sich. Sechs Wochen musste ich deshalb im Krankenhaus liegen. In dieser Zeit erfuhren wir, dass unser Sohn noch einen Chromosomendefekt im Chromosom 5 hatte. Dieser Befund hat uns sehr zurückgeworfen, und die Angst um unseren Kleinen war wieder da. Wir wurden dann aber beruhigt, dass es sich bei den Basenpaaren um keine krankheits- und behindertenspezifischen Paare handelte. Ich war

etwas besänftigt, aber mein Mann hatte ab diesem Zeitpunkt eine böse Vorahnung.

Dann durfte ich nach Hause, was trotzdem bedeutete, dass ich liegen musste. Aber daheim war es natürlich angenehmer, und ich genoss die Stunden mit meinem Bauchbaby Moritz. Dass mit unserem Sohn auch alles anders ausgehen könnte, habe ich einfach verdrängt. Mein Mann war da etwas realistischer. Wenn ich zu diesem Zeitpunkt schon gewusst hätte, dass es „unsere" Zeit war, hätte ich das belastende Liegen sicher anders gesehen.

Irgendwann stand dann der Geburtstermin fest, Moritz sollte mit Kaiserschnitt zur Welt kommen. Aufgrund meiner Gebärmutterhalsschwäche wurde er schon in der 36. Schwangerschaftswoche mit einem Gewicht von 2.350 Gramm, 47 Zentimetern Länge und einem Kopfumfang von 30 Zentimetern geboren. Das war der schönste Moment in meinem Leben. Er hat sofort geschrien und uns mitgeteilt, dass er nun da war. Mein Mann durfte ihn kurz halten, und dann wurde er sofort auf die Kinderintensivstation gebracht.

Ich wurde weiter versorgt, und mein Mann besuchte unseren Sohn. Freudestrahlend kam er mit der Nachricht zurück, dass es unserem Zwerg soweit gutgehe. Wir waren glücklich und konnten uns nicht vorstellen, dass etwas schiefgehen würde. Am nächsten Tag in der Früh brachte mich eine Schwester im Rollstuhl zu ihm. Wir haben diese Momente beide sehr genossen. An diesem Tag bekam er noch von seiner Oma, seinem Opa und seinem Onkel Besuch. Alle haben unseren Kleinen bewundert und ihn auf dieser Welt begrüßt.

Am Montagmorgen durfte ich Moritz nochmals versorgen, da er gegen Mittag in das Herzzentrum verlegt werden sollte. Gegen 12 Uhr wurde er abgeholt. Er und ich weinten. Ich wollte bei ihm sein und ihn nicht alleine lassen.

Am nächsten Tag standen plötzlich die Ärzte neben mir und verkündeten, dass morgen die erste OP anstehen würde. An diesem Tag fand am späten Nachmittag noch die Taufe von Moritz statt. Als mein Mann mit dem Pfarrer, den Taufpaten und meiner Schwester kam und seinen Sohn knuddelte, grinste Moritz. Das war einer der Momente, die ich wohl nie vergessen werde. Danach hat mich Moritz beim Stillen so angeschaut, als ob er sich mein Gesicht für immer einprägen wollte.

In der Nacht habe ich sehr schlecht geschlafen. Ich habe mich morgens aus dem Krankenhaus geschlichen und wollte Moritz einfach vor der OP noch einmal sehen. Ich durfte kurz zu ihm und habe mich unter Tränen von ihm verabschiedet. Gegen Mittag klingelte mein Telefon und der Chirurg teilte mir mit, die OP sei super gelaufen. Ich musste mein Glück gleich jedem mitteilen. Moritz hatte es geschafft, und nun konnte es nur noch bergauf gehen.

Mittlerweile war es Donnerstag, und endlich durfte ich nach Hause. Ich rief noch einmal im Herzzentrum an. Der Arzt teilte mir mit, dass es unserem Sohn gutgehe. Allerdings habe es nicht geklappt, ihn von der Beatmungsmaschine zu nehmen. Dies beunruhigte mich sehr, aber der Arzt fand es nicht so tragisch. Ich hatte ab diesem Zeitpunkt ein sehr ungutes Gefühl und fuhr mit meinem Mann ins Herzzentrum. Dort teilte man uns mit, Moritz habe einen Herzstillstand gehabt und sei reanimiert worden. Die Ärzte würden ihn derzeit an die ECMO anschließen. Wir waren geschockt und sprachlos. Ich brach in Tränen aus und konnte mich nicht mehr beruhigen. Ich verstand die Welt nicht mehr. In den nächsten Tagen „wachten" wir an seinem Bettchen und haben uns über jede Reaktion von Moritz gefreut, weil uns das Hoffnung machte. Am Montagmorgen wurde der Abgang von der ECMO angestrebt. Nach einer Ewigkeit wurde mir kurz mitgeteilt, dass Moritz ungefähr eine Stunde lang ganz alleine geatmet habe. Länger sei es aber nicht gut gegangen. Mein Mann hatte in der Zwischenzeit Kontakt mit einem anderen Klinikum aufgenommen. Er wollte sich eine zweite Meinung einholen. Offensichtlich fühlten sich nun die Ärzte unseres Herzzentrums etwas auf den „Schlips" getreten und es folgte ein ungutes Gespräch mit dem behandelnden Kardiologen.

Am Dienstag wurden wir wieder in einen Besprechungsraum gebracht. Was nun folgte, kann man in Worten nicht beschreiben. Es wurde uns ausführlich mitgeteilt, dass bei Moritz noch mehrere multiple Koronarfisteln gefunden wurden. Nicht operabel. Mit diesem Herz sei unser Sohn nicht lebensfähig. Punkt.

Ich habe das alles in diesem Moment nicht realisieren können, das war zu viel für mich. Wie sollte es jetzt weitergehen? Mein Mann behielt einen klaren Kopf und bat um etwas Zeit für die zweite Meinung. Es wurde vereinbart, dass der „letzte" Abgang von der ECMO am Donnerstag erfolgen sollte. Wir wollten auf keinen Fall, dass Moritz leiden muss, allerdings sollten meine Eltern die Möglichkeit bekommen, sich von ihrem Enkel zu verabschieden.

Am Mittwoch verbrachten wir dann den ganzen Tag bei unserem Schatz mit dem Wissen, dass morgen alles vorbei sein sollte. Ich weiß bis heute nicht, wie wir diese Stunden ausgehalten haben, wahrscheinlich standen wir so unter Schock.

Am Donnerstag, dem letzten Tag in Moritz' Leben, hat man uns bequeme Stühle in den Raum gestellt, und unser Sohn wurde mir in die Arme gelegt. Da saßen wir nun das letzte Mal als Familie und hatten das Wertvollste, was wir besaßen, in unseren Armen. Wir konnten nicht fassen, dass Moritz gerade im Sterben lag, und haben mit ihm gesprochen, gesungen, ihn gestreichelt und geknuddelt. Er lag friedlich da und man spürte, wie sein Herz immer schwächer wurde. Der Pfarrer schaute ebenfalls vorbei und ermutigte uns, durchzuhalten. So vergingen schöne und traurige viereinhalb Stunden. Kurz, bevor das Herz von Moritz aufhörte zu schlagen, wurden wir noch von unserer liebsten Krankenschwester besucht. Dann war es vorbei und wir brachen in Tränen aus. Zwölf Tage hatte unser kleiner Engel auf dieser Welt gehabt.

Die Stunden und Tage danach waren die Hölle: Weihnachten – nur einen Tag später – wird nie mehr so sein, wie es früher einmal war.

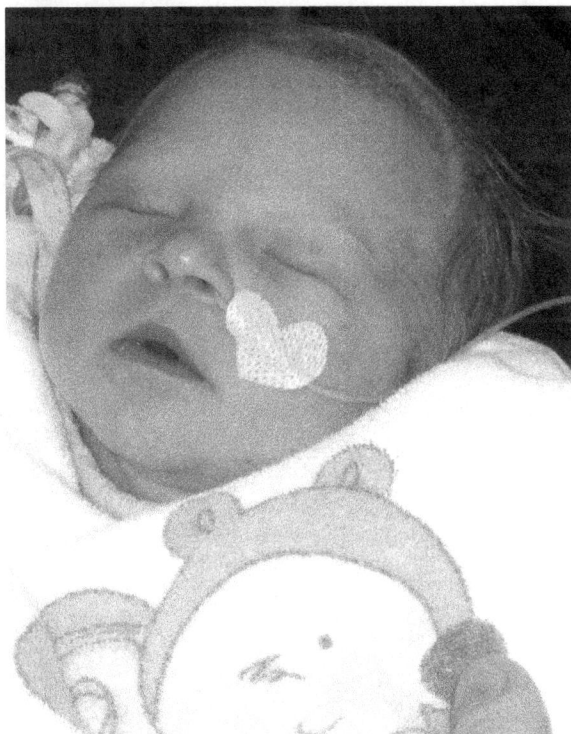

Claudia, 37
Beruf: Groß- und Außenhandelskauffrau

1. Kind: Sohn (*+ vor 1 Jahr), sekundärer Kaiserschnitt in der 39. SSW, Eklampsie / Gestationsdiabetes
2. Kind: Tochter (*), primärer Kaiserschnitt in der 35. SSW

Als ich im September 2009 einen positiven Schwangerschaftstest in der Hand hielt, war ich der glücklichste Mensch auf der Welt. Damals ging ich locker und sorglos in die Schwangerschaft. Alles war so leicht: keine Übelkeit, kein Erbrechen. Bis zur 36. Schwangerschaftswoche hatte ich keinerlei Beschwerden.

Das Einzige, was mir Sorgen machte, war mein hoher Blutdruck. Aber auch da wurden mir die Bedenken wieder genommen, als mir mein Frauenarzt versicherte, dass das ganz normal sei. Heute weiß ich, dass das nicht stimmt.

Es lief aber auch alles gut. In der 34. Schwangerschaftswoche erfuhren wir bei der Aufnahmeuntersuchung im Krankenhaus, dass es ein Junge werden sollte. Josh. Nun war unser Glück vollkommen. Fünf Wochen später kam das tiefe Loch. Am 18. Mai rief ich morgens bei meinem Frauenarzt an, weil ich meinen Sohn kaum noch spürte. Ich sollte sofort vorbeikommen.

Um halb acht stand ich in der Praxis. Blutdruck: 170 zu 111! Der Blutdruck hatte bereits seit der 35. Schwangerschaftswoche ähnliche Werte gehabt, aber ich war immer beruhigt worden, das sei in Ordnung. Das CTG war ganz normal, aber ich bekam wegen des hohen Blutdrucks eine Einweisung ins Krankenhaus.

Nachmittags gegen viertel nach drei – ich hatte mit Einverständnis meines Frauenarztes noch auf meinen Mann gewartet – waren wir dann im Kreißsaal. Um halb vier kam die schreckliche Nachricht: Die Ärzte fanden keine Herzaktivität mehr.

In diesem Moment hatte ich das Gefühl, man hätte mir den Boden unter den Füßen weggezogen. Ich sah, wie mein Mann zusammenbrach und weinte. Ab diesem Moment funktionierte ich nur noch. Ich bildete mir ein, ich müsse stark für ihn sein.

Wir durften an diesem Tag noch einmal für zwei Stunden nach Hause, was wir gleich dazu nutzten, meine Eltern über unseren Verlust zu informieren. Danach wurde im Krankenhaus versucht, die Geburt mit Geltabletten und einem Wehentropf einzuleiten. Erst zwei Tage später – gegen 13 Uhr am 20. Mai – platzte die Fruchtblase, und um 14 Uhr bekam ich eine PDA gelegt. Als der Muttermund um 18 Uhr weiterhin erst vier Zentimeter geöffnet war, wurde von den Ärzten entschieden, einen Kaiserschnitt zu machen. Um 20.51 Uhr wurde Josh mit 4285 Gramm auf wunderschönen 52 Zentimetern verteilt und einem Kopfumfang von 36,5 Zentimetern auf die Welt geholt.

Wir nahmen danach auf dem Zimmer noch über zwei Stunden Abschied von ihm. Er war so wunderschön. Am 30. Mai, seinem errechneten Geburtstermin, war die Trauerfeier, und einen Tag später haben wir Josh im engsten Familienkreis beigesetzt.

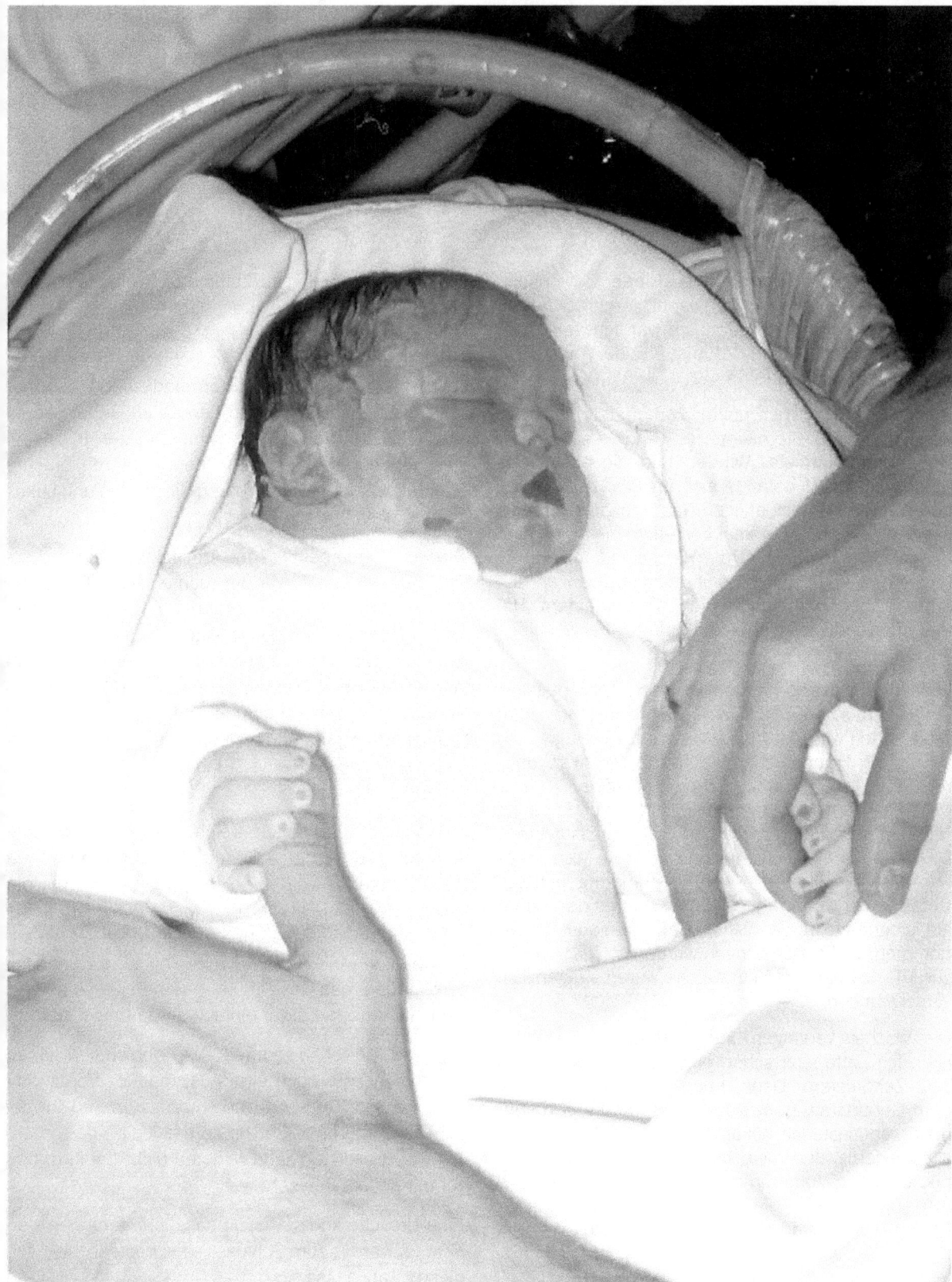

Yvonne, 38
Beruf: Zahnarzthelferin

1. Kind: (Zwilling) Sohn (*+ vor 1 Jahr), spontane Geburt in der 19. SSW
mit anschließender Curettage, unbekannte Ursache
2. Kind: (Zwilling) Sohn (*+ vor 1 Jahr), spontane Geburt in der 19. SSW
mit anschließender Curettage, unbekannte Ursache

Wir haben uns schon so lange Kinder gewünscht, aber es hat einfach nicht geklappt. Nach 13 Jahren dann plötzlich die Sensation: Ich war schwanger! Es durchfuhren mich viele Gefühle: Freude, Angst, Sorgen und wieder Freude.

Der erste Besuch bei meiner Frauenärztin war niederschmetternd. Sie meinte, es handele sich in der Gebärmutter um ein „Windei" und die eigentliche Schwangerschaft befände sich im Eileiter. Nach einer aufregenden schlaflosen Nacht folgte nochmals ein Kontrolltermin. Diesmal bestätigte die Ärztin eine intakte Schwangerschaft mit Herzschlag. Ich war so happy! Die Übelkeit hielt sich auch in Grenzen. Ich hatte leichte Schmierblutungen, die von einem Hämatom in der Gebärmutter stammten. Aber auch diese ließen nach.

In der 11. Schwangerschaftswoche hatte ich plötzlich starke Blutungen. Ich musste weinen. Mir war klar: Jetzt hatten wir unser Baby verloren. Ich ging gleich zu meiner Frauenärztin. Sie bestätigte zwar, dass mein Baby lebte, es aber nicht gut aussähe. Deshalb überwies sie mich in die Klinik. Dort wurde ich auch wieder geschallt und es wurden Zwillinge festgestellt. Da habe ich vielleicht Augen gemacht. Man sagte mir, dass die Blutungen wohl von einem geplatzten Gefäß in der Gebärmutter kämen und es den Babys gut ginge. Ich wurde für vier Tage stationär aufgenommen, und die Blutungen wurden schwächer. Bis zur 14. Schwangerschaftswoche waren sie gänzlich verschwunden.

Die Wochen vergingen und mein Bauch wurde dicker. Ich hatte jetzt schon einen Bauchumfang von 102 Zentimetern. Dann, Ende April, kurz vor meinem Geburtstag, platzte frühmorgens um 5.16 Uhr die Fruchtblase. Ich bekam Panik. Wir machten uns schnell fertig, und mein Mann fuhr mich in die Klinik. Dort angekommen musste ich noch eine Weile warten. Die Wehen, die während der Fahrt eingesetzt hatten, wurden stärker. Mein Mann musste mich wieder alleine lassen, weil er zur Arbeit musste. Sein Kollege hatte Urlaub und er musste ihn vertreten.

Als endlich eine Ärztin Zeit hatte, wurde ein Ultraschall gemacht. Ich wurde direkt mit den Worten „Einer ist tot, der andere lebt" konfrontiert. Danach erfolgte eine vaginale Untersuchung. Dabei wurde festgestellt, dass der Muttermund schon geöffnet war und mein erster Sohn bereits im Geburtskanal steckte. Da wurde ich blitzschnell in den Kreißsaal geschoben. Unterstützt von einer Hebamme, brachte ich meine beiden wunderbaren Kinder Tim und Lukas auf die Welt.

Sie wurden mir beide in den Arm gelegt. Lukas hat sofort meinen Zeigefinger der rechten Hand festgehalten und am Daumen seiner anderen Hand genuckelt. Das war alles so surreal. Ich war nicht in meinem Leben. Das war nicht mein Leben. Ich wollte doch Kinder an die Hand. Kinder, denen ich die Welt zeigen konnte. Und jetzt lag ich hier mit vom Fruchtwasser nassen Strümpfen und hielt Tim tot und meinen Erstgeborenen, der sich eine Stunde lang quälen musste, lebend im Arm.

Ich musste sofort sagen, welcher der beiden wie heißen sollte, ob ich eine Obduktion wünschte und wie beide bestattet werden sollten. Dann nahm mir die Hebamme Lukas immer mal wieder weg, um seine Vitalfunktionen zu testen. Sie sagte noch, er sei ein Kämpfer, er wolle nicht von mir gehen. Die Tränen liefen mir über das Gesicht. Sie waren beide so perfekt und bildhübsch. Es war einfach alles nur viel zu früh.

Im OP wurde schon gedrängt, wann ich endlich käme. Bei mir musste noch eine Ausschabung vorgenommen werden. Um 7.45 Uhr wurde ich in den OP geschoben, und um 7.55 Uhr ist der Kleine gestorben. Ich war die letzten zehn Minuten nicht bei ihm. Das tut mir heute noch sehr weh.

Eine Ursache konnte für all das nicht gefunden werden. Es war bis zum Schluss „alles bestens". Wie ich diesen Satz hasse.

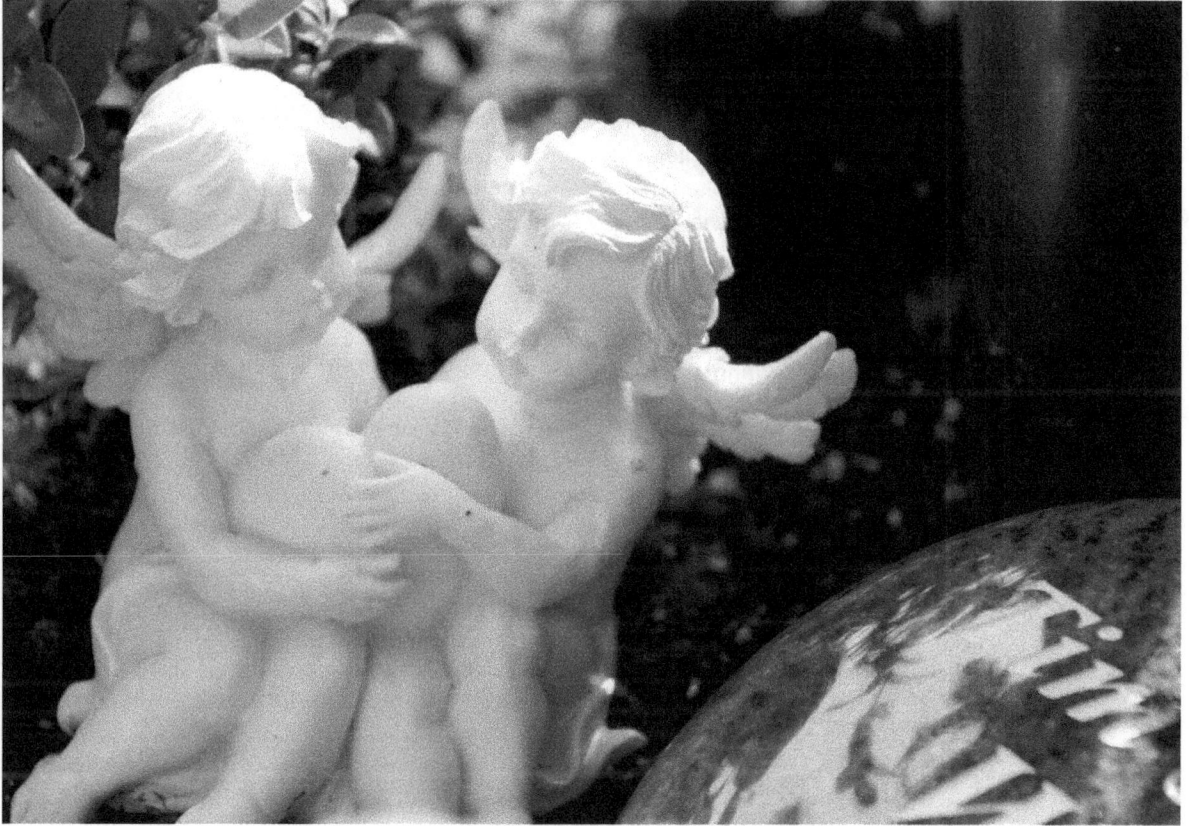

Christian, 39
Beruf: Elektromeister
→ Lebensgefährte von Martina, 40

„Es war gut, ... ihn zu riechen und zu fühlen."

1. Kind: Sohn (* vor 20 Jahren), spontane Geburt in der 41. SSW
2. Kind: Sohn (* vor 15 Jahren), spontane Geburt in der 41. SSW
3. Kind: Sohn (* vor 9 Jahren), spontane Geburt in der 39. SSW
4. Kind: (Zwilling) Tochter (* vor 6 Jahren), spontane Geburt in der 38. SSW
5. Kind: (Zwilling) Tochter (* vor 6 Jahren), spontane Geburt in der 38. SSW
6. Kind: 1.   Sohn (*+ vor 1 Jahr), spontane Geburt in der 40. SSW, unbekannte Ursache,
           vermutlich Nabelschnurkomplikation oder plötzlicher Kindstod im Mutterleib
(6. Kind: leibliches Kind; die anderen Kinder: Stiefkinder)

Als bekannt war, dass meine Lebensgefährtin ein Kind von mir erwartet, war ich sehr zwiegespalten, da ich eigentlich nie eigene Kinder haben wollte. Auch, weil ich der Meinung war, dass wir beide schon zu alt für ein Baby sind und dass es wichtig ist, die anderen Kinder meiner Lebensgefährtin großzuziehen.

Nach den ersten Ultraschallbildern und vielen Überlegungen meinerseits habe ich mich dann sehr auf den Kleinen gefreut und habe allen die Neuigkeit mitgeteilt.

Leider verlief die Schwangerschaft für meine Lebensgefährtin sehr schwierig, anders als bei ihren anderen Kindern.. Angefangen bei Unwohlsein, Konditionsschwierigkeiten und einem Bluterguss an der Gebärmutter bis hin zur Herausforderung, den täglichen Ablauf zu bewältigen. Zudem musste man sich dann noch mit Krankenkassen bezüglich einer Haushaltshilfe im Zeitraum des Blutergusses rumärgern.

Dennoch haben wir alles Erdenkliche getan, um die Schwangerschaft so gut wie möglich für uns und auch für Elias zu schaffen! Ich war beruflich viel unterwegs, und das machte es nicht leichter. Dennoch bereiteten wir alles für die Geburt unseres Sohnes vor: Es wurden Bettchen, Stuhl, Kleidung, Schnuffeltücher und alles, was man benötigt, besorgt.

Ich habe meine Lebensgefährtin, soweit ich konnte, in allem unterstützt. Auch geburtsvorbereitende Bildung über die bevorstehende Hausgeburt habe ich mir angeeignet, und es war alles in die Wege geleitet worden, damit ich für ein halbes Jahr in Vaterschaftsurlaub gehen konnte.

Zwei Wochen vor dem errechneten Geburtstermin blieb ich dann zu Hause und betreute alle und alles. Wir freuten uns auf unseren Sohn und Bruder. Am errechneten Geburtstermin kam die Hebamme zur Vorsorge, aber das kleine Herz unseres Sohnes Elias schlug nicht mehr. Gründe für den plötzlichen Tod konnten nicht gefunden werden.

Wir waren dann im Krankenhaus. Nach dem offiziellen Befund dort fuhren wir nach Hause und besprachen uns mit unserer Hebamme über die bevorstehende Geburt bei uns. Es wurde entschieden, dass der Kleine noch am Abend zur Welt kommen sollte.

Die Hebamme bereitete alle für die Geburt vor, und wir ließen unserer Wut und Trauer freien Lauf. Ich informierte meine Mutter und meine Geschwister über das, was geschehen war. Die Gedanken, die mir durch den Kopf gingen, kann man nicht wirklich beschreiben: Ich suchte einen Grund für den Tod von Elias, dachte über die bevorstehende Hausgeburt nach und versuchte, meine Lebensgefährtin zu trösten.

Am selben Tag wurde dann die Geburt eingeleitet, und ich werde diese Erfahrung in meinem ganzen Leben nicht vergessen. Ich habe eine Hochachtung vor meiner Lebensgefährtin, dies durchzustehen, obwohl es gewiss war, dass Elias nicht lebt.

Es war gut, ihn zu Hause auf die Welt zu bringen, um ihn zu riechen und zu fühlen. Auch diese Momente werde ich nie vergessen. Der Verlust von Elias ist sehr tragisch, und ich wünsche niemandem, sein Kind vor oder auch nach der Geburt zu verlieren!

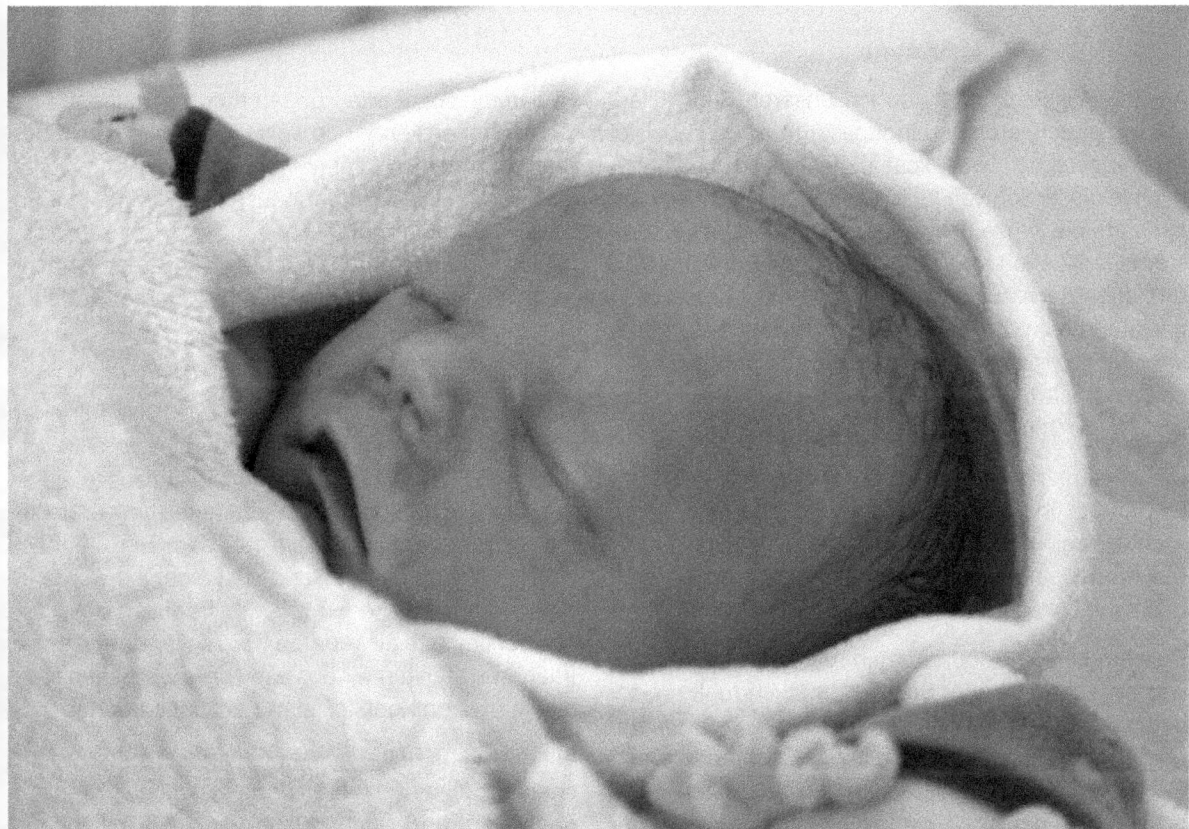

Martina, 40
Beruf: Familienmanagerin
→ Lebensgefährtin von Christian, 39

„... ich habe mich gefragt, wieso sich die Welt eigentlich weiterdreht, wenn uns so ein Unglück passiert."

1. Kind: Sohn (* vor 20 Jahren), spontane Geburt in der 41. SSW
2. Kind: Sohn (* vor 15 Jahren), spontane Geburt in der 41. SSW
3. Kind: Sohn (* vor 9 Jahren), spontane Geburt in der 39. SSW
4. Kind: (Zwilling) Tochter (* vor 6 Jahren), spontane Geburt in der 38. SSW
5. Kind: (Zwilling) Tochter (* vor 6 Jahren), spontane Geburt in der 38. SSW
6. Kind: 1. Sohn (*+ vor 1 Jahr), spontane Geburt in der 40. SSW, unbekannte Ursache, vermutlich Nabelschnurkomplikation oder plötzlicher Kindstod im Mutterleib

Am 22. August 2011 habe ich unseren Sohn Elias still am errechneten Entbindungstermin geboren. Die Schwangerschaft war nicht einfach, und ich fühlte mich in dieser Schwangerschaft generell nicht so gut. Ich hatte die ganze Schwangerschaft über mit einem ständigen Ziehen im Unterleib und mit Vorwehen zu tun, sodass ich auf Anraten des Arztes sehr viel Magnesium nahm. Zu den körperlichen Gegebenheiten kam ein gewisser Grad an psychischen Belastungen, da diese Schwangerschaft nicht geplant war und ich erst seit kurzem mit meinem Freund zusammen war.

Die Vorsorgen liefen im Wechsel zwischen meinem Frauenarzt und meiner Hausgeburtshebamme, denn wir hatten eine Hausgeburt geplant. Meine drei jüngsten Kinder sind ebenfalls zuhause geboren worden und es gab nie irgendein Problem.

Der errechnete Geburtstermin rückte also näher. Es war ein schwülwarmer Sommer, und ich fühlte mich ganz normal schwanger, so wie man sich in einem heißen Sommer mit einem dicken Bauch eben fühlt. Es gab keine besorgniserregenden Anzeichen oder Vorboten. In der 32. Schwangerschaftswoche wurde beim Frauenarzt routinemäßig ein CTG geschrieben, was mich zu diesem Zeitpunkt allerdings in Unruhe versetzte. Ich lag seitlich auf der Liege und das CTG lief, als Elias Herzschläge auf unter 50 abfielen. Ich empfand das als nicht normal und habe das dann beim Arzt im Sprechzimmer auch gesagt. Aber der Arzt wiegelte ab und fand das CTG völlig normal. Im Nachhinein glaube ich, dass dieser Vorfall schon ein Vorbote von Elias' Tod war. Leider habe ich mich vom Frauenarzt einlullen lassen, dass diese Schwankungen nichts Schlimmes bedeuten würden.

Innerlich stellte ich mich die ganze Zeit immer auf eine frühere Entbindung ein und besprach mit meiner Hebamme sogar, wie früh ein Kind zu Hause auf die Welt kommen könne. Ich wollte Elias eher bekommen und war innerlich total nervös. Leider tat sich nichts. Das Baby sollte aus dem Bauch raus. Ich nehme an, dass ich innerlich eine Vorahnung hatte oder – das ist die logischere Erklärung –, dass Elias Stresshormone ausschüttete und ich diese fühlen konnte. Hätte ich nur auf meine Gefühle gehört!

Montags standen wir früh auf, denn die Kinder gingen ja wieder zur Schule, weil die Sommerferien vorbei waren. Wir frühstückten, und ich weiß genau, dass sich Elias da bewegt und die Beine ausgestreckt hat. Um 9.30 Uhr kam die Hebamme zum vereinbarten Vorsorgetermin. Als sie mit dem Hörrohr nach den Herztönen suchte, fand sie keine. Ich wurde innerlich ganz kalt, denn mir war bewusst, dass das Allerschlimmste eingetreten war: Unser Baby war tot. Irgendwie starrten wir uns alle nur an. Christian streichelte meinen Kopf. Ich stand total unter Schock.

Wir drei – die Hebamme, Christian und ich – besprachen uns kurz und fuhren dann ins örtliche Krankenhaus. Dort wurde im Kreißsaal von der Krankenhaushebamme mit versteinertem Gesicht mittels CTG nach Herztönen gesucht. Dann musste ich rüber in einen Behandlungsraum, und es wurde ein Ultraschall gemacht. Am liebsten hätte ich mich schreiend in eine Ecke gesetzt. Aber ich zog mir nur wie betäubt die Schuhe an. Wir sind dann sofort wieder aus dem Krankenhaus geflohen. Es war Stille im Auto und ich habe mich gefragt, wieso sich die Welt eigentlich weiterdreht, wenn uns so ein Unglück passiert.

Zu Hause: Besprechung mit der Hebamme, was wir nun machen sollten und wie viel Zeit wir dafür hätten, den natürlichen Geburtsbeginn eventuell abzuwarten. Unsere Hebamme sagte uns, dass wir auch noch eine Nacht drüber schlafen könnten, bevor ich Elias auf die Welt brächte, weil er ja anscheinend erst morgens gestorben war. Ich wollte und konnte psychisch aber nicht noch länger mit dickem Bauch herumlaufen in dem Wissen, dass Elias tot war. Vielleicht spielte da auch ganz geringfügig der Gedanke mit, dass er vielleicht doch noch leben würde, wenn er jetzt auf die Welt käme. Wobei die Stimme der Vernunft natürlich wusste: Wenn die Ärztin per Ultraschall sieht, dass sein Herz stillsteht, dann wird es nicht mehr anfangen zu schlagen.

Elias hatte sich leider die ganze Zeit nie wirklich ins Becken gesenkt und schwebte nur immer über meinem Becken herum. Deshalb planten wir, die Geburt mittels Wehentropf noch am gleichen Tag abends einzuleiten. Ich fand das alles sehr bizarr und stand total unter Schock. Es ging aber so schnell wie bei den Geburten der anderen Kinder, und um 23.48 Uhr platzschte Elias heraus. Obwohl ich mich innerlich gegen die Geburt gesperrt hatte und ihn in mir behalten wollte, denn ich hatte eine wahnsinnige Angst vor dem, was mich erwartete.

Elias sah sehr lebendig aus, er hatte nur blaue Fingernägel, ein weißes Dreieck zwischen Nase und Mund und etwas dunklere Lippen als ein lebendiges Kind, so dass wir alle wohl dachten: „Nun schrei doch!"

Einzig die dünne, schlappe Nabelschnur mit geronnenen Blutresten darin zeigte uns deutlich, dass er schon tot war. Er bewegte sich nicht und hatte gar keine Körperspannung.

Mein Freund, Elias' Papa, nabelte ihn ab, ganz normal, wie man das so macht. Wir schlugen ihn in ein weiches Moltontuch ein und mein Freund hielt ihn auf dem Arm. Ich hatte ja insgeheim noch mit irgendwelchen schlimmen, unerkannten Fehlbildungen oder irgendwas Sichtbarem gerechnet, weil ich ja schon 40 bin, aber es war nichts.

Elias war ein ganz normales Baby: 51 Zentimeter lang und 3100 Gramm schwer. Er hatte keine sichtbaren Fehlbildungen, und es gab keine Hinweise auf irgendeine Erkrankung.

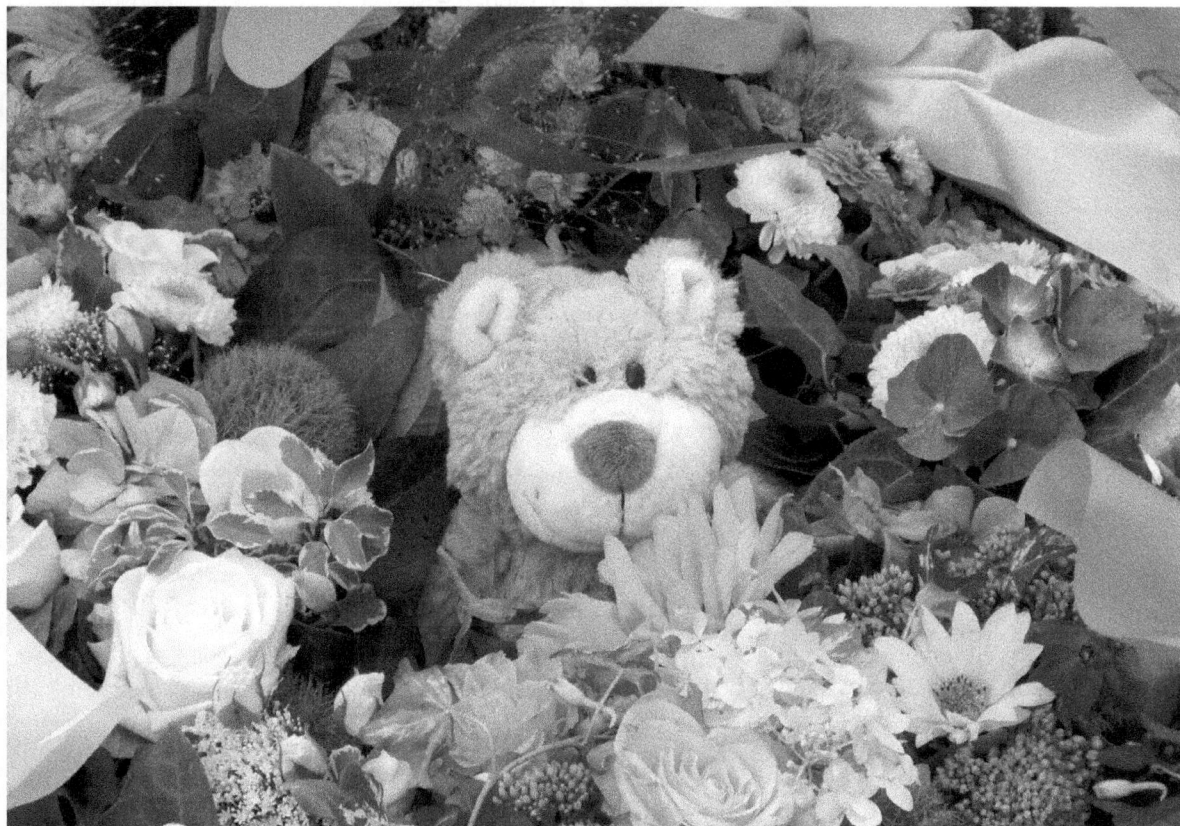

Heike, 41
Beruf: Verkehrskauffrau für
Binnenschifffahrt, Hausfrau und Mutter

„Im Nebenraum wurde an diesem Tag ein Kind geboren. Es weinte, und ich weinte auch."

1. Kind: Sohn/Tochter (*+ vor 15 Jahren), Curettage in der 10. SSW, unbekannte Ursache
2. Kind: Sohn/Tochter (*+ vor 13 Jahren), Curettage in der 11. SSW, unbekannte Ursache
3. Kind: Sohn (* vor 9 Jahren), sekundärer Kaiserschnitt in der 40. SSW
4. Kind: Sohn (*+ vor 6 Jahren), primärer Kaiserschnitt aus Angst vor einer Gebärmutterruptur in der 41. SSW, unbekannte Ursache
5. Kind: Sohn/Tochter (*+ vor 4 Jahren), spontane Fehlgeburt in der 12. SSW, unbekannte Ursache
6. Kind: Tochter (* vor 3 Jahren), primärer Kaiserschnitt in der 39. SSW

Die Schwangerschaft mit meinem vierten Kind, meinem Sohn Elias, vor sechs Jahren verlief am Anfang etwas problematisch, da ich wieder einen Schwangerschaftsdiabetes entwickelte. Dieser konnte aber mit einer strengen Diät und unter ärztlicher Kontrolle gut eingestellt werden, so dass ich nicht insulinpflichtig war. Die Wochen vergingen, und alles verlief völlig normal. Auch hatte ich eine sehr liebe Hebamme, die mich begleitete.

Die Werte bei den ärztlichen Vorsorgeuntersuchungen waren immer sehr gut. Elias entwickelte sich gut, und auch mir selbst ging es sehr gut. Die Untersuchungen waren alle ohne auffälligen Befund. Die Zeit des errechneten Entbindungstermins nahte. Ich freute mich auf unseren zweiten Sohn. Zwei Tage nach dem errechneten Geburtstermin setzten die Wehen ein. Ich rief meine Hebamme an, sie kam und wir durchatmeten eine halbe Nacht. Der Muttermund öffnete sich aber nicht wirklich. Das CTG war unauffällig. Meine Kondition ließ zu wünschen übrig, ich war müde, es war Winter und draußen tobte der Schnee ...

Meine Hebamme sagte nach einem abschließenden CTG und einer vaginalen Untersuchung, dass ich mich ein wenig ausruhen solle, wir würden dann am nächsten Morgen wieder nach dem Baby schauen. Da ich wirklich sehr müde war, legte ich mich schlafen, doch die Nacht war sehr unruhig. Am nächsten Tag waren die Wehen wieder sehr stark, und ich ging davon aus, dass es nun weitergehen würde mit der normalen Geburt. Draußen tobte immer noch dieser irre Schneesturm. Meine Hebamme kam, und wir wollten ein CTG machen. Ihr Gesicht wurde auf einmal sehr eigenartig. Sie schaute anders als sonst, denn sie fand den Herzschlag von Elias nicht mehr.

Wir sind sofort ins Krankenhaus gefahren, um mittels Ultraschall Klarheit zu erlangen.

Die Maschinerie setzte sich in Bewegung. Die Hebamme im Kreißsaal – es war nicht meine – war sehr unfreundlich und barsch zu mir. Die Ärztin kam, dann erschien noch ein Oberarzt. Das alles lief wie im Film ab. Es änderte nichts am Ergebnis, sie fanden alle keinen Herzschlag. Mein Baby war tot.

Ich verlor die Nerven, und ich weiß nur noch, dass ich nach Hause wollte, in meine Höhle. Ich wollte raus aus diesem Krankenhaus. Die Oberärztin sprach mit mir, mit meiner Hebamme und mit meinem Mann, der inzwischen eingetroffen war. Sie erläuterte uns das weitere Vorgehen. Ich durfte wieder nach Hause. Dort angekommen funktionierte ich nur noch sehr mechanisch.

Meinem dreijährigen Sohn sagte ich, dass Gott unser Baby zu sich geholt hat, weil er wohl einen Engel gebraucht hat. Ich schaute im Computer in einem Forum für kleine Engel nach – ich schrieb, las, man hörte mir zu. Meine Hebamme besprach mit mir daheim, was wir tun konnten: Abwarten, bis Elias von alleine zur Welt käme, oder die Geburt einleiten lassen im Krankenhaus. Von einem früheren Schicksalsschlag wusste ich, dass ich diese Belastung nicht alleine schaffen würde.

Ich rief meine Hausärztin an und erzählte ihr kurz, dass mein Baby tot sei und ich, wenn es geboren sei, dringend ärztliche Hilfe benötigen würde, damit ich mit diesem Verlust klarkäme. Sie hörte mir zu und sagte mir ihre Hilfe zu. Ins Krankenhaus wollte ich auf keinen Fall, denn die waren da ja nicht wirklich nett zu mir gewesen.

Der Tag verging, die Nacht kam. Ich konnte wieder nicht schlafen. Es schneite wie die Hölle. Nachts bekam ich dann irgendwann Angst. Mein großer Sohn war durch einen sekundären Kaiserschnitt geboren. Nun hatte ich den Tod in mir und eine Gebärmutter mit einer Narbe.

Ich schob Panik, was passieren könnte, wenn die Gebärmutter riss und der Tod in meinen Körper käme … dann wäre ich mit hin. Ich hatte Angst um meinen Sohn und um meinen Mann.

Ich beschloss mitten in der Nacht, mit meinem Mann wieder ins Krankenhaus zu fahren, doch nicht ohne die Dinge, die man mir im Forum empfohlen hatte: Fotoapparat und Sachen, die für Elias gedacht waren: Stofftier, Handtücher, Kleidung.

Im Krankenhaus empfing mich doch tatsächlich die Hebamme vom Morgen. Ich sagte ihr, sie sollten das Kind mit Kaiserschnitt herausholen, worauf sie wörtlich sagte: „Totgeburten werden bei uns nie per Kaiserschnitt geholt!" Sie leiteten die Geburt mit einem Wehentropf ein, lediglich Schmerzmittel boten sie mir an. Ich wartete und weinte und verstand die Welt nicht mehr. Mein Mann war bei mir. Zum Glück war meine Mutter zu Besuch und konnte sich um unseren großen Sohn kümmern.

Im Nebenraum wurde an diesem Tag ein Kind geboren. Es weinte, und ich weinte auch. Ich konnte das nicht ertragen. Am Abend wurde ich in ein Einzelzimmer gebracht. Mir wurde gesagt, dass sich der Muttermund nicht weiter geöffnet hätte und dass es morgen weitergehe. Die Nacht war der Horror. Mein Mann hat bei mir übernachtet und war für mich da. Die Schwestern auf der Station waren sehr lieb zu mir, und auch die Seelsorgerin und meine Hebammen besuchten mich und gaben mir Kraft.

Irgendwann in dieser Nacht erwachte mein Kampfgeist. Ich wollte schnell wieder heim. Ich wollte ein schönes Baby. Und wenn es schon tot war, dann sollte es doch bitte nicht durch die Geburt oder den langen Verbleib im Fruchtwasser verletzt oder entstellt sein. Ich wollte einen Kaiserschnitt.

Am nächsten Morgen wollte man mich wieder in den Kreißsaal bringen. Ich sagte den Schwestern, ich würde das nicht mehr mitmachen. Ich würde mir nicht mehr die Geburten lebender Babys anhören. Meine Familie brauchte mich daheim. Am schnellsten sei ich hier mit einem Kaiserschnitt heraus. Sie gaben meinem Wunsch nach. Sie brachten mich in den OP und leiteten die Narkose ein. Auf einmal sah ich mich und fragte den Arzt, ob es normal sei, dass meine Arme so lila waren. Ich hatte eine allergische Reaktion auf eines der Antibiotika bekommen, die mir prophylaktisch gegeben worden waren.

Auf der Intensivstation wachte ich wieder auf. Elias wurde mir gebracht, und er war warm, hübsch und weich – doch so leblos. Draußen ging die Sonne auf. Auf einmal war der Himmel blau. Gott hatte seinen Engel geholt. Wir riefen beim Pfarrer an, damit er ihn taufen konnte. Er sagte für den Abend zu, aber nicht für eine Taufe, sondern nur für eine Segnung, da mein Sohn nicht geatmet hatte. Das erzählte ich meinen Hebammen, denn ich war so traurig, dass mein Elias nicht getauft werden konnte. Sie kamen und tauften ihn und halfen mir, Fuß- und Handabdrücke von Elias zu nehmen. Sie haben ihn ausgezogen und wir konnten sehen, dass er heil geblieben war und ihm das Fruchtwasser nicht viel ausgemacht hatte.

Er sah friedlich aus, lieb, klein und unschuldig. Die Zeit heilt nicht wirklich diese Wunden, aber sie deckt eine leichte Decke über die Narben der Seele und gibt uns so die Möglichkeit, zu leben.

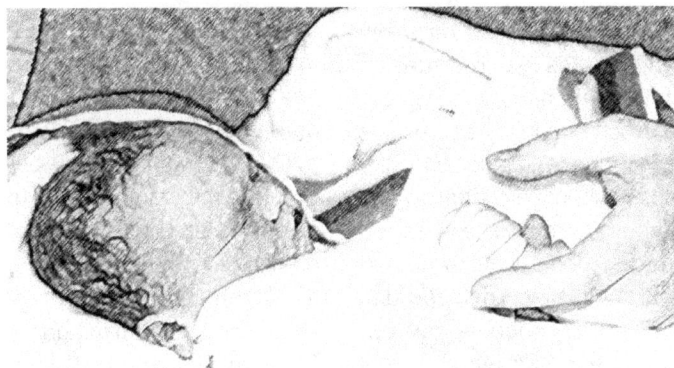

Ralf, 49
Beruf: IT-Organisator

„Als ich das Krankenhaus verließ, ging ich wie durch einen Tunnel, als ob ringsherum alles erstarrte."

1. Kind: Sohn (*+ vor 6 Jahren), spontane Geburt in der 17. SSW, Blasensprung durch Fruchtwasseruntersuchung
2. Kind: Sohn/Tochter (*+ vor 5 Jahren), spontane Geburt in der 5. SSW, unbekannte Ursache
3. Kind: Sohn/Tochter (*+ vor 4 Jahren), spontane Geburt in der 6. SSW, unbekannte Ursache

Nie hätte ich, von meinem Lebenslauf her und jenseits der 40, noch daran geglaubt, Vater zu werden. Umso erstaunter war ich, als meine Lebensgefährtin mir im Herbst 2005 genau das sagte. Da war das Baby etwa 13 Wochen alt. Es hat einige Zeit gedauert, die Gedanken zu ordnen, und ich erinnere mich noch genau, dass es zunächst vor allem „praktische" Gedanken waren: Wo soll das Kinderbett hin, an die Treppe muss noch eine kleine Tür ... Später dann sah ich mich auch mal mit einem kleinen Kind an der Hand durch den Garten gehen.

Etwa vier Wochen später stand dann eine Fruchtwasseruntersuchung an, zu der uns wegen unseres Alters geraten worden war. Natürlich wird man vor solchen Eingriffen über Risiken aufgeklärt – doch was sagt einem Laien schon so etwas wie „in einem Prozent der Untersuchungen gibt es Komplikationen"? Zwei Tage nach der Untersuchung trat leider genau das ein. Ich bekam einen Anruf, den ich nie vergessen werde. Nach der Arbeit stöberte ich noch ein wenig in einem Computergeschäft und hörte meine Lebensgefährtin sagen, dass sie ins Krankenhaus muss, weil sie Fruchtwasser verliert. Das fühlte sich an wie ein Schlag. Von einem Moment auf den anderen änderte sich alles.

Am nächsten Tag stand irgendwann fest, dass die Geburt nicht aufzuhalten war. Bis dahin hatte ich mich an die Restchance geklammert, von der die Ärzte gesprochen hatten. Noch einen Tag später war dann die Geburt unseres Sohnes Alexander. In diesem Zimmer zu sitzen, die Lebensgefährtin an Geräte angeschlossen zu sehen (deren Messwerte hin und wieder kontrolliert wurden) und auf die Geburt zu warten – wissend, dass diese zugleich den Tod des Babys bedeuten würde – war ein Erlebnis, das ich niemandem wünsche. Im Nebenraum lag ebenfalls eine Frau in den Wehen. Sie schrie und wurde durch ihren Mann aufgemuntert. Auch sie brachte ein Baby zur Welt, das aber leben würde. Das war sehr schwer. Ich denke, es wäre besser gewesen, abgeschiedener auf die Geburt zu warten.

Die eigentliche Geburt habe ich nicht erlebt, da mich ein Arzt aus dem Zimmer geschickt hat. Vermutlich, weil Alexander erst bei der Geburt verstorben ist. Das wäre zwar schmerzhaft gewesen – aber vielleicht die einzige Möglichkeit für mich, ihn – wenn auch sehr kurz – lebend zu sehen.

Während meine Lebensgefährtin in einem OP nachversorgt wurde, kam eine Schwester in das Zimmer. Sie hatte ein weißes Tuch in der Hand – und darin lag Alexander. Er war etwa 17 Wochen alt und zu meinem Erstaunen ein „fertiges" Baby, nur viel kleiner. So winzige Händchen und Füßchen ... das war der Moment, wo ich wirklich und für mich selbst zum Vater wurde. Vorher war alles irgendwie „virtuell", denn als Mann bekommt man ja gerade am Anfang wenig von der Schwangerschaft mit. Doch dieses Gefühl – „Jetzt bist Du wirklich ein Vater!" – vermischt mit der Trauer, doch nie als Vater leben und das Kind aufwachsen sehen zu dürfen, ist schwer zu beschreiben.

Ich war dann einige Zeit allein mit Alexander und habe ihn nur angeschaut. Ich fühlte eine Mischung aus Stolz und Trauer. Dank der Unterstützung insbesondere einer Schwester oder Hebamme – ich erinnere mich nicht mehr genau – bekam unser Baby eine Art Urkunde mit seinen Daten und später von uns einen eigenen Namen. Es wurden Fotos gemacht und Abdrücke der Händchen und Füßchen genommen. Später konnten wir noch als Familie Abschied nehmen. Leider wurde kaum mit uns gesprochen – aber für die Erinnerungsstücke sind wir dankbar.

Als ich das Krankenhaus verließ, ging ich wie durch einen Tunnel, als ob ringsherum alles erstarrte. Wie viele Tränen ich seither vergossen habe – ich weiß es nicht. Aber dieser Tag, diese kurzen Momente mit meinem Baby, mit meinem Sohn, haben mich für immer verändert.

Leider bekam unser Kleiner noch zwei sehr kleine Sternengeschwister. Von unserem dritten Kind haben wir ein Foto in seiner kleinen Schutzblase. Drei Kinder, von denen nichts geblieben ist außer wenigen Erinnerungen. Mittlerweile, Jahre später, habe ich dieses Schicksal akzeptiert.

Manchmal, vom Alltagstrubel getrieben, denke ich nicht einmal mehr daran. Doch dann gibt es wieder diese Momente, wo es ist wie damals, als ich im Krankenhaus saß mit einer Handvoll Leben ...

Momente, in denen ich oft weine und meine Trauer in Gedichte presse. Momente, in denen ich mir wünsche, es wäre anders gekommen.

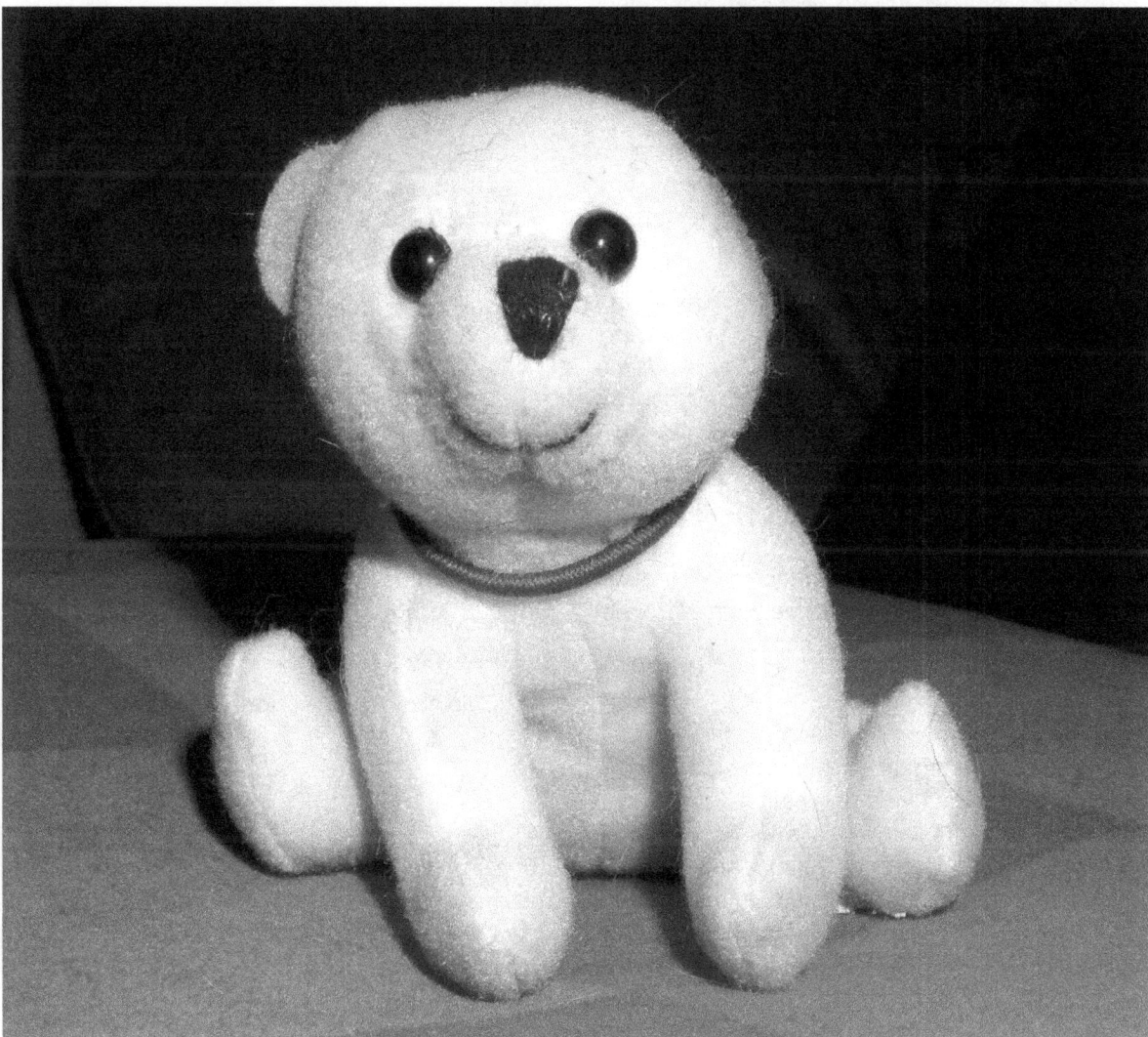

Den Verlust wahrnehmen

Wir leben in einer Gesellschaft, die uns weismachen will, dass fast alles erkennbar, kontrollierbar und beherrschbar ist. Dies gilt auch und vor allem für technische Aspekte des Lebens, weitet sich in der Wahrnehmung aber auch auf medizinische Themen aus. Was ist Medizin heute? Vielleicht ein freizügiger – manchmal überbordender – Einsatz von ‚technischem Gerät'? Hinzu kommt, dass der moderne Mensch selbstbestimmt lebt, individuell, flexibel und zielstrebig ist. Jeder ist seines Glückes Schmied, lautet die Devise.

Ein Geschehen, das sich all diesen Maßstäben entzieht – das weder vorhersehbar noch kontrollierbar noch beherrschbar ist, das ich nicht bestimmen, dem ich nicht ausweichen und das ich nicht bekämpfen oder verhindern kann – hat in einem solchen Umfeld keinen Platz.

Schließlich leben wir doch nicht mehr im Mittelalter, wo man mit stoischer Gottgläubigkeit und Demut hinnehmen musste, dass Kinder einfach so verstarben. Sicher nicht. Aber ...

... was du erlebst, ist in schrecklicher Form die Bestätigung dafür, dass Allmacht eine Anmaßung unserer heutigen Sichtweise auf das Leben ist. Denn noch immer gibt es Verluste, die wir ganz einfach nur annehmen können. Hilflos, ohnmächtig, verzweifelt – oder auch begleitet von Dankbarkeit und dem Gefühl, durch den Verlust einen wertvollen Schatz erhalten zu haben.

An welcher Stelle stehst du? Ich möchte dich dabei begleiten, deinen Verlust wahrzunehmen, anzunehmen und in dein Leben einzuordnen.

Vorahnungen vor dem Verlust

Fast alle Eltern in diesem Buch haben sich über die Schwangerschaft mit ihrem späteren Sternenkind gefreut. Für manche kam sie überraschend, andere hatten lange darauf gewartet, wieder andere konnten sich erst nach und nach mit dem Gefühl, schwanger zu sein, anfreunden. Die Bandbreite reichte von „wahnsinnig gefreut" (Jasmin), über „stolz" (Lisa[M]), „schön, aktiv und rundum wohl" (Susanne), „unendlich glücklich" (Antje) bis hin zu „ängstlich" (Nicole[G]),

„unsicher" (Sandra) und „unerwartet, ich fühlte mich wie in einer Achterbahn" (Martina).

Die meisten Mütter haben ihre Schwangerschaft zunächst genossen. Auffällig ist aber, dass gerade Mütter, die eine längere Phase des Kinderwunsches hatten, bis sich eine Schwangerschaft einstellte, eher von einem schlechten Grundgefühl erzählt haben.

Antje meint bezüglich ihrer zweiten Schwangerschaft:

„Von Anfang an hatte ich ein schlechtes Gefühl, vor allem, weil ich von der Schwangerschaft überhaupt nichts gespürt habe."

Maike berichtet:

„Ich war die ganze Schwangerschaft hindurch ängstlich. Ob das an der langen Kinderwunschzeit lag oder ob es eine Vorahnung war, weiß ich nicht. Ich weiß nur, dass ich meinen Mann oft gefragt habe, was wir machen, wenn unsere Tochter stirbt."

Und Natalie sagt:

„Obwohl ich seit zehn Jahren einen intensiven Kinderwunsch hatte, fühlte ich mich nicht glücklich. Ich war sehr unsicher und bat alle Menschen um mich herum, von diesem Thema abzusehen und uns keine Geschenke zu machen. Ich selber habe nichts gekauft. Niemals in meinem Leben habe ich mich so mies und hilflos zugleich gefühlt."

Trotzdem, oft auch erst im Rückblick, schreiben viele von schlechten Vorahnungen bezüglich der Schwangerschaft, des Babys und der Zukunft im Allgemeinen. Viele Schwangere machen sich Sorgen um ihr Kind – auch bedingt durch die vielen verfügbaren Informationen über mögliche Komplikationen und Krankheiten.

Judith, die Ärztin ist, meint beispielsweise:

„Ängste bezüglich Fehlgeburt oder Totgeburt sind in der Schwangerschaft ja fast ‚normal' und bei meinem Beruf nochmal häufiger, weil alle medizinischen Risiken im Kopf herumspuken."

Auch mir gingen diese Gedanken in jeder Schwangerschaft durch den Kopf, obwohl vier meiner fünf Kinder völlig gesund und munter sind. Wenn du jedoch ein Baby verloren hast oder bereits weißt, dass dein Kind nicht (lange) leben wird, so mögen dir verständlicherweise deine damaligen Gedanken und Gefühle bedeutsam vorkommen.

Die Eltern in diesem Buch verspürten in ganz unterschiedlichem Maße Vorahnungen oder werteten ihre Gefühle und Gedanken als solche. Yvonne sagt beispielsweise, sie habe den Tod ihres Kindes „nur ganz leise geahnt, sich ihn aber nie wirklich vorgestellt."

Trudi weiß noch, dass es ihr

„einfach irgendwie schlecht" ging, „im Nachhinein wie eine Vorahnung."

Antje[M] denkt:

„Im Unterbewusstsein habe ich gewusst, dass Moritz nicht lange bei uns sein wird. Diese Gedanken und Gefühle habe ich verdrängt, aber sie waren da."

Lisa hat zwar

„keine Vorahnungen der Art gehabt. Allerdings habe ich, als Martin und ich uns einmal sehr heftig stritten, zu ihm gesagt: ‚Wegen dir verliere ich noch einmal das Baby.' Dieser Satz ist, einmal ausgesprochen, unwiderruflich und tut mir heute sehr weh."

Auch Martina hat ihre Ängste deutlich formuliert. Sie sagt:

„So habe ich mich vorher noch nie erlebt. Ich habe in der Schwangerschaft mit Elias drei- oder viermal wörtlich gesagt: ‚Wenn das Baby stirbt, dann drehe ich durch, dann werde ich verrückt.'"

Judith[M] erinnert sich daran, dass ihr sehr wohl bewusst war, dass

„ein in der 24. Woche geborenes Kind nur äußerst geringe Überlebenschancen hat", dass sie aber nie daran dachte, *„dass unter der bestmöglichen ärztlichen Betreuung meinem Kind etwas passieren könnte."*

Und Astrid meint zur Frage nach Vorahnungen sogar:

„Ganz im Gegenteil! Ich war immer der Meinung, alles geht gut, und ich wusste auch, dass es meiner Tochter gut ging."

Ich selbst habe mich im Laufe meiner dritten Schwangerschaft sehr viel mit der Rupturgefahr nach Kaiserschnitten befasst. Ich habe viele medizinische Studien gelesen, Ärzte befragt und mich mit anderen Müttern ausgetauscht. Eine mir unbekannte Ärztin, zu der ich nur einmal zur Bestätigung der Schwangerschaft ging, meinte zu meinem Ansinnen, eine vaginale Geburt zu versuchen: „Wollen Sie Ihr Kind umbringen?" Und eine Bekannte meinte, Lilly sei doch nur ein Kindername und klinge nicht nach einem Erwachsenen.

Waren das schlechte Zeichen? Nachdem Lilly gestorben war, kam es mir oft so vor, als habe mir das Schicksal „einen Wink mit dem Zaunpfahl" geben wollen, doch ich bin mir sicher, wäre meine Tochter kein Sternenkind, wüsste ich heute nicht mehr, wie sehr mich diese Fragen beschäftigt haben.

Nadine machte eine ähnliche Erfahrung, denn auch sie beschäftigte sich sehr viel mit genau der Frage, die für ihren Verlust tatsächlich relevant war:

„Der Urlaub sollte nur zur Entspannung dienen. Trotzdem machte mich der Gedanke daran etwas unruhig. Waren acht Wochen vor der Geburt nicht schon zu spät, um in den Urlaub zu fahren? War das nicht zu riskant? Würde die lange Autofahrt nicht zu anstrengend sein? Was, wenn ich Wehen bekäme? Im Nachhinein frage ich mich: Warum haben wir so oft von einer Frühgeburt gesprochen? Hatten wir es schon geahnt?"

Die Ahnung kann auch eine ganz kurze sein, die sich erst im Verlust einstellt, wie Sandra berichtet:

„Als ich das Gefühl hatte, dass etwas nicht stimmt, haben wir gerade den Kinderfilm von Dumbo, dem fliegenden Elefanten, angeschaut. In einer Szene sah man die ganzen Zootiermamis, die friedlich mit ihren Babys schmusten und danach gemeinsam mit ihnen einschliefen. Auf einmal musste ich ganz arg weinen und hatte irgendwie diese Vorahnung, dass ich das nicht haben werde. Ich habe mich aber nicht getraut, diesen Gedanken auszusprechen. Ich dachte immer noch, dass alles gut ist. Mein Mann hat versucht, mich zu beruhigen. Wir sind dann erst am nächsten Morgen ins Krankenhaus gefahren."

Alina hingegen hat ihre Vorahnungen anders als die anderen Mütter, die hier zu Wort gekommen sind, gedeutet:

„Im ersten Schwangerschaftsdrittel habe ich häufig den Gedanken gehabt, dass man nicht wissen kann, ob das Baby bleibt oder wieder geht. Damals hielt ich das für eine realistische Tatsache, im Nachhinein empfinde ich diese Gedanken als ein inneres Wissen

in mir. Im letzten Drittel, beim Warten auf die Geburt, war viel Angst und Ungewissheit: Wird das Kind überhaupt leben können? Wird es behindert sein? Wird es schwer krank sein? In dieser Zeit hat mich Emil häufig durch Bewegungen in meinem Bauch beruhigt. Die Bewegungen haben mir gesagt: ‚Hab keine Angst, mach dich nicht verrückt, alles wird gut.' In der Zeit, als Emil im Krankenhaus lag, hatte ich manchmal den traurigen Gedanken, dass mich mein Gefühl betrogen hat, denn nichts war gut. Aber jetzt sehe ich das anders. Er wusste, dass wir drei die Kraft haben würden, den Weg, der zu gehen war, gemeinsam zu beschreiten."

Während die Erinnerung an mögliche Hinweise auf Probleme einfach zum Prozess des Trauerns dazugehört, können diese Gedanken auch Teil einer Schuldfrage werden. Auch diese gehört zur inneren Auseinandersetzung mit dem Erlebten, aber bestimmend sollte sie nicht werden. Im Kapitel zur „Frage nach dem Warum" berichten dazu viele der Eltern.

An dieser Stelle kommt stellvertretend nur Angela zu Wort, die sich fragt:

„Ich habe tatsächlich in meiner Schwangerschaft Videobeiträge über Sternenkinder angeschaut und bitterlich geweint. Wieso ich das getan habe, ist mir bis heute ein Rätsel. Habe ich tatsächlich ahnen können, dass ich auch bald so ein Video für meine Tochter machen würde? Ich weiß es nicht. Manchmal beschleicht mich das Gefühl, dass das alles nur aufgrund dieser Tatsache passiert ist. Was ja eigentlich total absurd ist. Oder nicht?"

Sich an Vorahnungen zu erinnern zeigt wohl vor allem eines: Wir alle tun uns schwer mit dem Unerklärlichen. Das Geschehene, der Verlust ist so unfassbar, dass der Rückblick auf Zweifel und Sorgen auch eine Form von Ursachen- und Sinnsuche sein kann. Hierbei geht es also nicht nur um deinen Rückblick auf die Tage, Wochen oder Monate vor dem Verlust, sondern auch um generelle Lebensfragen.

Glaubst du an schicksalhaftes Geschehen? Denkst du, jeder Mensch habe sein Leben ganz selbst in der Hand?

Diese zentralen Fragen leiten dich nicht nur im „normalen" Leben, sondern auch in besonderen Situationen – und erst recht in extremen Erfahrungen.

Mit einer schlechten / fatalen Prognose umgehen

Grundsätzlich wirst du einen Verlust, der dich nicht völlig überraschend trifft, anders erleben als jemand, der sehr plötzlich mit dem Tod des Babys konfrontiert wird. Es ist selbstverständlich nicht eine etwaige „bessere" Variante, aber eine schlechte Prognose oder gar die womöglich Wochen oder Monate vor der Geburt getroffene Aussage, dein Baby könne nicht (lange) (über)leben, ermöglicht dir vielleicht, dich mit dem zu erwartenden Verlust frühzeitig auseinanderzusetzen. So kannst du die eine oder andere Entscheidung, die zu treffen ist, überdenken und dich an die folgende Zeit herantasten.

Da solche Überlegungen stets beide Elternteile betreffen, ist das Unterkapitel stets an euch beide gerichtet. Gleichwohl liegt die endgültige Entscheidungshoheit, solange das Baby noch nicht geboren ist, bei der Mutter. Es ist letztlich ihr Körper und ggf. ihre körperliche Unversehrtheit, über den / die entschieden wird, wenn es um Entscheidungen über das Baby geht. Die partnerschaftliche Kommunikation sollte in der Entscheidungsfindung trotzdem eine wichtige Rolle spielen, um einen tragfähigen Grundstein für das weitere gemeinsame Leben zu legen.

Am häufigsten tritt diese Situation dann auf, wenn durch eine (wahrscheinliche) Diagnose bei einer Routinevorsorge, durch Laborwerte, durch andere pränataldiagnostische Maßnahmen oder aber kurz nach der Geburt festgestellt wird, dass dein Kind vermutlich nur eine geringe Lebenserwartung hat. Diese Situation ist oft von großer Belastung, Unsicherheit und Verzweiflung geprägt, denn meist schlägt ein positives Gefühl für die Schwangerschaft schlagartig in große Sorgen oder gar die Gewissheit des Verlusts um. So wie bei Nicole[G]:

„Ich wusste um den Verlust, als unsere Frauenärztin uns die Diagnose Anencephalie mitteilte: am 23.8.2010 um genau 10 Uhr."

Und Antje[M] erinnert sich dazu:

„Zur Sicherheit sollte noch die Feindiagnostik gemacht werden. Ich habe mich auf diesen Termin wirklich gefreut und gleichzeitig Angst gehabt. Plötzlich wurde der Arzt ruhig, schaute, schaute und schaute. Er schickte uns noch zweimal raus, weil er wohl das eine oder andere aufgrund der Lage des Kindes nicht richtig sehen konnte. Ich hatte schon ein ko-

misches Gefühl, und dann sollten wir uns an einen Tisch setzen und er teilte uns mit, dass unser Kind einen schweren Herzfehler habe. Auf einer Skala von leicht bis schwer einen sehr schweren. Ich war nur sprachlos und konnte nicht klar denken. Wir sollten das alles erst einmal sacken lassen und noch eine Fruchtwasseruntersuchung machen, um weitere Behinderungen auszuschließen. Außerdem sollten wir uns überlegen, ob wir ‚dieses‘ Kind wirklich behalten wollten. Nun war er da, der ‚Supergau‘. Wir sollten nun über das Leben des süßen Wurms, den wir noch ein paar Minuten vorher auf dem Bildschirm gesehen haben, entscheiden. Ich war total überfordert und habe nur geweint.“

Für Antje[M] beginnt bereits hier der Trauerprozess. Sie erzählt, was ihr plötzlich deutlich in Form eines Sichtvermerks bewusst wird:

„Zu Beginn der Schwangerschaft wurde ich noch nicht als Risikoschwangere eingestuft, erst nach der Diagnose. Dieser Eintrag im Mutterpass schockt mich noch heute, denn da stand ganz fett auf einem blauen Aufkleber ‚Hypoplastisches Rechtsherz – RisikoSS‘. Dieser Aufkleber ist fast so groß wie eine ganze Seite des Mutterpasses.“

Wenn du noch nicht genau weißt, ob dein Baby überleben wird, wird eure gemeinsame Zeit nun anders ablaufen als ursprünglich erträumt und gedacht. Alina meint dazu:

„Wir wussten vor der Geburt von dem Herzfehler und der Wahrscheinlichkeit einer Chromosomenstörung. Über Emils Lebenschancen wussten wir gar nichts – alles war möglich.“

Und Lisa[M] erzählt von dem Versuch, in der schwierigen Zeit positiv zu denken:

„Mein Partner hat zu Hause ein Kärtchensystem gebastelt. Für jeden Tag eine Karte. Rot für die Tage, die wir schaffen müssten, damit sie eine Überlebenschance hat. Dann gelb für die Tage, in denen die Geburt kritisch ist, aber die Chancen ok. Dann grüne Karten als ‚Bonuszeit‘. Jeden Abend haben wir auf die entsprechende Karte geschrieben ‚1 Tag geschafft‘. Bis zur gelben Abteilung sind wir nicht mehr gekommen.“

Möglicherweise sollst du – und das ist eine sehr belastende Situation, die im Kapitel „Besondere Situationen“ thematisiert wird – über Leben und Tod deines Kindes entscheiden. Dies geschieht zumeist nicht nur in Abstimmung zwischen dir und deinem Partner. Vielmehr kann es der Fall sein, dass sich viele (fremde) Menschen in diesen Entscheidungsprozess einbringen möchten. Alinas Situation macht deutlich, was gemeint ist:

„Wir haben uns in der 32. Woche, als klar war, dass bei Emil vieles anders ist als es eigentlich sein sollte, gegen eine Fruchtwasseruntersuchung entschieden – trotz des immensen Drucks durch die Ärzte. Weil wir gesagt haben, dass dieses Kind so kommen soll, wie es ist, und dass eine Untersuchung für uns sowieso keine Konsequenzen im Sinne einer Abtreibung oder Ähnliches haben würde. Die Ärzte wollten unbedingt wissen, ob Emil Trisomie 13 oder 18 hat, weil sie dann den Geburtsverlauf anders geplant hätten: natürliche Geburt ohne Überwachung der Herztöne [bei bereits verstorbenen Kindern oder Kindern mit fataler Prognose mögliches Vorgehen bei klinischer Geburt, Anm. H.W.]. In meinem Inneren habe ich diesen Vorschlag auch immer ein wenig als natürliche Auslese empfunden und hatte das Gefühl, mein Kind und sein Lebensrecht schützen zu müssen.“

Schwierig ist es auch, sich in einer nicht gänzlich aussichtslosen Situation einerseits auf das Baby zu freuen, und andererseits Vorkehrungen für einen möglicherweise schlechten Ausgang zu treffen. Lisa[M] meint:

„Ich habe mich mit dem Tod unserer Tochter erst befasst, als sie gestorben war. Vorher standen die Hoffnung und der Glaube im Vordergrund, dass wir es schaffen. Wenn ich gewusst hätte, wie wenig Zeit mit ihr mir noch bleibt, hätte ich ihr noch viel mehr erzählt und vorgesungen. Aber ich war fest überzeugt, ich müsse nur einfach zwei Monate durchhalten.“

Judith[M] erinnert sich:

„Erst am Morgen der tatsächlichen Geburt, als die Ärzte mit ihren Möglichkeiten am Ende waren, was ich nie für möglich gehalten hätte, ergriff mich die Angst um mein Kind und schlug sofort in Hoffnungslosigkeit um. In diesem Moment brach erst mal eine Welt für mich zusammen.“

Insbesondere auch nach einer zu frühen Geburt auf der Frühgeborenenstation, wo einerseits die Gefahr allgegenwärtig ist und andererseits die Pinnwände im Eingangsbereich all die vielen Geschichten der Kinder erzählen, die ihre frühe Geburt gut überstanden haben, mag das Hoffen und das gleichzeitige Auseinandersetzen mit einem möglichen schlechten Verlauf fast unmöglich erscheinen.

Ich selbst habe diese Situation nie erfahren und kann daher nur aus den Erfahrungen der interviewten Eltern zusammenstellen, welche individuellen spezifischen Fragen und Themen bereits vor der Geburt nach einer solchen schlechten Prognose entstehen (können).

✱ Ganz gleich, was kommt: Niemand kann Entscheidungen besser treffen als ihr, die Eltern des Kindes. Als Mutter und Vater müsst ihr in Zeiten von Krankheit oder Not sogar für es bestimmen. Dabei habt ihr nicht nur das Baby, sondern selbstverständlich auch euch und vielleicht bereits lebende Kinder im Blick.

Euer Weg wird der richtige für euch sein, auch wenn andere Personen meinen, gute Ratschläge geben zu können.

Diese Personen tun sich vielleicht etwas leichter als ihr, denn sie sind letztlich nicht verantwortlich für eure Entscheidungen. Aber es kann euch auch passieren, dass Meinungen von außen in der Zeit innerer Zerrissenheit als wohlwollend, wissenserweiternd und hilfreich empfunden werden.

Ramona erlebte ihren Arzt in dieser Hinsicht sehr positiv:

„Ich hatte zu jeder Zeit das Gefühl, immer mit einbezogen zu sein und nicht, dass jemand ‚von oben herab‘ entscheidet. Ich wurde mit meinen Ängsten und Sorgen immer ernst genommen.“

Nur selten drängt tatsächlich die Zeit. Meistens ist es gut, mehrere Meinungen zu hören, denn „sogar" Fachpersonen vermitteln nicht nur Fakten, sondern darüber hinaus auch ihre ganz persönliche Einstellung zu einer eventuell sehr schwierigen Situation.

Unbenommen davon kann natürlich eine ärztliche Zweitmeinung gerade in Grenzbereichen wichtig sein – für euer Baby, für euch und für den späteren Umgang mit dem Erlebten.

Fachliche Beratung ist eben – aus verschiedenen Gründen – nicht immer ergebnisoffen, weil auch Fachpersonen selbst eine bestimmte Meinung zum möglichen Vorgehen haben. Antje[M] meint dazu:

„Ich war am Ende und teilte meinem Mann die traurige Nachricht mit. Er war geschockt. Kurze Zeit später war er dann schon bei mir und hatte in der Zwischenzeit Kontakt mit einer anderen Klinik aufgenommen. Er wollte sich einfach eine zweite Meinung einholen. Offensichtlich fühlten sich die Ärzte im Herzzentrum davon etwas ‚auf den Schlips getreten‘. Es folgte ein ungutes Gespräch mit dem behandelnden Kardiologen.“

Sollte genug Zeit vorhanden sein, so nehmt sie euch, um selbst aus der ersten Phase der Fassungslosigkeit, des Überwältigt- und Überfordertseins herauszutreten. Carolin sagt:

„Nach der Diagnose kam eine längere Schockphase, die sehr lähmend war – da konnte ich gar nichts klar denken. Als dann die Entscheidung [, die Schwangerschaft nicht zu beenden, Anm. H.W.] gefallen war, war alles recht wechselhaft. An den meisten Tagen ging es mir ganz gut, an anderen Tagen war schon die Trauer recht präsent.“

Nicole[G], die sich mit ihrem Mann gegen die Fortsetzung ihrer Schwangerschaft entschied, erklärt:

„Als wir von der Diagnose hörten, rief mein Mann Familie und Freunde an, teilweise ich auch. Ich informierte mich über die vielen Möglichkeiten, wir hatten Psychologentermine, ich spielte Computer, wir suchten ein Hotel am Meer aus, wir gingen auf die Beerdigung meines Cousins. Es war, so sehe ich das jetzt, ein Schockzustand. Gefühle waren viele da: tiefe Trauer, Schmerz, Taubheit, Stärke, Sarkasmus, Energielosigkeit.“

✱ Übrigens: Die immer wieder geäußerte Angst, die Mutter könne vergiftet werden vom angeblichen „Leichengift" des Babys oder von giftigem Fruchtwasser, ist – bis auf Einzelfälle bei nicht mehr intakter Fruchtblase – ein Mythos.

Wenn tatsächlich eine Infektion nach der Diagnose des kindlichen Todes entsteht, dann hat diese andere Ursachen als „Leichengift". Eher drückt sich darin die Unsicherheit des Gegenübers aus. Viele Menschen, selbst medizinische Fachpersonen, verspüren Berührungsängste mit dem Tod und stellen sich den Verbleib des toten Babys im Mutterleib als psychische Belastung – und vielleicht auch als Zumutung für die Umwelt – vor. Sie berücksichtigen dabei nicht, dass das innere Loslassen Zeit braucht, wenn klar ist, dass das Baby bereits gestorben ist oder nur noch kurz leben wird.

Natalie, deren Tochter Elfie aus unbekannten Gründen starb, erinnert sich:

„Ich saß im ersten Gespräch mit meiner Psychologin, die mich fragte, ob ich denn bereit sei, mein Kind gehen zu lassen. Seit Wochen bereitete ich mich ja nun schon auf den vorhergesagten Tod unserer Tochter vor und ich sagte: ‚Ja, ich bin bereit. Ich möchte, dass sie jetzt geht. Sie kann gehen. Wir haben alles für sie getan, niemand kann ihr helfen. Mama und Papa wollen jetzt wieder leben, auch mal wieder an sich selber denken. Also bitte, geh jetzt. Wir können nicht mehr!' Dann hat sie mich noch einmal getreten … Das war das letzte Mal, dass ich meine kleine Elfie gespürt habe. Als ich sie in den nächsten Stunden und auch am nächsten Tag nicht mehr spürte, wurde mir bewusst, dass sie gegangen ist. Sie hat uns erlöst. Die Frauenärztin konnte dies dann nur noch bestätigen."

Ihr benötigt Ruhe, um zu entscheiden, ob ihr die Schwangerschaft fortsetzen möchtet oder nicht.

Letztlich ist es eine mütterliche Entscheidung, doch sollte diese miteinander besprochen sein. Es ist schließlich eine schwerwiegende Lage, und diese braucht einen Prozess des Durchdenkens.

Vielleicht würden einige Menschen sagen, dass manches Leben schlimmer ist als der Tod. Doch wo die Grenze liegt, das ist individuell so verschieden, dass ihr mit guter Begleitung Zeit haben solltet, euch darüber Gedanken zu machen. Lisa[M] meint:

„Sie sagten, wir sollten überlegen, wie wir entscheiden, wenn sie vor der 24. Schwangerschaftswoche käme. Welch eine Entscheidung wurde da von uns verlangt?"

* Vieles, was in späteren Kapiteln dieses Buches als Möglichkeit, aber auch einiges, was als unwiederbringlicher Verlust von Erfahrungen auftaucht, ist vielleicht für euch – da ihr wisst, dass euer Baby sterben wird – noch oder schon jetzt möglich. Ihr könnt zum Beispiel bereits jetzt Begleiter finden, die euch dabei helfen, diese schwere Situation zu bewältigen.

Natalie erzählt, sie habe sich schon vor der Geburt von ihrer Hebamme und der Mitarbeiterin einer Beratungsstelle betreuen lassen und mit dem Bestatter und der Friedhofsverwaltung einiges besprochen, das für sie wichtig war.

Lisa[M] hatte Gespräche mit der Klinikpsychologin, und auch die Klinikpfarrerin war für sie und ihren Mann eine Stütze.

Carolin erinnert sich, dass ihr wichtig war,

„dass wir sie bei meiner Mama bestatten durften. Das haben wir bereits frühzeitig abgeklärt und waren damit beruhigt."

Für Claudia[N], die Zwillinge erwartete, wobei eine ihrer Töchter nicht lebensfähig war, hatte ihr

„Mann vorher schon Kontakt mit dem Beerdigungsinstitut aufgenommen und den Sarg ausgesucht und die behördlichen Dinge erledigt. Ich habe die Geburts- und Todesanzeige formuliert und eine Decke für meine Tochter genäht. Wir haben auch relativ schnell nach der Diagnose einen Kontakt mit einer Mitarbeiterin vom Sozialdienst katholischer Frauen herstellen können, die uns während der gesamten Schwangerschaft zur Seite gestanden hat. Außerdem haben wir einen speziellen Geburtsvorbereitungskurs in Luxemburg gemacht, der von einer Frau gehalten wurde, die Mitbegründerin eines Vereins für verwaiste Eltern ist."

Nicole[G] berichtet von der Zeit nach der Diagnose:

„[Ich habe] oft auf meinen Bauch gefasst und mit ihm geredet".

Auch Antje[M] meint:

„Das war dann ‚unsere' Zeit. Ich habe viel mit Moritz gesprochen und auf jede seiner Bewegungen geachtet. Ich war stolz, so weit gekommen zu sein. Die Angst war aber immer gegenwärtig, und auch die Gedanken, es könnte alles schiefgehen. Wir waren ‚eins' in dieser Zeit und ich weiß heute, dass ich mich damals innerlich schon ein bisschen von ihm verabschiedet habe."

Und Lisa[M] ist überzeugt:

„Mein Umfeld hat mir Kraft gegeben. Und vielleicht haben wir es deswegen fast zehn Tage geschafft und unser Baby konnte dadurch lebend geboren werden und wir durften sie wenigstens kurz begrüßen. Das war der wertvollste Augenblick meines, unseres Lebens."

Unangekündigter, plötzlicher Verlust

In der Mehrheit der Fälle aber wird dich der Verlust deines Babys überrascht haben. Ziemlich unvorbereitet wirst du dich in einer Lage wiederfinden, die dein bisheriges Leben völlig „auf den Kopf" stellt. Claudia erinnert sich:

„Ich habe gebetet, fühlte mich hilf- und machtlos und dachte immer nur: Bitte nicht!"

Und Susanne sagt rückblickend:

„In dem Moment, als die Schwestern bei der Kontrolluntersuchung keinen Herzschlag mehr feststellen konnten, schaltete mein Gehirn wohl auf Autopilot. Ich wusste es, aber ich wusste es auch wieder nicht. Die Gewissheit des instinktiven Gefühls drang nicht zu mir durch."

Mir selbst ging es so, dass ich im Rückblick wohl große Widersprüche in meinen Gefühlen verspürte. Ich schrieb in meinem Tagebuch 14 Tage später: „Irgendwann kam doch der Eindruck, es liefe etwas falsch, oder? Gegen was oder wen hast Du gearbeitet? Wolltest Du etwas schaffen oder verhindern? Ich tröste mich damit, dass Dir mein Unwissen viel Stress und Angst erspart hat. Meine Gefühlslage hat sicher bis zu Deinem Tod signalisiert: Wir schaffen das."

Wenn du schon zuvor das (unbestimmte) Gefühl hattest, dass „etwas" nicht stimmt, dir in Vorsorgeuntersuchungen aber stets vermittelt wurde, das alles in Ordnung sei, ist der plötzliche Verlust wie eine Bestätigung deiner Vorahnungen.

So war es auch bei Astrid, deren Tochter aufgrund zahlreicher Plazentainfarkte starb:

„Ich hatte panische Angst um mein Kind. Im Krankenhaus konnten sie mich beruhigen und haben mich wieder nach Hause geschickt. Die Krämpfe traten dann noch einmal auf, und danach habe ich mich von Tag zu Tag körperlich schlechter gefühlt. Ich wurde schlapp und antriebslos. Meiner kleinen Maus ging es auch nicht gut, das spürte ich. Als die Bewegungen deutlich weniger wurden, bin ich wieder ins Krankenhaus, und dann wurde sie auch sofort geholt."

Auch Melanie meint:

„Ich fühlte irgendwann, dass etwas nicht stimmt. Doch diese Zweifel waren nur klein, und von den Ärzten wurde immer bestätigt, dass alles okay sei."

✱ Bei einem unangekündigten Verlust hast du kaum Möglichkeiten, dich mit Bedacht auf das Kommende vorzubereiten. In der wenigen verbleibenden Zeit gilt trotzdem: Nimm dir so viel Zeit, wie du bekommen kannst, und nutze diese, um zu tun, was für den Abschied und die Trauer hilfreich sein könnte.

Antje hatte diese Gelegenheit nicht oder nahm die Chance des Überdenkens nicht als solche wahr, denn der Arzt

„meinte dann, dass er mir unbedingt eine Ausschabung ans Herz legen würde, so schnell wie möglich, und hat mir gleich einen Termin für den nächsten Tag zur ambulanten OP bei ihm gegeben."

Ramona hingegen wusste,

„dass im Falle einer Geburt Johann nicht leben wird. Mitten am Tag hielt ich mein erstes Zwiegespräch mit Johann und habe ihn das erste Mal bei seinem Namen genannt. Ich habe ihm gesagt, dass wir uns auf ihn freuen, er aber noch ein bisschen aushalten soll. Sollte das nicht möglich sein, habe ich ihm gesagt, dass meine Oma oben im Himmel auf ihn wartet, für ihn da sei und ihn beschützen würde, so wie ich es machen wollte."

Gestehe dir auch die vielen Fragen zu, die anfangs noch völlig unsortiert und oft übermächtig auf dich wirken. Natascha beispielsweise fragte sich:

„Was jetzt ist? Ob wir jemals ein Erdenkind unser Eigen nennen dürfen? Wie es weitergeht? Ob wir den Verlust verkraften?"

Vielleicht möchtest du verschiedene Menschen informieren, die dir hilfreich zur Seite stehen können. Martina sagt dazu:

„Meine Mutter und ihren Mann haben wir erst mittags informiert, dass unser Baby tot ist und wir ihn noch abends zur Welt bringen wollen."

Oder aber es geht dir wie Jochen, der trotz schlimmer Vermutungen niemandem Bescheid sagte, da er selbst die Hoffnung bewahren wollte:

„Wir haben niemanden informiert, sind dann einen Tag später gleich ins Krankenhaus. Ich hatte Angst, es könnte was nicht stimmen, ich wollte aber einfach nicht wahrhaben, Michel könnte nicht mehr leben."

Auch Nadine versuchte, die Hoffnung zu bewahren:

„Da ich eine Frühgeburt hatte, hatte ich während der Geburt Angst, dass mein Kind sterben würde. Als unser Sohn jedoch nach der Geburt stabil war, war ich überglücklich. Vielleicht waren es auch meine Glücksgefühle, die keinen negativen Gedanken zuließen."

* Allen Eltern ist gemeinsam, dass sie zu diesem Zeitpunkt beginnen, sich zu verwandeln und sich mit der unbekannten Situation auseinanderzusetzen. Jeder tut das auf seine Weise und es gibt keine schlechtere und keine bessere Art, mit dem Verlust eines Babys umzugehen.

Es gibt nur passende oder unpassende Reaktionen aus deinem Umfeld, und es ist zu wünschen, dass du von den Leuten, die dich umgeben, zumeist aufgefangen und behutsam behandelt wirst.

Gut zu wissen:

- Wenn die Geburt nicht bereits begonnen hat oder unmittelbare Gefahr für die Mutter oder das (noch) lebende Kind besteht, muss nicht sofort gehandelt werden. Nimm dir Zeit, auch für die Entscheidung bezüglich des Geburtsmodus.

- Informiere dich, zum Beispiel im Kapitel „Erste Schritte", was du alles unter- und mitnehmen könntest, um dich gut von deinem Baby verabschieden zu können.

- Informiere Menschen, die du dir als gute Begleitung in den nächsten Stunden und / oder Tagen vorstellen kannst. Bitte sie konkret um Hilfe.

- Formuliere eigene Bedürfnisse, auch Dinge, die du vielleicht zunächst als abwegig oder merkwürdig empfindest.

- **Für Fachpersonen:** Machen Sie Eltern zu informierten Partnern. Dies ist kein Zeichen von eigener Unsicherheit, sondern im Gegenteil, es erkennt an, dass es vor allem die Eltern sind, die mit allen Folgen des Verlusts leben müssen und demnach soweit irgendwie möglich alle Schritte bewusst entscheiden sollten.

Das Unaussprechliche aussprechen

Zentral für das „innere Umschalten" ist auch das Aussprechen des Verlusts. Das kann mit einer Art inneren Gewissheit, dass das Kind nicht mehr lebt, geschehen. Meist aber wird die „offizielle Bestätigung" durch einen Mediziner als Punkt der absoluten Unumkehrbarkeit empfunden.

✳ Für deinen Trauerprozess und deine spätere Heilung ist es wichtig, wer in dieser Situation was, wann und wie sagt und in welcher Atmosphäre die nächsten Minuten und Stunden verlaufen. Spätestens in diesem Moment setzt eine Schockreaktion ein, die einerseits sogar körperliche Folgen haben kann, vor allem aber eine emotionale Extremsituation darstellt.

Die Eltern aus diesem Buch berichten etwa von folgenden Erfahrungen:

„Es war so unrealistisch." (Agathe)

„Es war so grotesk." (Antje)

„Ich habe ein Blackout von dem, was direkt danach passiert ist." (Gunnar)

„Ich muss ehrlich gestehen, mir war völlig egal, was die mir da erzählten, die Gespräche waren meilenweit entfernt von mir. Ich hörte zwar Stimmen, aber begriffen habe ich gar nichts." (Angela)

„Die Worte waren so klar und eindeutig, doch sie prallten an mir ab. Ich war nicht mehr ich, sondern ich schaute mir diese Situation von außen an. Schnell kam der Oberarzt hinzu, der mich fragte, warum ich so stark sei. Was sollte diese Frage?! Ich war doch nicht stark, ich war doch gar nicht da, das war doch alles nur ein schlechter Film, in den ich da hineingeraten war. Es war doch immer alles gut, warum ich, warum jetzt? Was hatte ich falsch gemacht?" (Susanne)

Gedanken an das Unaussprechliche können verzerrt oder gefärbt sein, doch trotzdem sind die Wahrnehmungen der Eltern zu den damaligen Begleitern von großem Wert. Sie umreißen, was in den ersten Sekunden und Minuten als subjektiv hilfreich wahrgenommen wird und was nicht.

Häufig werden positive Aspekte im Umgang professioneller Begleiter mit dem (bevorstehenden) Verlust genannt. Trudi beschreibt die Reaktion ihres Arztes so:

„Er hat nur betroffen den Kopf geschüttelt, wie im Film. Alle waren zutiefst betroffen und sprachlos. Was hätten sie schon sagen sollen?"

Ramona stellt zum behandelnden Chefarzt fest:

„Es waren klare, ehrliche und deutliche Worte, die dennoch sehr einfühlsam und mit sehr viel Verständnis ausgesprochen wurden."

Nicole[G] sagt:

„Von der Diagnose erfuhren wir von unserer Frauenärztin, sie nahm mich lieb in den Arm und organisierte dann einen Termin in der Uniklinik."

Und Nadine betont:

„Als wir bei unserem Sohn am Brutkasten standen, ist die Kinderärztin zu uns ins Zimmer gekommen. Sie hat die Schiebetür geschlossen, uns angeschaut und uns gesagt, dass sie mit uns reden möchte. Ich spürte sofort, dass etwas nicht in Ordnung war. Sie erklärte uns alles ganz langsam. Das ganze Ärzteteam war der Meinung, dass man dieses kleine Lebewesen nicht mit allen Mitteln am Leben halten sollte, außer, es sei unser absoluter Wunsch. Wir sollten uns trotzdem Zeit lassen und diese Information erst einmal verdauen. Egal, wie wir uns entscheiden würden, sie würde unsere Entscheidung akzeptieren und respektieren."

Fallweise waren die Reaktionen der Fachpersonen jedoch wenig hilfreich für die betroffenen Eltern. Maike erinnert sich daher leider nicht so positiv an das damalige Geschehen:

„Lotta lag auf der Intensivstation. Als uns dort gleich der Oberarzt in Empfang nahm, ahnten wir, dass etwas Schreckliches passiert sein musste. Dass der Arzt nicht so richtig wusste, wie er eine solche Nachricht übermitteln soll, finde ich im Nachhinein schon etwas komisch. Schließlich arbeitet er auf einer Intensivstation für herzkranke Kinder. Ich habe große Zweifel, dass bei der Ausbildung so etwas vermittelt wird. Er erklärte rein medizinisch, dass unsere Tochter verstorben sei. Wir waren natürlich dafür gar nicht zugänglich. Alles, was mir durch den Kopf ging, war: ,Lotta ist tot.'"

Auch Yvonne fragt sich:

„Wie können solche Worte jemals passend sein? Die untersuchende Ärztin machte einen Ultraschall und sagte: ,Ein Baby ist tot, das andere lebt.' Es war ein-

fach ein Vorgang für sie. Ich habe da schon in den Wehen gelegen und alles wie durch einen Nebel empfunden."

Und Antje machte eine Erfahrung, die für Frauen, die ihr Baby recht früh in der Schwangerschaft verlieren, wohl bedauerlicherweise eher die Normalität als eine Ausnahme darstellt:

„Die Ärztin war sehr lieb, obwohl ich vorher noch nie bei ihr war. Aber sie machte schon klar, dass eine Fehlgeburt etwas ganz Normales sei."

Manchmal wird es nicht möglich sein, lange zu sprechen, so wie es bei mir selbst der Fall war. Weil für mich unmittelbare Lebensgefahr bestand, sagte mir die Ärztin in einem Satz, dass mein Kind tot sei und jetzt rasch gehandelt werden müsse.

Aber selbst in dieser kritischen Lage hatte ich das Bedürfnis nach mehr als dieser kurzen Sachinformation, und so war ich innerlich froh, als dieselbe Ärztin später wiederkam und mir noch einmal erklärte, warum sie sich nicht angemessener hatte ausdrücken können.

✱ Das heißt also, dass das einmal Ausgesprochene nicht der letzte Eindruck sein muss. Viele Eltern erleben zum Beispiel, dass zunächst ein Elternteil, meist die Mutter, vom Tod des Babys erfährt, und später nochmals ein Gespräch mit dem Vater oder mit beiden Elternteilen gesucht wird.

Eine andere Form der Mitteilung ist es, wenn Eltern ihr Kind beim Sterben begleiten und es darum geht, diesen Prozess oder den Tod zu bestätigen.

Claudia[N], deren Tochter Mera fünf Tage alt wurde, hat das so in Erinnerung:

„Die Stationsleiterin in der Geburtsklinik hat uns mitgeteilt, dass die Schnappatmung eingesetzt hat. Den Tod haben wir selbst festgestellt. Den genauen Wortlaut weiß ich nicht mehr, vor allem, weil dieses Gespräch auf Französisch stattfand, da wir zur Zeit der Geburt in Luxemburg gelebt haben. Sie hat uns ganz kurz erklärt, dass wir Mera nicht ‚aufhalten' dürfen, indem wir sie bitten, zu atmen. Die Stationsleiterin hat eine sehr große Ruhe ausgestrahlt und ein tiefes Mitgefühl."

Auch Antje[M] war zum Zeitpunkt des Todes bereits auf das Sterben eingestellt worden, allerdings in weniger feinfühliger Art und Weise:

„Damit war dann auch die erste Kommunikation nach dem direkten Tod nicht mehr wichtig für mich. Uns wurde ja bereits zwei Tage vorher sehr lieblos mitgeteilt, dass unser Sohn mit seinem Herzen nicht lebensfähig sei. Ich wollte einfach nur noch bei meinem Kind sein und von ihm Abschied nehmen. Alles andere war mir in diesem Moment total egal. Um mich herum habe ich nichts mehr wahrgenommen und daher nicht auf die Kommunikation geachtet."

✱ Unpassend ist in jedem Fall, den Eltern in dieser Situation Vorwürfe zu machen. Selbst dann, wenn ein Arzt aus fachlicher Sicht meint, das elterliche Verhalten sei zu kritisieren, gehört diese Information keinesfalls ins unmittelbare Umfeld des Verlusts.

Noch schlimmer ist es, wenn individuelle ärztliche Überzeugungen, die keinen medizinischen Hintergrund haben, in vorwurfsvoller Haltung an die Eltern kommuniziert werden. Auch Christian sieht das so:

„Es kann einfach nicht sein, dass Krankenhäuer und Ärzte eine Hausgeburt verurteilen."

Nicht so selten sind Mutter oder Vater selbst die gegenseitigen Überbringer der schrecklichen Nachricht, weil beispielsweise die Frau eine Vorsorgeuntersuchung wahrgenommen hat und anschließend ihren Partner informiert, oder aber weil nach einem Kaiserschnitt die Mutter noch versorgt wird und das Baby in der Zwischenzeit verstirbt.

Florian erinnert sich noch sehr genau an diesen einschneidenden Moment:

„Erst hörte ich es ganz aufgelöst von meiner Frau, wo ich es selbst noch nicht geglaubt habe, und die endgültige Bestätigung bekam ich dann im Krankenhaus von den Ärzten."

Lisa[M] war froh, dass es ihr vertrauter Partner war, der sie damit konfrontierte:

„Mein Partner war bei unserer Tochter, als sie starb. Es war gut, dass er es mir sagte."

Agathe musste ihrem Mann erzählen, was passiert war:

„Wie sollte ich ihm aber sagen, dass unser Baby nicht mehr lebt. Ich weinte und sagte, dass das Herz nicht mehr schlägt – später erzählte er mir, dass er nichts verstanden hat, doch einige Minuten später war er bei mir."

Bei jedem erneuten Sagen verändert sich die innere Situation, und jedes Mal wird etwas Anderes bedeutsam sein.

So betont Melanie, deren Zwillingssöhne vermutlich durch FFTS starben, was für sie besonders wichtig war:

„Man fühlte deutlich, dass sich der Frauenarzt seiner Diagnose sicher war. Wir wurden kompetent und sachlich beraten, sodass unsere Emotionen in diesem Moment nicht ein vernünftiges Verhalten behinderten."

Und Agathe berichtet über ihre Frauenärztin:

„Es war in Ordnung. Sie sagte mir, dass kein Herzschlag zu finden sei. Sie stand dann auf und hat sich kurz weggedreht. Dann erklärte sie mir die Vorgehensweise. Und sie hat sich dann auch täglich im Krankenhaus nach uns erkundigt, und so bekamen wir auch gleich nach der Geburt unserer Tochter eine Beileidskarte aus der Praxis."

✳ Sobald Eltern Angehörige oder weitere Begleiter über den Tod ihres Kindes informieren, stehen sie erneut vor der Herausforderung, den Verlust als solchen zu benennen. Und das ist der erste Schritt auf dem langen Weg des Verarbeitens.

Platz für Gedanken:

_____

_____

_____

_____

_____

_____

_____

_____

_____

_____

_____

_____

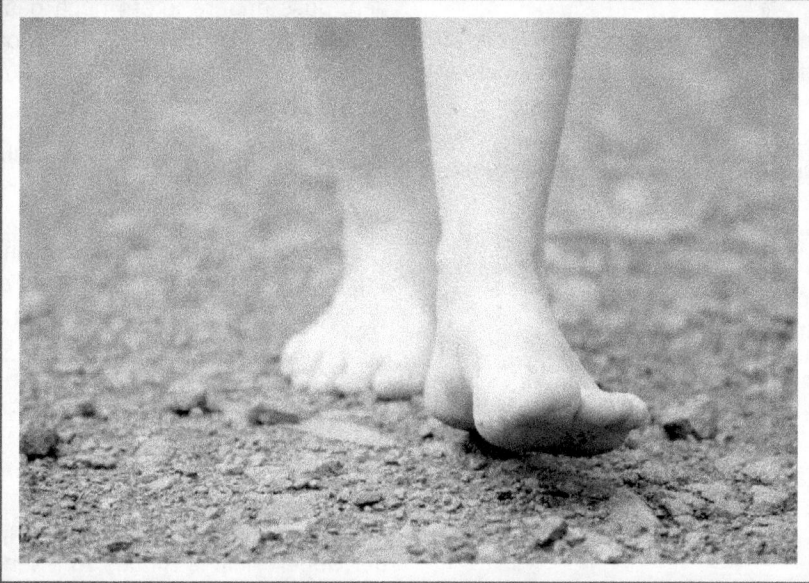

Erste Schritte

„Meine Beine haben sich fortbewegt, doch mein Herz war gebrochen und mein Geist flog mir hinterher",

schreibt Natalie, wenn sie an den Verlust ihrer Tochter Elfie denkt. Ich kann diesem Satz nur zustimmen, viele andere verwaiste Eltern wohl auch.

Die ersten Schritte in diesem ungewollten, unerwarteten, unklaren Leben gehen die meisten nicht bewusst. Vielleicht hast auch du das Gefühl, dem Tod in diesem Moment näher zu sein als dem Leben. In den meisten Fällen nicht im Wortsinn, wohl aber emotional.

Menschen, die einen älteren Angehörigen verlieren, finden in vielen Orten Initiativen oder Kriseninterventionsteams, die sofort dabei helfen, die ersten Stunde, Tagen und Wochen zu überstehen. Für verwaiste Eltern gibt es bislang nur sehr wenige Hilfsangebote, darunter das Münchner Programm „Primi Passi" (erste Schritte) der Verwaisten Eltern München e.V. Dieses wird von den Krankenhäusern dabei unterstützt, den Kontakt zwischen betroffenen Eltern und dem Primi Passi-Notfallteam herzustellen.

Hier werden Eltern in der Art begleitet, indem sie ermutigt werden, ein letztes Lebewohl zu dem geliebten Kind zu sagen, den Abschied aktiv zu gestalten und eine Trauerfeier nach ihren Wünschen zu organisieren. Auch Geschwisterkinder werden in das Geschehen mit einbezogen.

Für die meisten betroffenen Eltern gilt meistens leider, dass eine speziell ausgebildete Begleitung nur selten verfügbar ist.

* Am ehesten findet sich eine solche Unterstützung über die lokalen Selbsthilfegruppen, und du solltest dich nicht scheuen, sobald es dir möglich ist, den Kontakt dorthin zu suchen oder eine Vertrauensperson zu bitten, dies für dich zu tun. Der Vorteil liegt darin, dass die „erste Hilfe" dann in einer Hand liegt.

Ansonsten gestalten viele Begleiter mit unterschiedlichen Voraussetzungen, Lebensauffassungen und Einflussmöglichkeiten diese Zeit mit, was nicht schlecht sein muss, aber dich leicht überfordern kann.

Vielleicht können deine ersten Schritte aber auch durch die Klinikaktion der Schmetterlingskinder erleichtert werden. Das ist eine Initiative, die ehrenamtlich für Krankenhäuser sogenannte Klinikboxen für verwaiste Eltern zusammenstellt. Sie enthalten Kleidung für still geborene oder kurz nach der Geburt verstorbene Babys. Für Kinder nahezu jeden Alters und selbst für ganz früh geborene Babys ab der 13. und 14. Schwangerschaftswoche gibt es handgefertigte Kleidungsstücke, die eine würdevolle Verabschiedung ermöglichen. Außerdem sind kleine Mützchen und Söckchen, Decken und Abschiedskörbchen, Abschiedskarten, Kerzen, Kuscheltiere und Erinnerungsstücke für die Eltern verfügbar.

Falls dein Krankenhaus dieses Angebot noch nicht wahrnimmt, kannst du mit deiner Nachfrage anregen, dass andere Eltern noch besser begleitet werden. Oder vielleicht möchtest du später einmal selbst Teil dieser Initiative werden und anderen Eltern in deiner Situation helfen.

Die richtige Begleitung beginnt nicht erst bei der Geburt deines Babys. Aber für die meisten verwaisten Eltern ist die Geburt ein Meilenstein ... und oftmals eine nicht nur im negativen Sinne einschneidende Lebenserfahrung. Deshalb möchte ich auf den nun folgenden Seiten ausführlicher auf die Geburt eingehen.

Geburt

Solltest du die Möglichkeit haben, dieses Buch vor der Geburt deines Kindes zu lesen, dann ist der Geburtsplan auf Seite 118 eine Möglichkeit, dir über deine Bedürfnisse klar zu werden. Diesen kannst du auch den Geburtshelfern zeigen, damit sie noch besser wissen, wie sie dich in deiner speziellen Situation gut unterstützen können.

Zeitpunkt der Geburt

Nur in wenigen Ausnahmefällen ist es nötig, ein Baby sofort zu gebären. Dies ist höchstens dann der Fall, wenn eine sofortige Geburt das Leben von Mutter und / oder Kind rettet / retten kann oder wenn die Geburt bereits in vollem Gange und nicht mehr aufzuhalten ist.

Meist aber brauchen jene Eltern, die bereits um den (bevorstehenden) Verlust ihres Kindes wissen, nichts zu übereilen. Im Gegenteil: Oft kann es hilfreich sein, einige Stunden oder Tage verstreichen zu lassen, um sich über die eigenen Bedürfnisse und Wünsche in dieser extremen Situation klar zu werden. Seltener sind sogar Wochen oder Monate Zeit, um sich auf die

Geburt und den nahenden Tod des Babys vorzubereiten. Dabei geht um die Frage, welchen Geburtsmodus du wählen möchtest, welche Personen dich begleiten sollen/dürfen, welche Einstellung du zu Medikamenten und geburtshilflichen Eingriffen hast und wie du dich bestmöglich unterstützt fühlst. Viele deiner jetzigen Überlegungen sind denen zur Geburt eines lebenden Kindes wahrscheinlich gar nicht so unähnlich, und gerade im Bezug auf die Geburt wirst du vielleicht sehr deutlich die Ambivalenz bemerken, einen überwältigend schönen und zugleich unfassbar traurigen Moment zu erleben.

Auch wenn ich selbst durch die akute Ruptur zu einer überstürzten Kaiserschnittentbindung gezwungen wurde, hätte ich mich wohl lieber langsamer auf die Geburt meiner in mir verstorbenen Tochter vorbereitet und nach Möglichkeit eine natürliche Geburt für uns gewählt.

* Es gibt jedoch keine allgemeingültige Regel, welches Vorgehen besser ist. Spüre daher in dich hinein, welcher Weg für dich, deinen Partner und deine Familie passend erscheint, und achte speziell im Hinblick auf die Geburt darauf, dass du so unbeschadet wie nur möglich aus dieser hervorgehst.

Als Grund für einen raschen Geburtsbeginn sieht zum Beispiel Antje, der in der 5. beziehungsweise 9. Schwangerschaftswoche mitgeteilt wurde, dass ihre Kinder nicht mehr leben, den seelischen Schmerz:

„Der Arzt hat mir angeboten, dass ich es nicht überstürzen muss und er die Ausschabung auch erst ein paar Tage später machen könnte. Ich habe mich trotzdem für die schnelle Variante entschieden, um den Schmerz nicht endlos hinauszuzögern."

Agathe hingegen bedauert, dass sie niemand darauf hingewiesen hat, nicht so schnell handeln zu müssen. Ihre Frauenärztin hatte sie in der 41. Schwangerschaftswoche mit der Diagnose des fehlenden Herzschlags sofort ins Krankenhaus geschickt. Dort hieß es, man würde die Geburt nun einleiten, nach Hause dürfe man dann nicht mehr:

„Genug Zeit wäre es nie gewesen! Doch mehr Zeit hätte ich mir sehr gewünscht, doch das kann ich erst jetzt sagen. Ich wusste nicht, dass wir eventuell noch für einen oder zwei Tage nach Hause gehen hätten können. Und unter dem Schock des Verlusts bin ich

nicht auf die Idee gekommen, die Aussagen der Ärzte und Hebammen in Frage zu stellen bzw. irgendwelche Forderungen zu stellen."

Sie ist der Überzeugung, dass ihr Körper die richtige Sprache gesprochen hat, denn

„unsere Prinzessin wollte auch an diesem Tag nicht geboren werden. Meine Gefühle spielten verrückt. Ich wollte sie nicht hergeben."

Im Nachhinein wünscht sie sich:

„Nach all meinen Recherchen kann ich sagen, dass ich mir noch mehr Zeit für uns und für den Abschied gewünscht hätte. Nicht im Krankenhaus unter Wehen, sondern ruhig zu Hause für uns. Uns in Ruhe verabschieden zu können und eventuell auch in Ruhe über die nächsten Schritte nachdenken zu können, fände ich sehr wertvoll. Außerdem wäre der Schock womöglich ein wenig abgeklungen, und die Familie hätte mehr Zeit bzw. überhaupt die Möglichkeit gehabt, sich in Ruhe, ohne Aufregung, zu verabschieden. Ich denke jetzt, dass es für alle noch besser gewesen wäre."

So ähnlich, vor allem auf sich selbst bezogen, sieht es auch Nicole[G], die in der 12. Schwangerschaftswoche, nur wenige Tage nach der Diagnose Anencephalie, ausgeschabt wurde:

„Ich habe mir die Zeit selbst nicht gegeben. Das ist etwas, was ich in Zukunft anders machen würde, falls mein Schicksal es vorsieht, dass ich so etwas nochmals durchleben müsste."

In Carolins Fall – ihre Tochter Emily hatte das Turner-Syndrom und würde die Schwangerschaft möglicherweise nicht überleben – haben die Mediziner im Krankenhaus eine sehr besonnene Haltung an den Tag gelegt und damit den Wunsch von Carolin und ihrem Mann nach einer Aufrechterhaltung der Schwangerschaft unterstützt. Carolin hat aus der Erfahrung dieses Weitertragens heraus einen gleichnamigen Verein gegründet, der Eltern in der Zeit der Entscheidung begleiten will. Als Carolins Tochter Emily in der 22. Schwangerschaftswoche noch vor der Geburt verstarb, wurde den Eltern ein gewisser Entscheidungsspielraum gelassen:

„Dort sagte man uns, es eile nichts und wir sollten zur Einleitung kommen, wenn wir uns bereit fühlten. Ich bin dann erst im Bett geblieben und danach in die

Badewanne gegangen. Gegen Abend sind wir in die Klinik gefahren."

Aus Sandras Worten spricht die ganze Zerrissenheit einer Situation, auf die sich die wenigsten Eltern vorbereiten können und die das Zeichen einer Überforderung sein kann:

„Man hätte mir genug Zeit gegeben. Mein Mann und ich hätten auch erst in zwei Tagen die Geburt einleiten lassen können. Aber das wollten wir nicht. Wir hatten uns dafür entschieden, es schnell hinter uns zu bringen. Was ich im Nachhinein bereue. Aber vielleicht würde ich auch genau wieder so entscheiden. Es war eine Ausnahmesituation. Wir hatten zwar alle Zeit der Welt, aber trotzdem muss man Entscheidungen treffen, an die man vorher nie gedacht hat. Vielleicht war es aber auch gut, so wie es war."

Sollte die Geburt deines Sternenkindes also nicht zu dem Zeitpunkt gewesen sein, den du aus heutiger Sicht für am besten halten würdest, dann sei nachsichtig mit dir und erinnere dich daran, dass du damals sicher das Beste wolltest und zu allem anderen nicht in der Lage warst.

Wahl des Geburtsmodus

Ist die Geburt bereits im Gange, ist die Entscheidung für einen bestimmten Geburtsmodus bereits gefallen. Yvonne erzählt, dass es für sie „im Nachhinein auch der beste Weg" gewesen sei, spontan zu entbinden, denn:

„Mir würde sonst was fehlen. Die [natürliche, Anm. H.W.] Geburt gehört einfach mit dazu."

✳ Viele Eltern können aufgrund verschiedener Faktoren selbst eine Entscheidung darüber treffen, was den gewünschten Geburtsmodus angeht. Hierbei sollten vor allem medizinische Indikationen und nachfolgend die Wünsche der Eltern, insbesondere jene der Mutter, Beachtung finden.

Allerdings kommt es häufig vor, dass klinisch bestimmte Routinen ablaufen, ohne verschiedene Optionen bzw. Alternativen besprochen zu haben. Das berichtet auch Frank:

„Wir wurden nicht gefragt, und uns wurden auch keine anderen Möglichkeiten aufgezählt. Die natürliche Geburt war für mich eine sehr schwere Situation, aber nachher war es für mich einfacher, mit der Trau-

er umzugehen. Ich habe alles miterlebt und mit eigenen Augen gesehen, was geschehen ist. Ich konnte meiner Frau zur Seite stehen und sie unterstützen."

Aus Sicht der Geburtshelfer ist es wichtig, sich der großen Verantwortung bewusst zu werden und Eltern aktiv zu beraten. Denn diese fühlen sich oft überrollt, hilf- und ratlos. Agathe beispielsweise meint, besonders im Hinblick auf den Geburtsbeginn, der für sie viel zu überhastet durch eine Einleitung stattfand, zum Beispiel:

„Wir haben darauf vertraut, dass uns die Ärzte das Richtige raten."

Solltest du dein Baby sehr früh in der Schwangerschaft – also noch vor der 14. Schwangerschaftswoche – verlieren, gibt es die Möglichkeit, entweder auf eine natürliche „kleine Geburt" zu warten, oder auch eine Curettage oder eine Absaugung vornehmen zu lassen. Für eine natürliche Fehlgeburt brauchst du Geduld und den Willen, die damit verbundenen wehenartigen Schmerzen auszuhalten. Dieses Warten gibt dir aber auch Zeit, die Situation zu verstehen.

Antje machte bei ihrem Verlust in der 5./6. Schwangerschaftswoche die Erfahrung einer

„ganz normalen Fehlgeburt ohne Ausschabung. Da die Schwangerschaft noch so jung war, war keine Ausschabung notwendig von vornherein, worüber ich sehr dankbar war."

Die spontane Fehlgeburt ermöglicht zudem auch ohne formelle Bestätigungen eine private Bestattung (siehe auch Unterkapitel „Beerdigung"). Bei einem Verzicht auf medizinische Interventionen kannst du dich von einer Hebamme begleiten und, wenn du möchtest, beispielsweise homöopathisch versorgen oder akupunktieren lassen. Die natürliche Fehlgeburt kann aber auch ohne jegliche Zusatzmaßnahmen ablaufen.

✳ Vorsicht ist immer dann geboten, wenn du Anzeichen einer Entzündung wie Fieber, Schmerzen oder starkes Unwohlsein entwickelst. Ansonsten ist auch ein wochenlanges Abwarten auf die natürliche Fehlgeburt unproblematisch, solange du selbst damit gut zurechtkommst.

Ratsam ist es, bei der „kleinen Geburt" nicht alleine zu sein, falls die Blutungen zu stark werden sollten. Im Anschluss kann ein umsichtiger Gynäkologe oder auch die Hebamme in Abständen das Sinken des hCG-Wertes kontrollieren und dir somit bestätigen, dass die Schwangerschaft beendet ist.

✳ Das Ausschaben oder Absaugen kann zwar direkt nach dem Feststellen des Todes vorgenommen werden, ist aber mit einigen Gefahren während des Eingriffs und auch im Hinblick auf nachfolgende Schwangerschaften verbunden. Dazu gehören in erster Linie Thrombosen, Infektionen und eine Beschädigung der Gebärmutterwand. Selbst wenn die Ausschabung bzw. das Absaugen auf eigenen Wunsch hin vorgenommen wird, ist diese Situation für die Schwangere oft besonders schwer und wird selten gut begleitet. Judith meint:

„Es war eine Ausschabung / Kürettage / Abrasio – ein Wort ist schrecklicher als das andere!"

Und Anja erinnert sich:

„Es war ein Routineeingriff. Eine OP wie am Fließband, ohne jegliche menschliche Zuwendung."

Eine Ausschabung wird zudem manchmal vorgenommen, wenn bei der spontanen Geburt nicht alle Gewebereste bzw. die Plazenta aus der Gebärmutter geboren worden sind. Judith[M] erinnert sich:

„Weil die Plazenta bei der spontanen Geburt nicht vollständig war, musste noch eine Ausschabung vorgenommen werden."

Bei einer medizinischen Indikation, wegen der du die Schwangerschaft nicht weiterführen kannst oder möchtest, wird häufig auch ein Medikament verabreicht, das den Muttermund weitet und/oder Geburtswehen auslöst. In diesem Fall verstirbt das Kind meistens während der spontanen Geburt. Aber auch eine Ausschabung oder Absaugung ist möglich.

Diese aktive Entscheidung über den Tod deines Kindes ist besonders belastend, egal welcher Geburtsmodus gewählt wird. Meist wird dann auch die Schicksalhaftigkeit des Geschehens viel mehr diskutiert. Nicole erzählt darüber rückblickend:

„Ich habe mich für eine Abtreibung entschieden. Alle Ärzte, die ich traf, rieten mir zu dieser Methode. Ich informierte mich zudem via Internet, welche Möglichkeiten es noch gibt, und dachte intensiv über die stille Geburt und das Austragen meines Kleinen nach. Es ist gut so, wie ich mich / wie wir uns entschieden haben. Ich wollte nicht, dass mein Kleiner Schmerzen hat, wollte ihm die Qualen ersparen. Dahinter

kamen Gründe, die mich betrafen. Ich stellte mir eine Schwangerschaft unter diesen Bedingungen vor. Ich konnte es nicht, auch die stille Geburt wollte ich nicht. Da blieb noch die Abtreibung. Ich musste weinen, als ich die erste Tablette nahm. Es war wie ein endgültiges Todesurteil. In der Nacht wachte ich mit Schmerzen auf. Ich weinte, nicht so sehr deswegen, aber meine Seele weinte. Die Abtreibung wird mich mein Leben lang begleiten, sie hat sich in meine Seele gebrannt. Aber ich denke, dass ein Austragen und eine stille Geburt sich ebenso in meine Seele gebrannt hätten."

In einer weiter fortgeschrittenen Schwangerschaft gibt es für den Geburtsmodus und -ort oft die gleichen Auswahlmöglichkeiten wie bei der Geburt eines lebenden Kindes. Nicole fand es für ihre in der 15. Schwangerschaftswoche verstorbene Tochter

„selbstverständlich, sie vaginal zu gebären. So habe ich alle Kinder geboren. Es war mir eine Ehre."

✳ Der geplante Kaiserschnitt steht der Spontangeburt in der Klinik, im Geburtshaus oder zu Hause gegenüber. Da die vaginale Geburt auch verletzungsfrei möglich ist und zudem Zeit einräumt, um sich seelisch auf die Ausnahmesituation einzustellen, gibt es viele Krankenhäuser, die werdende Mütter aktiv zu stillen Geburten ermutigen und Überzeugungsarbeit darin leisten, keinen Kaiserschnitt zu wählen.

So war es zum Beispiel aus Jochens Sicht bezüglich der Geburt seines verstorbenen Sohnes in der 33. Schwangerschaftswoche:

„Spontan. Die Hebamme hat uns aufgeklärt, das wäre das Beste. Sie hatte recht! Ich bin froh, diese Erfahrung ,Wunder der Geburt' trotz diesem Ende mit Michel und Sandra zusammen erlebt zu haben."

Aus Sandras Sicht klingt das Erleben der natürlichen Geburt so:

„Mein Sohn ist in mir gestorben, ohne dass ich es verhindern konnte. Durch die Geburt konnte ich wenigstens aktiv etwas machen. Vielleicht hat mir der Geburtsschmerz auch schon bei der Trauerbewältigung geholfen."

Angela erinnert sich an die stille Geburt von Lena in der 28. Schwangerschaftswoche so:

„Ich sollte auf normalem Weg gebären. Richtig aussuchen konnte ich mir das nicht. Ein Kaiserschnitt war eigentlich kein Thema. Auch wenn es 13 Stunden dauerte, es war eigentlich gut so."

✳ Oftmals ist eine gemeinsam erlebte natürliche Geburt ein Ereignis, das aus Paaren in einem schrittweisen Prozess Eltern macht und Stunden des wortwörtlichen Be-Greifens darstellt. Ramona, deren Sohn in der 20. Schwangerschaftswoche still geboren wurde, sagt:

„Ich glaube, mit einem Kaiserschnitt wäre es mir so vorgekommen, als wenn man mir Johann einfach weggenommen hätte. Dagegen gehörte die normale Geburt bereits zum Prozess des Abschiednehmens."

Judith^M empfindet über die viel zu frühe Geburt ihrer Tochter Emma, die nach kurzer Lebenszeit starb:

„Auf das Erlebnis der spontanen Geburt bin ich im Nachhinein sehr stolz. Ich fühle mich dadurch auf besondere Weise mit meiner Tochter verbunden."

Melanie sagt über die viel zu frühe Geburt ihrer Zwillingssöhne:

„Das Erleben der Wehen, das Warten über Stunden und die Atmosphäre im Kreißsaal haben mir das Loslassen ermöglicht. Es war ein Hergeben von unserer Seite, die Kinder wurden nicht einfach herausgeschnitten."

Susanne, deren Tochter in der 36. Schwangerschaftswoche ohne ersichtlichen Grund im Bauch verstorben ist, meint:

„Vor allem war ich es meinem Baby schuldig, dass ich es auf die Welt bringe und nicht ein simpler Schnitt."

Jasmin ist überzeugt:

„Ich habe für meine Maus gekämpft. Ich kann auf mich und auf sie sehr stolz sein, auch wenn sie nicht mehr gelebt hat."

Als werdende Mutter solltest du in dieser für dich schwierigen Situation so viel Mitbestimmungsrecht wie möglich haben. Deine Gestaltungsmöglichkeiten sind bei einer Spontangeburt naturgemäß umfangreicher, denn der Kaiserschnitt ist eine geburtshilfliche Operation, die andere für dich durchführen.

Falls die Frage der Schmerzen für dich den Ausschlag pro Kaiserschnitt geben sollte, so wird dich ein aufmerksamer Geburtshelfer darüber informieren, dass bei stillen Geburten freizügiger schwere Medikamente angewandt werden können, auf die sonst zum Wohle eines lebenden Kindes verzichtet werden würde. Aber auch ohne den Einsatz von Medikamenten wirst du mit gefühlvoller Geburtsbegleitung wahrscheinlich eine für dich zufriedenstellende natürliche Geburt erleben können. Solltest du dir noch unsicher sein, können dir Ärzte und Hebammen offene Fragen beantworten – oder auch weitere Mütter, die bereits still geboren haben.

Manchmal stellt sich die Frage, ob auf einen spontanen Geburtsbeginn gewartet werden kann oder ob die Geburt aus ärztlicher Sicht eingeleitet werden sollte. Letzteres war bei Dietmar und Helen der Fall. Dietmar berichtet über die Geburt seines Sohnes Luis in der 41. Schwangerschaftswoche:

„Wir haben zusammen nach einigen Gesprächen eine ‚normale' Geburt nach Einleitung gewählt. Auch wenn wir uns das am Anfang keinesfalls vorstellen konnten, war es die beste Entscheidung. Ich bin froh, dass wir diesen Weg gewählt haben."

Und Helen meint:

„Ich wollte um jeden Preis einen Kaiserschnitt, aber meine Ärztin sagte mir, es sei das Beste, wenn ich mein Baby normal entbinden würde. Ich bin unendlich froh, die Geburt so gewählt zu haben."

Trudi, deren Sohn Aaron in der 42. Schwangerschaftswoche still geboren wurde, erzählt:

„Ich habe spontan entbunden auf Anraten des Arztes. Ich wollte einen Kaiserschnitt. Aber ich bin sehr froh. Es war das Richtige."

Zum Schluss: Keines der Paare im Buch hat die Entscheidung für die Spontangeburt bereut.

Ein Kaiserschnitt ist unabwendbar, wenn damit das Leben der Mutter gerettet wird – was jedoch statistisch gesehen nur selten der Fall ist. Zudem kann die Angst vor geburtshilflichen Komplikationen – eventuell durch anatomische Probleme des Kindes verursacht – eventuell der Grund für eine Sectio sein.

✳ Wenn man sich ärztlicherseits erhofft, durch einen Kaiserschnitt das Leben des Kindes zu retten, werden eventuelle Bedürfnisse der Mutter im klinischen Betrieb hintenan gestellt und es wird sich rasch für die Operation entschieden – auch ohne vorheriges Einverständnis der Mutter. Diese Entscheidung kann von der Mutter im Nachhinein als belastend empfunden werden. Astrid weiß dazu:

„Ich hatte keine Wahl, man hat noch nicht mal mit mir gesprochen, sondern mich nur auf eine Bahre gezerrt und mich in den nächsten OP geschoben, mir die Kleidung von Leib gerissen, mich betäubt."

Bei den Zwillingen von Claudia[N] ging es um das Überleben mindestens eines Kindes:

„Es wurde ein geplanter Kaiserschnitt vorgeschlagen, da unser krankes Kind in der Eröffnungsposition unten gelegen hat und durch die fehlenden Schädelteile eine Öffnung des Muttermundes nicht hätte vollziehen können. Außerdem wollten wir keinerlei Risiko für unser gesundes Kind eingehen. In unserer Situation war es der richtige Geburtsmodus. Wäre meine Tochter Mera allerdings am Tag ihrer Geburt gestorben, wäre das Gefühl, dass ein anderer Mensch diesen Tag durch die Festlegung des Geburtstermins entschieden hätte, wahrscheinlich sehr groß gewesen."

Bei bestimmten organischen Erkrankungen, die operabel sind, oder bei grundsätzlicher Lebensfähigkeit mit einer genetischen Besonderheit wird nach gängiger ärztlicher Lehrmeinung häufig ein Kaiserschnitt durchgeführt. Alina erinnert sich:

„Es gab einen Kaiserschnitt aus kindlicher Indikation, weil Emils Herztöne immer schlechter wurden. Vor dem Hintergrund, dass wir keine Diagnose [, die sicher eine Nichtlebensfähigkeit bedeutet hätte, Anm. H.W.] bei Emil hatten und somit auch nichts über seine Lebenschancen wussten, war das auf jeden Fall die richtige Entscheidung."

Solltest du, entgegen der Empfehlungen, unbedingt einen Kaiserschnitt wünschen, wird diesem Bedürfnis von dir höchstwahrscheinlich nachgegeben werden. So beschreibt es Heike, für die diese Entscheidung richtig war:

„Vorgeschlagen wurde mir die normale Geburt. Nach einem Tag und einigen glücklichen Geburten im Nachbarkreißsaal habe ich jedoch diesen Weg verweigert. Da ich bereits meinen ersten Sohn per Kaiserschnitt bekommen habe, habe ich auf einem Kaiserschnitt bestanden."

Wahl des Geburtsorts

In Deutschland werden mehr als 98 Prozent aller Kinder im klinischen Umfeld geboren. Demnach ist auch für die meisten verwaisten Eltern die klinische Geburtshilfe das Bestimmende und / oder Erlebte.

Für Eltern, deren Kind unmittelbar nach der Geburt (intensiv)medizinisch behandelt werden muss, ist das klinische Gebärumfeld eine notwendige Option, denn nur hier findet sich eine entsprechende medizinisch-technische Ausstattung. Auch für Mütter mit Frühgeburtstendenzen kann es ratsam sein, in der Klinik zu gebären, da extrem frühgeborene Kinder nur mit neonatologischer Intensivbetreuung überlebensfähig sein werden. Mütter, deren Baby eine vorgeburtliche Erkrankung aufweist, sollten mit Fachpersonen besprechen, in welchem Zeitraum nach der Geburt eine Weiterbehandlung sinnvoll ist und ob daher die Geburt in der Klinik stattfinden muss oder nicht.

✳ Das klinische Umfeld ist häufig stark in Routinen eingebunden, die manchen Eltern Sicherheit geben, anderen jedoch den Eindruck vermitteln, mit eigenen Bedürfnissen wenig berücksichtigt zu werden. Es besteht grundsätzlich auch die Möglichkeit zur außerklinischen Geburtshilfe – sei es in einer Hebammenpraxis, in einem Geburtshaus oder zu Hause. In diesem Buch können nur Martina und Christian von dieser Erfahrung berichten. Ihr Sohn Elias wurde, wie bereits vor dem Wissen um den Verlust geplant, zu Hause geboren:

„Wir brauchten doch keine intensivmedizinische Betreuung mehr. Die Hausgeburt war ja auch so geplant gewesen, wir hatten alles fertig dafür, die Zubehörkiste stand im Schlafzimmer fertig gepackt. Vorgeschlagen wurde mir die Art der Geburt nicht direkt. Da unsere Hausgeburtshebamme die ganze Zeit dabei war und die ganze Zeit mit uns sprach, wurden die ganzen Fragen, die sich im Gespräch auftaten, gleich beantwortet. Wir haben natürlich die Frage gehabt, ob wir Elias zu Hause bekommen können. Unsere Hebamme hat uns gesagt, dass es kein Problem sei. Sie hat die Zeitspanne erklärt, wie lange ich warten könnte, und sie hat uns vor dem kurzen Krankenhausbesuch erklärt, dass im Krankenhaus sofort eingeleitet werden würde, wenn wir dort blieben, und wie es ungefähr im Krankenhaus ablaufen würde, wenn wir unser Baby dort bekommen würden. Auch im Nachhinein bin ich sehr froh, Elias genau so bekommen zu haben, wie es dann passiert ist."

✳ Zeit zu haben, hilft auch in der Entscheidung bezüglich des Geburtsortes, denn so kannst du dich selbst fragen, wo du entbinden möchtest. Zögere dabei nicht, eine Zweit- oder Drittmeinung einzuholen, wenn du unsicher bist oder offene Fragen zu Ängsten führen.

Geburtsplan

Du kannst einen frei formulierten, am besten von dir unterschriebenen Geburtsplan verfassen, z.B. mit folgenden Teilüberschriften (derzeit sind Beispielsätze eingefügt). Wenn dir diese Details momentan zu viel sind oder du derzeit nicht darüber nachdenken kannst, möchtest du vielleicht diesen vorgefertigten Plan benutzen, der einige Auswahlmöglichkeiten auflistet. Er bezieht sich hauptsächlich auf stille Geburten, kann jedoch für lebende Kinder mit einer schwierigen Prognose abgewandelt werden.

Liebe(r/s) Arzt / Klinikpersonal / Hebamme,

ich bitte darum, meine Wünsche in dieser schwierigen Situation zu berücksichtigen und diese Information bei Personal- und Schichtwechsel weiterzugeben.

Sollte ich während der Geburt oder danach nicht ansprechbar sein, ziehen Sie bitte folgende Person zu allen Entscheidungen hinzu:

_____

Vielen Dank für Ihr Verständnis!

Geburt

Während der Geburt möchte ich über jedes Handeln/ jeden Eingriff vorab informiert werden und – gemeinsam mit meinem oben genannten Begleiter – ausreichend Bedenkzeit haben.

So möchte ich gebären:

_____

Nach der Geburt / Nachgeburtsphase

☐ Ich möchte in keinem Fall von meinem Kind getrennt werden und in den ersten Stunden nach der Geburt das Baby in Ruhe wahrnehmen und verabschieden können.

Nach einem Kaiserschnitt

☐ Das Baby soll nicht gewaschen, gewickelt oder angezogen werden. Meine Begleitperson soll so lange Zeit mit ihm verbringen können, bis ich mich selbst um es kümmern / mich von ihm verabschieden kann.

Wochenbett

☐ Ich möchte, dass mir alle Möglichkeiten gegeben werden, mich in einem geschützten Rahmen würdevoll von meinem Baby zu verabschieden.

Begleitung

☐ Ich möchte, dass ein Seelsorger eine Segnung unseres Babys vornimmt.

☐ _____

Weitere Schritte

☐ Ich möchte mein verstorbenes Kind mit nach Hause nehmen.

☐ _____

Die folgenden Personen hätte ich gerne bei meiner Geburt dabei:

☐ Partner
☐ Hebamme
☐ Arzt
☐ Freund / Freundin
☐ Verwandte
☐ Doula
☐ Kind(er)
☐ weitere Begleitperson(en), nämlich:

_____

Ich möchte bei der Geburt ...

☐ erst spät in den Kreißsaal gebracht werden.
☐ nicht gestört werden.
☐ möglichst weitab anderer Geburten sein.
☐ gedämpftes Licht.
☐ fotografieren und filmen (lassen).
☐ _____

Wenn es losgeht, möchte ich ...

☐ dass mein Partner an meiner Seite ist und bleibt.
☐ dass nur die von mir gewählten Begleitpersonen dabei sind.
☐ keinen Arzt im Praktikum, keine Medizin-Studenten oder anderes Personal dabei haben.
☐ etwas essen, wenn ich es wünsche.
☐ etwas trinken, wenn ich es wünsche.
☐ herumlaufen und mich bewegen, wie ich es möchte.
☐ dass mein Baby bei seinem Namen genannt wird.
☐ dass eine Kerze für mein Kind brennt.
☐ _____

So lange es mir gutgeht, möchte ich ...

☐ nach den Bedürfnissen meines Körpers die Geburt voranschreiten lassen.
☐ kommunikativ so unterstützt werden, dass die Geburt gut vorangehen kann.
☐ _____

Wenn möglich möchte ich Folgendes ausprobieren:

Geburtsposition:
- ☐ Vierfüßlerstand
- ☐ aufrechter Stand
- ☐ Hocke

Zubehör:
- ☐ Gebärhocker
- ☐ Geburtsstuhl
- ☐ Geburtswanne
- ☐ großer Gymnastikball (Pezziball)
- ☐ Geburtsseil
- ☐ _____

Folgendes würde ich gerne mitnehmen:
- ☐ Musik
- ☐ Aromaöl
- ☐ eigene Wäsche
- ☐ _____

Falls ich starke Schmerzen habe, möchte ich:
- ☐ Akupressur
- ☐ Akupunktur
- ☐ ein Bad / eine Dusche
- ☐ Atemtechniken/ Wehen veratmen
- ☐ jemanden, der mich in den Wehen anleitet
- ☐ Massagen
- ☐ Homöopathie
- ☐ Medikamente / Schmerzmittel
- ☐ _____

Im Falle von Schmerzmitteln möchte ich:
- ☐ örtliche Betäubung (Epiduralanästhesie od. PDA)
- ☐ systemische Medikation d. Infusion od. Tabletten

Ich hätte / möchte gern ...
- ☐ bei meiner Geburtsarbeit nicht gestört werden.
- ☐ mein Baby berühren, sobald es sich tasten lässt.
- ☐ einen Spiegel, damit ich das Baby bei der Geburt sehen kann.
- ☐ mein Baby als Erste berühren und bei mir behalten.
- ☐ _____

Ich möchte nicht ...
- ☐ Einlauf
- ☐ Dammschnitt
- ☐ _____

Direkt nach der Geburt hätte ich/würde ich gern...
- ☐ mein Baby aufnehmen.
- ☐ mein Baby auf meinen Bauch legen.
- ☐ mein Baby in meinem Arm halten.
- ☐ selbst die Nabelschnur durchtrennen.
- ☐ dass mein Partner die Nabelschnur durchtrennt.
- ☐ dass mein Kind mit seinem Namen angesprochen wird.
- ☐ eine Nottaufe für mein Kind erhalten.
- ☐ zur Geburt gratuliert bekommen.
- ☐ _____

Einige Zeit nach der Geburt möchte ich ...
- ☐ ein Gespräch mit dem beteiligten Arzt / der beteiligten Hebamme über die Erfahrung der (stillen) Geburt führen.
- ☐ _____

Sollte ein Kaiserschnitt nötig sein, möchte ich ...
- ☐ meinen Partner / meine Vertrauensperson die ganze Zeit bei mir haben.
- ☐ einen niedrigen Sichtschutz, damit ich mein Baby sehen kann, sobald es geboren worden ist.
- ☐ dass das Baby direkt zu mir kommen kann nach der Operation (ggf. unter eine Wärmedecke).
- ☐ dass mein Partner unser Kind so schnell wie möglich auf den Arm nehmen darf.
- ☐ _____

Nach der Geburt möchte ich ...
- ☐ nicht von meinem Baby getrennt werden.
- ☐ im Falle einer unvermeidbaren Trennung stets darüber informiert werden, wo sich mein Baby befindet und was mit ihm geschieht.
- ☐ zu allen Entscheidungen vorab gefragt werden.
- ☐ dass mein Partner die ganze Zeit bei unserem Kind ist, sollte ich das nicht können.
- ☐ mit meiner Familie in einem Raum alleine sein.
- ☐ ein Bett für meinen Partner haben, damit er auch über Nacht bei uns bleiben kann.
- ☐ _____

Ich möchte in den Folgestunden und -tagen ...
- ☐ nicht auf der Wöchnerinnenstation untergebracht werden.
- ☐ dass meine anderen Kinder mich und das Baby so schnell wie möglich besuchen kommen.
- ☐ so schnell wie möglich aus dem Krankenhaus entlassen werden.
- ☐ folgende Personen zur Unterstützung haben:

_____

- ☐ die Plazenta mitnehmen.
- ☐ _____

Geburtsverlauf bei frühen Fehlgeburten

Wahrscheinlich in kaum einer anderen Situation klaffen persönliches Erleben und gesellschaftliches Bild so stark auseinander wie bei frühen Fehlgeburten. Dabei spielt es keine Rolle, ob es sich um eine Curettage handelt – dazu später mehr – oder um eine natürliche Fehlgeburt.

Außenstehende betrachten dieses Geschehen häufig als erweiterte Normalität. Entsprechend wird auch der Verlauf dieser kleinen Geburt bagatellisiert. Antje empfand ihre natürliche Fehlgeburt in der ersten Schwangerschaft als grotesk:

„Nach dem Arzttermin hatte ich erst mal weiterhin nur leichte Blutungen. Ich bin dann also am nächsten Tag ganz normal zur Arbeit gegangen. Dort wurden die Blutungen und Krämpfe sehr viel stärker, doch ich habe versucht, mir nichts anmerken lassen, denn weder die Kollegen noch die Chefin wussten Bescheid. Die Fehlgeburt war aber nicht mehr aufzuhalten und ich habe stark geblutet auf der Toilette. Nach dem Spülen musste ich daran denken, dass ich jetzt wahrscheinlich mein ‚Kind‘ einfach so in die Kanalisation gespült habe. Wie schrecklich!“

Entweder lautet die Erwartung der anderen, durch einen operativen Eingriff möglichst rasch die Folgen der Fehlgeburt zu „beseitigen“ oder eine natürliche Fehlgeburt wie eine stärkere Regelblutung aufzufassen. Keinesfalls wird – wie Antjes Beispiel zeigt – besondere Schonung, Zuwendung oder Begleitung mit diesem Geschehen assoziiert. Einschränkungen aufgrund des Erlebens einer frühen Fehlgeburt sind gesellschaftlich nicht vorgesehen.

✳ In dieser Situation abzuwarten und dem natürlichen Verlauf seine Zeit zu lassen, kann daher besonders schwer sein. Nicht immer wird ausreichend klar(gemacht), welche Vorteile dadurch entstehen: langsamer Abschied, schrittweise körperliche Umstellung und eigene Unversehrtheit.

Geburtsverlauf bei stillen Geburten

Ich selbst habe die Geburt meines Sternenkindes als sehr traumatisches Erlebnis im Kopf. Bedingt durch die lebensgefährliche Situation, bekam ich rasch eine Vollnarkose und fand mich nach dem Aufwachen auf der Intensivstation wieder. Vieles der ersten Stunden nach der Geburt, darunter das Auf-die-Welt-Kommen meiner Tochter, ist daher für mich nicht erinnerlich.

Das trägt zum generellen Verlustgefühl bei, viel zu wenig Zeit mit meiner Tochter Lilly verbracht zu haben. Selbst von den wenigen möglichen Momenten mit ihr habe ich diesen einen, nämlich ihre Geburt, verpasst.

Viele Eltern, vor allem jene, die eine spontane Geburt mit ihrem Sternenkind oder ihrem (noch) lebenden Baby erlebt haben, erzählen, dass die stille Geburt der „normalen“ Geburt eines lebendigen Kindes gar nicht so unähnlich ist.

Wichtig ist es, zu wissen, dass bei einer stillen Geburt keine „Mithilfe“ des Kindes gegeben ist und somit auch die kindliche Körperspannung fehlt. Dies kann sich zum Beispiel als „Klotzgefühl“ im Bauch ausdrücken. Martina hat deutlich bemerkt:

„Ebenso konnte ich den großen Unterschied spüren: ein Kind, das keine Körperspannung mehr hat und bei der Geburt nicht mithilft und sich nicht mehr selber durch das Becken dreht. Elias war sehr eckig auf dem Weg nach draußen. Weil er sich nicht ins Becken gesenkt hatte, war ein Arm von ihm erhoben und lag neben seinem Kopf bei der Geburt, was den Durchtritt für mein Gefühl noch schmerzhafter machte.“

Unter anderem durch die bei einer natürlichen Geburt ausgeschütteten Hormone kann eine spontane Entbindung auch im positiven Sinne eine überwältigende Erfahrung des Elternwerdens sein. Susanne hat bei der Geburt Folgendes erlebt:

„Unsere Hebamme war ein Engel. Wir wurden erst sehr spät in den Kreißsaal gefahren, damit wir den Babyschreien nicht zu lange ausgesetzt sind. Wir hatten viel Zeit allein, Schmerzmittel standen in ausreichendem Maße zur Verfügung. Die Zeit verging schnell und die Geburt selbst war so, als würden wir ein lebendes Kind zur Welt bringen. Unsere Hebamme sagte uns die Farbe der Haare, wie weit das Köpfchen zu sehen sei. Sie machte uns Mut und die Anleitungen waren klar, deutlich und liebevoll formuliert.“

Natalie, deren Tochter aus unbekannten Gründen starb, erinnert sich:

„Ich presste und dann war sie da … noch versteckt in der Plazenta. Ich schaute hin und war überwältigt. Wie kann ein totes Kind so perfekt und wunderschön aussehen? Und wer hat eigentlich gesagt, dass sie klein ist? Nach Monaten des Darübernachdenkens, dass sie zu klein sei, erschien sie mir riesengroß. Ich durfte selber die Nabelschnur durchschneiden und

sie dann in den Arm nehmen. Die Hebamme und der Arzt ließen uns alleine, und mein Mann und ich haben unser Kind von oben bis unten inspiziert. Wie stolz wir waren!"

Agathe empfindet noch heute große Glücksgefühle, wenn sie sich an die Geburt zurück erinnert:

„Ich bin so stolz auf uns drei, dass wir die Geburt zusammen gemeistert haben, so schwer und traurig sie auch war. Es war unser intensivstes Erlebnis. Unsere Tochter war geboren. Es war so unwirklich."

Und dann fügt sie hinzu:

„Ich kann sagen, dass sich die Schmerzen auf jeden Fall lohnen, wenn man hinterher sein Kind in den Armen halten darf, auch wenn es bereits verstorben ist. Die Anstrengungen sind so klein und unwichtig im Vergleich zum Stolz und Glück, aber auch gleichzeitiger Trauer um sein Kind."

Die Geburt kann auch ein Prozess sein, in der sich erste Gefühle des Verlusts ungehemmt ihren Weg bahnen, wie es bei Helen der Fall war:

„Ich habe meine Wut und Enttäuschung zwischendurch einfach rausgelassen."

Auch Martina hat eine gute Möglichkeit gefunden, ihre starken Gefühle auszudrücken:

„Ich konnte die letzte Viertelstunde schreien, wie ich wollte. In mir waren so eine Traurigkeit und so ein Druck und es war so schmerzhaft, dass ich am Ende ziemlich gebrüllt habe. Die Hebamme war so lieb und hat mich einfach brüllen lassen. Sie hat zum Glück nichts gesagt, das hätte mich verletzt, denn ich war so traurig, ich konnte das nicht unterdrücken."

Am Ende stiller Geburten steht jedoch eine unpassende Stille. Daran erinnern sich viele Eltern und sagen:

„Es war schnell vorbei und vor allem war es ruhig, zu ruhig." (Lisa)

„Ich hoffte, dass ich nun doch einen Schrei von Hanna hören würde, dass sich die Ärzte geirrt hatten – doch es blieb still." (Agathe)

Es gibt allerdings auch Versäumnisse, die durch einfühlsames Befragen der Eltern vor allem im klinischen Umfeld individuell behoben werden könnten. Agathe denkt beispielsweise:

„Was ich jetzt bereue, ist, dass wir die Nabelschnur nicht selbst durchschneiden durften, dass ich unsere Tochter nicht direkt nach der Geburt auf die Brust gelegt bekommen habe. Das wäre so unglaublich schön gewesen!"

* Hätten Agathe selbst oder ihre fachlichen Begleiter gewusst, welch große Bedeutung diese symbolische Handlung später gewonnen hat, so wäre wohl kaum etwas einfacher gewesen, als schon im Geburtsverlauf damit eine gute Grundlage für spätere Erinnerungen und die Heilung zu legen.

Geburtsverlauf bei Lebendgeburten

Ganz andere Eindrücke ergeben sich, wenn die Geburt den Sterbeprozess einleitet. Nadines Sohn, der viel zu früh geboren wurde, lebte bis zum Zeitpunkt der Geburt:

„Ich erlebte eine Sturzgeburt. Es ging alles so schnell. Als ich ankam, wurde ich von einer Hebamme untersucht. Dann schüttelte sie den Kopf. In dem Moment dachte ich nur: ‚Mein Sohn stirbt!' Nach zweimal Pressen brachte ich unseren Sohn zur Welt. Ich habe ihn nicht gesehen ... Ich wollte nichts sehen. Ich hatte Angst."

Und Judith[M] war ganz erfüllt von kleinen Lichtblicken rund um die Geburt in der 24. Schwangerschaftswoche:

„Gleich mit den ersten Presswehen kam sie auf die Welt. Ich spürte nur noch Erleichterung. Selbstverständlich konnte ich sie nicht sehen, denn sie wurde sofort von Kinderärzten intensivmedizinisch versorgt. Einige Minuten später erlebte ich die schönsten Momente meines Lebens. Ein Arzt kam zu uns und gratulierte uns zu unserer Tochter, sie lebe und habe sogar versucht, selbstständig zu atmen und habe ihren Start zunächst gut gemeistert, und ob wir schon einen Namen hätten. In diesem Augenblick durchströmten mich alle nur denkbaren Glückgefühle und alle Schmerzen waren mit einem Mal vergessen."

Antje[M] erlebte ebenfalls glückliche Momente bei der Geburt ihres Sohnes Moritz, obwohl zu diesem Zeitpunkt bereits klar war, dass er intensivmedizinische Behandlung wegen seines Herzfehlers benötigen würde:

„Der Kaiserschnitt verlief ganz vorbildlich. Es wurde viel gelacht. Dann auf einmal haben wir Moritz schon gehört und ich konnte es nicht fassen, er hat sich sozusagen sofort bemerkbar gemacht. Dann wurde er uns kurz gezeigt und weggebracht. Die Schwestern sind nochmals nach der ersten Untersuchung mit ihm zurückgekommen. Mein Mann durfte ihn kurz halten und hat ihn mir auf meine Schulter gelegt. Ich war so glücklich und musste weinen. Er war so süß. Die Geburt war der beste Moment in meinem ganzen Leben.“

Operative Geburten und chirurgische Eingriffe in der Geburtshilfe

Gerade die Kaiserschnittsituation kann sowohl entlastend, wie soeben von Antje[M] geschildert, aber auch belastend wirken – auch wenn das Baby (noch) lebt. Claudia[N] berichtet über die operative Entbindung ihrer Zwillinge:

„Es war die normale Prozedur eines Kaiserschnitts, die Erstversorgung der Kinder ging sehr schnell, und danach konnten wir schon in den Aufwachraum. Für mich als ‚frisch operierte‘ Mutter war es allerdings wahnsinnig anstrengend. Ich habe eine Erinnerungslücke in der Zeit kurz nach der Geburt, die mir heute noch viel ausmacht.“

Und Alina, deren Sohn wegen eines Herzfehlers intensivmedizinische Betreuung benötigte, ergänzt:

„Als der Kinderarzt kam, um mir etwas zu Emil zu erzählen, ist mir erst in diesem Moment wieder klar geworden, dass ja da im Nebenraum mein Baby liegt. Der Kaiserschnitt war medizinisch gesehen ohne Komplikationen. Für mich war er schrecklich.“

Wie auch teilweise bei einem Kaiserschnitt, so steht bei einer Curettage der medizinische Eingriff im Vordergrund. Das Gefühl des Wunders der Geburt kann sich hier weniger oder gar nicht einstellen. So verwundern Antjes Schilderungen zu ihrer zweiten Fehlgeburt nicht:

„Die Ausschabung habe ich alleine durchgestanden, da mein Mann nicht freinehmen konnte. Ich bin also zur OP mit Straßenbahn und Bus gefahren und habe die Vollnarkose dankend angenommen, die einen so schön wegschlummern ließ nach einer halb durchwachten Nacht voller Krämpfe und trauernder Gedanken. Ich war sehr dankbar, dass mein Frauenarzt

danach im Aufwachraum noch einmal bei mir war, um mir zu sagen, dass bei der OP alles gut verlaufen ist, und um mich kurz zu drücken.“

Melanie, die ihre Zwillinge spontan geboren hat, weiß über die nachfolgende Zeit noch:

„Die Ausschabung war ein schwieriger Moment, denn mein Mann durfte nicht mit in den OP. Bis heute ist mir das Bild im Kopf, als sich die OP-Türen schließen, er gerne mit zu mir will, aber nicht darf. In diesem Moment habe ich mich absolut verlassen gefühlt.“

Sterbeort

✱ Nicht immer ist der Geburtszeitpunkt und/ oder -ort identisch mit dem Ort, an dem das Baby stirbt. Dies kann unter anderem dann der Fall sein, wenn dein Kind auf der (Frühgeborenen-)Intensivstation behandelt wird.

Außerdem trifft dies zu, wenn der Verlust erst später, zum Beispiel zu Hause, auftritt, oder aber wenn du dich (eventuell gemeinsam mit deinem Partner) dazu entschließt, ein Kinderhospiz als Ort des Abschieds zu wählen.

Mehrere Eltern des Buches haben diese Erfahrung gemacht und kommen nun mit ihren Berichten zur Zeit zwischen Leben und Tod ihres Kindes zu Wort.

Judith[M], deren Tochter Emma in der 24. Schwangerschaftswoche zur Welt kam und einen Tag lebte, erlebte den Abschied auf der Frühgeborenenintensivstation so:

„Die Diagnose der sehr schweren Hirnblutungen unserer Tochter wurde uns etwa sechs bis sieben Stunden nach der Geburt vom leitenden Oberarzt der Frühchen-Intensivstation und einer weiteren Kinderärztin mitgeteilt. An genaue Worte erinnere ich mich nicht mehr, nur an die sehr warmherzige und ruhige Art des Arztes, die trotz allem große Achtung vor seiner kleinen Patientin zum Ausdruck brachte. Zu diesem Zeitpunkt lebte unsere Tochter, aber ich hatte sie noch nicht gesehen, und die Mitteilung glich bereits einem Todesurteil. Das zarte Pflänzchen Hoffnung war von einem Moment auf den anderen dahin, und wir mussten uns mit dem Gedanken auseinandersetzen, dass das Leben unserer Tochter bereits in den nächsten Stunden sein Ende finden könnte. Dies waren die schlimmsten Augenblicke – schlimmer als die erste Begegnung am Inkubator, schlimmer als die

spätere tatsächliche Beendigung intensivmedizinischer Maßnahmen und schlimmer als der Moment des Todes. Als absehbar war, dass unsere Tochter nicht mehr lange bei uns bleiben würde, wurde uns vom Oberarzt der Frühchen-Intensivstation erläutert, wie ein solcher Abschied gestaltet werden könne und dass man uns das Kind für seine letzte Reise in einem separaten Raum in den Arm geben könne. Mir wurde auch erklärt, wie lange es dauern würde, bis der Tod eintrete. Ich musste einfach wissen, wie groß die Kraftreserven sein sollten, die ich für diesen Schritt sammeln musste. Als ich dazu bereit war, wurde sie für den Abschied vom Personal der Station schnell mit einem Hemdchen und einem Mützchen bekleidet und in eine Decke gewickelt. Der Oberarzt brachte sie mir mit den Worten, dass sie es nun sehr eilig habe. Während des Abschieds war eine Krankenschwester der Station bei mir, die ich gebeten hatte, viele Fotos zu machen. Es war eine ganz friedliche Atmosphäre. Obwohl sie schon nicht mehr lebte, flüsterten wir nur und ich betrachtete sie ganz ehrfürchtig. So entstanden einzigartige und unwiederbringliche Erinnerungen und ich bin froh, dass ich die Kraft aufgebracht habe, meine Tochter auf ihrem letzten Weg zu begleiten und dass ich sie danach noch etwas besser kennenlernen konnte."

Nadines Sohn Rio wurde ebenfalls auf der Frühgeborenenintensivstation behandelt und erlitt nach vier Tagen schwere Hirnblutungen:

„Als wir abends noch mal ins Krankenhaus gefahren sind, wurden wir von der Kinderärztin und der Krankenschwester empfangen. Sie begleiteten uns in einen kleinen, stillen Raum, abseits vom Raum unseres Sohnes. Sie wollten nicht, dass wir den Raum sehen mit dem leeren Brutkasten. Man erzählte uns mit leiser und sanfter Stimme, dass unser Sohn heute Mittag friedlich eingeschlafen sei. Er sei nicht alleine gewesen. Er hatte auch keine Schmerzen. Er ist in den Armen der Kinderärztin eingeschlafen. Es dauerte genau eine Stunde, bis unser Sohn seinen letzten Atemzug getan hatte. Ich bin überglücklich, dass er nicht alleine war in diesem Moment. Ich bin überglücklich, dass das Personal sich Zeit dafür genommen hat, um ihn auf seiner Reise zu begleiten. Auf einmal sah ich, wie die Ärztin seine kleine rosa Kuschelmütze hervorholte. Sie hielten es für wichtig, dass wir dieses Erinnerungsstück bekommen. Sie hatten unserem Sohn eine neue Mütze angezogen.

Ich war einfach nur sprachlos und glücklich, diese kostbare Mütze zu bekommen."

Alina entschied sich mit ihrem Mann, ihren Sohn Emil nicht weiter auf der Intensivstation behandeln zu lassen, sondern sich in einem Hospiz in Ruhe von ihm zu verabschieden. Sie erzählt von beiden Orten:

„Wir waren verloren, im System Krankenhaus gefangen, in die medizinische Mühle geraten, in der alles pathologisiert wird. Das war eine schreckliche Erfahrung. Auf der Intensivstation später war es ähnlich. Es gab gefühlt fast keine Sicherheit im Umgang mit Eltern, die ein todkrankes Kind haben. Und als wir uns dann entschieden haben, ins Hospiz zu gehen, gab es eine große Verunsicherung auf Seiten der Ärzte und des Pflegepersonals. Viele haben einfach nicht mehr mit uns gesprochen – ein Akt der Hilflosigkeit. Der wichtigste Teil des Abschieds waren Emils Sterben und die Tage danach in der ‚Sternenbrücke' [dem Hospiz, Anm. H.W.]. Es war so unendlich wichtig, dass wir an einem wunderschönen Ort mit Emil waren, dass er dort so eine friedliche Ruhe ausgestrahlt hat, dass wir nicht allein, sondern in Gemeinschaft Emil bis zur Himmelspforte gebracht haben. Emil ist an einem Freitag gestorben. In den fünf Tagen danach lag er im Hospiz im Raum der Stille. Wir konnten jederzeit zu ihm, haben allein oder zu zweit an seinem Bett gesessen, ihn einfach nur angeschaut – seine unendlich süße Nase angefasst, die wir wegen der Beatmungsschläuche vorher nie gesehen hatten, ihm etwas vorgesungen. Ich habe ihn auch zweimal nach seinem Tod noch auf den Arm genommen. Wir haben gesehen, wie er sich ganz langsam veränderte, und wie der Tod immer mehr Einzug hielt. Und doch wurde er in den ersten Tagen an jedem Tag schöner, friedlicher, so als würde ein Neugeborenes friedlich schlafen. Am fünften Tag war dann zu spüren, dass das, was dort lag, nur mehr eine Hülle war, dass Emil nicht mehr darin war, sondern mehr als Essenz um uns herum."

Bei der Geburt begleitet werden

✳ Gerade für eine Fehlgeburt, eine stille Geburt oder die Geburt eines Kindes, das wahrscheinlich bald sterben wird, ist es wichtig, eine einfühlsame, unterstützende Begleitung zu haben. Die meisten Eltern in diesem Buch hatten das Glück, mindestens eine solche Person bei sich zu haben.

Aus Sicht der Frauen war dies in erster Linie ihr Ehemann oder Lebenspartner, davon abgesehen werden – meist sehr positiv – Hebammen und manchmal auch Krankenschwestern erwähnt. Zudem treten Ärzte verschiedener Fachrichtungen, engere Familienmitglieder und manchmal weitere Unterstützer in Erscheinung.

All diese Menschen sind zwar nicht so direkt betroffen wie die Eltern selbst, doch auch für sie ist diese Situation im Umgang mit dem (nahenden) Tod meist eine sehr schwierige.

Du brauchst als betroffene Mutter in dieser Situation keine Rücksicht auf andere zu nehmen, doch vielleicht kannst du zurückblickend sehen, dass viele Menschen durch ihre eigene Angst vor Sterben und Tod nicht so handeln, wie es wünschenswert wäre. Das kann dir eventuell helfen, die Begleitung besser einzuordnen und mit ihr deinen Frieden schließen zu können, falls du nicht (ganz) zufrieden warst.

✱ Solltest du die Gelegenheit haben, diesen Abschnitt noch vor der Geburt zu lesen, kannst du aus den Erfahrungen anderer Sterneneltern heraus vielleicht besser entscheiden, ob du keine, wenige oder viele Begleiter bevorzugst, und welche Rolle sie bei der Geburt spielen sollen. Nur in einigen Situationen wird es so sein, dass du keine oder eine nur eingeschränkte Wahl hast, beispielsweise bei einem operativen Eingriff oder wenn unmittelbar nach der Geburt intensivmedizinische Maßnahmen eingeleitet werden müssen.

- In den meisten Fällen wird bei einer natürlichen oder induzierten, aber nicht operativen Fehlgeburt eine Hebamme oder/und Krankenschwester und kurzzeitig auch ein Arzt anwesend sein.
- Bei einer Curettage, also einer operativen Ausschabung, wirst du mehrere Personen des Operationsteams und zur Nachversorgung eine Krankenschwester um dich haben. Eine Hebammenversorgung wäre sehr wünschenswert, ist aber bisher nur selten gegeben.
- Bei einer stillen Geburt ist eine Hebamme und – zumindest zeitweise – voraussichtlich ein Arzt für dich da.
- Bei der spontanen Geburt eines lebenden Babys, die Komplikationen erwarten lässt, kommt ärztliches Personal je nach Problemlage hinzu, bei einem Kaiserschnitt das OP-Personal.

- Wenn du dein Kind spontan zur Welt bringst, aber bereits klar ist, dass es nicht überleben kann und daher keine medizinischen Maßnahmen geplant sind, wird ebenfalls eine Hebamme und voraussichtlich teilweise ein Arzt zu deiner Begleitung anwesend sein.

Weitere Menschen deiner Wahl – für welche Geburtsvariante auch immer – könnten dein Partner, eine von dir ausgesuchte Hebamme, Familienmitglieder (ggf. auch Kinder), ein Freund / eine Freundin, eine Doula, ein Seelsorger oder auch eine Sterbeamme sein.

Im klinischen Umfeld ist deine Wahl durch bestimmte Klinikroutinen, zum Beispiel was die Zahl der Besucher, möglicherweise für den Besucherverkehr gesperrte Räumlichkeiten und Ähnliches betrifft, eingeschränkt. Im häuslichen Umfeld kannst du – gegebenenfalls mit deinem Partner – allein entscheiden, wer dir gut tut.

✱ Wichtig ist, dass dich die Anwesenheit dieser Personen nicht zusätzlich belastet, sondern entlastend wirkt. Die Beteiligten sollten in ihren Funktionen gut ineinandergreifen, damit du alle Möglichkeiten hast, die Ankunft und den Abschied von deinem Baby gut zu gestalten.

Für die Frauen ist der eigene Mann bzw. Lebenspartner zumeist diejenige Stütze, die am meisten Halt bietet:

„Dass mein Freund dabei war, war mir eigentlich am wichtigsten. Wenn unser gemeinsames Kind schon tot ist, dann sollte er zu hundert Prozent wenigstens die Zeitspanne mitbekommen und erleben, die unser Kind auf die Welt kam, und die Zeit, die Elias bei uns zu Hause war. Ebenso war es mir sehr wichtig, dass Christian soweit möglich die Geburt seines Sohnes so miterlebt, wie Väter auch die Geburt ihrer lebenden Kinder erleben. Ich habe auch darauf bestanden, dass er die Nabelschnur durchtrennt, wie [...] Väter das bei ihren lebenden Kindern machen. Wie er sich dabei gefühlt hat, weiß ich gar nicht genau." (Martina)

„Mein Mann war meine größte Hilfe, auch wenn er nicht viel gesagt hat und nur recht abwesend neben mir stand und meine Hand gehalten hat. Aber ich war nicht allein, und wir haben unseren Verlust gemeinsam erlebt von Anfang bis Ende." (Ramona)

„Ohne meinen Mann hätte ich das nie durchgestanden." (Jasmin)

„Mein Mann war stark für mich, obwohl auch ihm der Boden unter den Füßen weggerissen wurde." (Trudi)

„Mein Mann hat es noch rechtzeitig geschafft ins Krankenhaus. Er konnte mich zum Teil beruhigen." (Nadine)

„Mein Mann war der Anker, an dem ich mich seelisch festhalten konnte." (Claudia)

„Mein wichtigster emotionaler Rückhalt war mein Lebensgefährte, auch wenn ich Berührungen in dieser Situation gar nicht ertragen konnte." (Judith[M])

„Man kann wirklich sagen: Geteiltes Leid ist halbes Leid." (Claudia[N])

„Er war einfach da." (Heike)

Auch die Hebammen spielen in den meisten Geburtsberichten eine zentrale, überwiegend positive Rolle:

„Die Hebamme war DER wichtige Pfeiler der Geburt." (Jochen)

„Unsere Hebamme hat uns total unauffällig begleitet. Sie war immer da, wenn sie gebraucht wurde." (Martina)

„Die Hebamme war auch einfach nur toll. Sie hat immer wieder die richtigen Worte gefunden, um mich zu motivieren, auch wenn ich nicht mehr konnte und auch nicht mehr wollte. Sie hat mir keine Wahl gelassen und mir Luis direkt auf den Bauch gelegt, dafür bin ich ihr auf ewig dankbar, ich weiß nicht, ob ich es sonst geschafft hätte, ihn anzusehen. Für mich war sie in dem Moment einfach die Richtige!" (Helen)

„Die Hebamme hatte eigentlich gerade Feierabend, als wir in den Kreißsaal gefahren wurden, doch sie fragte, ob wir möchten, dass sie bis zur Geburt dableibt." (Agathe)

„Da ich wie gelähmt war, ist ihre Hilfe wirklich gut gewesen." (Ralf)

„Die Hebamme hat unseren Johann wie einen richtigen, ganzen Menschen behandelt." (Frank)

„Ich werde diese Frauen mein Leben lang nicht vergessen. Für mich sind sie Heldinnen." (Sandra)

Die hohe Bedeutung der Begleitung durch Hebammen drückt auch Lisa aus, die bei der Geburt ihres Sohnes in der 17. Schwangerschaftswoche keine entsprechende Unterstützung hatte:

„Aus heutiger Sicht hätte ich gerne eine Hebamme dabeigehabt, wie es eben bei einer Entbindung normalerweise üblich ist."

Nur Melanie berichtet, dass nicht jede Hebamme eine gute Geburtshelferin war:

„Wir haben drei verschiedene Hebammen erlebt. Die erste war eine sehr schroffe Person, bei der ich mich nicht fallen lassen konnte. Sie reichte mir am laufenden Band Tabletten und erklärte mir nichts. Ich musste nachfragen, wofür die Pillen sind, und fühlte mich total ausgeliefert. Auch zweifelte sie an, was ich mit meinem Arzt besprochen hatte bezüglich PDA usw. Zum Glück hatte sie recht bald Dienstschluss. Die beiden anderen Hebammen waren toll. Jede auf ihre Art. Ihre Reaktionen auf unseren Verlust waren angemessen. Nicht zu emotional, nicht zu emotionslos. Im größten Chaos unseres Lebens fühlten wir, dass es Hilfe gab."

Zwiespältig ist allerdings die Rolle von Ärzten, die die in den Berichten der Eltern manchmal recht distanziert erscheinen. Lisa[M], deren Tochter in der 23. Schwangerschaftswoche viel zu früh geboren wurde, erinnert sich:

„Den Kinderarzt habe ich kaum wahrgenommen."

Agathe fühlte sich sehr vernachlässigt, als ihre Tochter in der 41. Schwangerschaftswoche still geboren ist:

„Die Ärztin, die bei der Geburt dabei war, hat sich nicht viel beteiligt. Sie stand einfach nur da, nahm die Anweisungen der Hebamme entgegen und sprach kein Wort mit mir. Leider war sie die einzige Ärztin im Kreißsaal, ich weiß nicht, ob ich mir sonst einen anderen Arzt gewünscht hätte." (Agathe)

Gerade bei einer Curettage ist die Begleitung leider oft mangelhaft, wie Judith zu erzählen weiß:

„Das Personal in der Tagesklinik war sehr freundlich. Allerdings laufen dort viele verschiedene ambulante Operationen wie am Fließband ab, so dass es mir schon etwas zu schnell und routinemäßig war. Ich glaube, dass dort auch sehr viele Abtreibungen gemacht werden, die ja genauso wie eine Abrasio nach einer Fehlgeburt durchgeführt werden – ein bisschen hatte ich das Gefühl, dass die Krankenschwestern dort gar nicht wussten, aus welchem Grund bei mir die Abrasio gemacht wurde!"

Ebenfalls bei operativen Geburten begleiten weitere Fachpersonen die Geburt, allen voran der Anästhesist. Diese Berufsgruppe wird von vielen Frauen leider als wenig hilfreich beschrieben. Das liegt eventuell daran, dass diese Ärzte die Frau nur sehr kurz kennenlernen und nur wenig über die Hintergründe eines solchen Verlusts wissen. So schildert Frank:

„Als der Anästhesist kam, um meine Frau für die OP [Curettage nach der Geburt, Anm. H.W.] vorzubereiten, hat er sein Programm durchgemacht und war nicht einfühlsam."

Judith, die selbst Ärztin ist, bestätigt über ihre Curettage nach dem Tod ihres Babys in den ersten Schwangerschaftswochen:

„Der Anästhesist war zwar sehr nett, aber leider eben ein typischer Vertreter seiner Fachrichtung. Nach dem Motto ‚Nur ein schlafender Patient ist ein guter Patient.' Er sagte beim Aufklärungsgespräch: ‚Was schaun'S denn so traurig?' Ich antwortete: ‚Weil ich mein Kind verloren habe!' Er sagte: ‚Ja, ham'S sich da schon recht gfreut, oder?' Dann wurde ich über die Narkose aufgeklärt, wie man als Arzt halt so aufgeklärt wird, also gar nicht."

Auch Ramona empfand ihren Anästhesisten als abweisend:

„Der Anästhesist, der noch im Kreißsaal einige wichtige Fragen mit mir geklärt hat, hat mir das Gefühl gegeben, gar nicht gelegen zu kommen und einfach nur eine ‚Nummer' zu sein. In meinem Beisein hat er mit seinem Personal diskutiert."

Meine Erfahrung war eine ganz entgegengesetzte, denn der zuständige Anästhesist vermittelte trotz der allgemeinen Hektik große Ruhe, er holte mir noch rasch eine wärmende Decke und sagte einige liebe Worte, bevor ich einschlief.

Viele Eltern berichten aber auch von liebevoller Begleitung durch Ärzte:

„Die Ärztin hat mir zu einem späteren Moment gesagt, dass sie nach der Geburt auch erst einmal weinen musste. Dass sie auch nur ein Mensch ist und ihr das alles so unendlich leid tut. Sie hätten sich sehr große Mühe gegeben, dass ich bei der spontanen Geburt wenigstens körperlich keine Schäden bekomme. Sie lobte mich auch, dass ich das alles toll gemacht hätte und ganz stark gewesen sei." (Sandra)

„Ärzte und Hebammen waren toll. Sie haben uns nach Kräften unterstützt und waren da, wenn wir sie brauchten, und hielten sich zurück, wenn wir unsere Ruhe wollten." (Dietmar)

„Die Ärztin war mir sehr sympathisch. Sie war sehr direkt und deutlich, aber auch sehr einfühlsam und mitfühlend." (Ramona)

Manche Mütter oder Elternpaare bitten zur (stillen) Geburt auch Familienmitglieder hinzu. Bei Lisa war die Schwester anwesend, weil ihr Mann nicht da sein konnte. Sie meint:

„Meine Schwester hielt mir bei der Geburt die Hand, sie hat es sehr betroffen, zumindest in diesem Moment. Sie hat mitgeweint und war für mich da."

Susanne erinnert sich an die Unterstützung während der Zeit, in der sie auf ihren aus dem Ausland anreisenden Ehemann wartete:

„Als mein Mann noch nicht da war, waren meine Eltern und vor allen Dingen meine Mutter bei mir sowie wenige gute Freundinnen. Sie haben Übermenschliches geleistet. Sie haben nicht neben mir gesessen und aus Verzweiflung geweint. Sie haben sich zusammengerissen, auch wenn sie wahrscheinlich mein Gebaren die ganze Zeit über sehr erschreckt und irritiert hat. Wir sind spazieren gegangen, haben gegessen, getrunken und geredet. Bis spät in die Nacht war immer mindestens eine liebe Person bei mir. Meine Mutter übernachtete mit mir in der Klinik. Außerdem kamen ab und zu eine Seelsorgerin und ein Therapeut zu mir. Es war auch gut, mit ganz neutralen Menschen zu sprechen, die meine Reaktion etwas einordnen konnten. Ich musste nicht stark sein, sondern von diesen Leuten wurde mir selbst ein wenig erklärt, was gerade bei mir im Herzen und im Geiste abläuft."

Und Florian sagt über das Beisein seiner Schwiegermutter:

„Meine Schwiegermutter war während der Geburt mit uns im OP und ich fand ihre Anwesenheit sehr hilfreich."

Antje erwähnt als – wohl eher zufällige – „Begleitung" der natürlichen Fehlgeburt ihre Chefin:

„Als ich [an meinem Arbeitsort, Anm. H.W.] die Fehlgeburt hatte und völlig fertig vor meiner Chefin stand, fragte sie mich natürlich, was los ist. Prompt stellte

sich heraus, dass sie selbst diese Erfahrung in der Vergangenheit mehrfach durchmachen musste und dadurch sehr mitfühlend war. Es waren nicht viele Worte notwendig. Ich durfte dann gleich nach Hause gehen."

Und Lisa[M] erzählt von der Klinikpfarrerin:

"Ich habe sie bei der Geburt nicht wahrgenommen, aber im ganzen Prozess war sie sehr hilfreich."

✱ Sofern dein Verlust vor, bei oder unmittelbar nach der Geburt geschieht beziehungsweise du bereits um den bevorstehenden Verlust weißt, spielen die Geburtshelfer eine ganz besondere Rolle. Später aber kommen auch andere Menschen hinzu. Auf diese Begleiter wird im weiteren Verlauf des Kapitels noch eingegangen.

All jenen Mitmenschen sollte gemeinsam sein, dass sie dir und euch ein guter „Anker" in der schwierigen Situation sind.

Medikation im Umfeld der Geburt

Die moderne Geburtshilfe ist im klinischen Bereich häufig auch bei unauffälligen Spontangeburten durch eine Vielzahl von zur Verfügung stehenden Medikamenten gekennzeichnet. Haben sich bei dir bereits im Vorfeld der Geburt Komplikationen abgezeichnet oder ein operativer Eingriff oder eine Entbindung mit nachfolgender intensivmedizinischer Betreuung steht bevor, ist das Maß an verabreichten Medikamenten oft noch höher.

Hast du dich für eine Curettage entschieden bzw. ist eine Ausschabung aus medizinischer Sicht absolut notwendig, so werden dir vermutlich bereits einige Zeit vor dem Eingriff Medikamente gegeben, die du zu Hause einnehmen sollst. Es handelt sich dabei um Wirkstoffe, die den Muttermund öffnen sollen. Dadurch wird eine manuelle Weitung des Gewebes während des Eingriffs vermieden, die in einer Folgeschwangerschaft ungünstige Auswirkungen auf die Belastbarkeit des Muttermundes haben kann.

Bei der Ausschabung oder Absaugung an sich, die in Voll- oder Teilnarkose durchgeführt wird, sowie für die Folgezeit erhältst du Schmerzmittel und für die Stunden und Tage nach dem Eingriff eventuell blutungsstillende Medikamente.

Bei drohender Frühgeburtlichkeit wird das erste Medikament, mit dem du konfrontiert wirst, wahrscheinlich ein Wehenhemmer sein. Damit soll versucht werden, geburtswirksame Wehen zu unterdrücken und dein Kind noch länger an seinem geschützten Ort in deiner Gebärmutter zu halten. Wenn die Geburt trotzdem unaufhaltsam ist, werden diese Medikamente manchmal abgesetzt und stattdessen umgehend wehenauslösende Mittel verabreicht, etwa, um die Geburt für das Frühgeborene zu beschleunigen.

Wehenauslösende oder -verstärkende Medikamente werden unter anderem dann verabreicht bzw. empfohlen, um den Geburtsprozess nach dem festgestellten Tod des Babys in Gang zu bringen oder um ihn zu beschleunigen.

✱ Da eine Geburt ein wechselseitiges Geschehen zwischen Mutter und Kind ist, fehlt hier nun der Part des sich aktiv mitgebärenden Kindes, und so kann es sein, dass die Geburt länger dauert als bei einem lebenden Kind.

Trotzdem sind wehenfördernde Mittel meist nicht notwendig. Berücksichtigen solltest du, dass solche Wirkstoffe, seien sie synthetisch oder natürlich, den Geburtsvorgang beschleunigen können, aber nicht müssen. Sie sind nicht immer genau zu dosieren, da jede Frau anders auf ihre Einnahme reagiert.

Solltest du bereits einen Kaiserschnitt in der Vergangenheit gehabt haben, ist von Einleitungsversuchen grundsätzlich abzuraten, weil sich durch diese Maßnahmen eine Gefahr für die Mutter ergeben kann.

Wehenfördernde Medikamente werden teilweise auch eingesetzt, wenn sich die Plazenta nicht (schnell genug) oder nicht vollständig ablöst. Dies ist besonders bei eingeleiteten Geburten vor dem errechneten Geburtstermin häufiger der Fall und auch bei stillen Geburten oder Geburten, nach denen das Baby nicht stillen kann, weil die entsprechende Oxytocin-Ausschüttung vom mütterlichen Körper nicht vollzogen wird.

Während vieler Geburten werden heutzutage Medikamente verabreicht. Welche das sind, wird einerseits von deiner Einstellung abhängig gemacht, bei einem lebenden Kind aber auch erheblich von der Verträglichkeit des Medikamentes aus Sicht des Kindes.

Der letztgenannte Punkt ist bei einem bereits verstorbenen Kind nicht mehr relevant. Deshalb werden vielen Sternenkindmüttern für die Geburt freizügig Medikamente angeboten, auch weil viele Frauen Respekt vor den Schmerzen einer spontanen Geburt haben und sich in ihrer Situation nicht in der Lage sehen, zusätzliche Schmerzen zu tolerieren.

✳ Du musst dich keinesfalls für deine Entscheidung bezüglich der (Schmerz-)Medikation rechtfertigen, sinnvoll ist es aber, bewusst nachzudenken, was du möchtest und was nicht.

Agathe erinnert sich beispielsweise zur stillen Geburt ihrer Tochter:

„Kurz vor der Geburt habe ich mir nach etlichen Stunden dann eine PDA gewünscht und sie auch bekommen. Die körperlichen Schmerzen wollte ich nicht auch noch ertragen … Die Entscheidung bereue ich bis heute nicht!"

Diese schmerzlindernden Wirkstoffe sind von Beruhigungsmitteln, die manchmal in Kombination verabreicht werden, zu unterscheiden.

Letztere machen dich nämlich nicht nur ruhiger, was du dir vielleicht im Sturm des Geschehens wünschen würdest, sondern sie vermindern auch deine Möglichkeiten, die Zeit nach der Geburt mit voller Aufmerksamkeit wahrzunehmen. Ähnlich können Narkosemittel wirken, insbesondere wenn es sich um die Bestandteile einer Vollnarkose handelt.

Je nach Vorbefund kann es außerdem sein, dass du vor, während und / oder nach der Geburt Antibiotika gegen bestimmte Entzündungsprozesse erhältst oder – vor allem bei Regionalanästhesien wie PDA oder Spinalanästhesie – auch einen Tropf mit Kochsalzlösung (NaCl), um den Flüssigkeitshaushalt deines Körpers zu regulieren.

Unmittelbar nach der Geburt oder auch einige Stunden später kann es sein, dass man dir zudem folgende Medikamente anbietet:

• Anti-D-Immunglobulin-Spritze (Verhinderung der Bildung von Rhesus-Antikörpern bei Rhesus-negativer Mutter und Rhesus-positivem Kind)
• Gerinnungshemmer (wenn du länger liegst, zum Beispiel nach einem Kaiserschnitt)
• Psychopharmaka, insbesondere Beruhigungsmittel oder / und Antidepressiva (Stimmungsaufheller)
• Medikamente, die den Milcheinschuss verhindern oder / und das Abstillen erleichtern sollen

Während es zu den ersten beiden kaum eine Alternative gibt und du vielleicht nicht die Kraft hast, gewisse Routinen des Krankenhauses in Frage zu stellen, kannst du dir vor allem bezüglich der Psychopharmaka bewusst eine eigene Position erarbeiten. Dabei kann dir der Gedanke helfen, dass Trauern ein natürlicher und kein krankhafter Prozess ist. Lisa[M] meint beispielsweise:

„Die heftigen Beruhigungsmittel habe ich abgelehnt, aber Baldrian und Schlaftabletten angenommen."

Gleichwohl ist es völlig in Ordnung, wenn du für dich selbst entscheidest, auf solche Medikamente zurückzugreifen, um die erste Zeit bewältigen zu können. Entscheidend ist nur, dass du diese Mittel als unterstützend und nicht als zwanghaft verabreicht erfährst.

✳ Solange du grundsätzlich überzeugt bist, dass du dem Trauer- und Heilungsprozess in absehbarer Zeit auch ohne medikamentöse Unterstützung gewachsen bist, ist gegen eine dosierte, ärztlich überwachte Medikation in deiner Extremsituation nichts einzuwenden. Zur Problematik des medikamentösen Abstillens informiert dich ein eigener Abschnitt dieses Buches ab Seite 129.

Insgesamt ist es wünschenswert, dass du stets gut informiert bist über die Medikamentengaben. Falls sich die diesbezügliche Informationsweitergabe während der Geburt nicht ergibt, kannst du dich wenigstens im Nachhinein darüber erkundigen, was dir gegeben wurde.

Eine Medikation über deinen Kopf hinweg ist aber zumindest bei nicht zwingend notwendigen Medikamenten ungünstig, verstärkt sie doch das Gefühl des Ausgeliefertseins und der fehlenden Kontrolle.

Mir selbst ging es so bezüglich des Abstillmedikaments, das mir mit den Worten „Nehmen Sie mal, das brauchen Sie jetzt" übergeben wurde. Weder wurde der Zweck der Medikation, noch wurden mögliche Nebenwirkungen oder Risiken erklärt. Dass mir dieses Vorgehen eigentlich gar nicht recht war, wurde mir allerdings erst einige Zeit später bewusst. In der Verlustsituation war ich gar nicht ausreichend ansprechbar, um mich nach dem Was und Warum zu erkundigen.

Eltern-Kind-Bindung

Unabhängig davon, ob dein Kind nach der Geburt noch lebt oder nicht – der Bindungsprozess mit dir als Mutter und euch als Eltern findet in jedem Fall statt. Du setzt fort, was begonnen hat, als du erfahren hast, dass dieses Baby in dir wächst. Indem du die enge Beziehung zu deinem Kind ausbaust, festigst du sie. Selbst wenn du meinst, dass du dem Baby, beispielsweise weil die Schwangerschaft noch nicht lange gedauert hat oder du mit anderem beschäftigt warst, noch nicht ganz so nahe bist: Längst habt ihr miteinander ein enges Band gewoben, sowohl bewusst als auch unbewusst.

Unter der Eltern-Kind-Bindung versteht man, dass du bereits begonnen hast, dir eine Zukunft mit diesem Kind vorzustellen. Darunter können sich folgende Aspekte versammeln:

- Du hast schon überlegt, welche familiären Besonderheiten, aber auch welche individuellen Eigenheiten dein Kind mitbringen könnte.
- Du hast bereits besondere gemeinsame Tage – Weihnachten, Geburtstage, Familienfeste – vorhergesehen
- Du hast dir vorgestellt, wie du dein Kind durch sein Leben begleiten und mit ihm all die Meilensteine und ersten Male erleben wirst, die Eltern mit ihren Kindern erfahren.

Schon hier wird deutlich, warum der Verlust eines Kindes, selbst wenn es noch winzig klein war, so allumfassend ist. Die Trauer bemisst sich eben nicht an der geringen Größe oder der Dauer der Lebenszeit deines Kindes, sondern im schieren Übermaß an jenen Dingen, die du so gerne mit deinem Kind hättest tun wollen.

✱ Solltest du bereits vor der Geburt von deinem (wahrscheinlichen) Verlust erfahren haben, so kannst du schon während der Schwangerschaft ganz besondere Momente der Bindung bewusst gestalten.

Vielleicht möchtest du dein noch lebendes Kind streicheln, ihm vorsingen, Familiendinge erzählen, Zwiegespräche über das Kommende führen – einfach gemeinsame Erfahrungen machen. Wie wichtig dies ist, beschreibt Judith[M], die über die fehlende erste, noch einigermaßen unbeschwerte Begegnung mit ihrer in der 24. Schwangerschaftswoche geborenen Tochter Emma erzählt:

„In unserem Fall wurde [...], das Gespräch über den wahrscheinlichen Verlust ca. 7 Stunden nach der Geburt, Anm. H.W.] mit uns beiden Eltern in meinem Krankenzimmer geführt. Der Rahmen war durchaus angemessen. Was mich etwas bedrückt, ist, dass ich meine Tochter vor diesem Gespräch noch nicht gesehen hatte – es also keine einzige Begegnung des unbeschwerten Glücks und der unbändigen Freude gibt, wie sie mein Lebensgefährte nach der Geburt kurz hatte, während ich noch in den OP musste. Die erste Begegnung mit meinem Kind war bereits von dem nahenden Tod überschattet."

Ähnlich wie bei eurer Zweisamkeit vor der Geburt, so kann auch jetzt eine intime Kommunikation stattfinden, die dir und deinem Kind zeigt, dass ihr zusammengehört. Selbstverständlich auch über die Grenzen des Todes hinweg.

Die Verbindung mit deinem Kind findet selbst dann statt, wenn es bereits verstorben ist, denn auch dann verspürst du die innere Gewissheit, dass du Mutter oder Vater geworden bist.

✱ Ob dein Kind lebt oder bereits gestorben ist, ändert nichts daran, dass ihr als Mutter und Vater von einem Paar zu einer Familie werdet und dass dieses Baby von nun an zu euch gehört. Es wird von nun an ein Teil eures Lebens sein, auch wenn es nicht in unserer Welt wirkt und für andere damit unsichtbar bleibt.

Entscheidungen

Um den Zeitpunkt der Geburt herum sind etliche verschiedene Entscheidungen zu treffen. Auch wenn du das Gefühl hast, in dieser Situation zu keinem klaren Gedanken fähig zu sein, lohnt es sich, zu versuchen, dir über bestimmte Fragen aktiv klar zu werden und nicht nur fremde Personen entscheiden zu lassen, selbst wenn sie fachlich kompetent sind.

(Ab)Stillen

Oft wird der Umgang mit der Milchbildung nicht thematisiert. Das kann jedoch für dich eventuell schon bei einem Verlust ab etwa der 16. Schwangerschaftswoche relevant sein. Dein Körper hat sich mehrere Monate lang darauf eingestellt, nach der Geburt ein

Baby zu nähren. Dass es nun gestorben ist, bedeutet nicht, dass keine Milch fließen wird.

Das Kolostrum, das dein Baby in den ersten Stunden und Tagen nähren sollte, ist bereits in der Schwangerschaft vorhanden, das heißt, keine der Methoden zum Abstillen kann diese sogenannte Vormilch verschwinden lassen.

Mir selbst war nach der Geburt meiner Tochter völlig egal gewesen, was mit meiner Milch geschah, ich hatte ehrlicherweise keinen einzigen Gedanken daran verschwendet. Infolgedessen stellte ich auch nicht die Entscheidung im Krankenhaus in Frage, Abstilltabletten einzunehmen. Man klärte mich nicht weiter auf und bot mir auch keine Alternativen an.

Rund zwei Wochen später dachte ich angesichts eines unvermuteten, milden Milcheinschusses nach und schrieb folgende Überlegungen in mein Tagebuch: „Meine Brust produziert ganz plötzlich Milch, wo keine gebraucht wird. Einerseits ist das ein schönes Gefühl – etwas für Dich, was man mir nicht wegnehmen kann –, andererseits ist es so schrecklich, weil nutzlos in Deiner und meiner Welt."

Ich spürte ein diffuses Unbehagen. Vermutlich in dem gutgemeinten Bestreben, mir meinen Verlust nicht noch deutlicher vor Augen zu führen, hatte man eben einfach für mich und über meinen Kopf hinweg entschieden.

✳ Erst viele Jahre später wurde mir bewusst, dass man durch die Verabreichung der Tabletten einfach in meine körperliche Integrität eingegriffen hatte. Als ich das erkannte, kontaktierte ich eine Hebamme, die meinen unbewussten Wunsch von damals auf den Punkt brachte: „Wenn die Seele weint, darf auch die Brust weinen."

Die Milchbildung an sich und auch die Milchmenge hängen von der Schwangerschaftsdauer, Stilldauer – sofern dein Kind gelebt hat – und individuellen Voraussetzungen ab. Fachpersonen unterscheiden das primäre Abstillen ohne vorheriges Stillen des Kindes, das sekundäre Abstillen nach vorherigem Stillen des Kindes sowie – genaugenommen also nicht unter die Überschrift fallend – die (fortgesetzte) Milchproduktion.

Letzteres bedeutet in einer Verlustsituation, dass die Milch auf andere Art und Weise verwendet wird, beispielsweise beim Verlust eines von mehreren Kindern einer Mehrlingsgeburt oder bei der in Deutschland noch weitgehend unbekannten Muttermilchspende. Letztere kann ein Weg sein, wenn du die Milch einer sinnvollen Verwendung zuführen möchtest und in der Nähe einer der 15 deutschen Muttermilchbanken / Frauenmilchsammelstellen wohnst.

Trudi, deren Sohn in der 42. Schwangerschaftswoche still geboren wurde, berichtet über das primäre Abstillen, das ganz allgemein vor allem nach Fehlgeburten und stillen Geburten angewandt wird:

„Ich bekam Tabletten, um den Milcheinschuss zu unterdrücken – das hat gut geklappt."

Nadine berichtet über ihre Erfahrungen zum sekundären Abstillen wie folgt:

„Als mein Sohn in der 27. Schwangerschaftswoche zur Welt kam, wurde mir vom Kinderarzt vorgeschlagen, Milch abzupumpen. Dies sei sehr wichtig für meinen Sohn und besser als jede andere Milch. Ich war damals etwas erstaunt, da ich bis zu dem Zeitpunkt dachte, dass ich noch gar keine Milch produzieren würde. Die Krankenschwester jedoch zeigte mir das Ansetzen der Milchpumpe. Tatsächlich kam nach und nach Milch zum Vorschein. Auch wenn ich nur zwei Tropfen abgepumpt bekäme, sollte ich diese meinem Sohn bringen, denn ihm wurden ohnehin nur einige Milliliter zugeführt. Nach und nach produzierte ich immer mehr Milch und war so stolz, wenn ich mit meinen kleinen Fläschchen zu meinem Sohn gehen konnte. Das Gefühl, meinem Sohn etwas geben zu können, machte mich überglücklich, da ich mir sonst immer so hilflos vorkam, wenn ich nur an seiner Seite stehen konnte. Nachdem uns klar war, dass unser Sohn zu den Sternen geht, wurde ich nochmals von einem Arzt untersucht. Dieser verschrieb mir Tabletten, um den Milcheinschuss abzubauen."

Antje[M], deren Sohn ebenfalls lebend geboren wurde, erinnert sich:

„Nach der Geburt habe ich gleich damit angefangen, die Milch abzupumpen. Er sollte doch das Beste bekommen. Ich hatte unglaublich viel Milch. Nach dem Tod meines Sohnes war das ein großes Problem. Ich musste die Milch weiter abpumpen und habe sie dann im Abfluss runtergespült. Es war ja keiner mehr da, der sie trinken konnte. Das Ganze hat mich zusätzlich sehr belastet."

Gerade im Fall von Antje[M] wäre die Spende der Milch an eine Milchbank wertvoll gewesen, sowohl aus

Sicht jener Kinder, die ihre Milch bekommen hätten, als auch aus ihrer Sicht. So hätte sie nicht das Gefühl gehabt, die Milch einfach bloß „wegzuwerfen".

Dass die Milchbildung eventuell trotz verabreichter Abstilltabletten in Gang kommt, hat Martina erfahren und es hat sie sehr belastet:

„Am Tag nach der Geburt bekam ich zwei Tabletten gegen Milchbildung. Leider wirkten sie nur vier oder fünf Tage, dann schoss mir ganz normal die Milch ein. Ich ignorierte meine schmerzenden Brüste einfach, das war mir zu viel, dass ich ohne Baby trotzdem einen Milcheinschuss bekam. Die Hebamme und Christian machten mir dann Quarkwickel und Christian trug mir quasi die Kühlakkus hinterher. Zum Glück ging die Milch nach ein paar Tagen zurück."

Viele Mütter bemerken hingegen die wohltuende oder zumindest nicht belastende Wirkung der sichtbaren Milchbildung, so wie Lisa[M]:

„Der Milcheinschuss wurde mit Tabletten präventiv gestoppt. Ich hatte Angst vor dem Milcheinschuss. Als dann doch nach ein paar Tagen einige Tröpfchen kamen, fand ich es aber gar nicht so schlimm."

Manchmal wird man - besonders in Kliniken - nicht ausreichend auf die möglichen Nebenwirkungen der Abstillmedikamente hingewiesen. Auch Maike erinnert sich daran:

„Mir wurde in der Klinik gesagt, dass ich mir Tabletten holen sollte. Meine Hebamme sagte mir dann aber, dass diese Tabletten sehr belastend für den Kreislauf sind und gab mir stattdessen Kamillentee und ich pumpte weiter ab, bis ich keine Milch mehr hatte."

Abstillmedikamente gehören überwiegend zur Gruppe der Prolaktinhemmer, teilweise werden auch Dopaminagonisten eingesetzt, die die Bildung von Prolaktin ebenfalls beeinflussen sollen.

Die Beipackzettel der am häufigsten verschriebenen Produkte weisen zahlreiche - sehr häufige und häufige - Nebenwirkungen aus, die für verwaiste Mütter wesentlich belastender sein können als die Begleiterscheinungen des natürlichen Abstillens: Kreislaufbeschwerden (z.B. Schwindelgefühl), Übelkeit, depressive Verstimmungen, Bauch- oder Kopfschmerzen, Schlafstörungen und andere.

Da in der Klinik vor allem Hebammen und (Kinder) Krankenschwestern auf der Wochenbettstation Einfluss auf den Umgang der Fragen zu Milchbildung und (Ab)Stillen nehmen können, liegt hier die Chance, aktiv eine Alternative zum medikamentösen Abstillen anzufragen.

✱ Als betroffene Mutter hast du das Recht auf Unterstützung durch eine Stillberaterin. Oft haben einzelne Hebammen oder Kinderkrankenschwestern in den Kliniken eine entsprechende Zusatzausbildung, doch auch im Internet wirst du unter dem Stichwort „Stillberaterin / Laktationsberaterin" fündig.

Wenn du dich nach der Geburt an (d)eine Hebamme oder eine Stillberaterin wendest mit dem Wunsch nach einem natürlichen Abstillen, dann wird sie dir eventuell folgende Mittel und Maßnahmen empfehlen, die du – bis auf die homöopathische Behandlung – auch ohne fachliche Begleitung anwenden kannst.

In jedem Fall geht es bei den Vorschlägen darum, die Milchbildung nicht weiter anzuregen, sondern die Schwellung der Brüste durch die vorhandene Milch erträglich zu machen und diese zum Abfließen zu bringen:

• Von einer Reduktion der Flüssigkeitszufuhr würde ich abraten. Ausreichend zu trinken, ist wichtig für den Körper und dein Wohlbefinden. Allerdings solltest du – ohne Durst zu leiden – deinen Flüssigkeitshaushalt so regulieren, dass du nicht noch für eine stärkere Milchproduktion sorgst. Dabei können dir zusätzlich zu anderen Getränken einige Tassen Kamillen-, Salbei- oder Pfefferminztee pro Tag helfen.

• Erleichterung bringt es, wenn du die vorhandene Milch vorsichtig mit den Händen ausstreichst, allerdings nur so viel, dass die Brust nicht mehr schmerzt. Falls du ein starkes Druckgefühl verspürst, kannst du auch ein wenig Milch abpumpen, allerdings besteht hierbei rasch die Gefahr, dass die Milchbildung angeregt wird. Sollte die Milch schlecht fließen, kannst du die Brust vor dem Abstreichen/Abpumpen durch feuchte warme Wickel oder beim Duschen wärmen. Im Verlauf einiger Tage und Wochen ist es wichtig, dass du immer kürzer und in größeren Abständen pumpst oder ausstreichst. Wenn es dir wehtut, die Milch in den Ausguss zu schütten, kannst du sie eventuell auf dem Grab vergießen, sie deinem Badewasser zugeben, einem lebenden Geschwisterkind anbieten oder in anderer Weise (symbolisch) mit ihr verfahren.

- Hinsichtlich der Frage, ob die Brust fest eingebunden werden soll oder aber nicht, bestehen unterschiedliche Fachmeinungen. Du kannst selbst versuchen, ob dir diese Maßnahme hilft und nicht schmerzt. Keinesfalls solltest du aber durch zu straffes Einbinden einen Milchstau verursachen.

- Quarkwickel oder Kohlblattauflagen, die gekühlt zur Anwendung kommen sollten, mindern die Milchbildung und verschaffen durch ihre Temperatur Schmerzlinderung. Entsprechend sind auch andere Möglichkeiten der Kühlung möglich (z.B. durch Kühlakkus, die aber nicht gefroren sein sollten).

- Homöopathische Mittel können hilfreich sein, wenn du darauf ansprichst. Allerdings sind entsprechende Arzneien viel zu spezifisch, als dass du mit einem Griff in die ‚Globulikiste‘ einfach eine Behandlung auf eigene Faust beginnen solltest. Die anzuwendende Potenz und Dosierung sowie das für dich passende Mittel sollte durch eine Fachperson bestimmt werden.

- Falls du noch ein größeres Kind stillst, kann es dir durch das Stillen helfen, dass der Milcheinschuss nicht schmerzhaft ist. Damit ist – falls du dies überhaupt möchtest – ein langsames Abstillen nach euren Vorstellungen möglich.

- Hilfreich können auch Rituale sein. Rituale sind ressourcenorientiert. Das bedeutet, dass sie bei dem ansetzen, was du selbst tun kannst – sogar dann, wenn du dich ganz hilflos, ohnmächtig und aus deiner Mitte gerückt fühlst. Es sind kleine Handlungen, die dir zeigen, dass du Dinge so entscheiden kannst, dass sie besser oder zumindest weniger schlimm sind. Eine Sternenmutter erzählte mir dazu einmal: „Die Milch, die ich abgepumpt habe, habe ich in einem kleinen Fläschchen mit zum Friedhof genommen und auf dem Grab ausgeleert. Das fühlte sich besser an, als sie in den Ausguss zu schütten. Überhaupt war es tröstlich für mich, diese Milch zu haben - wenigstens ein kleines Zeichen, dass ich doch gerade Mama geworden war.“ Fühle dich ermutigt, dir deinen eigenen Weg zu suchen, der sich für dich richtig anfühlt. Und suche dazu passende Begleiter, die deine Entscheidung mittragen und dich unterstützen.

Untersuchungen nach dem Verlust: Die Obduktion

Eine Obduktion, auch Autopsie genannt, wird vorgenommen, um die Todesursache eines Menschen festzustellen. Dies geschieht bei Erwachsenen zumeist dann, wenn es sich um einen nicht-erklärlichen Tod handelt, oder etwa damit eine eventuell befürchtete Straftat sicher ausgeschlossen werden kann.

Kinder, die zuerst gelebt haben und außerhalb des Krankenhauses gestorben sind, werden meist ebenfalls obduziert. Dies ist auf Anordnung hin verpflichtend und kann von den Eltern nicht abgelehnt werden. Das betrifft vor allem Todesfälle durch SIDS.

✳ Für die Eltern ist die verpflichtende Obduktion oft ein belastender Faktor, denn sie fühlen sich dadurch oft verdächtigt, dass es sich nicht um einen natürlichen Kindstod gehandelt haben könnte. Die Beamten aber folgen lediglich einer Rechtspflicht und meist sind sie sehr bemüht, den Eltern ihre Anteilnahme zu signalisieren.

Wenn eine Obduktion nach dem Tod eines Kindes im Krankenhaus als Angebot unterbreitet wird, um die Todesursache des fehlgeborenen, still geborenen oder nach kurzer Lebensdauer verstorbenen Kindes festzustellen, haben Eltern die Möglichkeit, selbst zu bewerten, welche Überlegungen und Einstellungen für sie im Vordergrund stehen. Die Einwilligung zur Obduktion kann innerhalb einer gewissen Zeitspanne widerrufen werden, sie kann auch nach einer ersten Ablehnung nachträglich erteilt werden.

Eine Obduktion beinhaltet das äußere Anschauen des Körpers durch einen Pathologen, eine Öffnung des Körpers und eine innere ‚Besichtigung‘. Dabei wird die Beschaffenheit der Organe beurteilt. Von wichtigen Organen werden kleine Proben für weitergehende Gewebeuntersuchungen entnommen. Abschließend wird der Schnitt vernäht und der Körper gewaschen, so dass ein würdevoller Abschied auch nach einer Obduktion noch möglich ist.

Bei sehr frühen Fehlgeburten ist der verbleibende Teil des Embryos nach einer Obduktion manchmal sehr gering, gleichwohl aber besteht mittlerweile in fast jedem deutschen Bundesland die Möglichkeit, den Körper zurück zu erhalten. Dazu muss manchmal eine ärztliche Unbedenklichkeitsbescheinigung vorgelegt werden.

Mittlerweile gibt es unter bestimmten Umständen auch die Möglichkeit einer unversehrten Obduktion, die unter dem Begriff „postmortale Bildgebung" bekannt ist. Dabei wird das verstorbene Kind mittels MRT oder CT beurteilt, um die Todesursache zu ermitteln. Ob dein Krankenhaus dies anbietet, müsstest du erfragen.

Wenn du dich für eine Obduktion entschieden hast und diese durchgeführt wurde, dauert es eine Weile, bis du den Befund erhältst. Dieser ist gespickt mit medizinischen Fachbegriffen, die du dir erklären lassen solltest. Geeignete Ansprechpartner sind der Pathologe, dein behandelnder Arzt aus dem Krankenhaus bzw. dein Frauenarzt. Unter Umständen kann auch eine dir vertraute Hebamme hilfreich sein.

Der Befund einer Obduktion kann vieles sein: enttäuschend, wenn keine Ursache festgestellt wurde; belastend, wenn klar wird, dass der Tod hätte verhindert werden können; entlastend, wenn dadurch Selbstvorwürfe wegfallen, und/oder wissenserweiternd, wenn beispielsweise genetische Probleme ermittelt werden.

✱ Du siehst also: Die Entscheidung kannst nur du allein beziehungsweise in Abstimmung mit deinem Partner treffen Es gibt allerdings einige Fragen, die du dir stellen kannst, wenn es um die Entscheidung für oder gegen eine Obduktion geht:

- Wie wichtig ist mir die körperliche Unversehrtheit meines Kindes? (ggf. irrelevant bei „unversehrter Obduktion")

- Wie wichtig ist es mir, die medizinische Todesursache meines Kindes zu erfahren?

- Ist anzunehmen, dass das Ergebnis der Untersuchung Einfluss auf weitere Schwangerschaften hat und/oder weitere Verluste dadurch verhindert werden können?

- Kann ich damit umgehen, dass in vielen Fällen keine Todesursache gefunden wird?

- Ist mir wichtig, dass die Untersuchung meines Kindes vielleicht dazu beiträgt, neue medizinische Erkenntnisse zu gewinnen?

Auch die Eltern in diesem Buch haben solche oder ähnliche Fragen für sich (teilweise) beantwortet. Ihre Erfahrungen sind unter anderem die folgenden.

Florian sagt über die Situation unmittelbar nach der stillen Geburt seiner Tochter Selina:

„Am Anfang wollten wir das [die Obduktion, Anm. H.W.] nicht, aber am Tag danach haben wir uns doch für eine Obduktion entschieden, da wir wissen wollten, an was sie gestorben ist."

Allerdings muss man einschränkend darauf hinweisen, dass Florians Wunsch verständlich ist, aber häufig genau dieses Ergebnis nicht erbracht werden kann. Durch eine Obduktion wird längst nicht in jedem Fall die Todesursache herausgefunden. Agathe betont dazu:

„Die Obduktion hat ergeben, dass unsere Hanna kerngesund war! Unglaublich! Die Frage nach dem Warum wird für immer bleiben."

Wie unterschiedlich Eltern ihre Einstellung zur Obduktion begründen, wird in den weiteren, absichtlich unsortierten Stellungnahmen deutlich, die in ihrer zufälligen Anordnung jegliche äußere Bewertung vermeiden sollen:

„Ich habe mein Recht zur Verweigerung [der Obduktion, Anm. H.W.] in Anspruch genommen." (Heike, stille Geburt in der 41. Schwangerschaftswoche ohne erkennbare Ursache)

„Ich habe Diabetes und wir wollten sicher sein, dass meine Einstellung tatsächlich gut war." (Ramona, stille Geburt nach Scheideninfektion in der 20. Schwangerschaftswoche)

„Ich habe gesagt, dass ich es nur wissen will, wenn es was Äußerliches war. Wenn nicht, dann will ich es auch nicht wissen." (Claudia, stille Geburt in der 39. Schwangerschaftswoche bei mütterlicher Eklampsie)

„Ich wollte eine Antwort und – falls ich jemals Kinder bekommen sollte – dass es [der Tod eines meiner Kinder, Anm. H.W.] nie wieder geschehen soll. Ich habe es ungern gemacht, da ich schon vermutete, dass mit Lene alles in Ordnung war." (Astrid, medizinisch indizierte Frühgeburt in der 25. Schwangerschaftswoche, Obduktionsergebnis: Plazentainfarkte)

„Wir wollten ihn in Ruhe gehen lassen, deswegen haben wir es abgelehnt." (Dietmar, stille Geburt in der 41. Schwangerschaftswoche nach plötzlichem Kindstod im Mutterleib)

„Nach der Ausschabung wurde der Embryo untersucht, um eine Ursache für die zweite Fehlgeburt zu finden. Dies war natürlich in unserem Sinne, denn nichts ist schlimmer als die Ungewissheit. Es wurde nichts Auffälliges gefunden." (Antje, operative Fehlgeburt in der 5./6. Schwangerschaftswoche)

„Ich hatte Angst, es käme doch nichts dabei heraus und sie wäre umsonst aufgeschnitten worden." (Angela, stille Geburt in der 28. Schwangerschaftswoche, sichtbarer Nabelschnurknoten und vermutete Plazentalösung)

„Ich hoffte, das Geschlecht herausfinden zu können. Es hat mich viele Nerven gekostet, bis wir nach 4 Monaten endlich wussten, dass Paul ein Junge war." (Nicole[G], medizinisch indizierte Abtreibung in der 12. Schwangerschaftswoche nach Ultraschalldiagnose Anencephalie)

„Wir wollten sie nach der Geburt nicht mehr zurücklassen." (Natalie, stille Geburt in der 30. Schwangerschaftswoche, keine eindeutige Ursache)

„Es wurde uns empfohlen, obwohl die Ärzte schon mutmaßten, dass sie wohl nichts finden würden. Dennoch wollten wir nichts unversucht lassen." (Susanne, stille Geburt in der 36. Schwangerschaftswoche, vermuteter plötzlicher Kindstod im Mutterleib)

„Ich hatte inzwischen im Internet nachgelesen, dass es oft kein eindeutiges Ergebnis gibt, und ich wollte mein Kind nicht zerschneiden lassen. Elias war von außen gesehen makellos. Es hätte uns unseren Sohn auch nicht wiedergebracht, wenn er obduziert worden wäre." (Martina, stille Geburt in der 41. Schwangerschaftswoche, unbekannte Ursache)

„Wir wollten eine genetische Ursache ausschließen." (Trudi, stille Geburt in der 42. Schwangerschaftswoche aufgrund einer Plazentainsuffizienz)

„Das Personal hat uns mitgeteilt, dass sie unseren Sohn nicht obduzieren lassen. Der Grund für die Frühgeburt könne in den seltensten Fällen herausgefunden werden, sagten sie." (Nadine, Frühgeburt in der 28. Schwangerschaftswoche, Tod ihres Sohnes am 4. Lebenstag nach erheblichen Hirnblutungen)

Wichtig für die Entscheidung für oder gegen eine Obduktion ist außerdem, ob schon in der Schwangerschaft oder nach der Geburt bei einem lebenden Kind Untersuchungen vorgenommen worden sind, die nahelegen, dass sie auch die Todesursache darstellen können.

Wenn beispielsweise durch eine Amniozentese bereits eine mit dem Leben unvereinbare genetische Besonderheit festgestellt wurde, würde eine Obduktion diesen Befund bestätigen und nur unwahrscheinlicherweise weitere Todesursachen benennen. Astrid[S] meint:

„Eine Obduktion wurde vorgeschlagen, aber da wir die Diagnose schon hatten, haben wir abgelehnt."

Frank entschied sich hingegen mit seiner Frau trotz einer wahrscheinlichen Ursache für eine Obduktion und meint:

„Die Obduktion erbrachte, dass Johann völlig gesund war. Für mich war dieses Ergebnis sehr beruhigend, wir können ein gesundes Kind bekommen, es lag ‚nur' an dieser Infektion."

* Wenn du deine Ansichten zur Obduktion erst im Verlauf einiger Tage, Wochen, Monate oder gar Jahre änderst und eine solche Untersuchung nicht mehr möglich ist, dann ist es ein Teil deines Heilungsprozesses, anzuerkennen, dass du in der Entscheidungssituation so gut wie möglich gehandelt hast. Das ist Yvonnes Aufgabe, die sagt:

„Als ich meine Winzlinge dann im Arm hatte, wollte ich sie nur noch beschützen. Deshalb habe ich eine Obduktion abgelehnt. Heute sehe ich das anders."

Ein wichtiger Entschluss: Organspende

Immer wieder wird die Organspende angesichts einer Vielzahl verzweifelt auf ein Spenderorgan wartender Menschen in Politik, Gesellschaft und Medien diskutiert. So gerät das Thema Organspende unter Umständen auch in den Blickpunkt für verwaiste Eltern, selbst wenn es in der überwiegenden Zahl der Fälle – wenn nämlich das Baby im Mutterleib verstorben ist – überhaupt nicht relevant ist.

Aber selbst wenn eine Organspende grundsätzlich möglich wäre, scheint das Herantragen eines solchen Ansinnens an Eltern in einer (bevorstehenden) Verlustsituation absolut unüblich zu sein. Im Gegensatz dazu ist mir aufgefallen, dass in einer ausführlichen Diskussion in einem Forum für verwaiste Eltern etliche Eltern nicht klar gegen eine Organspende argumentieren, sondern viele sogar dafür plädieren.

Die Extremsituation, in der man sich beim unerwarteten Verlust eines Babys befindet, ist denkbar ungeeignet, um die Frage nach einer möglichen Organtransplantation erstmals ins Bewusstsein der Eltern zu bringen. Es ist daher viel wichtiger, das Thema generell zu stärken, damit sich jeder in geschützter Atmosphäre überlegen kann, welche Gefühle, Gedanken und Argumente für ihn wichtig sind.

✳ Die Entscheidung zur Organspende kann für Eltern in einer unerwarteten Verlustsituation mit sehr widersprüchlichen Gefühlen verbunden sein: einerseits mögen sie sich überfordert fühlen, andererseits kann eine solche Spende eine mögliche Sinngebung im Geschehen bieten.

Die meisten Eltern in diesem Buch haben die Frage zur Organspende im Interview auf einer theoretischen Ebene beantwortet und sind in der Situation an sich nicht damit konfrontiert worden. Sie antworten:

„Diese Frage hätte mich sicher überfordert und in Konflikte gebracht." (Lisa^M)

„Ich weiß nicht, wie ich mich entschieden hätte. Ich bin froh, dass ich diese Entscheidung nicht treffen musste." (Antje^M)

„Sie war zu klein und die Organe noch nicht ausgereift, prinzipiell würde ich dem aber zustimmen." (Astrid)

„Ich habe darüber nachgedacht und auch den Arzt gefragt, eine Organspende bei anencephalen Kindern wird eigentlich nicht gemacht. Es hätte auch bedeutet, nicht in Ruhe Abschied nehmen zu können, deshalb kam es für uns nicht in Frage." (Claudia^N)

„Jetzt wäre ich dafür, in diesem Moment vermutlich dagegen." (Jochen)

So wie Jochen geht es wohl den meisten Menschen: Sie wissen um die positiven Chancen durch ein solches Geschenk an einen unheilbar kranken Menschen, doch solange das Thema weitgehend tabuisiert ist und erst im Moment des Verlusts eine aktive Entscheidung von Betroffenen verlangt wird, bestimmen oft spontane Vorbehalte gegen eine Organspende die Entscheidung.

Auch wenn du in der konkreten Situation dich nicht mit diesem Thema befasst hast, ist deine Begegnung mit dem Tod möglicherweise ein Anlass, dich auch einmal mit dieser Frage zu befassen und deine eigene Position dazu zu bestimmen.

Gefühle

Körperliches Befinden nach der Geburt

Wie du dich körperlich nach der Geburt deines Babys fühlst, hängt von Vielem ab, zum Beispiel:

- von deiner Mentalität
- von deinen gesundheitlichen Vorbedingungen
- davon, was deine Schwangerschaft beeinflusst hat
- von den physischen und emotionalen Umständen der Geburt an sich
- möglicherweise von der Dauer der Schwangerschaft
- und ganz gewiss davon, ob dein Kind zum Zeitpunkt der Geburt (noch) lebt.

Judith^M, deren Tochter Emma in der 24. Schwangerschaftswoche geboren wurde, meint:

„Ich kann nicht sagen, dass ihr Tod mir unmittelbare körperliche Schmerzen verursacht hat."

Ramona empfand eine große Erleichterung durch die Geburt ihres Sohnes in der 20. Schwangerschaftswoche, nachdem sie vorher den ganzen Tag hoffend und bangend bewegungslos im Krankenhaus liegen musste:

„Ich wollte endlich wieder selbstständig aufstehen und alleine auf die Toilette gehen. Vor der Geburt durfte ich nur eine Bettpfanne benutzen, was ich als sehr erniedrigend empfand."

Und Judith, die ihr Baby in der 12. Schwangerschaftswoche verlor, erinnert sich:

„Nach der Ausschabung ging es mir körperlich ganz gut. Schmerzen hatte ich keine, auch nur wenig Blutungen."

✳ Mütter, deren Baby lebend geboren wird, messen ihrem eigenen Befinden nach der Geburt häufig wenig Bedeutung bei. Erst später reflektieren sie über das Ereignis und ihre damit verbundenen körperlichen Empfindungen.

Das ist umso verständlicher, wenn zum Zeitpunkt der Geburt bereits klar ist, dass das Baby nicht mehr lange leben wird oder sein Leben zumindest stark gefährdet ist. Neben diesem alles bestimmenden Wissen bleibt nämlich kaum Platz für weitere Gedanken. Maike, deren Tochter Lotta 14 Tage nach der Geburt an inneren Blutungen nach einer Operation starb, erzählt dazu beispielsweise:

„Ich habe meinen eigenen Körper kaum wahrgenommen. Erst zwei Wochen nach dem Tod unserer Tochter habe ich gemerkt, dass ich noch heftige Schmerzen von der Geburt hatte."

Für Frauen, die ihr Kind durch eine Ausschabung verloren oder per Kaiserschnitt entbunden haben, wird nach dem Verlust häufig deutlich, dass es sich bei ihrer Geburt um einen chirurgischen Eingriff gehandelt hat, der mit bestimmten körperlichen Folgen verbunden sein kann. Nicole[G] erinnert sich an ihre Curettage:

„Von der Narkose war ich sehr schlapp."

Und Astrid weiß noch heute von ihrem Kaiserschnitt das Folgende zu berichten:

„Ich hatte lange Schmerzen, mein Körper hat sich nur ganz schwer von der Not-Sectio erholt. Ich konnte kaum laufen. Trotzdem habe ich mich gleich am zweiten Tag nach der Geburt selbst entlassen, da ich es in der Klinik nicht mehr ausgehalten habe."

Aber auch eine Spontangeburt ist körperlich sehr anstrengend, und rückblickend erinnern sich die Mütter an diese Herausforderung und die nachfolgende Erschöpfungsphase. Hinzu kommt, dass auch bei Spontangeburten Geburtsverletzungen oder etwa unvorhergesehene Blutungen möglich sind, die zusätzliche mütterliche (Heilungs-)Kraft in Anspruch nehmen.

Hinzu kommen die physiologischen Nachwirkungen jeder Geburt, insbesondere der Nachwehen, die anzeigen, dass die Gebärmutter sich zusammenzieht. So war es auch bei Natalie, die über ihre spontane Geburt sagt:

„Ich war sehr schwach, mit starken Nachwehen und starken Blutungen sowie Rückenschmerzen, die von der PDA kamen."

Diese Schmerzen können durch die Trauer verstärkt wahrgenommen, auch als unfair oder nutzlos empfunden werden. Martina, deren Sohn Elias in der 41. Schwangerschaftswoche zu Hause zur Welt kam, erinnert sich:

„Ich fühlte mich wie durch einen Fleischwolf gedreht. Ich habe auch sehr viel mehr mitbekommen, wie es mir nach der Geburt geht, weil ich kein Baby zu versorgen hatte. Da konnte ich auf meinen zerschun-

denen Körper gucken und alle Schmerzen genauer wahrnehmen."

Weit wichtiger als das tatsächlich durch organische Gründe verursachte Befinden sind die auch körperlich spürbaren Folgen der Ausnahmesituation, in der du dich nach deinem Verlust befindest. Dazu berichten viele Mütter in diesem Buch über die Zeit unmittelbar nach ihrem Verlust:

„Ich habe mich gefühlt wie zerschlagen." (Astrid[S])

„Ich sah aus wie ein Nachtgespenst." (Yvonne)

„Wir beide [mein Mann und ich, Anm. H.W.] waren so müde. So müde waren wir noch nie vorher gewesen." (Sandra)

„Ich hatte seit Tagen nicht mehr richtig gegessen und geschlafen, war sozusagen körperlich an meine Grenzen gekommen." (Antje[M])

„Am Todestag von Emil habe ich mich gefühlt, als hätte mich ein Laster überfahren. Das hat sich dann geändert. Nach der Beerdigung habe ich eine nicht endenwollende Kälte in allen Gliedern gespürt." (Alina)

„Ich fühlte mich wie eine uralte Frau." (Lisa[M])

Diese sind übrigens nicht auf die Mütter beschränkt, sondern betreffen Väter und gegebenenfalls auch Geschwister und andere Angehörige in ähnlicher Form. So berichtet Jochen über seine Zeit nach der stillen Geburt seines Sohnes:

„Ich war sehr ausgelaugt, ausgetrocknet und leer. Oft wortlos und heiser." (Jochen)

✱ Besonders häufig erinnern sich die Eltern an ihre tiefen Erschöpfungszustände. Bei jenen Frauen und Männern, deren Kind lebend geboren wurde, zeigen sich diese jedoch oft erst nach dem Tod des Babys, was belegt, wie stark uns die Natur für die Zeit akuter Krisen macht. Irgendwann aber müssen neue Kraftreserven geschaffen werden – tiefe Erschöpfung zeigt diese Notwendigkeit deutlich an.

Das in der Medizin manchmal auch als „Fatigue" – damit sind unspezifische, tiefe Erschöpfungszustände gemeint)– genannte Phänomen ist also typisch für die durchlebte Extremsituation und ein deutliches Zeichen für den Ruhebedarf, den du nun hast und dem du unbedingt nachgeben solltest. Vielleicht tun sich Möglichkeiten auf, innerfamiliär oder auch im weiteren Kreis eine Haushaltshilfe zu organisieren.

Eventuell findet sich jemand, der/die deine lebenden Kinder teilweise mitversorgt oder das Essen kocht. Manchmal besteht die Chance, diese Hilfe über die Krankenkassen oder andere Anlaufstellen für Menschen in Notsituationen organisieren zu lassen.

Falls nicht, dann ist es absolut ausreichend, den Haushalt auf Sparflamme laufen zu lassen. Sei daher großzügig und blicke über ungeputzte und etwas unordentliche Stellen in deiner Wohnung hinweg. Wichtig ist nun vor allem, dass deine Kraft ausreicht, um für deine bzw. eure (im Falle versorgungspflichtiger Kinder) Grundbedürfnisse zu sorgen: ausreichendes Essen und Trinken, Körperpflege, angemessene Kleidung, Schulbesuch lebender Geschwisterkinder und Ähnliches.

* Möglicherweise spürst du auch eine beängstigende Leere. Obwohl du rational vielleicht begriffen hast, dass dein Kind nicht 100 Prozent deines Lebens ausmacht, mag sich dein Dasein durch den Verlust vollständig aus den Angeln gehoben anfühlen. So, als würdest du in einem luftleeren Raum ziellos hin- und hergeworfen werden. Ohne Vertrautes, und ohne Anker.

Das Trauma deines Verlusts kann sich auch in vielen weiteren körperlichen Symptomen ausdrücken: In Atemlosigkeit, Schlaflosigkeit oder aber in einem ständigen Schlafbedürfnis, in Angstzuständen, Herzklopfen oder -rasen.

Da dies auch die Symptome eines „normalen" Trauerverlaufes sind, wäre es wünschenswert, wenn du Wege finden könntest, mit diesen Anzeichen deiner immensen Belastung ohne Medikamente und ohne „Betäubungs"mittel, wie zum Beispiel übermäßige Mengen Alkohol oder Tabletten (?), auszukommen.

Eventuell findest du es hilfreich, deine Gedanken aufzuschreiben, um das Geschehene damit besser loslassen zu können – das ist auch im eigentlichen Wortsinn möglich, indem du deine Aufzeichnungen in ein Tagebuch einträgst, in einer Kiste sammelst, als Briefe verschickst oder sie in einer besonderen Zeremonie verbrennst.

Du kannst auch ein warmes Bad nehmen, heißen Tee oder heiße Milch trinken, Entspannungstechniken, die du bereits kennst, anwenden, oder neue für dich angenehme Methoden entdecken, die es dir ermöglichen, dich fallen zu lassen und das dich Belastende abzugeben, während du neue Energie erfährst.

All das wird – insbesondere in der ersten Zeit – vermutlich lediglich kurze Momente der Entspannung und Beruhigung bringen, doch es ist wichtig, dass du in dieser Hinsicht nicht ungeduldig bist und dir Zeit für die Heilung lässt.

Deine große Leistung am Anfang des Trauerprozesses ist es, eine Stunde nach der anderen und einen Tag nach dem anderen zu überleben. Nicht mehr und nicht weniger.

Weil das Unfassbare des Geschehenen (fast) allen Raum in deinen Gedanken einnimmt, ist es logischerweise gut nachvollziehbar, dass du bei all jenem, was nicht unmittelbar zu diesem Themenbereich gehört, langsamer denkst als sonst und scheinbar banale Angelegenheiten oftmals nicht vollständig in gewohntem Ausmaße begreifst. Oder aber du bemerkst Lücken im Gedächtnis und erkennst, dass du dir Vieles nicht merken kannst. Vielleicht fühlst du dich auch verwirrt und nicht mehr mit beiden Beinen im Leben stehend. Wenn dem so ist, dann spürst du die große Kraft der Trauer in dir, die momentan den ersten Platz beansprucht. Ramona erinnert sich dazu:

„Ich wurde vergesslich, dabei habe ich mir immer viel merken können und hatte damit nie Probleme."

* Wenn du aber vielleicht das Gefühl hast, dass dich all dies gar nicht betrifft, wenn du dich (noch) außen vor fühlst und deine veränderte Umwelt als merkwürdig wahrnimmst, dann kann dies ein Zeichen dafür sein, dass deine Seele noch nicht bereit dafür ist, wirklich anzuschauen, was geschehen ist.

Die Zeit des Nichtwahrhabenwollens kann wenige Stunden, aber auch Tage oder Wochen oder sogar noch länger dauern. Sei dir jedoch stets gewiss, dass der Verarbeitungsprozess trotzdem Schritt für Schritt voranschreitet. Wenn dein Inneres bereit ist, sich den großen Schmerz deines Verlusts vor deinem inneren Auge anzusehen, dann wirst du womöglich (teilweise) die hier beschriebenen Reaktionen empfinden können.

Es kann auch sein, dass sich dein Schmerz in einer hohen Anfälligkeit für Krankheiten ausdrückt, die zunächst einmal nicht unmittelbar den Eindruck machen, psychosomatischer Natur zu sein. Sie können trotzdem ein Zeichen dafür sein, dass deine Kraft erschöpft. Christian erinnert sich beispielsweise:

„Körperlich war ich angeschlagen, frei zugänglich für alle Krankheitserreger. Es folgten in der ganzen Familie Grippe, bei mir eine Art Gürtelrose."

Mir selbst ging es zwei Wochen nach der stillen Geburt meiner Tochter so, dass ich vieles im übertragenen, aber auch im Wortsinn schmerzhaft empfand – ich spürte Bauchkrämpfe, hatte Kopfweh, und die Welt war (so schrieb ich in mein Tagebuch) zu schnell, zu laut, eine „Bilderflut" ohne erkennbaren Sinn.

✳ Die mit der Geburt verbundenen Empfindungen können auch bei dir noch eine Weile anhalten, bis du eine neue Wirklichkeit wahrnehmen und (zumindest ansatzweise) annehmen kannst.

Die innere Leere spüren oder: „Phantomschmerzen"

Susanne weist in ihrem Interview bezüglich ihrer Befindlichkeit unmittelbar nach ihrem Verlust darauf hin:

„Das Körperliche kann ich gar nicht vom Seelischen trennen."

Deshalb ist es auch nicht verwunderlich, dass sich manches, was deine Seele zu verarbeiten hat, im Körperlichen ausdrückt. Viele verwaiste Eltern – tendenziell eher die Mütter als die Väter – berichten davon, dass sie manchmal meinten, das Baby weinen zu hören, es irgendwo zu sehen oder aber – nur die Mütter – es in sich strampeln zu fühlen oder das Gefühl zu haben, es trinke an ihrer Brust.

Vielleicht ist dies in etwa wie ein Phantomschmerz an einem amputierten Körperteil zu bewerten: als das Nachwirken eines gewohnheitsmäßigen Zustandes, als der Protest gegen die Realität.

Agathe, deren Tochter Hanna in der 41. Schwangerschaftswoche still geboren wurde, erinnert sich:

„Der Bauch war viel zu leer und ich wollte auch, dass der Bauch schnell wieder flach wird. Ich wollte nicht, dass mir jemand ansieht, was passiert ist. Und auch ich wollte nicht erinnert werden. Doch ich ertappte mich immer wieder dabei, dass ich meinen Bauch festhielt oder streichelte. Doch Hanna war weg."

Dieses Fühlen ist ein schrittweises Anpassen an die neue Wirklichkeit, denn mit der Zeit wird sich diese unmittelbare Verbindung von seelischem Zustand und körperlichem Ausdruck verlieren. Anfangs jedoch ist das Band dafür noch zu eng.

Claudia[N] bestätigt das tatsächliche Empfinden der abrupten Trennung, denn sie meint:

„Ich habe den Verlust meiner Tochter wie das Durchtrennen eines Bandes in meinem Körper gefühlt."

Wenn Menschen davon sprechen, mit dem Tod eines Nahestehenden sei auch ein Teil von ihnen gestorben, dann meinen sie das meist metaphorisch. Es ist ein sprachliches Bild für den großen Verlust. Wenn Eltern das sagen, dann stimmt es tatsächlich. Und falls die Trennung zwischen Mutter und Kind auch körperlich noch nicht oder kaum vollzogen ist, dann wird umso klarer, dass wahrhaftig etwas fehlt, das unersetzlich ist. Nicole fasst das in ihren Worten zum Verlust ihrer Tochter in der 15. Schwangerschaftswoche so zusammen:

„Ich fühlte mich nicht mehr als vollständiger Körper. Meine liebste Aussage war: Ich bin jetzt kaputt."

Seelische Verfassung nach dem Verlust

Ein Trauma hinterlässt einen Menschen in einer beängstigenden Verfassung: hilflos, ohnmächtig, jeder Sicherheit und Klarheit beraubt. Heike benennt daher ihre Gefühle auch:

„Schmerzen, Verzweiflung, Panik, Angst."

Was Ramona hingegen beschreibt, ist der Versuch, irgendeine Orientierung zu bewahren. Ihr Beispiel zeigt auch, dass das zeitweise gelingen kann, aber nicht dauerhaft:

„Ich habe schnell versucht, möglichst realistisch an alles heranzugehen. Als die Visite am Donnerstagmorgen ins Zimmer kam, habe ich gehört, wie sie sich unterhielten und sagten: ‚Körperlich geht es ihr gut, nur psychisch noch nicht.' Damals habe ich das nicht so gesehen. Heute sehe ich das etwas anders. Ich habe meine Gefühle zwar nicht verdrängt, aber hintenangestellt, um einen ‚klaren Kopf' zu bewahren."

Häufig allerdings gelingt es Menschen (zunächst) weiter zu funktionieren. Gewisse Routinen und Mechanismen sorgen dafür, dass eine Person weiterhin handlungsfähig bleibt. Häufig jedoch gibt es eine Situation, in der diese Verdrängung nicht mehr funktioniert. Susanne erinnert sich an den Moment der stillen Geburt ihrer Tochter:

„Endlich kamen die Gefühle bei mir an, ich konnte endlich weinen. Und es war so schmerzhaft, dass der Tod jetzt ein Gesicht hatte. Mein lebendes Kind

war immer in mir, und ich sah es mit meinem Herzen, aber jetzt war Stella auch körperlich hier und so wunderschön, doch das kleine Gesicht wird immer verbunden sein mit dem Tod."

✳ Wenn sich die Gefühle ihren Weg bahnen, dann sind sie oft im Wortsinn überwältigend, überfordernd, vielfältig, manchmal ambivalent und von großer Intensität. Viele Eltern beschreiben, dass der Zeit des intensiven Spürens eine Phase der Ungläubigkeit vorausgegangen ist.

Für Claudia[N] fühlte sich das an wie „im Ausnahmezustand". Florian vergleicht diese erste Zeit nach dem Verlust mit „einem bösen Traum". Trudi schreibt: „Es war alles so irreal."

Agathe findet:

„Ich kann es kaum beschreiben – als wenn das gerade alles nicht mir passieren würde."

Und Martina erinnert sich an den Übergang zur Phase der tiefen Verzweiflung noch jetzt sehr genau:

„Ich wusste gar nicht, wie ich mich fühlen sollte. Eigentlich war es eine riesige Leere, ein schwarzes Loch, die tiefste Traurigkeit, die ich mir vorstellen konnte. Und ich hatte immer das Gefühl, dass jetzt der Wecker klingeln müsste und ich aus diesem Alptraum aufwache und neben mir ein lebendiges Baby im Bettchen liegt. Daher würde ich es auch als ein klein wenig abwartendes Gefühl beschreiben. Etwa zwei Tage nach Elias' Geburt bekam ich einen Zusammenbruch, wo ich minutenlang, halbstundenlang nach meinem Baby gerufen habe und weinend auf dem Boden saß und dachte, dass ich genau zu dem Zeitpunkt überschnappe. Die meiste Zeit war ich völlig fassungslos. Es war ein inneres Warten, dass Elias sich doch regt."

In die schiere Verzweiflung, die aus vielen Berichten spricht, mischt sich aber auch oft ein stolzes Gefühl: Stolz auf die geschaffte Geburt, auf das Elternsein, auf das perfekte Kind. Das ist nicht nur dann der Fall, wenn dein Kind noch lebt, sondern auch dann, wenn es bereits gestorben ist. So meint Helen über die stille Geburt von Luis:

„Ich war so traurig, dass es kaum zu beschreiben ist. Gleichzeitig war ich so unglaublich stolz auf meinen Sohn."

Und ihr Mann Dietmar bestätigt:

„Wahnsinnig traurig, aber auch stolz."

Auch Glück und Freude können positive Gefühle im Zusammenhang mit der Geburt sein. Sandra erzählt über die Geburt ihres Sohnes Michel in der 33. Schwangerschaftswoche:

„Direkt nach der Geburt war ich erst glücklich. Ich hatte mein Baby auf der Brust liegen. Er war so hübsch und es war alles dran. Ich habe an ihm geschnuppert und ihn geküsst. Ich war jetzt Mama. Dass er tot war, habe ich in diesem Moment nicht gefühlt. Ich war glücklich und stolz, weil er sich so gut entwickelt hatte."

Und Angela, deren Tochter in der 28. Schwangerschaftswoche geboren ist, berichtet:

„Unmittelbar nach Lenas Geburt fühlte ich mich – gut. Glücklich. Total ruhig. Ich sah sie einfach nur an, sog alles in mich auf. Ihren ganzen Körper, roch an ihr, fühlte sie, nahm sie in den Arm. Streichelte sie, sie war schön warm. Und einfach nur perfekt. Ein vollkommener kleiner Mensch. Ich habe eine wunderschöne Tochter!"

Eltern, deren Kind nach einigen Lebensstunden oder -tagen stirbt, verbinden mit dem absehbaren Tod nicht nur die Katastrophe, sondern manchmal auch ein erwartetes und – da es dem Baby sehr schlecht ging – teilweise sogar erhofftes Ende. Natalie, deren Tochter in der 30. Schwangerschaftswoche tot geboren wurde, sagt:

„Ich fühlte mich irgendwie erlöst. Das Hoffen und Bangen hatte ein Ende."

Bald schon aber können sich schmerzhafte Empfindungen hinzugesellen, die sich fallweise zuerst in einer großen inneren Leere auszudrücken scheinen.

„Mein Kopf war einfach nur leer. Immer wieder sah ich auch auf meinen leeren Bauch." (Jasmin, stille Geburt in der 39. Schwangerschaftswoche)

„Ich war beraubt dessen, was ich am innigsten liebe." (Lisa[M], stille Geburt in der 23. Schwangerschaftswoche)

„Seelisch leer. Im Kopf leer. Und noch schlimmer: Mein Bauch war leer. Das war unerträglich." (Nadine, Tod des Sohnes am vierten Lebenstag nach einer Frühgeburt in der 27. Schwangerschaftswoche)

Diese Leere wird oft von einer tiefen Traurigkeit begleitet. Antje, deren Sohn nach 12 Tagen an einem Herzfehler starb, meint:

„Ich habe eine ganz starke Trauer gespürt."

Auch Gunnar, Angelas Mann, spricht von *„tiefer Traurigkeit".*

Dass diese spezielle Traurigkeit nach dem Verlust des eigenen Kindes über ein „normales Maß" an Traurigkeit hinausgeht und anfangs manchmal präsent, aber doch weit weg erscheint, begründet sich unter anderem durch das Traumatische und Schockartige der Situation. Maike vermutet:

„Ich glaube, ich stand unter Schock. Ich fragte mich die ganze Zeit, warum ich nicht weinen konnte. Mein Kind war gerade gestorben. Alle schauten mich an und erwarteten doch sicher, dass ich jetzt weinen würde. Liebte ich mein Kind nicht? Diese Sorge war unbegründet, die Tränen kamen Tage später."

Yvonne beschreibt:

„Ich war innerlich zerrissen und wie eine leere Hülle. Ich stand absolut neben mir und war sicher im Schockzustand."

Und Antje[M] erinnert sich:

„Ich war geschockt und wie in Watte gepackt. Ich war total benebelt und habe nur noch geweint."

* All diese Gefühle können ihre volle Entfaltung nur in einer Umgebung finden, die sich möglichst sicher und vertrauenserweckend anfühlt. Deshalb sind leider viele Orte des Kennenlernens und Abschiednehmens aufgrund ungünstiger Routinen auch kaum dafür geeignet, einen guten Grundstein für den weiteren Trauerprozess zu legen. Melanie, deren Söhne in der 22. Schwangerschaftswoche starben, meint:

„Nebenan in den Zimmern schrien die Neugeborenen und ich lag einfach nur da in meiner Trauer."

In jedem Krankenhaus sollte es einen geeigneten Raum geben, der solchen Abschiedsprozessen vorbehalten ist und einen geschützten, angemessen ausgestatteten Bereich darstellt. Das kann ein Hospizzimmer oder ein Aufbahrungsraum sein. Ebenso aber ist es möglich, ein normales Patientenzimmer durch eine bewegliche Ausstattung im Bedarfsfall umzufunktionieren. Helen, deren Sohn Luis still geboren wurde, berichtet beispielsweise:

„Wir wurden in einem Hospizzimmer untergebracht, was etwas abgelegen war. Ich war sehr froh, nicht auf die normale Neugeborenenstation zu müssen. Immer

wieder kam eine Hebamme und hat sich viel Zeit für uns genommen, mit uns geredet, uns getröstet, aber auch immer wieder allein gelassen, um allein trauern zu können und uns auf die bevorstehende Geburt vorzubereiten."

Wesentlich günstiger gestaltete sich dies hingegen für Alina, die für ihren Sohn Emil einen Aufenthalt in einem Hospiz entschieden hatte:

„In den ersten fünf Tagen nach Emils Tod, die wir noch im Hospiz verbracht haben, war ich sehr offen, habe viel geweint, war sehr mit meiner Trauer im Kontakt, alles war im Fluss, intensiv. Wir waren an einem absolut sicheren Ort – und das war auch nötig, weil sich Emils Tod wirklich so anfühlte, als hätten wir ihn persönlich bis in den Himmel begleitet. Es war der Weg zurück zur Erde, der so unendlich lang war. Erst nach der Beerdigung kam eine Zeit, die eher stumpf war."

Über eine ganz andere Empfindung, nämlich „viel Wut", berichtet Melanie. Wut kann aus ganz verschiedenen Gründen entstehen. Vor allem aus der inneren Auseinandersetzung mit der Frage nach einer möglichen Schuld, aber auch unspezifisch in dem Versuch, die Verzweiflung gegen jemanden oder etwas zu richten.

Weitere Einblicke in diese Gefühlswelten finden sich im Kapitel „Trauer, Erinnerung und Heilung".

* Es ist aber auch möglich, dass du andere oder weitere Gefühle spürst, die hier nicht beschrieben sind. Das liegt daran, dass Trauer ein ganz individueller Prozess ist. Bedeutsam ist, was du fühlst, und dass du dir erlaubst, die ganze Bandbreite an Empfindungen wahr- und anzunehmen. Niemand darf dir deine Reaktionen absprechen, denn sie sind dein Weg, das Erlebte für dich persönlich zu verarbeiten.

Eine wirre Gedankenwelt

„Die Gedanken rotierten. Ich wollte sofort alles ‚geregelt' haben: Chef/Arbeit informieren, Kinderwagen abbestellen, etc. Einige Tage nach dem Verlust trat eine tiefe Leere auf – und der unbändige Wunsch, alles, was mit Totgeburten etc. zusammenhängt, zu lesen. Ich habe wie wild im Internet gesurft."

Nataschas Erinnerungen zeigen, dass nicht nur die Gefühlswelt sehr durcheinander ist, sondern dass auch vieles durchdacht werden muss.

Das betrifft bei weitem nicht nur Praktisches, sondern auch Worte für die Vielzahl der aufkommenden Gefühle, tiefgreifende Fragen, die sich nun stellen, oder aber das Durchleben des Geschehenen, das Drehen und Wenden dessen, was unglaublich erscheint. Diese Fragen betreffen das Sternenkind, einen selbst, die Kernfamilie, vielleicht aber auch entferntere Menschen, die mittelbar von dem Verlust betroffen erscheinen.

Manchmal aber scheinen kurz nach dem Verlust gar keine fassbaren Gedanken möglich zu sein. Nicole[G] meint:

„In dem Moment war ich zu betäubt, um irgendetwas zu denken."

Judith[M] sagt:

„Kurz nach dem Abschied war ihr Tod plötzlich ganz weit weg. Wir saßen im Park der Klinik, und ich schmiedete Pläne, was ich alles in diesem Jahr noch erleben und wohin ich reisen wollte. Es war eine Art Hunger nach Leben."

Und Alina findet:

„In den ersten paar Tagen gab es nur Sein, fast keine Gedanken. Ich hatte gar keine Worte in mir für das, was wir erlebt hatten. Erst sehr langsam konnte ich Worte für Emils Sterben finden und dafür, wie es mir ging."

Womöglich sind deine Gedanken auch dadurch bestimmt, dass alles unwirklich erscheint, so wie es bei Antje[M] der Fall war:

„In diesem Moment konnte ich nicht klar denken, habe einfach nur funktioniert. Ich glaube, in meinem Kopf war zu diesem Zeitpunkt noch nicht angekommen, was da gerade passiert ist. Ich dachte immer noch, ich träume, und habe gehofft, endlich aus diesem Alptraum aufzuwachen. Ich konnte einfach nicht glauben, dass ausgerechnet ‚uns' das passiert."

Helen hatte nur einen Wunsch:

„Mach bitte, bitte die Augen auf. Das kann nicht sein, das darf nicht sein."

Astrid beurteilt ihre damaligen Reaktionen so:

„Die Realität passte einfach nicht in mein Weltbild."

Maike hat diese Empfindung ansatzweise bis heute:

„Ich dachte immer nur: Nicht meine Tochter. Ich hatte die ganze Zeit das Gefühl, dass ich an ihrem Tod noch irgendetwas ändern könnte. Ich müsste nur zurück ins Krankenhaus und sie abholen. Das Schlimmste war, zu begreifen, dass sie nicht mehr zurückkommen würde. Dass wir ohne sie weiterleben müssten. Ich konnte mir nicht vorstellen, wie das gehen sollte. Ich wollte nur noch wegrennen vor meinen Gedanken, Gefühlen. Weg von dem Tod meiner kleinen Lotta. Es war falsch. Sie sollte leben. Wie gerne hätte ich mit ihr getauscht."

Die ganze Palette von Gefühlen, die schon beschrieben wurde, kann einen großen Teil der Gedanken der ersten Zeit einnehmen:

„Ich war voller Liebe, und meine Arme waren leer. Es war schrecklich." (Carolin)

„Die pure Verzweiflung und die Sehnsucht nach meinen Babys haben mich fast umgebracht." (Yvonne)

„Es war einfach nur eine riesengroße Trauer." (Judith)

„In mir steckte die große Angst, dass ich mein Baby nun allein lassen musste. Wir wollten Elias für die Abholung durch den Bestatter schön anziehen bzw. einwickeln und mussten etwas dafür in der Stadt kaufen. Das tote Kind in der Babyschale mitzunehmen kam natürlich nicht in Frage. Ich war völlig durcheinander und konnte mir nicht vorstellen, das Haus zu verlassen und mein Baby allein zu lassen." (Martina)

„Ich habe mich sehr gefürchtet vor dem Gedanken des Verfalls. Dass sie ganz alleine in diesem schrecklichen Kühlfach liegen muss. Ich dachte aber auch daran, dass sie uns vorausgegangen ist und nun weiß, was ‚danach' kommt. Ich hoffte, dass es ihr dort gut geht, dass es hoffentlich nicht einfach nur ‚vorbei' ist. Ich war sehr dankbar, dass ich sie kennenlernen durfte." (Claudia[N])

„Es tat mir leid, dass ich nicht auf sie aufpassen konnte." (Angela)

„Ich hoffte, dass sie nicht leiden musste." (Jasmin)

Möglicherweise kannst du – sofern du an ein Weiterleben nach dem Tod glaubst – kleinen Trost darin finden, dass dein Sternenkind in seiner Welt nicht allein ist. So beschreiben es mehrere Mütter:

„Ich habe mich damit getröstet, dass Emily ja nicht allein ist, sondern bei meiner Mama. Also gut aufgehoben." (Carolin)

„Tröstlich war für mich, dass meine Zwillinge zusammen irgendwo sind. Ich musste sie zwar hergeben, doch sie haben einander." (Melanie)

„Es hat sich auch ein gewisses Maß an Freude eingestellt, da ich wusste, dass er dort, wo er nun ist, nicht allein ist – meine Oma wird ihn bei sich aufnehmen." (Ramona)

Vielleicht geht dir aber auch vor allem durch den Kopf, wie du anderen Menschen, vor allem deiner Familie, von deinem (und ihrem) Verlust erzählen sollst. So ging es beispielsweise Heike:

„Ich habe an meinen Sohn gedacht, wie ich ihm erkläre, was geschehen ist."

Und Christian überlegte, wie die Umwelt wohl auf den Tod des kleinen Elias reagieren würde und wünschte sich,

„dass er nicht weggeschwiegen wird."

Außerdem nehmen natürlich praktische Überlegungen einen großen Raum ein, denn es muss in der Tat Vieles geregelt und entschieden werden. Natascha wollte an Folgendes denken:

„Urne aussuchen. Pfarrer aussuchen. Grabgesteck in Auftrag geben. Sehr kleine Kleidung für Raphael suchen. Ein Kuscheltier für seinen Weg mitgeben."

Trudi fand, dass ihr Sohn

„zu wenig zum Anziehen hatte und ihm kalt sein würde unter der Erde. Deswegen musste ich noch eine Jacke für ihn besorgen."

Auch für Agathe spielte die Kleidung eine wesentliche Rolle:

„Hanna sollte die Kleidung zur Bestattung anhaben, die wir für sie ausgesucht hatten. Keine Krankenhauskleidung."

Heike hatte weitere konkrete Vorstellungen zum Zeitraum bis zur Beerdigung:

„Ich wollte, dass mein Baby getauft wird, dass viele Fotos gemacht werden, dass Fuß- und Handabdrücke gemacht werden, eine Segnung durch unseren Pfarrer stattfindet, wir Grabbeigaben haben und die Beerdigung organisiert wird."

Astrid erinnert sich:

„Ich musste mich um Geburts- und Sterbeurkunde kümmern."

Natalie wollte eine frühere Entscheidung noch korrigieren:

„Ganz klar, wir würden einer Obduktion nicht zustimmen, obwohl wir vor der Geburt davon überzeugt waren. Niemals hätte ich meine Tochter alleine im Krankenhaus gelassen. Niemals!"

Manchmal können all diese Fragen überwältigend und überfordernd sein, wie es auch bei Alina der Fall war:

„Wir mussten uns schon am zweiten Tag nach Emils Tod zwischen einem Sarg und einem Weidenkörbchen entscheiden. Das war fast nicht zu schaffen und zu diesem Zeitpunkt eine Riesenüberforderung. Emil war gefühlt noch da, und der Abschied ging sehr langsam."

Viele Überlegungen betreffen auch die Zukunft, die Neuordnung des Lebens, das so plötzlich auf den Kopf gestellt ist. Ramona erinnert sich:

„Außerdem habe ich viel über meine Arbeitsstelle nachgedacht. Ich hatte mich bereits entschieden, nach der Elternzeit dort nicht wieder anzufangen. Jetzt stand ich vor dem ‚Problem‘, dort doch wieder anfangen zu müssen."

Melanie sagt:

„Ich konnte mir zu diesem Zeitpunkt nicht vorstellen, wieder zurück in das Alltagsleben zu gehen. Ich wollte meinen sicheren Job aufgeben und alles Gewohnte hinschmeißen."

Und Heike wusste damals schon,

„dass ich Hilfe bei der Bewältigung brauche."

Auch eine Folgeschwangerschaft wird gedanklich manchmal schon in den Blick genommen. Einerseits als Zeichen der Hoffnung, aber anfänglich vielleicht auch noch, um den Verlust irgendwie erträglich zu machen. Ramona meint:

„Nicht zuletzt war der Gedanke noch im Krankenhaus der an eine Folgeschwangerschaft. Das stand für mich von vornherein fest."

Viele Gedanken richten sich, von der konkreten Zukunft abgesehen, auch auf unbestimmte Wünsche und Ideen, die Eltern für sich als Familie und ihr

Sternenkind gehabt haben, und die nun plötzlich in Scherben vor ihnen liegen. Martina erinnert sich:

„Als ich neben Elias im Bett lag, dachte ich sehr oft an alles, was wir uns vorgestellt hatten: Wie das Leben mit ihm wohl wird. Es war ein ganz langer Gedankenweg des Schmerzes, wie ich mir vorstellte, wie er hier gespielt hätte, wie ich ihn im Kinderwagen geschoben hätte und wie es mit ihm hier gewesen wäre, in unserer großen Familie."

Susanne bedauert:

„Ich hätte ihr so gern die Welt gezeigt – unser Lachen, unsere Träume, ihre Zukunft. Ich war so traurig, dass sie nicht Teil meines Lebens sein konnte, dass ich sie hatte gehen lassen müssen, bevor ich die Chance hatte, sie an meinem Leben teilnehmen zu lassen."

Und Antje, deren Baby sehr früh in der Schwangerschaft starb und die das kleine Wesen deshalb noch nicht als eigene Persönlichkeit gespürt hatte, meint:

„Ich musste eher an meinen verlorenen Traum denken als an das Kind selbst, denn es war bis zur Fehlgeburt nur das zarte Heraufdämmern einer Zukunft zu dritt."

Hinzu kommt eine fast endlos scheinende Zahl von Fragen, auf die es kaum Antworten zu geben scheint:

„Was passiert mit ihm? Wo bringen sie ihn hin? Gehen sie liebevoll mit ihm um? Behält er auch die Sachen an, die ich für ihn dabei hatte?" (Antje^M)

„Wo liegt der Sinn?" (Jasmin)

„Warum nur?" (Jochen)

„Warum passiert sowas in der heutigen Zeit mit der heutigen Technik noch?" (Claudia)

„Warum hatte ich nicht gemerkt, dass es meinen Kindern nicht gut ging?" (Melanie)

„Wer hat dieses Schicksal so für uns entschieden? Warum, warum, warum?" (Susanne)

„Hat mein Sohn sich so unwohl gefühlt in mir?" (Nadine)

„Was ist schief gelaufen, warum wollte Hanna nicht bei mir sein?" (Agathe)

„Hat es uns als Eltern gern und hat unsere Liebe gespürt? Wie würde es in Zukunft weitergehen?" (Lisa)

„Werden wir jemals ein lebendes Kind haben?" (Natalie)

Ich selbst habe kurz nach dem Tod meiner Tochter geschrieben: „Meine Gedanken brauchen so viel Platz. Kaum sind einige zu Ende gedacht, drängen neue an die Oberfläche. Ich muss sehen, dass ich alles behalte."

Diese Phase, so erinnere ich mich, hat lange angehalten. Mein Tagebuch zeugt davon, dass ich viele Tage und Wochen damit verbracht habe, mir über meine Gedanken ein neues Lebensgerüst aufzubauen und über (vermeintliche) Gewissheiten, Lebenseinstellungen und mein vergangenes, gegenwärtiges und zukünftiges Handeln Klarheit zu erlangen. Hier traf am ehesten jener schwierige Spruch zu: „Alles hat seine Zeit." Was in diesem Falle wohl so viel meinte wie: „Alles braucht seine Zeit."

Kennenlernen, Erinnerungen schaffen und Abschiednehmen

Namensgebung für ein Sternenkind

„Ich habe dich bei deinem Namen gerufen." – Das steht in der Bibel im Buch Jesaja. Nicht jede(r) von euch mag einen Zugang zu diesem Werk, zu dieser Religion haben. Doch etwas sehr Wichtiges steckt in diesem Satz mit allgemeiner Gültigkeit: „dich" und „bei deinem Namen".

Es geht um die Einmaligkeit, Unverwechselbarkeit und das Besondere in jedem einzelnen Menschen. Auch ein ganz kleines Baby ist im Grundsatz bereits angelegt als dieser ganze Mensch. Deswegen gehört zu ihm oder ihr ein eigener Name. Ob bewusst gedacht oder nicht, ob ausgesprochen oder nicht, ob „offiziell" registriert oder nicht.

* Zu den ersten Gedanken rund um die Geburt – und vielleicht auch schon viel früher, etwa sobald das Geschlecht des Babys bekannt wird – zählt der Name, den der kleine Mensch bekommen soll. Wenn dein Kind lebt, bei der Geburt gelebt hat und/oder mehr als 500 Gramm wiegt, ist der Vorname auch rechtlich eine Frage, die spätestens 14 Tage nach der Geburt geklärt sein muss.

In jedem Fall möchte ich dich dazu ermutigen, deinem Baby einen Namen zu geben und es ins Personenstandsregister auf Wunsch eintragen zu lassen. Für dich ist dieses Kind jener Mensch, der dich (ein weiteres Mal) zu Mutter oder Vater gemacht hat, und seine Bedeutung für dein weiteres Leben ist groß.

Lisa, deren Sohn in der 17. Schwangerschaftswoche geboren wurde, erzählt:

„Wenigstens die Schwester ermutigte mich, dem Baby einen Namen zu geben. Das taten wir auch. Aus unserem kleinen Engel wurde in den folgenden Wochen Tim-Luca."

In deinem Leben hinterlässt dein Kind unverwechselbare Spuren. Sandra bestätigt das:

„Den Namen für Michel hatten wir schon früh ausgesucht und auch kein Geheimnis darum gemacht. Schon im sechsten Monat hat jeder nur vom Michel geredet. Im Nachhinein ist es gut, dass wir seinen Namen so früh verraten haben. Damit war klar, dass er zu uns gehört und jeder wusste, von wem wir sprechen."

Und Angela bestätigt:

„Den Namen ,Lena' hatten wir erst einige Tage vor ihrer stillen Geburt festgelegt. Was ein Glück."

Zudem kann es sehr schön sein, wenn auch deine Begleiter nicht von „dem Kind" ganz allgemein sprechen, sondern das kleine Wesen bei seinem Namen nennen. Carolin erinnert sich:

„Die Hebamme fragte uns schon vor der Geburt nach dem Namen und hat ab diesem Zeitpunkt nur noch von ,Emily' gesprochen."

✳ Die Namenswahl muss, wenn ein offizieller Eintrag in das Geburtenregister erfolgt, den in Deutschland vorgegebenen Regeln der Namenswahl entsprechen. Das heißt, er muss das Geschlecht erkennen lassen, darf nicht beleidigend oder lächerlich sowie in der Regel kein Markenname, Adelstitel, Orts- oder Städtename sowie Familienname sein.

Im Fall der Nichteintragung oder der Bestätigung bei stillen Geburten unter 500 Gramm steht es dir hingegen frei, für dich einen Kosenamen zu verwenden, ausschließlich einen geschlechtsneutralen Namen zu wählen – wie beispielsweise Kim, Nikita, Robin, Luca, Mika, Sascha, Jona(h), Elia(h), Jamie, Kai, Janne – oder eine allgemeinere „Bezeichnung" zu verwenden. Judith sagt dazu:

„Am Morgen des Tages, an dem die Ausschabung gemacht wurde, bin ich um vier Uhr aufgewacht. Ich habe in einem Vornamenbuch nach geschlechtsneutralen Namen gesucht. So ein kleines Wesen kann man ja nicht mit einem langen Namen beschreiben! Also beschloss ich für mich, das Wesen Kim zu nennen."

✳ Wenn du eine offizielle Eintragung wünschst oder diese gesetzlich vorgegeben ist, dann ist zu überlegen, ob du einen Namen wählen möchtest, der das Geschehene mit einbindet – zum Beispiel Stella oder Wolke –, was eventuell eher dann der Fall sein wird, wenn du dich vor dem Verlust noch nicht sicher für einen Namen entschieden hattest.

Stand der Name jedoch bereits fest, kann beispielsweise ein Zweitname auf die Besonderheit deines Babys hinweisen. So ist es bei Claudia[N]:

„Zum ersten Todestag habe ich mir ein Medaillon anfertigen lassen, das aus zwei kleinen Schalen besteht, die zusammen eine Kugel bilden. Auf der Außenseite ist der Name meiner lebenden Tochter eingraviert mit einer Sonne, im Inneren ,Mera Luna' mit einem Mond. Mein Erdenkind ist meine Sonne, und immer nach außen sichtbar Mera, mein Mond, den ich versteckt in meinem Inneren trage."

Natalie, deren Tochter sehr klein und zart war, sagt:

„Elfie sollte sie heißen, weil wir sie immer unsere kleine Elfe genannt haben."

Ramona wollte ihren Sohn mit seinem Namen auch in die Familiengeschichte einbetten:

„Das Wichtigste war mir die Namensgebung. Johann ist nach seinem Opa – meinem Vater – benannt. Dies hat sich mein Vater immer gewünscht, und ich wollte ihm diesen Wunsch gerne erfüllen. Bereits in der 9. Schwangerschaftswoche habe ich meinem Vater dies gesagt und er hat sich sehr darüber gefreut."

Der Name deines Sternenkindes ist eine Spur, die von ihm bleibt, auch wenn mir bewusst ist, dass Pieter Frans Thomése vielen Eltern aus dem Herzen spricht, wenn er in „Schattenkind" schreibt: „Der Name […]

bleibt für immer offen. Hinter ihm kein Punkt, sondern ein Fragezeichen."

Ort des Abschieds

Es klang schon an, wie wichtig eine geschützte Umgebung ist, um deinen Trauerprozess gut anzuleiten. Zu Hause ist dieses intime Umfeld meist gegeben. In den letzten Jahren ist in dieser Hinsicht aber auch im klinischen Umfeld viel geschehen und man bemüht sich dort in Trauerfällen um Privatsphäre.

Welch vielfältige Möglichkeiten es gibt und welche Räume für Sterneneltern künftig im klinischen Bereich geschaffen werden könnten und sollten, erkennt man vor allem dann, wenn man Orte des Abschieds im außerklinischen Bereich, ggf. auch in spezialisierten Einrichtungen ansieht.

Selbst wenn du in den ersten Stunden und Tagen nach deinem Verlust deine Umgebung gar nicht richtig registrierst und im Rückblick beispielsweise weder das Gebäude noch dein Zimmer gedanklich Revue passieren lassen kannst, so nimmst du doch unbewusst wahr, ob es sich um einen Platz handelt, der deiner speziellen Situation angepasst ist.

Dazu fällt mir ein eigenes Beispiel ein: Mein Mann und ich bekamen ein Familienzimmer am Ende des Ganges auf der Neugeborenenstation zugewiesen. Die Betten wurden zusammengeschoben, unsere Tochter war bei uns, und eine Kerze brannte. Offensichtlich nach einem Schichtwechsel kam eine freudestrahlende Krankenschwester herein, die aber sehr schnell merkte, dass hier niemandem unbefangen zur Geburt seines Babys gratuliert werden konnte. Ich erinnere mich an ihren entsetzten Blick, und verstört schloss sie die Tür.

Hätte an derselben ein kleines Schild, beispielsweise mit einem Sternenhimmel, gehangen, wäre auch dem neuen Personal klar gewesen, dass unser Zimmer im Moment ein Raum der Trauer und des Abschieds war. Alle Beteiligten hätten schon vor dem Eintreten die Chance gehabt, entsprechend zu reagieren, und es wären Schutz und Zuflucht entstanden – anstatt Flucht.

✳ Und noch etwas zeigt sich an meinen Erinnerungen: Jeder Raum kann zu einem schönen Ort des Abschieds werden. Durch Kerzen, Musik, Blumen oder Ähnliches kann das ganze Zimmer der Situation angepasst werden. So erleben es vielen Eltern. Jasmin zum Beispiel berichtet:

„Sie wurde uns im Krankenhaus auf unser Zimmer gebracht, schön eingewickelt in eine Decke und mit einer Kerze."

Ralf erinnert sich an die kurze Zeit mit seinem Sohn Alexander und seiner damaligen Lebensgefährtin:

„Am Abend wurde uns ein kleiner Raum hergerichtet, wo wir dann gemeinsam ‚in Familie' Abschied nehmen konnten."

Agathe betont:

„Unser Zimmer wurde uns gezeigt. Glücklicherweise war dies in einem anderen Stockwerk und ganz am Ende der Station, also ganz ruhig. Man hatte uns schon zwei Betten bezogen, da gleich feststand, dass wir zu dritt die letzte Zeit verbringen sollten und natürlich auch wollten. Das Erste, was wir taten, als wir im Zimmer allein waren – die Betten zusammenschieben."

Ein sogenanntes Moseskörbchen, ein besonderes Einschlagtuch oder andere Hüllen können für das kleine Baby einen ganz besonderen Platz bedeuten. Carolin beschreibt die Begegnung mit ihrer Tochter, die in der 22. Schwangerschaftswoche geboren wurde:

„Emily wurde sehr liebevoll in eine Mullwindel und in ein hübsches Sternentuch eingewickelt und dann in ein Moseskörbchen gelegt!"

Der Abschied kann aber auch an einem ganz anderen Platz stattfinden oder sogar mehrere Stationen durchlaufen.

Beispielsweise kannst du bei deinem niedergelassenen Frauenarzt oder einem gynäkologischen Spezialisten von der Diagnose erfahren. Dann beginnt dein Trauerprozess in einer Umgebung, die sehr öffentlich ist. Wünschenswert wäre, dass wenigstens ein Zimmer für dich reserviert werden kann, in dem du die erste Zeit verbringst, um ein oder mehrere Menschen zu informieren, die dich begleiten können. Dort kannst du erste Gefühle zulassen und Ruhe finden, damit du keine übereilten Entscheidungen triffst.

Ein anderer Ort des Abschieds kann auch der OP sein, manchmal ohne dass du zu diesem Zeitpunkt weißt, dass der Raum diesen Charakter hat. Insbesondere der OP bietet kaum Möglichkeiten eines intensiven Abschieds, da – wenn dein Kind lebt – oft nur eine sehr kurze Zeitspanne vergeht, bis die Operations-routine aufgenommen wird, um dich und / oder dein Kind zu retten. Ebenso kann es sein, dass nach der operativen Entbindung rasch eine intensivmedizinische Betreuung von dir oder deinem Baby beginnt.

* Scherwiegende Versäumnisse scheinen hier vor allem bei Fehlgeburten zu herrschen. Befragt zu einem Abschied, berichteten die Mütter in diesem Buch nämlich einhellig: Es gab keinen. Im Kapitel für Fachpersonen ist ab Seite 327 noch detaillierter ausgeführt, welche Möglichkeiten bestehen, im Sinne verwaister Eltern diesbezüglich besser zu handeln.

Ein – eher ritualisierter – Abschied ist beispielsweise in einer Kapelle oder in einem (gekühlten) Abschiedsraum möglich. Viele Krankenhäuser haben solche Räumlichkeiten. Allerdings werden diese sehr verschiedenartig genutzt. In manchen ist es üblich, eine Abschiedsfeier zu halten. In anderen wird das Baby mehrere Tage dort behalten und die Eltern können jederzeit zu ihm.

Ein Abschied kann auch (nochmals) beim Bestatter stattfinden, der das Kind möglicherweise aufbahrt. Manche Bestatter wissen um die Langsamkeit des Abschiedsprozesses und ermöglichen es den Eltern, mehrfach zu ihrem Kind zurückzukehren, seine Veränderungen zu beobachten und in einem geschützten, liebevollen Rahmen Lebewohl zu sagen. Auch erhalten Eltern bei diesen Bestattern die Möglichkeit, das zu tun, was ihnen mit ihrem Kind noch wichtig erscheint, bevor sie es endgültig loslassen können müssen.

Sie haben so beispielsweise die Gelegenheit, es zu berühren, zu streicheln und im Wortsinn zu beweinen, bei ihm zu sein, es anzukleiden, Fotos zu machen und anderes mehr.

Wenn du zu Hause geboren hast, aber auch auf deinen Wunsch hin, kann dein Baby 36 Stunden in deiner privaten Umgebung bleiben oder für diese Zeit dorthin gebracht werden. Eine Verlängerung dieser Frist ist nach Absprache mit den zuständigen Behörden möglich.

Die Regelungen dazu sind in den verschiedenen Bundesländern Deutschlands, in Österreich und in der Schweiz unterschiedlich. Diese Fristenregelung gilt nur für bestattungspflichtige Kinder mit einem Gewicht über 500 Gramm, sonst darfst du ohnehin völlig frei entscheiden.

* Während früher die meisten Menschen im häuslichen Umfeld starben, ist dies heute nicht mehr so selbstverständlich. Mir selbst erscheint es sehr natürlich, dem Baby sein Zuhause, sein Zimmer und die Familie zeigen zu wollen. Bis heute empfinde ich es als zusätzlichen Verlust, dass wir Lilly aus Unkenntnis über unsere Rechte nicht in ihr und unser Heim gebracht haben, um uns in einem bekannten Raum von ihr zu verabschieden.

Weitere Möglichkeiten für die Verabschiedung bieten spezialisierte Orte der Sterbebegleitung. Ein Hospiz beispielsweise ist ein Bereich, der darauf ausgerichtet ist, ein würdevolles Sterben in einem geschützten Rahmen zu ermöglichen.

Es steht jenen (zukünftigen) Sterneneltern zur Verfügung, deren Kind unheilbar erkrankt ist und in absehbarer Zeit sterben wird. Eltern können sich direkt bei einem Kinderhospiz melden, um dort abzuklären, welche Möglichkeiten einer Aufnahme es gibt. Im Hospiz sind die Zimmer und andere Einrichtungen darauf ausgelegt, die Bedürfnisse von Trauernden bestmöglich zu erfüllen. Hier bestehen also viele Möglichkeiten, mit professioneller Hilfe einen guten Grundstein für den weiteren Trauerprozess zu legen.

Alle betroffenen Familien sollen sich die Begleitung durch ein Hospiz leisten können, so dass mittels Spenden Dritter, Leistungen der Krankenkassen und ähnliches Möglichkeiten geschaffen werden, die Familien finanziell aufzufangen.

Sein Kind mit allen Sinnen wahrnehmen

„Uns schaudert vor dem kommenden Tag. Besonders auch die Vorstellung, dass wir unsere Kinder anschauen sollen, kommt uns sehr befremdlich vor. Wir wissen nicht, was uns da erwartet. Wir beide haben bis zum jetzigen Zeitpunkt noch nie einen Toten gesehen und nun sollen wir unsere toten Kinder in Empfang nehmen? Wir haben Angst. Angst davor, was uns erwartet, was uns die Zukunft bringt und auch, was die Diagnose sein wird."

Das schreibt Melanie, die ihre Zwillinge in der 22. Schwangerschaftswoche verloren hat. Zu den Minuten nach der Geburt ihres ersten Sohnes erinnert sie sich dann:

„Ein süßer, vollkommener, kleiner Mann. Er wird in ein Tuch gewickelt und in ein kleines Kästchen gelegt."

* Noch nie habe ich in meinen vielen Gesprächen mit Eltern gehört, dass irgendjemand sein Baby nicht schön, bezaubernd und wundervoll gefunden hätte. Warum sollte es uns, den Sterneneltern, auch anders gehen als den Eltern lebender Kinder?

Das eigene Kind sieht man nicht (nur) mit den Augen, sondern vor allem mit dem Herzen. Selbst dann, wenn ein Baby äußere Anzeichen für seine Todesursache trägt oder von Erkrankungen gezeichnet ist, beeinträchtigt das in keinster Weise die innere Schönheit des kleinen Menschen und auch nicht die Faszination der Eltern für ihr Kind.

Ralf berichtet über seinen Sohn Alexander:

„Kurz nachdem meine Lebensgefährtin in den OP gebracht wurde, durfte ich unser Baby sehen und halten … diesen winzig kleinen, doch so perfekten und hübschen Menschen. Ich durfte eine gefühlt ziemlich lange Zeit mit ihm allein sein und habe ihn immer nur angeschaut. Geweint und angeschaut. Gestaunt und angeschaut …"

Und Claudia[N], deren Tochter Mera bei der Geburt lebte, erzählt:

„Eine zweite, elementare Erfahrung war die Tatsache, dass Mera sehr stark behindert gewesen ist. Ich hatte anfangs große Angst davor, wie sie aussehen würde und dass ich mich vielleicht vor ihrem Kopf erschrecken könnte. Aber in dem Moment, in dem ich sie in die Arme gelegt bekam, war da kein Zweifel mehr, nur noch Beschützerinstinkt und Mutterliebe."

* Trotzdem gibt es viele Eltern, die vor dem ersten sichtbaren Kennenlernen ihres Kindes die von Melanie geäußerten Fragen und Zweifel formulieren. Dies liegt wohl auch daran, dass der Tod in der heutigen Gesellschaft ein weitgehend aus dem öffentlichen Bewusstsein und dem persönlichen Erleben verbanntes Thema ist.

Kaum jemand von uns hat in jungen Lebensjahren einen toten Menschen gesehen, und unsere Vorstellungen sind vielleicht sogar von beängstigenden Begriffen, wie „Totenstarre", „Kälte" oder „Verwesung" geprägt. Kein Wunder also, dass auch Melanie vor dem ersten Kontakt mit ihren beiden stillgeborenen Kindern von „Angst" spricht.

Doch sogar wenn all das, was sich hinter den genannten Begriffen verbirgt, irgendwann zukünftig eintritt oder eintreten kann, so spielt es für die unmittelbare Begegnung mit deinem Kind jetzt und hier keine Rolle. Dein Kind mit allen Sinnen auch als toten Menschen kennenzulernen, ist eine große Chance, um zu spüren, dass es da ist; um zu wissen, dass du Mutter oder Vater geworden bist; um es in seiner Einzigartigkeit wahrzunehmen; um zu sehen, was an deinen Fantasien wahr ist und was nicht (insbesondere, wenn es um sichtbare Fehlbildungen geht); aber auch, um im Wortsinn zu be-greifen, dass dein Kind tot ist.

* Um die Angst vor dem Anblick deines Babys zu mildern, können auch deine fachlichen Begleiter einiges tun: dein Baby in ein hübsches Tuch einschlagen, es anziehen, ihm ein Mützchen aufsetzen, oder ein Tüchlein über es decken, damit du es langsam entdecken kannst.

Es kann sein, dass du dein Kind so früh geboren hast, dass es kaum als kleiner Mensch erkennbar ist. Solltest du dein Kind in dieser Situation zu Hause gebären, ist es möglich, dass du es dir genau ansiehst, um zu verstehen, dass sich deine tiefen Gefühle auf dieses kleine Wesen beziehen. Inwiefern eine solche Begegnung im klinischen Umfeld möglich ist, kannst du mit dem dortigen Personal absprechen. Selbst wenn dein Baby nach einer Curettage nicht mehr intakt ist, kannst du seine „Überreste" betrachten, wenn du das möchtest. Die Klinikroutinen sehen ein Kennenlernen in der Regel nicht vor, aber wenn es dein Wunsch ist, solltest du ihn auch formulieren.

Ein anderer Fall ist es, wenn dein Kind lebt. Sollte es sofort intensivmedizinische Betreuung benötigen, wirst du kaum eine Chance haben, es in Ruhe kennenzulernen. Aber du kannst die erste Gelegenheit nutzen, um es auf der Frühgeborenen- oder einer anderen Intensivstation zu treffen und lebend zu begrüßen. Selbst wenn euch nur wenige Stunden bleiben, so wird dein Baby auch in dieser kurzen Zeit viel von seiner Persönlichkeit zeigen: Es wird vielleicht seinen Mund bewegen, du kannst seine zarte Babyhaut bewundern, seine Zehen und Finger mögen sich bewegen.

All das sind unschätzbare Momente, die du nicht vergessen wirst. Möglicherweise ist dein Kind an medizinische Geräte angeschlossen, die dir vielleicht Angst machen. Eventuell lässt dich das, was du siehst, leiden, weil du mit den Schläuchen, Zugängen und Masken Schmerzen verbindest. Aber im Rückblick wirst du vor allem dein Kind sehen.

Wenn dein Baby keine Probleme hat – vor allem, wenn du zu diesem Zeitpunkt noch nicht ahnst, dass eure gemeinsame Zeit begrenzt ist –, wirst du es kennenlernen, wie eben ein Elternteil sein lebendes Neugeborenes begrüßt. Individuell verschieden, meist mit überwältigenden Glücksgefühlen, und in einer Lebenssituation, die unvergleichlich ist.

✳ Ganz gleich, wie du dein Kind kennenlernst: Ich ermutige dich, es mit allen Sinnen zu tun. Jede Zeitspanne, die ihr miteinander habt, wird zu kurz sein angesichts der Tatsache, dass du ein ganzes Leben mit diesem Menschen verbringen wolltest.

Doch jede Sekunde ist eine, die euch niemand mehr nehmen kann.

Sieh dein Baby an: Welche Körperteile kannst du erkennen? Welche Ähnlichkeiten fallen dir auf? Welche besonderen Merkmale hat dein Baby? Hat es Haare und wenn ja, in welcher Farbe? Vielleicht: Wie ist seine Augenfarbe?

Claudia weiß über den Abschied von ihrem still geborenen Sohn noch:

„Wir hatten alle Zeit, ihn anzusehen, anzufassen. Ich streichelte immer wieder sein Gesicht, verglich, was er woher hatte. Mein Mann hat Joshs Händchen um seinen Daumen gelegt, um zu vergleichen, wie groß seine Hand war."

Und Jochen berichtet:

„Er war so schön anzusehen, so friedlich, als ob er schläft."

Höre, wenn dein Baby lebt: Welche Geräusche macht es beim Atmen? Rumort es in seinem Bauch? Wie klopft sein Herz?

Schnuppere an deinem Baby: Wonach riecht es?

Fühle, halte, berühre dein Baby: Fühlt es sich warm oder kühl an? Ist es kräftig oder zart? Groß oder klein? Wie liegt es in deiner Hand / in deinen Händen? Spüre den einzelnen Körperteilen nach: Kopf, Gesicht, Ohren, Hände und Finger, Füße und Zehen, Arme und Beine, Rumpf und Po. „Vermiss" dein Baby: Ist es so groß wie ein Fingerglied? Oder wie dein Handteller? So lang wie dein Unterarm?

Agathe, deren Tochter Hanna still geboren wurde, betont:

„Sie war so perfekt und schön! Ich erinnere mich noch genau, wie sie sich in meinen Armen anfühlte. Ich spürte ihr Gewicht, ihren Körper, sah das kleine hübsche Gesicht, fühlte ihre warmen kleinen Händchen."

Frank erzählt über seinen Wunsch mit dem in der 20. Schwangerschaftswoche geborenen Johann:

„Ich wollte ihn ‚einmal' in die Hand nehmen …"

Und Claudia[N] meint über die Zeit mit ihrer an Anencephalie verstorbenen Tochter Mera, die nach der Geburt noch lebte:

„Man hat uns auch gesagt, dass es durch das Fehlen des Großhirns unwahrscheinlich ist, dass Mera ihre Umwelt überhaupt wahrnehmen kann, sie wäre wahrscheinlich blind und taub und würde auch Berührung nicht richtig empfinden können. Doch dies war nicht der Fall, aber das mussten wir selbst erfahren."

„Schmecke" dein Baby mit einem Kuss und schmecke auch deine Tränen, die ein Zeichen für den großen Verlust sind, den du spürst, wenn du dein für dich perfektes Kind kennenlernst.

Dietmar erzählt über die ersten Minuten mit seinem Sohn:

„Ich habe Luis nach der Geburt im Arm gehalten, gestreichelt, geküsst und bewundert."

Egal ob dein Baby noch lebt oder bereits gestorben ist, du kannst mit ihm sprechen. Vor, während und nach der Geburt.

- Vielleicht möchtest du dein Kind um Mithilfe bitten, beispielsweise noch ein wenig auszuhalten, damit jemand, der dir wichtig ist, dein Baby lebend kennenlernt?

- Vielleicht möchtest du deinem Kind versichern, dass es sterben darf, dass du es loslassen wirst, obwohl du es in deinem Inneren ganz stark festhalten möchtest?

- Vielleicht möchtest du all das sagen, was du dir erhofft, erwünscht und erträumt hattest?

- Vielleicht möchtest du dich entschuldigen?

- Vielleicht möchtest du (an)klagen?

Abschiednehmen kann eben auch heißen, all das auszudrücken, was du noch sagen wolltest. Ramona, Franks Frau, beschreibt:

„Am Nachmittag habe ich ein Zwiegespräch mit Johann geführt."

Lisa erinnert sich an die Zeit vor der Geburt von Tim-Luca, der sich bereits in der 17. Schwangerschaftswoche auf den Weg machte:

„Als mir klar wurde, dass mein Baby zu schwach sein würde für die Geburt und die Nacht nicht überleben würde, sprach ich das erste Mal mit ihm, ich sagte: ‚Bleib bei mir'.

Antje[M], deren Sohn Moritz nach 12 Lebenstagen starb, meint:

„Ich habe ihn in meine Arme genommen und mit ihm gesprochen, geweint und ihn einfach nur angesehen. Er sah so friedlich aus, wie eine kleine Puppe, richtig erlöst von seinen Qualen."

Und Claudia[N] erinnert sich an die letzten Lebensminuten ihrer Tochter Mera:

„Die Stationsleiterin in der Geburtsklinik hat uns mitgeteilt, dass die Schnappatmung eingesetzt hat. Sie hat uns ganz kurz erklärt, dass wir Mera nicht ‚aufhalten' dürfen, indem wir sie bitten, zu atmen."

Yvonne hat ihr Gespräch mit ihren Söhnen Tim und Lukas, die zu klein zum Leben waren, in einem Gedicht festgehalten:

> *Unsere geliebten Kinder,*
> *wo immer ihr jetzt seid – wartet dort auf uns.*
> *Wir werden uns wiedersehen und all das nachholen,*
> *was uns auf Erden verwehrt geblieben ist.*
> *So lange halten wir unsere Gesichter in den Wind*
> *und fühlen eure Küsse auf unseren Wangen.*
> *Eure Hände streichen durch unser Haar*
> *und ihr tanzt als Schmetterlinge vor uns herum.*
> *Wenn es dunkel wird, dann funkeln*
> *ganz hell die Sterne*
> *und wir wissen genau, ihr habt uns gerne.*
> *Ihr sitzt auf dem Regenbogen direkt im Traumland*
> *und dort treffen wir uns jede Nacht.*
> *Ihr seid etwas ganz Besonderes für uns.*
> *Engel, die zu uns geschickt wurden.*
> *Engel, die uns beschützen sollen.*
> *Engel, die uns begleiten sollen.*
> *Engel, die uns leiten sollen und*
> *Engel, die uns lieben.*

Zudem schauen viele Eltern, ob sie Ursachen für ihren Verlust erkennen können: sichtbare Fehlbildungen, Komplikationen der Nabelschnur, eine ungewöhnliche Größe der Plazenta oder ähnliche Anzeichen.

* Die Suche nach dem Warum ist zentral für den Trauerprozess und sie beginnt oder setzt sich manchmal in dem Moment fort, in dem du dein Baby triffst. Martina formuliert zu ihren Gedanken um ihren still geborenen Sohn Elias:

„Die Nabelschnur war um seinen Hals gelegt und im Kreuz um sein linkes Bein geschlungen. Vielleicht hat er sich selber die Nabelschnur abgedrückt. Die Plazenta war ziemlich klein. Die leere Nabelschnur kam mir recht dürr vor, aber es waren alle Adern darin vorhanden. Keine Plazentaablösung, absolut klares Fruchtwasser. Keine erkennbare Infektion. Er war nicht fleckig, die Eihäute waren auch nicht fleckig."

Nimm dir Zeit für deine genauen Betrachtungen. Denke daran, dass bestimmte Vorgaben über den Verbleib deines Babys – zum Beispiel in der Nacht oder insgesamt in deiner Obhut – meist Ausdruck von Routinen sind und keinesfalls unumstößliche Regeln darstellen.

Gestatte dir und – wenn du die Kraft und den Wunsch hast – fordere ein, deinen Abschied zeitlich selbst zu gestalten. Dies hilft dir, ein Gefühl von Kontrolle zu gewinnen. Melanie, deren Söhne in der 22. Schwangerschaftswoche still zur Welt kamen, betont dazu:

„Für uns war es sehr positiv, dass wir selbst bestimmen konnten, wann wir unsere Kinder hergeben."

Und Natascha sagt:

„Wir durften Raphael, solange wir wollten, auf dem Arm halten."

Schließlich will ich dir noch einmal versichern, dass du es nicht bedauern wirst, dein Kind mit allen Sinnen kennengelernt zu haben. Andersherum erzählen immer wieder Eltern, wie sehr sie sich gewünscht hätten, ihr Kind gesehen zu haben. Yvonne, von der bereits das Zwiegespräch in Gedichtform abgedruckt ist, meint etwa:

„Es wurde einmal nachgefragt, ob ich die Babys nochmal sehen möchte. Das war etwa zwei Stunden nach der Geburt. Da war ich aber noch so von der Narkose benebelt, dass ich verneinte. Jetzt bereue ich es zutiefst."

* Hast du Zeit, dich vor der ersten Begegnung mit deinem Baby etwas vorzubereiten, so lohnt es sich, viele Gedanken auf eure besondere gemeinsame Zeit zu verwenden. Du solltest deine Wünsche, aber auch Ängste und Unsicherheiten mit deinen (fachlichen) Begleitern besprechen, um einen guten Weg zu finden.

Seine eigenen Bedürfnisse wahrnehmen

Vielleicht kommt der Verlust deines Babys für dich überraschend. Dann findest du dich in einer Situation wieder, die du nie im Leben vorausgeahnt hättest, die du vermutlich nicht annähernd einmal so erlebt hast. Woher sollst du nun wissen, was zu tun und was wichtig und richtig ist?

Für viele Sterneneltern bedeuten das Nichtwissen und die Unmöglichkeit, sich auf diese Situation des Abschieds vorzubereiten, dass sie gute Begleiter brauchen. Aber auch und vor allem, dass sie eigene Bedürfnisse wahrnehmen dürfen und sollen.

Möglicherweise – insbesondere in einer fremden Umgebung – traust du dich nicht, deine eigenen Wünsche zu formulieren. Du magst dich fragen, ob deine Bedürfnisse angemessen sind, und dir denken, dass du keinen rationalen Grund für deine Überlegungen anführen kannst. Eltern zu sein ist jedoch in jedem Fall eine höchst intuitive Sache, und so möchte ich dich dazu ermutigen, all das auch wirklich auszusprechen, was du als hilfreich für dich empfindest.

Du kannst aktiv nach Ressourcen fragen, die dir dabei helfen, die ersten Schritte gut gehen zu können. Aber eigene Bedürfnisse wahrzunehmen heißt auch, dass du bestimmte Dinge oder Vorgehensweisen ablehnen darfst – selbst dann, wenn du zuvor bereits zugestimmt hattest.

* Die Eltern in diesem Buch zeigen mit ihren Erinnerungen an ihre unmittelbaren Wünsche, wie unterschiedlich diese waren und dass sie alle ihre Berechtigung hatten – unabhängig vom Zeitpunkt und von den Umständen ihres Verlusts:

„Wir äußerten den Wunsch, nicht den ganzen Tag im Kreißsaal verbringen zu müssen, um den [Wehen-]Tropf verabreicht zu bekommen. Auf unser Zimmer konnten wir nicht – zu weit weg. Alle gingen davon aus, dass es jetzt bald losgehen würde. Aber wir fanden eine Lösung. Ein Büro in der Nähe des Kreißsaals wurde kurzerhand umgebaut, wir bekamen für den Notfall ein Telefon und der Tropf wurde angeschlossen." (Agathe)

„Ich wünschte mir meine Eltern und Schwiegereltern. Aber sie wollten nicht kommen. Sie wollten / konnten sie nicht sehen. Das tut mir immer noch sehr weh." (Angela)

„Ich habe den Hausarzt gebeten, den wir für den Totenschein bestellen mussten, ganz würdevoll mit

Elias umzugehen. Er hat Elias in seinem Bettchen untersucht und wirklich ganz vorsichtig gedreht und gewendet. Ich hatte auch darum gebeten, dass Elias nicht die Augen aufgerissen werden, Elias ist mit geschlossenen Augen geboren und dabei haben wir es belassen. Niemand hat an seinen Augen herummanipuliert und die Lider hochgeschoben. Das war mir wichtig und ich war froh, dass es so möglich war." (Martina)

„Der Bestatter gab uns die Möglichkeit, sie nochmal zu sehen und sie mit nach Hause zu nehmen. Das haben wir aber nicht wahrgenommen." (Lisa[M])

„Im Kreißsaal war es mir außerdem sehr wichtig, Johann direkt zu sehen. Ich wollte wissen, ob er leiden musste, und als ich nach ca. 10 Minuten bemerkt habe, dass er kalt wurde, war es mir ein großes Bedürfnis, ihn zuzudecken und warm zu halten." (Ramona)

„Anfangs wollte ich gerne noch seine kleine Kuschelmütze haben. Seine erste Mütze, die er kurz nach der Geburt bekam, hatten wir schon vom Krankenhauspersonal bekommen, aber diese trug mein Mann mit sich, und so hätte ich auch gerne eine für mich gehabt. Dann hätte ich seinen Geruch bei mir haben können. Aber ich traute mich nicht zu fragen. Warum? Ich wollte wohl nicht, dass er ohne Mütze auf die Reise geht. Ihm wird doch sonst kalt ..." (Nadine)

Wenn du aus verschiedenen Gründen deine Bedürfnisse nicht geäußert und dadurch bestimmte Möglichkeiten verpasst hast, dann ist es eine wichtige Aufgabe in deinem Trauer- und Heilungsprozess, mit diesen Versäumnissen Frieden zu schließen. Deshalb ist im Kapitel „Trauer, Erinnerung und Heilung" ein eigener Abschnitt genau dieser Frage gewidmet.

Etwas Konkretes tun können

✱ Wenn dein Kind lebt, dann wird es für dich selbstverständlich sein, mit ihm all das zu tun, was man mit einem Neugeborenen tut: es nähren, waschen, kleiden, mit ihm reden, spielen, einfach für es da sein. Manches davon ist nicht möglich, wenn das Leben deines Babys unmittelbar bedroht ist. Manches kannst du auch tun, wenn dein Kind bereits gestorben ist.

Dass Eltern ihr totes Kind waschen, anziehen und mit ihm schmusen, war lange nicht üblich. Es ist heute aber glücklicherweise in vielen Kliniken bereits aner-

kannt und wird unterstützt. Claudia[N] betont zur Zeit nach dem Tod ihrer Tochter:

„Wir durften alle nötigen Schritte selbst tun: Mera waschen und anziehen ..."

Zu Hause hast du dahingehend selbstverständlich alle Möglichkeiten.

Falls du nicht überzeugt bist, ob du diese Schritte selbst tun möchtest, kannst du beispielsweise eine Fachperson um Hilfe und Begleitung bitten. Auch wenn du Fragen hast, beispielsweise wie du dein Kind anfassen kannst oder ob es gewaschen werden darf, hilft dir eine deiner Begleitpersonen – zum Beispiel die Hebamme, der Seelsorger, der Bestatter – sicher gern weiter.

Wenn du dein Kind wäschst, so kannst du es weiter mit allen Sinnen wahrnehmen. Du spürst sein Gewicht und fühlst seine Größe. Früher ist die Totenwaschung ein wichtiges Ritual gewesen, heute wird sie meist durch den Bestatter durchgeführt und ist daher im individuellen Bewusstsein nicht mehr so vorhanden. Sie hat keine hygienischen Gründe, sondern rituelle.

Mit diesen sanften Berührungen deines Babys hast du noch einmal die Möglichkeit, es zu ehren und zu würdigen. Das Waschen ist bereits einer der ersten Schritte des Begreifens des Unfassbaren.

Martina erzählt von ihrem Umgang mit ihrem still geborenen Sohn:

„Es war wunderschön, wie umsichtig und vorsichtig unsere Hebamme Elias gebadet hat, wie ein lebendiges Baby. Wir badeten Elias nach bestimmt zwei Stunden nochmal, mitten in der Nacht, in kaltem Wasser, in unserem Waschbecken, er lag auf dem ihm zugedachten Wickeltisch, wir trockneten ihn ab. Dass wir Elias baden, war mein Vorschlag, der von der Hebamme gerne angenommen wurde und, wie sie sagte, will sie es im Falle einer weiteren Totgeburt als positives Tun wiederholen. Sie fand es sehr gut, etwas so Selbstverständliches wie das Baden zu machen, auch wenn das Kind nicht mehr lebt. Es sei ein Hauch von Alltag, wie sie sagte."

Und Jochen sagt:

„Ich durfte ihn baden und in einem Körbchen in seine Decke wickeln. Die Hebamme brachte eine Rose und wir konnten im Kreißsaal noch einige Zeit mit ihm verbringen."

Es gibt mittlerweile zahlreiche ehrenamtliche Anbieter von Sternenkinderkleidung. Die Initiativen „Klinikaktion Schmetterlingskinder" (D), „Sternchenzauber & Frühchenwunder" (D), „Hope's Angel" (D), „Dein Sternenkind" (D, Ö, CH), die Vereine „Pusteblume" (Ö) und „Stärnchechind" (CH) versenden kostenfrei Einschlagtücher, Kleider, Mützen und vieles mehr.

Für ein fehlgeborenes Kind eignet sich vielleicht ein kleines Kästchen oder (Moses)Körbchen, für ein reif geborenes Kind hast du wahrscheinlich jene Kleidung dabei oder kannst sie dir bringen lassen, die sowieso für den Heimweg bestimmt war.

Dein Baby anzuziehen kann bedeuten, es als vollwertigen Menschen anzusehen und auch für andere so erlebbar zu machen. Gunnar, dessen Tochter viel zu früh geboren wurde, erinnert sich:

„Wir haben Kleidung für unsere Kleine bekommen, um sie richtig anzuziehen, was richtig ,gut' tat."

Aber Yvonne muss über die Klinik, in der Tim und Lukas zur Welt kamen, leider berichten:

„Es wurden uns ja keine Kleidungsstücke angeboten. Wir mussten selbst daran denken, in was wir sie einwickeln können."

Martina, die zu Hause geboren hat, überlegt rückblickend:

„Wir schlugen Elias in ein frisches Moltontuch ein, und ich trug ihn auch eine Weile im Arm, mein kleines Bündel. Ich weiß nicht wieso, wir hatten nicht das Bedürfnis, unser Baby anzuziehen. Wir haben ihn immer nur in ein Tuch eingewickelt, wie das Jesuskind, das Tuch um den Kopf geschlagen, wie ein Mützchen. Elias bekam auch keine Windel um. Wir sind später in eine Babyausstattungsboutique gegangen. Wir suchten eine schöne Einschlagdecke und vielleicht eine Mütze und Schühchen. Wir hatten dann sehr schnell eine schöne blauweiß gestreifte Decke ausgesucht, Christian kam mit einer sehr süßen hellblauen Häkelmütze zu mir und ich suchte noch eine gestrickte, dicke Einschlagdecke aus, die ich außen um alles herumwickeln wollte, damit Elias im Winter nicht friert. Damit alles zusammenhält, nahmen wir noch mit Stoff bezogene Haarspangen und einen Häkelhasen mit Festklemmklipps mit."

✱ Wenn du selbst dein Kind nicht waschen und kleiden möchtest, diese Momente aber trotzdem miterleben willst, dann bitte deinen Partner, eine Krankenschwester, deine Hebamme oder eine andere Person deines Vertrauens darum, dies für dich zu tun.

Existenzbeweise sammeln

Verwaiste Eltern berichten oft, dass ihr Verlust nicht oder nicht in ausreichendem Maße als solcher anerkannt wird. Schließlich sei das Baby ja „noch kein richtiger Mensch", „noch viel zu klein" oder „gar nicht richtig da" gewesen. Deine Trauer sagt dir etwas anderes.

Deshalb ist es von großer Bedeutung, Existenzbeweise für das Dasein deines Babys zu sammeln. Existenzbeweise, das sind auch gedankliche Erinnerungen, doch viele Eltern genießen es, fassbare Dinge zu sammeln, die mit ihrem Sternenkind zu tun haben, und meinen, wie Judith[M], „es sind ganz kostbare Schätze der Erinnerung".

Manche von ihnen erinnern an eine glückliche Zeit, in der der Verlust des Babys noch nicht absehbar war, andere dokumentieren schwierige Entscheidungsprozesse oder den Abschied, wieder andere zeigen die Anteilnahme der Umwelt an deinem Schicksal. Agathe entschied sich wie folgt:

„Ich habe alles gesammelt, was für uns in der Schwangerschaft, bei Hannas Geburt und nach der Geburt wichtig war. Sogar die Preisschilder der Babykleidung, die wir bereits für Hanna gekauft hatten, habe ich aufgehoben, und dann natürlich den Mutterpass und alle Ultraschallfotos, die Fotos aus dem Krankenhaus, alle Fotos von uns aus der Schwangerschaft! Eine Kopie des Briefes, den wir Hanna mitgegeben haben. Alles habe ich gesammelt und mir immer und immer wieder angesehen. Von meiner Frauenärztin habe ich mir alle CTG-Ausdrucke kopieren lassen und versuche gerade, die Krankenhausakte in Kopie zu bekommen. Auch die Rede des Pastors haben wir in Kopie erhalten und aufgehoben. Die Ultraschallfotos und die Fotos aus dem Krankenhaus habe ich digitalisieren und einige Male entwickeln lassen, ich habe große Angst, dass sie irgendwann verblassen könnten oder wir sie verlegen."

An dieser Stelle sind noch nicht gebastelte oder anderweitig handwerklich geschaffene Erinnerungsstücke gemeint, sondern vorhandene Andenken an die gemeinsame Zeit mit dem Baby und die ersten Stunden und Tage des Abschieds. Sie haben psychologisch eine zentrale Bedeutung, denn diese Gegenstände können immer wieder einen persönlichen Bezug zu deinem Baby herstellen.

✱ Vermutlich gibt es Erinnerungsstücke an die Schwangerschaft: den positiven Schwangerschaftstest, Ultraschallfotos oder sogar Filmaufnahmen, den Abdruck des Bauches in Gips, Fotos, ein Schwangerschaftstagebuch, den Mutterpass oder Ähnliches.

Du kannst auch deine Erinnerungen schriftlich und / oder im Foto und / oder Film und / oder als Stempelabdruck festhalten, die den Körper und das Aussehen deines Kindes betreffen. Das ist sowohl bei noch lebenden als auch bei toten Kindern möglich, und oft auch bei sehr kleinen Frühgeborenen.

Beispielsweise kann es schön sein, sich später zu erinnern, welche Maße dein Baby hatte, wie schwer es war, welche Haar- und Augenfarbe es hatte, wie seine Hände und Füße ausgesehen haben. All dies kannst du selbst feststellen oder deine fachlichen Begleiter darum bitten.

Auch eine Haarlocke deines Babys könntest du abschneiden und aufbewahren. Ich selbst habe darüber hinaus einen Teil von Lillys Nabelschnur mitgenommen und verwahre sie in einem kleinen Kästchen.

Dein Baby erhält vielleicht automatisch oder du kannst explizit darum bitten: eine Geburtsurkunde bzw. eine Bestätigung seiner Geburt (siehe Seite 365); eine Karte, die am Kinderbettchen im Krankenhaus angebracht wird; ein Armband; möglicherweise aber auch eine Decke, in die es eingeschlagen ist. Judith[M] sagt:

„Alle bei meiner Entlassung aus der Klinik ausgehändigten Dinge und Papiere sind für mich wichtige Existenzbeweise aus dem Leben meiner Tochter und haben einen hohen Stellenwert. Neben den Hand- und Fußabdrücken sind das auch ihr Namenskärtchen am Inkubator mit allen Daten der Geburt, das Kinderuntersuchungsheft mit der eingetragenen U1 und selbst der Behandlungsvertrag mit der Krankenkasse, den ich für sie in der Klinik unterschrieben habe."

Frank, dessen Sohn in der 20. Schwangerschaftswoche geboren wurde, erinnert sich:

„Es gab eine krankenhausinterne Geburtsurkunde, und auf dieser wurden noch die Hand- und Fußabdrücke platziert."

Angela meint:

„In der Karte, die wir vom Krankenhaus bekommen haben, stehen Lenas Maße (37cm, 910g), Datum, Uhrzeit und Ort. Ihre Fußabdrücke sind in rosa auf der linken Seite. Große Füße hat sie gehabt."

Claudia weiß noch:

„Wir bekamen Joshs Namensbändchen und eine Karte mit den Daten, einer Haarsträhne, Hand- und Fußabdrücken."

Lisa[M] berichtet über den Umgang in der Klinik mit ihrer stillen Geburt in der 23. Schwangerschaftswoche:

„In der Klinik gab es Fotos, einen Fußabdruck, ein Armband, ein Mützchen und die Decke, in der sie lag, sowie eine Gedenkkarte."

Claudia[N] ist der Klinik, in der ihre Tochter Mera geboren wurde und später starb, sehr dankbar, denn

„außerdem sollten wir uns zwei Edelsteine aussuchen, von denen einer mit in ihren Sarg gelegt worden ist, den zweiten hat mein Mann immer bei sich."

✱ Du hast das Recht, die Plazenta zu erhalten, sofern du eine Obduktion wünschst oder diese unvermeidbar ist, erst nach dieser Untersuchung. Manche Eltern möchten diese „Versorgungsstation" ihres Babys einfach nur ansehen und/oder fotografieren und/oder einen Abdruck davon fertigen. Die baumartige Struktur der Plazenta kann symbolisch auch den Familienbaum darstellen, zu dem nun auch dein Kind gehört. Andere Eltern vergraben die Plazenta rituell im Garten, um einen Baum darauf zu pflanzen. Martina meint:

„Ich habe zwar noch die Plazenta mit der Nabelschnur im Tiefkühler, aber ich glaube nicht, dass man die noch irgendwo hinschicken kann, zur Untersuchung. Elias' Papa möchte das auch nicht, er will einen Baum und die Plazenta unter diesen Baum pflanzen."

Zu den wichtigsten Existenzbeweisen gehören Fotos. Sandra, deren Sohn in der 33. Schwangerschaftswoche zur Welt kam, betont:

„Das Wichtigste, was mir geblieben ist, sind die Bilder von meinem Michel. Ich wünschte mir nur, wir hätten damals noch mehr Bilder gemacht bzw. auch Details von ihm fotografiert, wie z.B. die Ohren, Füßchen und Hände. Man ist in dieser Situation überfordert und denkt nicht daran, darauf zu achten. Bei den lebenden Babys kommt in fast allen Krankenhäusern ein

Gut fotografieren (in Anlehnung an NILMDTS):

- Mache viele Fotos oder lasse viele Fotos machen, viel mehr, als du vielleicht für nötig hältst.

Es wäre schön, wenn Folgendes fotografiert werden könnte:

- das Baby im Gesamten allein (falls zutreffend: lebend und tot, mit medizinischen Geräten und ohne, nackt, zugedeckt/bekleidet)

- einzelne Körperteile des Babys

- Mama mit Baby, Papa mit Baby, beide Eltern zusammen mit dem Baby

- falls vorhanden: Geschwister mit dem Baby

- die ganze (Kern)Familie mit dem Baby, Großeltern und weitere Familie mit dem Baby

- das Baby mit symbolischen Gegenständen (Kerze, Ring, Kette o.Ä.)

- symbolische Gegenstände allein (Hand- und Fußabdrücke, Namenskärtchen, Kerze, Blume o.Ä.)

Alle genannten Möglichkeiten sollten aus verschiedenen Perspektiven aufgenommen werden.

Bei einem Kind mit einer deutlich sichtbaren Fehlbildung sollten sowohl Fotos aufgenommen werden, die diese deutlich zeigen, als auch solche, die diese durch eine bestimmte Perspektive oder eine Bedeckung der betreffenden Körperteile abmildern.

Die Fotos sollten in Farbe aufgenommen werden. Eine Einfärbung in Grautönen oder Sepia ist im Nachhinein immer möglich, eine nachträgliche Farbgebung jedoch nicht.

Fotograf, der wunderschöne Bilder macht. Man weiß, wie wichtig diese Bilder für die Eltern sind. Jedoch wären diese Bilder für die Sterneneltern noch wichtiger. Ich würde mir wünschen, dass in der Zukunft vielleicht diesem Thema noch etwas mehr Aufmerksamkeit geschenkt wird."

✱ Was Sandra erkannt hat, versuchen ehrenamtliche Sternenkinderfotografen zu verwirklichen. Auf den Plattformen von „Dein Sternenkind", „Hope's Angel" und „Herzensbilder" (Schweiz) können ehrenamtliche Fotografen kontaktiert werden, die wunderschöne Bilder von unwiederbringlichen Momenten machen. Leider sind diese Angebote noch zu wenig bekannt, so dass oft geäußert wird, dass es nicht genug oder nur qualitativ unzureichende Fotografien des eigenen Kindes gibt. Angela beispielsweise fragt sich zu Lenas Bildern:

„Fotos! Wir machten viele Fotos von ihr. 29 Stück. Sind das wirklich viele? Wir hätten noch viel mehr Fotos machen sollen, denke ich jetzt."

Und Nicole, die ihre Tochter in der 15. Schwangerschaftswoche verabschieden musste, bedauert:

„Leider gab es gar keine Möglichkeiten. Ich hatte keine fünf Minuten mit ihr alleine, kein Foto, einfach nichts. Dass wir kein Foto haben, ist sehr schlimm für mich."

Nimm also, falls du dieses Buch vor deinem Verlust bzw. vor der stillen Geburt liest, unbedingt einen guten Fotoapparat – nicht nur dein Handy – mit oder beauftrage später jemanden, dir ein passendes Gerät mitzubringen. Du kannst den Fotoapparat auch zu Hause bereitlegen, wenn du dort gebären möchtest. Wichtig sind eine Vielzahl von Fotos in unterschiedlichen Perspektiven und Ausschnitten von deinem Baby und den Menschen, denen das kleine Sternenkind wichtig ist.

Falls dein Baby zunächst am Leben ist, ist es gut, Fotos von deinem lebenden Baby zu haben, bevor Aufnahmen nach seinem Tod hinzukommen. Judith[M] meint über die Zeit mit ihrer in der 24. Schwangerschaftswoche geborenen Tochter Emma:

„Mir wurde noch viel Zeit eingeräumt, um sie noch lebend in ihrem Inkubator ausgiebig zu fotografieren."

Dabei kann es allerdings geschehen, dass andere Menschen deinem Wunsch nicht offen gegenüberstehen, was ebenso einen Verlust darstellen kann. Angela erinnert sich:

„Meine Eltern und Schwiegereltern wollten nicht kommen. Das tut mir immer noch sehr weh. Vor allem bei meiner Mutter. Ich hätte so gerne Fotos mit Lena und ihren Großeltern gehabt."

Wenn du nicht weißt, ob du dein Baby fotografieren möchtest: Bitte vielleicht eine Schwester oder die Hebamme, Bilder zu machen. Sie werden dir helfen. Und sogar, wenn du die Fotos erst einmal nicht anschaust: Sie zu haben ist wichtig, und darauf verzichtet zu haben ist ein oft geäußertes Bedauern.

Im Gegensatz zu anderen Erlebnissen kannst du dieses nicht nachholen. Wenn du trotz alledem dein Baby nicht fotografieren möchtest oder kannst, dann erfüllen auch symbolische Bilder – zum Beispiel ein passendes Naturbild (siehe Doppelseite von Antje, Seite 58) oder ein Stillleben mit Babydecke o.Ä. – den Zweck.

Eventuell fühlst du dich in der Lage, diese Fotos einfach geschehen zu lassen. Nadine erzählt zu den Bildern ihres Sohnes Rio:

„Während der Taufe hat eine Krankenschwester Fotos gemacht. Schon am vorigen Tag machten sie Fotos von unserem Sohn. Auch als wir unseren Sohn auf dem Arm hielten, wurden wir immer wieder gefragt, ob sie Fotos machen dürften. Ich muss gestehen, dass ich dies am Anfang als unmöglich empfand. Hatten die jetzt nicht Besseres zu tun, als Fotos zu machen? Das ist hier doch keine Party! Unser Sohn stirbt, und ihr wollt Fotos machen? Ich ließ sie jedoch die Fotos machen. Jetzt bin ich überglücklich, dass ich diese Fotos besitze! Jedes einzelne Foto ist Gold wert! Es ist das Wichtigste, was ich in meinem Leben besitze ... Seine Fotos begleiten mich immer und überall. Was würde ich ohne diese tun?"

Sollte dein Verlust bereits geschehen sein und du hast nur qualitativ schlechte Bilder, beispielsweise von einer Handykamera oder durch ungünstigen Lichteinfall, dann kann es eine Möglichkeit sein, das Foto am Computer nachzubearbeiten bzw. professionell retuschieren zu lassen oder/und eine Zeichnung anfertigen zu lassen.

Dieser Service wird sowohl kommerziell als auch von einigen betroffenen Eltern angeboten.

✳ Für Eltern fehlgeborener Kinder in den ersten Schwangerschaftswochen sind diese Möglichkeiten des Sammelns von Existenzbeweisen leider begrenzt. Umso wichtiger kann es sein, symbolische Erinnerungsstücke zu schaffen.

Dies kann die bereits erwähnte Geburtsbestätigung sein (siehe Seite 365), die auch nachträglich ausgestellt werden kann; eine Eintragung im Personenstandsregister ist seit Mitte 2012 ebenfalls auf Wunsch möglich, sogar rückwirkend.

Du könntest außerdem um ein gegebenenfalls auch nach der Diagnose erstelltes, ausgedrucktes Ultraschallfoto bitten, auch wenn das Baby kaum noch sichtbar ist; oder du machst, wenn noch nicht geschehen, einen Schwangerschaftstest, der noch Reste des Schwangerschaftshormons hCG anzeigen müsste.

Begleitung in den ersten Tagen

Mit Begleitung sind an dieser Stelle weniger persönliche Begleiter – außer aus Müttersicht der Vater des Babys –, sondern vor allem fachliche Unterstützer gemeint. So, wie du auch sonst sehr verschiedenen Menschen begegnest, wirst du auch in der Verlustsituation auf unterschiedliche Charaktere treffen. Du wirst vermutlich positive und negative Erfahrungen machen.

✳ Das traumatische Geschehen kann dich jedoch besonders für negative Reaktionen extrem sensibilisieren, so dass bestimmte Verhaltensweisen noch Wochen, Monate oder gar Jahre nachwirken. So erwähnt Christian hinsichtlich einiger Fachpersonen, die er beim Verlust seines Sohnes Elias kennengelernt hat:

„Einige Personen sollten sich für ihr Benehmen schämen, darunter die Frauenärztin, die uns nur Vorwürfe machte, oder die Sozialarbeiterin. Von solchen Menschen hätte man diese Reaktionen nicht erwartet."

Gunnar findet:

*„Als wir unsere Kleine noch mal aufs Zimmer beka-
men und sie wieder abgeholt worden ist, deckte die
Ärztin sie mit einer Decke zu mit den Worten, dass
die anderen nicht so doof schauen. Den Grund verstehe ich, doch hätte man das anders formulieren
können!"*

Agathe fühlte sich von ihrer Hebamme unsensibel
betreut:

*„Unsere Hebamme habe ich einen Tag, nachdem wir
zu Hause waren, angerufen. Als sie kam, haben wir
ihr von unserem Verlust berichtet. Sie war total überfordert, hat meine Brust und meinen Bauch untersucht und ist sofort wieder gegangen. Zum Abschluss
hat sie gesagt, dass sich manche Babys halt dagegen entscheiden, zur Welt zu kommen ... Das war so
unsensibel! Sie hat dann zwar noch gesagt, dass ich
mich melden kann, wenn ich Probleme habe – aber
dieses Bedürfnis hatte ich dann nicht mehr."*

Den Umständen deines Verlusts entsprechend wirst
du nach der Geburt, eventuell im Lebenszeitraum
deines Kindes und/oder im Sterbeprozess sowie
nach dem Tod eine Vielzahl von Personen treffen und
kennenlernen, die in das Geschehen ihre eigenen
Fachkenntnisse, aber auch ihre ganz persönlichen
Auffassungen zu Sterben und Tod einbringen.

Trudi, deren Sohn Aaron in der 42. Schwangerschaftswoche still geboren wurde, weiß noch:

*„Eine Psychologin ist noch am selben Tag zu uns ge-
kommen, von Psychopharmaka hat sie abgeraten."*

Susanne berichtet:

*„Eine vertraute Person war in seiner Art und Weise,
uns Mut zuzusprechen, sehr direkt, und das war im
ersten Moment gewöhnungsbedürftig. Er meinte,
wir sollten offen über unseren Verlust sprechen, die
Trauerarbeit schnell angehen und schnell ein weiteres Kind planen ... uff, das saß. Wir sagten ihm, dass
diese Art zu harsch und zu unsensibel für uns sei,
und so nahm diese Person das auch für sich an. Im
Nachhinein hat mir diese Direktheit und Objektivität
allerdings mehr geholfen als Mitleid und zu große
Sensibilität."*

Ob du keine, wenige oder viele Begleiter hast, hängt
von der konkreten Lage und der Umgebung des Kennenlernens und Abschiednehmens ebenso ab wie
von bestimmten Routinen in Krankenhaus, Hospiz

oder ähnlichen Einrichtungen, aber auch zentral von
deinen Wünschen.

Deine Bedürfnisse musst du jedoch äußern, sonst
kann deine Umwelt unter Umständen nicht angemessen reagieren.

Es kann beispielsweise sein, dass du gern verschiedene Menschen um dich hast, die jeweils eine bestimmte Funktion erfüllen, zum Beispiel medizinische
Fachkenntnisse haben, spirituellen oder religiösen
Beistand bieten oder für dein Baby da sind. Vielleicht
aber möchtest du auch möglichst allein oder fast allein sein, eventuell mit einer dir sympathischen Person, die dir den nötigen Halt gibt. Astrid meint beispielsweise:

*„Ich wurde total abgeschottet, dafür war ich sehr
dankbar. Der Pastor, der die Nottaufe gemacht hat,
konnte sehr gut Trost spenden, ansonsten waren wir
im engsten Familienkreis und haben stille Tränen vergossen."*

✳ Angenehm und oft von großer Bedeutung ist
fast immer die Anwesenheit des Partners,
manchmal auch der bereits lebenden Geschwisterkinder. Ich selbst hätte ohne meinen Mann
diese ersten Stunden und Tage weder körperlich
noch seelisch geschafft, und auch meine lebenden
Kinder waren ein wichtiger Anker in dieser neuen
Welt. Jemand, für den es sich lohnte, durchzuhalten,
weiterzumachen und aufzustehen.

Ob Ärzte, Hebamme(n), Psychologe(n), Seelsorger,
Sozialdienst, Physiotherapeut, Bestatter, der Vertreter einer Soforthilfeinitiative oder Selbsthilfegruppe,
Musiktherapeut, Pfarrer oder weitere Menschen anwesend sein sollen und falls ja, in welchem Ausmaß,
hängt von deinem persönlichen Empfinden in dieser
speziellen Situation ab.

✳ Unterschiedliche Begleiter machen wahrscheinlich auch unterschiedliche Hilfsangebote. Viele werden einfach Gesprächspartner sein. Ramona resümiert über die stille Geburt
und die Zeit in der Klinik unmittelbar danach eine
vollkommen positiv empfundene Begleitung durch
alle Fachpersonen:

*„Ich wurde so viel wie nötig, so wenig wie möglich vom
Personal angesprochen und wann immer mir danach
war, durfte ich klingeln und es stand mir jemand zur
Verfügung, und wenn es nur zum Reden oder nicht*

alleine sein, war. Die Ärztin, die bei der Geburt dabei war, hat veranlasst, dass alles bei ihr zusammenläuft und sie den Kontakt zu mir hält, so dass ich nicht von zu vielen Leuten ‚belästigt‘ werde. Des Weiteren wurden wir einfühlsam und doch klar über alles informiert, was nun wichtig ist – Obduktion, Beisetzung, Nachsorge, Hilfe zur Verarbeitung.

Uns wurde jegliche Hilfe im Krankenhaus angeboten – Psychologin und Seelsorge. Bei der Visite hat mich der Chefarzt gefragt, wie es meinem Mann geht, und nach einem kurzen Gespräch hat er mir versprochen, noch mal nach ihm zu sehen. Nach seinem Dienst kam er dann, als die Leiterin der Selbsthilfegruppe weg war, und hat nochmal von ‚Mann zu Mann‘ mit ihm gesprochen. Die Hebamme war mir sofort sympathisch und hat mir gleich zu Beginn das Gefühl gegeben, dass sie mit mir fühlt. Die Ärztin kannte ich bereits von einem früheren Krankenhausaufenthalt und auch sie war mir sehr sympathisch. Ich war froh, dass sie Dienst hatte. Der diensthabende Oberarzt wurde nach der Geburt geholt und hat ebenfalls sehr einfühlsam auf mich eingewirkt. Ihm sah man an, dass ihm unser Verlust nahe ging. Es ist sehr erleichternd zu sehen, dass es auch für das Personal nicht einfach nur ein ‚Vorgang‘ ist.

Die Stationsschwester fragte mich im Laufe des Tages, ob sie sich für uns mit der Leitung der örtlichen Selbsthilfegruppe in Verbindung setzten solle, und noch am gleichen Abend kam Helga zu uns. Wir haben ein wunderbares Gespräch geführt, sie hat uns sehr liebevoll erzählt, was wir für Möglichkeiten haben und dass wir uns jetzt in einer ganz besonderen Situation befinden. Außerdem hat sie Johann in den Armen meines Mannes noch gesegnet."

Meras Leben und Tod bedeutete auch für die Fachpersonen „Neuland", und Claudia[N] berichtet:

„Da wir der erste Fall von Anencephalie gewesen sind, war sicher auch Verunsicherung im Spiel. Aber alles in allem hat sich die Klinik sehr gut auf unsere Situation vorbereitet, die Mitarbeiter sind extra ‚gebrieft‘ worden, Wochen bevor wir zur Entbindung gekommen sind. Das Resultat war, dass die Krankenschwestern, die uns betreut haben, dies auch freiwillig gemacht haben und vorher gefragt worden sind, ob sie mit dieser Situation klarkommen."

Antje[M] denkt zur Begleitung beim Verlust ihres Sohnes Moritz nach 12 Lebenstagen:

„Positiv war auch der Pfarrer. Er war die ganze Zeit für uns da. Ohne ihn hätte ich das nicht geschafft."

Jasmin meint:

„Wir haben dann nur eine Schwester gerufen, die noch Fotos von uns dreien machen sollte."

Alina erwähnt:

„Wir haben Kontakt mit den Krankenhausseelsorgern aufgenommen. Zunächst mit dem katholischen. Der hat Emil nach vier Wochen am Vorabend seiner Herz-OP gesegnet, was für mich sehr tröstlich war. Er hat dann unaufgefordert immer wieder mal nach uns geschaut und hatte ein total gutes Timing. Er kam immer an den Tagen, an denen es uns oder Emil nicht gut ging." Und: „Es gab eine Psychologin, die eigentlich für die Herz-Normalstation zuständig war, die aber auch für uns als Eltern eines Intensiv-Herzkindes immer wieder für Gespräche zur Verfügung stand. Auf der seelischen Ebene haben mir diese Gespräche nicht sehr geholfen, aber sie hatte auf der praktischen Ebene ein paar gute Hinweise."

Heike findet hinsichtlich der stillen Geburt von Elias:

„Meine Hebammen waren der Fels in der Brandung."

Agathe betont:

„In all unserem Unglück hatten wir das Glück, dass sich der Oberarzt wirklich intensiv um uns kümmerte. Am Abend dieses Tages kam er zu mir aufs Zimmer, und so hatten wir die Möglichkeit, über den möglichen Todesgrund unserer Tochter und unsere Gefühle zu sprechen. Lange Zeit verbrachte er bei mir! Das hat mir sehr gut getan! Später kam mein Mann auch dazu, und wir sprachen zu dritt noch eine Weile."

✱ Du brauchst dich zu nichts drängen lassen, kannst aber – hoffentlich – in Ruhe alles auswählen, was dir hilfreich erscheint, oder auch um bestimmte Dinge bitten, die dir (noch) fehlen. Bedauerlicherweise scheint es so zu sein, dass sehr frühe Verluste (fast) nicht begleitet werden.

Lisa, deren Sohn in der 17. Schwangerschaftswoche geboren wurde, sagte auf die Frage nach der Unterstützung:

„Leider gar keine." Und: „Da ich in der Klinik nicht aufgeklärt wurde, wusste ich nicht, dass mir eine Hebamme zustand, also hatte ich auch keine."

Antje, die ihre Babys in den ersten Schwangerschaftswochen verloren hat, konstatiert:

„Keine Hilfsangebote, keine Begleitung!"

Judith, die ihr Baby in der 12. Schwangerschaftswoche verabschieden musste, hat die Begleitung selbst organisiert:

„Keine Begleitung. Ich weiß gar nicht, ob die Tagesklinik einen zuständigen Seelsorger hat. (Wahrscheinlich nicht.) Ich habe mich an die Uniklinik-Seelsorge gewandt, um zu fragen, wann der Gottesdienst und die Sammelbestattung stattfinden. Daraufhin bekam ich eine sehr nette E-Mail von einer Pfarrerin, die mir alle Informationen gab und auch anbot, dass ich mich bei Problemen wieder an sie wenden könnte."

Falls du die Kraft hast, kann es sehr hilfreich sein, Fachpersonen, mit denen du zu tun hattest, auf diese Problematik hinzuweisen.

Ein Brief, eine E-Mail oder ein persönliches Gespräch können dazu beitragen, dass auch anderen Eltern ein früher Verlust als prägende und traumatische Erfahrung zugestanden wird und sie entsprechend liebe- und würdevoll begleitet werden.

Andere Menschen lernen das Baby kennen

Nicht immer ist es machbar, dass andere Menschen dein Baby persönlich kennenlernen – vor allem bei einer frühen Fehlgeburt, manchmal auch bei einer geplanten Obduktion oder Organspende. Viel häufiger aber glaubt man nur, diese Bitte nicht aussprechen zu dürfen oder will anderen Menschen diese vielleicht schwierige Begegnung ersparen.

Vieles, was im Kapitel „Mitmenschen" zum Unverständnis der näheren Familie und der weiteren Umwelt gegenüber dem Schmerz verwaister Eltern geäußert wird, liegt auch darin begründet, dass diese Menschen mit dem kleinen Wesen, das einen wirklichen Platz in der Welt hat, nicht bekannt geworden sind, und dass es für sie im Wortsinn un-begreif-bar geblieben ist. Judith[M] meint dazu mit Blick auf das Vergangene:

„Aber ich bedauere im Nachhinein sehr, dass uns nicht angeboten wurde, weitere Verwandte in ihr kurzes Leben und den Abschied einzubeziehen. Denn für eine Person, die man nicht selbst kennengelernt und mit eigenen Augen gesehen hat, kann man von seinem Umfeld auch nicht die gleiche Intensität an Trauer erwarten. Gemeinsame Erlebnisse machen auch die spätere Kommunikation über den Verlust leichter."

Und Agathe bestätigt zu ihrer stillen Geburt in der 41. Schwangerschaftswoche:

„Leider konnten nur mein Mann und ich uns von unserer Tochter verabschieden. Wir wurden in dieser Hinsicht nicht genügend aufgeklärt. Wenn ich jetzt darüber nachdenke, wäre es für alle von Vorteil gewesen, wenn sich die ganze Familie von Hanna verabschieden hätte dürfen. Sie hätten sie gesehen und angefasst, und so hätten wir alle unsere Hanna kennenlernen dürfen. Das wäre nicht nur für unsere, sondern auch für die Trauerarbeit unserer Familien sehr wertvoll gewesen."

Wenn du also das Gefühl hast, einige Menschen zu deinem Ort des Kennenlernens und/oder Abschiednehmens einladen zu wollen, dann überlege, deine Bedenken zu überwinden. Natürlich musst du in diesem Fall damit rechnen, dass die Gefragten deine Bitte nicht verstehen oder dein Ansinnen sogar ablehnen. Doch in der überwiegenden Zahl der Fälle werden sie es wagen, dem Baby zu begegnen, es zu begrüßen und es auch zu verabschieden.

Manchmal tun sich die Menschen etwas leichter, wenn das Kind – selbst bei fataler Prognose – noch am Leben ist. Alina berichtet:

„Wir haben zu Emils Lebzeiten auf der Intensivstation so ziemlich jeden ins Krankenhaus ‚geschleppt', den wir in die Finger bekommen haben. Wir konnten so die Welt zu ihm bringen, wenn wir ihn schon nicht in die Welt bringen konnten. Diese Besuche haben ihn viel ‚wirklicher' werden lassen. Und er hat fast alle Herzen sofort berührt – so klein, und so viel bewirkt. Viele hatten vorher Respekt davor, auf die Kinderintensivstation zu gehen. Aber wenn sie dann erst einmal dort waren, waren sie vor allem von dem kleinen Wesen berührt."

Und sie ergänzt zu der Zeit vor und nach Emils Tod:

„Es gab schon zu Emils Lebzeiten viele Begleiter. Im Hospiz selbst hatten wir meine Mutter, Christians Schwester und die beiden Taufpatinnen dabei – die eine kam sogar mit Mann und sechs Wochen altem Baby. Es war gut, dort in großer Runde zu sein. Und

besonders Emils Patentante war uns in der Zeit und sie ist uns auch jetzt ganz nah, gerade, was das Finden eines höheren Sinns angeht."

✳ Mit Abstand am häufigsten benennen die Mütter in diesem Buch ihre eigene Mutter als wichtige Begleiterin, die ihr Baby kennenlernen sollte. Natalie, deren Tochter in der 30. Schwangerschaftswoche still zur Welt kam, konnte sogar darauf aufbauen, dass ihre Mutter selbst eine ähnliche Erfahrung gemacht hatte:

Meine Mutter war mir die größte Stütze. Sie hat vor 32 Jahren Zwillinge in der 30. Schwangerschaftswoche (die gleiche Woche wie bei mir) geboren, die kurze Zeit später verstorben sind. Niemand konnte meine Gedanken über den Verlust meiner Tochter so verstehen wie sie. Ich glaube, sie hat den Verlust meiner Schwestern noch mal neu erfahren und neu verarbeitet. Wir haben sehr viel über das Gefühl der Leere und der tiefen Trauer gesprochen."

Jasmin berichtet über die Tage nach der überraschenden stillen Geburt von Selina:

„Meine Mama hat mir immer wieder einen kleinen Kraftschub gegeben."

Aber gerade eine ablehnende Haltung der eigenen Mutter wird auch als besonders schmerzhaft empfunden. Lisa, deren Sohn in der 17. Schwangerschaftswoche starb, sagt:

„Meine Mutter kam am nächsten Tag kurz in die Klinik, sie machte kein Geheimnis daraus, dass sie eigentlich nur auf der Durchreise war. Sie sagte, ich sei ja noch so jung und das mit mir und Martin sei ja eh nicht gutgegangen. Außerdem solle ich froh sein, weil ich ja Medikamente bekommen hatte und am Ende wäre dann mein Baby davon behindert gewesen."

Heike, deren Sohn in der 40. Schwangerschaftswoche geboren wurde, erinnert sich:

„Meine Mutter hat sehr hysterisch auf meinen Wunsch reagiert, dass mein Sohn ins Krankenhaus kommen soll, um sich von seinem Bruder zu verabschieden."

Und Ramona meint:

„Meine Mutter, die sich am Mittwochmorgen aus 400 Kilometern Entfernung auf den Weg zu uns gemacht hat, wollte Johann anfangs nicht sehen, sie hatte Angst vor dem, was sie erwartet. Da ich ihr die

Entscheidung überlassen habe und ihr wirklich deutlich gesagt habe, dass ich jede Entscheidung von ihr akzeptieren werde, war ich ihr keinesfalls böse. Ich war etwas enttäuscht, dass sie Johann nicht sehen wollte, aber nicht böse, da ich ihr die Entscheidung überlassen hatte. Später wollte sie Johann doch sehen. Noch bevor sie uns das sagen konnte, haben wir ihr berichtet, dass die Segnung eine schöne Verabschiedung für uns war. Daher hat sie sich dann auch entschieden, Johann doch nicht mehr zu sehen. Auch mein Versprechen, ihn mit ihr gemeinsam nochmal zu sehen, hat sie nicht umgestimmt. Ich war zum einen erfreut, dass sie sich doch dafür entschieden hatte, und auf der anderen Seite etwas enttäuscht, dass sie sich ‚zu spät' entschieden hatte."*

✳ Gerade das von Ramona beschriebene „Hin und Her" ist sehr typisch. Es zeigt, in welcher Ausnahmesituation sich Eltern und andere Angehörige befunden, wenn ein Baby unvermutet stirbt. Kaum jemand ist bereits vorher einmal in einer solchen Lage gewesen und die meisten Menschen fühlen widerstreitende Gefühle, die zu mehrfachen Korrekturen des eigenen Verhaltens führen können.

Auch wenn du oder andere im Nachhinein empfinden, dass ein anderer Weg der bessere gewesen wäre, solltest du dich und sie daran erinnern, dass ihr versucht habt, so gut wie möglich zu handeln. Euer Blick ändert sich erst durch wachsenden auch emotionalen Abstand.

Oft erhalten Großeltern die Gelegenheit, ihr Enkelkind kennenzulernen. So war es auch bei Nadine während Rios kurzer Lebenszeit:

„Hauptsächlich wurde ich von meinen Eltern begleitet. Nachdem wir wussten, dass unser Sohn zu den Sternen geht, haben meine Eltern uns beigestanden. Da meine Eltern sich so auf ihren ersten Enkel gefreut haben, fiel ihnen der Abschied auch sehr schwer. Dazu war es uns wichtig, dass unser Sohn in der Gemeinde meiner Eltern beigesetzt wird. Deswegen haben meine Eltern sich dafür eingesetzt, dass ihr Enkel in ihrer Gemeinde friedlich ruhen darf."

Und Antje[M] meint zu Moritz' Begegnung mit den Großeltern:

„Meine Eltern haben sich ebenfalls von ihrem Enkel verabschiedet. Sie waren zwar nicht die ganze Zeit dabei, aber ich bin unglaublich froh darüber, dass sie sozusagen im Hintergrund jederzeit für mich greifbar

waren. Das hat mich in dieser Situation unglaublich beruhigt."

Wenn es bereits lebende Kinder in der Familie gibt, ist das Kennenlernen der Geschwister ein zentraler Moment, sich gegenseitig als Familie zu begreifen. Die spezielle Situation, Kinder mit dem Tod ihres Geschwisterchens zu konfrontieren, wird im Kapitel „Geschwister" noch einmal aufgegriffen. Exemplarisch steht hier Angelas Erfahrung:

„Unser Sohn durfte seine kleine Schwester am Tag der Beerdigung einmal ansehen. Er wollte sie unbedingt sehen. Er sagte: ‚Wie eine kleine Puppe.' Dann streichelte er sie ganz vorsichtig und küsste sie zum Abschied. Es war die richtige Entscheidung, denn erst waren wir dagegen. Ich denke, es war ganz wichtig für ihn, damit er auch begreifen kann, dass wirklich ein echtes Baby in meinem Bauch war und er eine Schwester hat, die jetzt im Himmel wohnt."

Auch einzelne Mitglieder der weiteren Familie sind oft Begleiter in den ersten Tagen und können das Sternenkind kennenlernen. Heike betont:

„Meine Schwägerin und mein Schwager haben versucht, mir Kraft zu geben, standen der ganzen Situation aber sehr hilflos gegenüber."

Angela sagt:

„Richtig kennengelernt, in den Arm genommen und gestreichelt hat sie nur meine Schwester. Dafür danke ich ihr von ganzem Herzen, denn das bedeutet mir so viel."

Und Helen bestätigt:

„Bei der Segnung waren meine Schwester und ihr Mann bei uns, sie sind während der Geburt nach Hause gefahren und dann hinterher wiedergekommen. Ich war einfach nur froh, dass die beiden da waren und Luis auch kennenlernen durften. Die zwei haben uns in der Zeit vor der Geburt und auch danach sehr geholfen. Es tat gut, mit jemand anderem zu sprechen und auch ein bisschen Hilfe bei den Entscheidungen zu bekommen."

Als besonders glücklich hat Natalie die Tatsache wahrgenommen, dass auch Nicht-Familienmitglieder bei ihr und ihrer Tochter Elfie waren:

„Auch meine Freundinnen sind gekommen. Sie haben mein Kind angeschaut, und manche haben sie auch berührt. Ich bin so froh und dankbar darüber."

Mir war es unsagbar wichtig, dass meine engsten Vertrauten wissen, über wen ich spreche, wegen wem ich traurig bin! Sie wissen, wie schön und süß sie war, und dass sie nicht nur ein ‚Abfallprodukt' oder laut Personenstandsgesetz keine ‚Person' war. Für uns ist sie unsere Tochter, wir sind Eltern und haben unser Liebstes verloren!"

Falls du allerdings, so wie Lisa[M], dieses Kennenlernen als „persönlichen Schatz" hüten möchtest und findest, dass dein Partner und du die einzig passenden Anwesenden sind, dann ist das völlig in Ordnung. Auch Judith[M], die rückblickend ihre Meinung geändert hat und heute findet, dass mehr Menschen ihre Tochter hätten kennenlernen sollen, sagt:

„Außer dem Personal haben nur wir als Eltern unsere Tochter kennengelernt. In der Zeit in der Klinik habe ich das auch als richtig empfunden."

Darum geht es nämlich in der Hauptsache: Dass möglichst viel so gemacht wird, wie du es bevorzugst.

Schenken und beschenkt werden

Die Geburt eines lebenden Kindes ist oft ein Anlass, der von Familie, Freunden und Bekannten und selbst von begleitenden Fachpersonen mit kleinen Gaben bedacht wird. Die Ankunft eines toten Kindes oder eines Babys, das sterben wird, wird manchmal nicht einmal mit einer Karte, geschweige denn mit einem Geschenk gewürdigt. Viele Menschen finden den Gedanken daran, etwas zu verschenken, unpassend, und höchstens zur Beerdigung werden Blumen, Beileidskarten oder Gedenkstücke übermittelt.

Ich selbst fand neben diesen Aufmerksamkeiten, die ohne Zweifel sehr wichtig waren, besonders jene Geschenke schön, die einerseits das Besondere an unserer Tochter hervorhoben, andererseits aber auch durchaus „normal" waren. Meine Eltern kauften – zusammen mit unseren lebenden Kindern – eine Spieluhr. Die Nachbarn schenkten uns ein Stramplerset mit Mützchen, und eine Freundin schrieb in ihrer Karte fast entschuldigend, sie hätte die Strümpfchen für Lilly eben schon gekauft, und nun würde sie sie auch schicken. Am wertvollsten aber ist mir eine Kette, die mir mein Mann geschenkt hat. Er hatte sie gekauft, als noch nichts auf unseren Verlust hindeutete. Es ist eine Silberkette mit zwei Kreuzen, die übereinandergelegt sind – eines für mich, eines für meine Tochter. Ich trage sie jeden Tag, denn so wie dieses Schmuckstück zu unserem gemeinsamen Leben gepasst hätte, so ist es auch ein kraftvolles Symbol unseres Miteinanders trotz der Trennung durch den Tod.

✱ Geschenke unterstreichen, dass dein Baby eine wirkliche Person ist, auf dessen Ankommen sich viele gefreut haben. Deshalb wünsche ich dir, dass möglichst viele dieser Gaben den Weg zu dir finden und nicht „zurückgehalten" werden, weil die Menschen meinen, deinen Schmerz dadurch zu verstärken.

Ich hoffe, dass deine Geburtshelfer und andere fachliche Begleiter beispielsweise durch Karten, eine Kerze oder ein Fotogeschenk das Wunder der Schwangerschaft, der Geburt und die Unverwechselbarkeit deines Babys betonen.

Ich wünsche dir, dass dein(e) Partner(in) oder andere Personen dir als Mutter oder Vater ein Geschenk machen, das dich als Elternteil bestätigt. Das können Blumen sein, ein Schmuckstück oder auch ein Väterbuch.

Gerne ermutige ich andere Menschen dazu, den Eltern Geschenke für das Baby zu übergeben. Das kann beispielsweise ein Engel sein, etwas anzuziehen, eine Patchworkdecke oder ein persönlicher Gruß.

Auch möchte ich dich als Elternteil darin bestätigen, ein Geburtsgeschenk für dein Sternenkind auszusuchen. Ein Kuscheltier könnte in doppelter Ausfertigung, sowohl für dich als auch für dein Kind, ein sanfter Begleiter sein. Vielleicht möchtest du deinem Baby einen persönlichen Brief schreiben oder ihm etwas von dir mitgeben.

Ich bitte dich zudem, das/die Geschwister des Sternenkindes einzubeziehen und ihm/ihnen vorzuschlagen, doch etwas für das Baby zu gestalten. Das kann ein Bild sein oder ein Spielzeug, das für das gestorbene Baby bestimmt ist.

Die Eltern in diesem Buch haben dazu vielfältige Erfahrungen gemacht, die hier beispielhaft Ideen geben sollen. Vieles ist selbst mit kleinsten Kindern möglich, anderes trifft nur für Sternenkinder mit einer gewissen Größe zu. Absichtlich ist im Folgenden keine Unterteilung und Sortierung vorgenommen, lediglich ist der Zeitpunkt von Geburt und Tod in Klammern notiert:

„Mitgegeben wurde uns vom Krankenhaus auch ein kleiner gelber Stern, den wir einige Monate später an der Sternenwand der Klinik angebracht haben." (Judith^M, 24. SSW, 1 Lebenstag)

„Wir haben für unsere Tochter etwas hergestellt, das sie mit in den Sarg bekommen hat, ich habe eine Decke bemalt und eine Haarlocke von uns eingenäht. Mein Mann hat einen Kuschelhund selbst genäht. Meine Mutter hat einen Strampelanzug gehäkelt, den wir ihr angezogen haben, meine Schwiegermutter hat eine Mütze und Schuhe für sie gehäkelt. Meine Schwägerin, die auch ihre Patin ist, hat ihr ein Armbändchen gebastelt. Ihre zweite Patin, unsere gute Freundin, hat zwei Ketten anfertigen lassen mit einem Schutzengel als Anhänger, eine für Mera und eine für unsere lebende Tochter." (Claudia^N, 37. SSW, 5 Lebenstage)

„Die Geschenke, die Moritz erhalten hat, habe ich in meiner ‚Schatzkiste' untergebracht. Dies waren seine Geschenke, und ich möchte nicht, dass sie ein anderes Kind bekommt. Sie waren nur für ihn bestimmt, und so soll es auch bleiben. Von meinen Eltern habe ich eine Kette mit einem Teil des Fußabdruckes von Moritz bekommen, diese Kette trage ich nun immer." (Antje^M, 36. SSW, 12 Lebenstage)

„Alle Eltern, die in der Sternenbrücke ein Kind verlieren, bekommen von dort einen silbernen Stern mit dem Namen des Kindes geschenkt. Den habe ich seit Emils Tod viel getragen. Immer, wenn ich das Gefühl habe, dass ich ihn mitnehmen möchte, dass ich möchte, dass er auch für die anderen sichtbar ist, trage ich den Anhänger. Es gab aber auch Gelegenheiten, zu denen ich die Kette bewusst nicht getragen habe, weil ich auch einfach nicht gleich als die Mutter eines gestorbenen Kindes erkannt werden wollte. Und meine Mutter hat für sich selbst, für meinen Bruder und für mich eine Kerze mit Emils Namen, seinen Daten und dem Regenbogensymbol der Sternenbrücke machen lassen. Die steht in meinem Zimmer und brennt immer wieder. Besonders schön ist das Gefühl für mich, dass auch bei meinen Eltern und bei meinem Bruder eine steht." (Alina, 38. SSW, 4 Lebensmonate)

„Für meine Familie habe ich Silberanhänger in Form eines sehr schlichten Sternes gesucht und auch gefunden und diese mit dem Namen Elias gravieren lassen." (Heike, 40. SSW)

„Zur Trauerfeier habe ich zwei Briefe geschrieben, die dann verlesen wurden. In den Sarg haben wir *zwei alte Teddys von meinem Mann gelegt. Mit denen hatte er schon als Kind gespielt, und er wollte sie unbedingt seinen Jungs schenken. Und eine Decke, die in der Mitte auseinandergeschnitten wurde, so dass jedes Baby in eine Hälfte gewickelt werden konnte."* (Yvonne, 19. SSW)

✳ Aber auch du selbst kannst zum Schenkenden werden, indem du – beispielsweise durch Dankes- oder Erinnerungskarten – den Menschen etwas zurückgibst, das sie an dein Sternenkind erinnert. Natascha hat „für all die Beileidsbezeugungen (Besuche, Karten etc.) eine Dankeskarte mit Hand- und Fußabdrücken und einem Dankesschreiben erstellt / gebastelt und ‚versendet'".

Yvonne berichtet:

„Ich habe an alle, die uns zur Seite standen oder ihr Beileid bekundeten, eine Dankkarte im Namen meiner Söhne verschickt."

Nach Hause kommen

In einem Song des Musikers Jupiter Jones heißt es „Als Stille bei uns wohnte anstatt dir".

Diese Zeile macht mir das Lied unverzichtbar, wenn es darum geht, auszudrücken, wie es sich anfühlt, ohne das Baby nach Hause zu kommen. Es war eine Stille, die unsere lebenden Kinder eine Zeitlang nicht füllen konnten, weil sie vielmehr in mir selbst wohnte. An den Weg nach Hause erinnere ich mich noch heute mit Beklemmung. Wie sollte ich denn zurückkehren, wenn nichts mehr war wie zuvor? Ich war an einem Mittwochmorgen voller Hoffnung und Vorfreude aufgebrochen, und ich kehrte an einem Freitagmittag am Boden zerstört zurück. Überall war Leere: ein leerer Autokindersitz, ein leerer Kinderwagen, eine leere Wiege. Als ich aus dem Auto stieg, war selbst unsere Straße leer.

✳ Das Nachhausekommen nach deinem Verlust manifestiert für alle Welt und vor allem für dich selbst sichtbar, dass dein Baby fehlt. Nirgends ist die Diskrepanz zwischen Erwartungshaltung und Realität deutlicher als in diesem Schritt über die Türschwelle deiner Wohnung oder deines Hauses.

Bevor es soweit ist, kannst du vielleicht in dich hineinhorchen, wie du diesen Moment gestalten willst.

- Würde es dir helfen, wenn jemand da ist, oder möchtest du lieber allein sein?
- Könntest du dir vorstellen, eine Decke, eine Puppe / einen Teddy oder Kleidungsstücke zu halten, damit du nicht im Wortsinn „mit leeren Händen" dastehst?
- Könnte es hilfreich sein, falls du bereits Mutter von lebenden Kindern bist, ein lebendes Kind an der Hand zu halten?
- Möchtest du dich an deinem Partner / deiner Partnerin festhalten?

Wenn du diesen ersten Weg des Nachhausekommens gemeistert hast, warten auf dich im Inneren neue Herausforderungen. Sofern du schon ein Zimmer oder einzelne Utensilien für das Baby hergerichtet hast, gilt es zu entscheiden, ob du diese wegräumen oder stehenlassen willst.

Eventuell ist es angenehm, in diesem Zimmer zu sitzen, deinen Gedanken nachzuhängen und deinen Tränen freien Lauf zu lassen. Aber es kann auch sein, dass du die Tür zu einem Raum mit all diesen Sachen erst einmal verschließen willst.

Wenn dich in den nächsten Tagen insofern ein Alltag einholt, dass du dich selbst mindestens mit einem Minimum versorgen oder aber für ältere Geschwisterkinder da sein musst, so ist es möglicherweise gut, Hilfe zu haben. Nicole, deren Tochter in der 15. Schwangerschaftswoche starb, berichtet in ihrem Tagebuch:

„In den Tagen nach der Geburt bin ich viel alleine. Ich habe viel Zeit für das Internet und weiß nicht so richtig, was ich mit mir anfangen soll. Funktionieren muss ich, denn die anderen Kinder müssen versorgt werden: Anziehen, Essen, Hausaufgaben, Kochen, Wickeln. Das ist einerseits gut für mich, und andererseits wünsche ich mir Zeit für mich alleine. Wenn ich mich aber morgens auf das Sofa legen würde, bliebe die Hausarbeit liegen, und das kann ich nicht. – Also geht es irgendwie weiter."

Die ersten Tage nach der stillen Geburt ihrer Tochter Hanna in der 41. Schwangerschaftswoche beschreibt Agathe wie folgt:

„Wir bauten uns unser Quartier im Wohnzimmer auf und schauten im Internet nach Last-Minute-Reisen. Eigentlich schaute mein Mann, ich lag auf dem Sofa und mochte mich damit nicht befassen – doch ich wollte weg. Mein Mann war seit dem Tod unserer

Tochter krankgeschrieben, ich war noch im Mutterschutz, so hatten wir die Möglichkeit, allem hier für eine kurze Zeit zu entfliehen und ein wenig Abstand zu allem zu gewinnen – so war jedenfalls der Plan. Mein Mann fand dann in den Niederlanden ein Boot, was wir uns für fünf Tage mieten konnten, um in den Kanälen umherzuschippern. Eigentlich war das nicht mein Fall, aber allein mit meinem Mann auf einem Boot, ohne andere Menschen – das schien jetzt perfekt zu sein. So fuhren wir wenige Tage später los."

So wie Agathe und ihr Mann reagieren einige Eltern, die für einen Zeitraum Abstand von zu Hause suchen und sich beispielsweise durch eine Urlaubsreise zurückziehen und sich ablenken möchten.

✳ Falls du, was rechtlich ohne Weiteres möglich ist (siehe Seite 146 und Seite 181), aber Eltern nur selten angeboten wird, dein Kind nach einem Verlust im Krankenhaus oder anderem externen Geburtsort mit nach Hause bringen möchtest, kannst du in den folgenden Stunden auf eine besondere Weise ‚Willkommen' und ‚Lebewohl' sagen. Martina erzählt dazu:

„Am Tag, als Elias abgeholt wurde, bin ich mit ihm auf dem Arm auch noch unten durchs Haus gegangen und habe ihm Büro, Küche und Flur gezeigt und wir hatten uns mit Elias ins Wohnzimmer gesetzt, wo wir ihn hübsch gemacht und nochmals ganz viel fotografiert haben."

Auf dem Weg der ersten Schritte ist der Weg nach Hause ein großer Meilenstein, der zeigt, dass du dich dem Leben stellst. Nimm dir Zeit, diesen zu würdigen, denn du hast viel geschafft.

✳ Wenn du zu Hause geboren hast oder dein Kind zu Hause gestorben ist, findet trotzdem eine Veränderung in deinem Zuhause statt, wie sie größer kaum sein kann. All deine Erinnerungen an den Tod beziehen sich dann auf den Ort, der täglich dein unmittelbares Umfeld ist. Das kann tröstlich und vertraut wirken und braucht nicht unbedingt beklemmend zu sein. Denn vermutlich erinnerst du dich an viel mehr schöne Momente aus deiner Schwangerschaft, gegebenenfalls von der Geburt und – falls zutreffend – aus dem kurzen Leben deines Babys. Unbewusst wird dir stets vor Augen geführt, dass Leben und Sterben zu einem Kreislauf des Lebens gehören.

Wissen erlangen und Trost erfahren

Es gibt kaum Eltern, die sich vor dem Verlust ihres Kindes schon einmal mit entsprechenden Themen beschäftigt haben. Betroffene wissen weder um die üblichen Abläufe im Krankenhaus, noch beim Bestatter und erst recht nicht hinsichtlich spezifischer Fragen, die sich im Einzelfall ergeben. Carolin meint stellvertretend:

„Ich habe sehr viel gelesen, sowohl Bücher als auch im Internet. Ich denke, ich habe mir das meiste selbst ‚erarbeitet'. Ich habe immer meinen Bedürfnissen nachgegeben und auf mein Gespür vertraut. Ich hatte keine professionelle Begleitung."

Besonders negativ hat Nicole[G] wahrgenommen, dass auch nicht alle Fachpersonen genau wussten, was mit ihrem Baby, das in der 12. Schwangerschaftswoche gestorben war, geschehen würde:

„Der Therapeut hat mich in dem Glauben gelassen, mein Baby würde in Gewebeabfällen landen. Dass die Klinik die Initiative ins Leben gerufen hat, die alle Sternenkinder begraben, das hätte er doch wissen müssen. Kompetente und liebevolle Auskunft haben wir telefonisch in der Pathologie erhalten. Dort wo ich es am wenigsten erwartet hatte. Ich denke allerdings, dass etwas Schriftliches mir sehr gut getan hätte."

Ein erstes Gespräch ergibt sich zumeist mit den Ärzten bzw. mit der Hebamme. Dabei kann es um Formalitäten, nächste rechtliche Schritte, medizinische Hinweise und/oder die Übergabe von Informationsmaterial für verwaiste Eltern gehen. Oft ist damit auch ein offenes Gesprächsangebot verbunden, das sehr wichtig sein kann.

✳ Häufig wirst du erst nach einer Weile viele Fragen zu deinem Verlust haben, und dann ist es wichtig, die Zusage zu haben, noch einmal zurückkommen zu dürfen. Dabei ist es auch möglich, dass du deine Akten in Kopie erhältst – darauf hast du ein Recht, lediglich eine Kostenforderung (Kopierkostenersatz und/oder Aufwandsentschädigung) kann damit verbunden sein. So kannst du die medizinischen Fachbegriffe bzw. die Bedeutung der Niederschrift mit einer kompetenten Person klären.

Judith[M], die ihre Tochter in der 24. Schwangerschaftswoche geboren hat, erinnert sich:

„Eine Schlüsselfigur in unserer Geschichte spielt der Oberarzt der Frühchen-Intensivstation, auf der unsere Tochter betreut wurde. Er hatte uns bereits nach dem Abschied ein Gespräch zur Auswertung der medizinischen Fakten angeboten, zu dem wir selbst den Zeitpunkt bestimmen konnten. Dieses Gespräch haben wir drei Monate später in Anspruch genommen. Neben medizinischen Aspekten hat er anhand meiner Fotos ausführlich erläutert, wie solch ein kleines Kind versorgt und betreut wird, welche Schläuche welche Funktion haben und was genau auf den Monitoren abgebildet war. Da ich nur sehr wenig Zeit mit meinem Kind verbracht habe, war es mir sehr wichtig, möglichst viele Informationen über das Leben meiner Tochter zu erhalten. Jedoch die Ursachen, warum es zu dieser zeitigen Frühgeburt gekommen ist, konnten nicht ergründet werden."

Diese Form der Nachbesprechung am Ort des Geschehens kann auch mit weiteren beteiligten Fachpersonen geführt werden. Das ist nicht nur in den ersten Tagen nach deinem Verlust, sondern auch später möglich. Krankenschwestern, Seelsorger oder anderes Personal können dich begleiten und an deiner bzw. eurer Seite sein, wenn du/ihr noch einmal den Ort deines Verlusts aufsuchst/aufsucht. Sie können dir helfen, Erinnerungslücken zu schließen und ihr Handeln und ihre Sichtweisen auf deinen Verlust erklären. Außerdem hast du die Möglichkeit, Nachfragen zu stellen, aber auch aus deiner Sicht darzulegen, wie du die Betreuung empfunden hast. Agathe meint:

„Leider habe ich die Tage im Krankenhaus wie in Trance erlebt. Wahrscheinlich weiß ich jetzt auch immer noch nicht alles. Vor geraumer Zeit habe ich meinen Mut zusammengenommen und eine Hebamme aus dem Krankenhaus angerufen, die uns betreut hat, um sie zu fragen, ob sie sich mit mir treffen mag. Um mit mir darüber zu sprechen, wie sie die Tage empfunden hat, und ob sie mir sagen kann, ob ich alles richtig in Erinnerung habe. Wir hatten auch schon einen Termin ausgemacht – ich habe diesen aber kurzfristig wieder abgesagt – die Kraft fehlte bisher, um dieses Treffen durchzustehen."

✳ Es kann sein, dass du lange – vielleicht Jahre – brauchst, um diesen Schritt eines Treffens zu unternehmen. Räume dir also Zeit ein. Du wirst wissen, ob und wann du eine solche Begegnung wünschst. Rechne bei deinen Überlegungen aber auch damit, dass eventuell damals anwesende Personen inzwischen nicht mehr verfügbar sein könnten oder für sie dein zentrales Lebensereignis nicht mehr so präsent ist.

Eine zentrale Figur in der weiteren Betreuung von verwaisten Eltern sind erfahrungsgemäß Hebammen. Du hast in jedem Stadium der Schwangerschaft ein Recht auf Hebammenfürsorge, auch im Falle eines Abbruchs nach der 12. Schwangerschaftswoche.

Die Aufgaben einer Hebamme sind vielfältig. Sie unterstützt dich und kontrolliert die Rückbildungsprozesse, sie kann dir bei Fragen von Milchbildung und Abstillen helfen und sie kann weitere Hilfsangebote vermitteln. Vor allem aber kann sie dich auch emotional betreuen. Jasmin meint zur Hebammenbegleitung nach der stillen Geburt ihrer Tochter:

„Meine Hebamme kann ich jederzeit anrufen, um mit ihr zu reden."

Sandra erzählt über ihre Hebamme:

„Sie hat mich untersucht, hat mit mir und meinem Mann viel geredet, viel zugehört und uns in den Arm genommen. Später haben wir dann gemeinsam Rückbildung gemacht. Sie machte mit mir auch eine Traumreise und Entspannungsübungen."

✳ Viele Hebammen bieten auch Rückbildungskurse an. Da du aber sicher nicht mit Müttern, die ein lebendes Baby haben, in einem Kurs sein möchtest, kann die Hebamme – zumindest in großen Städten – dir vermutlich Hinweise auf einen sogenannten Leere-Wiege-Kurs geben, in dem alle Frauen dein Schicksal teilen. Aber auch die Inanspruchnahme von privaten Rückbildungseinheiten ist möglich. Erkundige dich bei der Hebamme, welche Schritte zur Kostenübernahme zu tun sind. Maike, deren Tochter nach 13 Lebenstagen starb, erinnert sich:

„Da wurde mir ein Rückbildungskurs für verwaiste Mütter vermittelt. Ich war so froh darüber, denn ein normaler Kurs mit ‚normalen' Müttern kommt ja in so einer Situation nicht in Frage. Ich merkte aber, wie sehr mein Körper diese Zuwendung brauchte. Der Kurs wurde von einer Frau geleitet, die selber ein Kind verloren hatte, das war irgendwie sehr wichtig für mich. Bei jedem Termin haben wir einen Kerze für unsere Kinder angezündet, so hatte ich immer das Gefühl, dass meine Tochter dabei wäre."

Und Antje[M] ergänzt zu einem ebensolchen Kurs:

„Hier war ich unter ‚Gleichgesinnten‘ und hatte das Gefühl, gut aufgehoben zu sein. Bei diesem Kurs wurde nicht nur an die Rückbildung gedacht, sondern auch an die Seele. Er hat mir sehr geholfen, und ich hatte erstmals das Gefühl, mit meiner Trauer nicht ‚alleine‘ auf der Welt zu sein. Da gab es noch andere, denen es genau so ging wie mir.“

Viele Kliniken bieten mittlerweile seelsorgerische Begleitung an, allerdings in unterschiedlichem Maße. Von einer einfachen Aushändigung schriftlichen Materials bis hin zu sehr individueller Betreuung inklusive weiterführenden internen und externen Angeboten ist alles vertreten. Die Seelsorge kann aus Mitarbeitern der Klinik, aber auch aus örtlichen Pfarrern bestehen, die im Bedarfsfall kontaktiert werden.

* Oft werden hier Kontakte zu Soforthilfeinitiativen / dem Kriseninterventionsdienst, Selbsthilfegruppen und/oder Beratungsstellen vermittelt. Ein anderer Schwerpunkt liegt im persönlichen 1:1-Gespräch, in dem existenzielle Fragen, spirituelle und religiöse Bedürfnisse und Bedingungen sowie ethische Fragen zu Anfang und Ende des Lebens besprochen werden können. In solchen Gesprächen ist aber vor allem auch wertvolle Zeit für persönliche Zuwendung vorhanden.

Eine spezifische Soforthilfeinitiative für verwaiste Eltern ist bisher meines Wissens nur in München und Umgebung verfügbar. Dieses Angebot, Eltern innerhalb der ersten 24 Stunden nach dem Verlust bis maximal vier Wochen danach intensiv zu begleiten und ihnen gute Möglichkeiten aufzuzeigen, sollte unbedingt ausgeweitet werden. Vereinzelt scheinen aber auch ähnliche Angebote, vielleicht auch nicht systematisch, zu bestehen, wie Frank berichtet:

„Eine Frau von der ‚Initiative Regenbogen‘ hat uns im Krankenhaus besucht. Sie hat unseren Johann noch gesegnet und für uns Hand- und Fußabdrücke besorgt. Sie hat mit uns viel geredet und uns auch informiert, dass es eine Selbsthilfegruppe gibt, die sich regelmäßig trifft. Als kleine Erinnerung konnten wir einen kleinen Schmetterling mitnehmen. Eigentlich wollte ich nur meine Ruhe haben, da ich jemand bin, der viel mit sich selbst ausmacht. Aber diese Unterhaltung brachte mir sehr viel. Ich konnte meine Trauer und Wut somit besser verarbeiten.“

Eine weitere Möglichkeit der ganzheitlichen Begleitung bieten Sterbeammen / Sterbegefährten. Dieser Berufsstand möchte das Sterben als natürlichen Teil des Menschseins verankern. Es wird eine umfassende Trauerbegleitung angeboten, die allerdings selbst zu bezahlen ist.

Beratungsstellen für verwaiste Eltern können in städtischer / gemeindlicher oder kirchlicher Trägerschaft liegen, sie stehen jedoch stets allen verwaisten Eltern offen. Viele dieser Institutionen haben spezielle Angebote für Sterneneltern, beispielsweise Einzelberatungen zur Trauerbegleitung, Gesprächsgruppen und Ähnliches.

Zudem gibt es in den Beratungsstellen, aber auch in einigen Krankenhäusern, Informationen sowie Bücher zur Ansicht bzw. eine kleine Bibliothek mit einschlägigem Material. Hier kannst du Hinweise für die nächste Zeit erhalten oder auch schon einmal in verschiedene Bücher einen Blick werfen, um vielleicht ein geeignetes für dich zu finden.

Für Eltern, bei deren Kind das längerfristige Überleben durch eine schwerwiegende Fehlbildung, Erkrankung oder eine genetische Disposition nicht sicher oder voraussichtlich leider ausgeschlossen ist, gibt es häufig spezielle Initiativen oder Stiftungen, die sich teilweise auch auf bestimmte Krankheitsbilder spezialisiert haben. Eine der größeren Institutionen ist der Verein Leona e.V. Alina, die bereits vor der Geburt vom schweren Herzfehler ihres Sohnes Emil wusste, berichtet:

„Mit einer betroffenen Mutter von Leona habe ich mich in der Krankenhauszeit und danach häufiger getroffen. Sie war für mich immer das Bild, dass ein Weiterleben auch nach dem Tod eines Kindes gelingen kann. Sie erzählte mir auch viel von einer Freundin, die eine schwer behinderte Tochter hat und deren Leben auch von Glück bestimmt ist. So hatte ich in der ungewissen Zeit und in der Frage, ob Emil sterben oder behindert leben würde, immer zwei Bilder vor Augen, und dass mit beidem Leben, Glück und Zufriedenheit möglich ist. Das war sehr wichtig!“

Religiöse und andere Rituale

Rituale sind symbolhafte Handlungen, die nach klaren Regeln ablaufen und manchmal auch wiederholbar sind. Im Gegensatz zum landläufigen Verständnis sind Rituale keineswegs immer an eine bestimmte Religion gebunden, wenngleich man religiöse Rituale am häufigsten kennt. Oftmals vermissen gerade verwaiste Eltern das Fehlen von tragfähigen Ritualen für den Tod eines kleinen Kindes. Manchmal reagieren sie auf dieses Defizit, indem sie sich eigene Rituale schaffen.

✳ Besonders wirksam sind Rituale, wenn sie nicht nur die Eltern berücksichtigen, sondern auch andere Menschen mit einbinden und so die Bedeutung des Rituals verbürgen. Aus psychologischer Sicht helfen Rituale, sich in komplexen, unüberschaubaren oder überlastenden Situationen zu orientieren, indem sie unbekannte Abläufe in bereits bekannte Formen einbetten.

✳ Viele Rituale in den ersten Stunden, Tagen und Wochen nach deinem Verlust – aber auch später – können auch in nicht-religiöser Form durchgeführt werden, wenn du dich in dieser Hinsicht ungebunden fühlst oder Religionen fern stehst. Beispiele dafür sind der irische Reisesegen, der statt einer christlichen Segnung gesprochen werden kann; die Totenwache, die auch ohne religiösen Hintergrund gehalten werden kann, oder das Cremen mit Rosenöl statt der Salbung im christlichen Sinne.

Wenn du darüber nachdenkst, was dir vertraut und heilsam vorkommt, dann wirst du sicher Möglichkeiten finden, diese Rituale in der dir angenehmen Art und Weise durchzuführen.

Ramona, deren Sohn in der 20. Schwangerschaftswoche still geboren wurde, hatte beispielsweise vielfältige Möglichkeiten:

„Als Eltern konnten wir bestimmen, in welcher Form unser Kind bei der Nennung der Kinder genannt wird. Außerdem durften wir uns beim Abschiednehmen am Grab selber überlegen, ob wir eine besondere Form des Abschiedes wollen, z.B. einen Brief vorlesen oder ein Lied vortragen möchten. Mein Mann und ich haben einen Kranz in Herzform binden lassen und diesen am Grab abgelegt, danach haben wir uns beide gemeinsam die Zeit genommen und in Stille dort einen Mo-

ment verweilt. An Kleidung durften wir tragen, was wir wollten, alle Farben des Regenbogens sind gerne gesehen', hieß es. Daher haben wir nicht klassisch schwarz/weiß getragen, dennoch gedeckte dunkle Farben."

Auch Martina hat ihren eigenen Weg gesucht:

„Wir sind alle nicht mehr in der Kirche und Elias wurde auch nicht getauft. Dennoch sind wir schon viele Jahre dem evangelischen Kindergarten am Ort sehr verbunden. Weil wir Elias richtig beerdigen wollten und eine richtige Trauerfeier abhalten wollten, kamen wir ins Nachdenken, wer dann die Ansprache hält. Weil es sich für uns falsch anfühlte, einen Trauerredner für ein Baby zu bestellen, fragten wir im Kindergarten bei der Leiterin nach, ob es möglich wäre, den Pastor um diesen Gefallen zu bitten, auch wenn wir nicht mehr in der Kirche sind."

Maike erinnert sich:

„Wir nahmen sie auf den Arm und ein Klinikseelsorger machte ein kleines Abschiedsritual. Er sang ein Lied und sprach ein kleines Gebet für unsere Lotta."

Und Lisa[M] erzählt:

„Unsere Tochter ist evangelisch getauft – wie ihr Vater. Ich bin katholisch, aber das war mir zu starr. Den ersten Pfarrer haben wir abgelehnt, er wollte sich ganz eng an die Liturgie halten. Der zweite ging auf unsere Wünsche ein. Wir wollten das offen gestalten, ohne Kirchenlieder, sondern mit weltlicher Musik, und ein Gebet hatten wir von einem jüdischen Dichter herausgesucht. Es sollte religiös sein, aber offener."

Falls du einer im deutschsprachigen Raum verbreiteten großen Weltreligion angehörst – Christentum, Islam oder Judentum – und weitergehende Informationen zu besonderen Ritualen, Bestattung und anderen religiösen Aspekten suchst, dann kannst du im Kapitel für Fachpersonen unter „Religiöse und interkulturelle Kompetenz zeigen" noch weitere Informationen erhalten.

Salbung

Die Salbung kann Teil der katholischen Sakramente im Sinne einer Krankensalbung sein, sie kann eine besondere Form des Segens darstellen oder aber auch nichtreligiös als Abschiedsritual dienen. Auch der Islam kennt die Totensalbung, das Judentum hingegen nur eine Waschung. Immer aber geht es um das liebe- und würdevolle Berühren des Verstorbenen.

Womit ein Kind in diesem Fall gesalbt wird, liegt im Ermessen der Eltern, aber manchmal werden durch einen Seelsorger oder anderes Fachpersonal auch entsprechende Vorschläge gemacht.

Wenn du dein Kind salben möchtest, dann kannst du dies beispielsweise mit handelsüblichem (Wild-) Rosenöl tun. Ein Vertreter der katholischen Kirche hingegen wird vermutlich ein geweihtes Olivenöl be- nutzen.

Bei der Salbung geht es um Trost und – wenn das Kind im Rahmen einer Krankensalbung noch lebt – Zuspruch und Stärkung. Für dich selbst kann es auch eine Möglichkeit sein, dein Kind (noch einmal) liebe- voll zu berühren.

(Aus)Segnung

Im Gegensatz zur Taufe, die nur an einem lebenden Kind vorgenommen werden kann, wird der Segen auch toten Kindern zuteil. Die Segnung ist eine ritu- elle Handlung, in der ein Segen gesprochen wird. Oft wird sie im christlichen Glauben durch Handaufle- gung und/oder das Kreuzzeichen begleitet. Gemein- hin gilt der Segen durch einen Priester oder Pfarrer als besonders kraftvoll, doch jeder gläubige Christ darf grundsätzlich segnen.

Eine Segnung im Judentum ist ebenfalls üblich, schließlich ist der am weitesten verbreitete Segens- spruch in der christlichen Kirche, der aaronitische Segen, jüdischen Ursprungs. Im Islam hingegen ist eine Segnung nicht gebräuchlich. Unabhängig von religiösen Vorstellungen ist jedoch das Segnen, also das Gutwünschen angesichts des (bevorstehenden) Todes, ein hilfreiches Ritual, um deinem Baby wohl- wollende Gedanken und all deine Liebe mit auf sei- nen Weg zu geben.

Eine Segnung kann bereits unmittelbar nach dem Tod, noch im Krankenhaus, zu Hause, im Hospiz oder einem ähnlichen Ort vorgenommen werden, sie kann aber auch erst unmittelbar vor der Beerdigung als Aussegnung erfolgen.

Viele Eltern in diesem Buch berichten, dass ihr Kind gesegnet wurde. Ramona betont:

„Als die Leiterin der Selbsthilfegruppe von der Mög- lichkeit der Segnung sprach, war mir auch das sehr wichtig."

Jasmin erinnert sich an die Zeit mit Selina:

„Wir wollten eine kleine Aussegnung für unsere Maus. Aber selbst die kleine Aussegnung war sehr hart für mich, aber der Pfarrer hat sie total schön gemacht."

Taufe

Die Taufe ist ein Ritus, der den Eintritt des Menschen in die christliche Gemeinschaft anzeigt. Aus diesem Grund können nur lebende Menschen getauft wer- den. Manchmal gerät aus diesem Grund der Wunsch der Eltern, ihr totgeborenes oder bereits verstorbe- nes Baby taufen zu lassen, in Konflikt mit den religiö- sen Vorschriften. Dieser Konflikt wird unterschiedlich gelöst.

Oft wird die Taufe bei still geborenen Kindern ver- weigert, was theologisch sicher korrekt ist. Doch wie man an Angelas Beispiel zum Umgang mit ihrer still geborenen Tochter sieht, gibt es Ausnahmen:

„So rief mein Mann, der Soldat ist, den Militärpfarrer an, der auch kurz nach vier Uhr morgens bei uns im Raum stand, um unsere kleine Tochter zu taufen. Er ‚klaute' sogar eine Kerze aus der Krankenhauska- pelle. Lenas Taufkerze. Er blieb ca. zwei Stunden bei uns, saß da, schaute uns zu und machte Fotos von uns. Es war ein gutes Gefühl, er war sympathisch. Quatschte einen nicht voll. War einfach nur da. Lern- te uns und Lena kennen."

In jedem Fall, ob mit oder ohne Taufe, ist Lena sicher von Gott aufgehoben, doch der Pfarrer entschied sich, dem Wunsch der Eltern zu entsprechen.

Anders ist es, wenn das Baby noch lebt. Dann ist eine Taufe jederzeit möglich, und wenn die Zeit drängt, ist die Taufe auch durch eine beliebige getaufte bzw. so- gar durch eine ungetaufte Person, die im Sinne der christlichen Taufintention handelt, gestattet. So er- zählt Claudia[N]:

„Mein Mann hat Mera im Waschbecken am Abend nach der Geburt selbst getauft."

Die sogenannte Nottaufe vollzieht sich laut Katechis- mus der Katholischen Kirche, §1284, indem der Tau- fende dreimal Wasser über den Kopf des Täuflings gießt und dabei die Taufformel „Ich taufe dich, Name, im Namen des Vaters und des Sohnes und des Heiligen Geistes" spricht. Das Wasser muss in diesem Fall (aus katholischer Sicht) nicht geweiht sein.

Wünschenswert ist die Einbettung der Taufhandlung in einen liturgischen Rahmen, wenn dafür genügend Zeit bleibt, eine entsprechende Fachperson vor Ort ist und ihr als Eltern dies wünscht.

Selbst Eltern, die sich sonst der Kirche nicht (mehr) besonders verbunden fühlen, wünschen sich manchmal eine Taufe für ihr Kind. Es ist daher schön, wenn dies in den Kliniken, im Hospiz oder in der Hausgeburtssituation stets angeboten wird, ablehnen können die Eltern immer noch. Nadine berichtet von der Taufe ihres Sohnes in der Klinik das Folgende:

„Das Personal von der Kinderklinik hat uns gefragt, ob wir unseren Sohn taufen lassen möchten. Obwohl mein Mann und ich nicht der Kirche zugewandt sind, fühlte ich in mir das Bedürfnis, ihn taufen zu lassen. Mein Mann respektierte diesen Wunsch. Mir ging es gar nicht um das Religiöse, sondern es gab mir eher das Gefühl, die Taufe könnte unseren Sohn auf seiner langen Reise zusätzlich beschützen. Wir beschlossen, zusammen mit dem Pfarrer vom Krankenhaus die Taufe durchzuführen. Es war uns in dem Moment wichtig, dass wir alleine bei der Taufe anwesend waren."

(Ritualisierte) Klage

In manchen Kulturen ist eine ritualisierte Klage üblich. Im Christentum gelten eher Gebete als angemessene Ausdrucksform, aber auch Gedichte sind bekannt.

Friedrich Rückerts „Kindertodtenlieder", 428 Gedichte, die er nach dem Tod zweier seiner Kinder innerhalb weniger Tage schrieb, sind ein Beispiel für die Klage und drücken seine tiefe Trauer aus:

Du bist ein Schatten am Tage
Und in der Nacht ein Licht,
Du lebst in meiner Klage
Und stirbst im Herzen nicht.

Ich wollte, dass ich schliefe
Statt euer in der Tiefe,
Und ihr im Sonnenschein
Statt meiner könntet seyn.

Die Klage hat psychologisch einen tiefen Sinn, denn sie verleiht der Trauer klaren Ausdruck. So beginnt auch Yvonne eines ihrer Gedichte mit folgenden Zeilen:

Ihr zwei, so gewollt und so unendlich geliebt,
ihr wurdet fortgenommen, noch
ehe ihr richtig da wart.
Die Zeit geht weiter …
doch was wird kommen, was wird bleiben?
Die Trauer ist ein Meer, man kann in ihr ertrinken.
Erinnerungen sind schmerzlich
und wunderschön zugleich.

Totenwache

Auch die Totenwache ist ein Abschiedsritual. Einige Eltern in diesem Buch berichten davon, dass sie ihr Baby nicht alleinlassen wollten, sich nicht vorstellen wollten und konnten, dass es im Krankenhaus, in einem Kühlraum oder an einem anderen einsamen Ort aufbewahrt würde. Sie alle haben, auch wenn kaum jemand von ihnen das so bezeichnet hat, eine Totenwache gehalten.

Die Totenwache kann mit der Aufbahrung verbunden sein, das heißt, dass das Baby sichtbar für einige Zeit so abgelegt wird, dass andere Menschen es kennenlernen und alle (Mit)Betroffenen sich in Ruhe von seinem Körper verabschieden können.

Alina erinnert sich:

„Emils Patentante hat in der ersten Nacht nach Emils Tod eine Nachtwache gehalten. Wir selbst sind für ein paar Stunden völlig erschöpft ins Bett gegangen. Aber es war so ein beruhigendes Gefühl zu wissen, dass Emil in dieser ersten Nacht nicht allein dort liegt."

Aufbahrung

Während die Aufbahrung früher im Haus der verstorbenen Person stattfand, ist es heute eher so, dass Bestattungsunternehmen diese anbieten – entweder für zu Hause oder in den Räumen des Bestattungsinstituts. Für dich als Mutter oder Vater kann es besonders hilfreich sein, die Möglichkeit zu haben, dein Kind im Verlauf einiger Tage immer wieder zu sehen und auf diese Weise schrittweise von ihm Abschied zu nehmen. Außerdem lässt sich dadurch wahrnehmen, wie sich dein Kind verändert, wie das Leben weicht und wie der Tod sichtbar wird.

In den Zeitraum der Aufbahrung können auch weitere Rituale des Abschieds integriert werden. Jochen, dessen Sohn Michel in der 33. Schwangerschaftswoche still geboren wurde, meint:

"Eine Aufbahrung hat das Krankenhaus in dem Kreißsaal gemacht."

Martina beschreibt:

"Ebenso erklärte unsere Hebamme uns, wie lange wir Elias bei uns behalten könnten und wie wir ihn lagern sollten. Das fand ich gut, denn ich konnte und wollte mein Baby nicht sofort einem Bestatter mitgeben. Die Hebamme erzählte von einer Familie, wo das Baby bis zur Beerdigung zu Hause geblieben ist. Das konnten wir leider nicht, weil es in den Tagen des Augusts viel zu schwül und warm war. Wir haben Elias aber zu Hause aufgebahrt, auch wenn wir ihn immer mal hochgenommen haben und immer wieder küssten und anfassten. Unsere Hebamme hatte uns gezeigt, wie wir ihn am besten auf Kühlakkus legen und dass wir versuchen sollten, das Zimmer kühl zu halten durch Lüften, damit wir ihn trotz der Wärme länger bei uns behalten konnten. Im Nachhinein war es für mich wichtig."

Ihr Partner Christian berichtet über seine Erfahrungen:

"Wir hatten ihn fast zwei Tage zu Hause bei uns, er wurde von uns angekleidet, es wurde ihm seine nähere Umgebung gezeigt, wir hatten die Gelegenheit, ihn riechen zu dürfen, seinen Duft aufzunehmen. Die anderen Kinder malten was für Elias, er bekam Geschenke, nähere Verwandte hatte die Gelegenheit, Elias zu sehen und auch für sich Abschied zu nehmen. Wir konnten viele Fotos machen, um Erinnerungen zu haben."

Natalie erzählt:

"Wir haben unsere Tochter mit nach Hause genommen. In ihrer Elfenkiste habe ich sie wie ein rohes Ei bis nach Hause getragen. Nichts hätte sie mir entreißen können. Zu Hause haben wir sie auf unsere Truhe gebettet, mit Kerzen und Blumen umsäumt. Wir konnten sie anschauen, anfassen und an ihr riechen, wann und wie oft wir wollten. Unser Hund hat ihr ,Hallo' gesagt, wir haben ihr erzählt, was wir machen und ihr gezeigt, was wir essen. Sie war da! Nachts bin ich aufgestanden, um zu gucken, was sie macht und ob es ihr gut geht! Ich hatte furchtbare Angst davor, dass sie sich verändert – obwohl ich wusste, dass Neuge-

borene aufgrund fehlender Darmbakterien lange weich und hübsch bleiben! Das wurde von Tag zu Tag schlimmer und am Ende konnte ich mir gar nicht mehr vorstellen, dass sie nicht mehr dort auf unserer Truhe steht! Es wurde Zeit für die Beerdigung ... danke, dass wir sie von Freitag bis Dienstag bei uns haben durften!"

Möglichkeiten des schriftlichen Nachrufs

"So war diese Karte vieles zugleich: Geburtsanzeige, Todesanzeige, Eindruck von dem, was uns widerfahren ist. Die Emil-Karte zu entwerfen, die Fotos dafür auszuwählen, sie dann drucken zu lassen und zu verschicken, war ein Riesenschritt. Wir haben sie erst Monate nach Emils Tod verschickt – an Familie, Freunde, Begleiter in der Zeit, Kollegen –, insgesamt über 100 Stück. Für mich war es so, als hätte ich damit Emil noch mehr in der Welt verankert, dafür gesorgt, dass die Welt ihn nicht vergisst. Denn das war lange meine Angst – dass die Welt ihn vergisst, weil er nur so kurz da war."

So sieht Alina die Bedeutung der Karte, die an ihren nach vier Lebensmonaten gestorbenen Sohn erinnern soll.

* Viele Eltern hegen ähnliche Gedanken, wenn sie sich dafür entscheiden, eine Karte an andere zu verschicken, um die Geburt und gleichzeitig auch den Tod ihres Babys anzuzeigen. Aber nicht alle Eltern wünschen sich diese Form der öffentlichen Bekanntgabe. Manche möchten auch ganz unbehelligt bleiben. Das kann, muss jedoch nicht mit der Schwangerschaftsdauer zusammenhängen, auch wenn sich vor allem Eltern fehlgeborener Babys oft scheuen, ihre Trauer auf diese Weise bekannt zu machen.

Aber auch Eltern größerer Kinder haben ihre Gründe, keine Anzeige zu veröffentlichen. So meint Jochen:

"Eine Todesanzeige haben wir nicht gemacht, da wir auch bei der Beisetzung für uns bleiben wollten, wir haben selbst Verwandte gebeten, nicht zu kommen. Für uns haben wir eine Gedenkkarte erstellt mit Bild und Fußabdruck."

Frank sagt:

„Wir haben keine Geburtsanzeige / Todesanzeige verfasst. Wir habe es alles sehr privat gehalten und nur die nächsten Angehörigen informiert und zur Beisetzung eingeladen."

Und Agathe überlegt:

„Wir haben uns gegen eine Anzeige entschieden. Ich weiß nicht mehr, warum, aber mein Mann und ich wussten sofort, dass es so für uns richtig ist. Ich denke manchmal, dass ich doch eine Anzeige gewollt hätte – doch bereue ich unsere Entscheidung nicht. Zu diesem Zeitpunkt war es die richtige Entscheidung für uns."

Die meisten Eltern in diesem Buch haben eine Anzeige oder Karte für ihr näheres Umfeld gestaltet. Trudi berichtet dazu:

„Wir haben nur allen, die uns ihr Beileid ausgesprochen haben, eine Karte mit Aarons Fußabdruck, einem schönen Gedicht und unserem Dank gegeben."

Judith[M] erzählt:

„Für das persönliche Umfeld, das von meiner Schwangerschaft wusste, haben wir eine Geburts- und Todesanzeige mit kleinem Foto angefertigt und per Email verschickt. Dies war auch als eine Art Selbstschutz gedacht, denn gut eine Woche nach der Geburt bekam ich einen Anruf einer entfernten Kollegin, die von meinem Arbeitgeber erfahren hatte, dass ich im Mutterschutz war, was ja auch stimmte. Sie gratulierte mir überschwänglich, bevor wir nach Aufklärung der Situation gemeinsam am Telefon schluchzten. Dieses Gespräch war zugleich schön und sehr belastend, und ich sah mich außerstande, in nächster Zeit weitere derartige Gespräche führen zu können. Um solchen Missverständnissen vorzubeugen, verschickten wir kurz darauf die Geburtsanzeige."

Lisa[M] sagt:

„Wir haben eine eigene Karte gebastelt und ein Gedicht, das wir mit ihr verbinden, hineingeschrieben."

Andere Eltern haben einen Nachruf in der Zeitung platziert. Nadine meint dazu:

„Wir haben eine Todesanzeige für unseren Sohn verfasst. Uns war es wichtig, dass jeder erfahren konnte, wo die Beerdigung stattfindet, und dass jeder, der unseren Sohn nicht kennenlernen konnte, dennoch die Möglichkeit hatte, sich von ihm zu verabschieden.

Da es in Luxemburg nur zwei große Tageszeitungen gibt, haben wir seine Todesanzeige in diesen veröffentlicht."

Antje[M] hat „ein Sterbebild verfasst".

In mehreren Schritten erinnerten Martina und Christian an ihren Sohn:

„Wir haben sowohl eine Anzeige in der örtlichen Zeitung hier veröffentlicht, als auch in der Zeitung am Heimatort von Elias' Papa. Ebenso verschickten wir Karten an alle wichtigen Leute, Familie, Freunde, Bekannte. Die enge Familie und Freunde bekamen auch ein Foto von Elias mit der Karte. Nach vier Wochen verschickten wir Danksagungskarten."

Passende Gedichte, Aphorismen, Geschichten, Sprüche, Weisheiten und Zitate, die für eine solche Anzeige verwendet werden können, finden sich mittlerweile in großer Zahl im Internet. Es gibt auch einige Bücher (siehe Literaturempfehlungen ab Seite 358), in denen solche Gedanken versammelt sind.

Heilsam kann es sein, die Karte selbst anzufertigen, wie Ramonas Beispiel zeigt (Deckblatt siehe Seite 50).

Mehr aber noch als jede schriftliche Darstellung zeigen die (hier anonymisiert) abgebildeten Karten, die die Mütter und Väter dieses Buches zum Abdruck freigegeben haben und damit berührende Beispiele und Ideen geben.

Und die Sonne trug Trauer,
vom Himmel fielen Tränen,
der Wind schwieg
und die Tiere verstummten
denn es war ein Engel
der in Liebe starb!

Am 03.06.2011 um 15⁴⁵ Uhr
findet die Beisetzung unseres Sohnes
an der Gedenkstätte der
Initiative Regenbogen
"Glücklose Schwangerschaft" e.V.
statt.

Johann
am 18.01.2011 still geboren
- 24cm, 290 Gramm -

lang ersehnt, mit Liebe getragen
und für immer in unseren
Herzen

Mama und Papa

Eis zwee Meedercher

Mera Luna†

a

...

sinn de 5. Oktober
op d'Welt komm!

Stefan und Claudia

E grousse Merci un d'Dr.
an d'Equipe von der
Clinique fir hir léif
Ënnerstëtzung!

Emil Jakob

* 28.10.2010 . 17.44 Uhr . 170g
† 04.03.2011

Ein kleines Füßchen hinterlässt so große Spuren.

Mein Name ist Michel und ich bin am 12.06.2011 still geboren.
Ich war 2160 g schwer und 49 cm groß.

Ihr könnt mich mit den Augen nicht sehen,
aber in euren Herzen fühlen.

Hoffnung
ist nicht die Überzeugung, dass etwas gut ausgeht,
sondern die Gewissheit, dass etwas Sinn hat,
egal wie es ausgeht.

Wir bedanken uns herzlich für all die guten Gedanken und Gebete,
für die Unterstützung und Begleitung, die wir auf unserem Weg
mit Emil bekommen haben.

Alina & Christian mit Emil im Herzen

HOFFNUNG   SINN

Beerdigung

Religiöse und kulturelle Besonderheiten

Auf die Frage, für welche Bestattungsform sich ein Elternpaar entschieden hat, habe ich einmal folgende Antwort gelesen: „Ich wollte eine Verbrennung. Was heißt, ich wollte? Ich wollte ein lebendes Baby."

Sein Kind zu bestatten ist nichts, zu dem man wirklich freiwillige Wünsche hat. Man kann sich nur in Unvermeidliches fügen und erkennen, dass eine als passend empfundene Beerdigung eine große Hilfe auf dem Trauerweg sein kann.

Wenn im Folgenden ausführlich über diesen sogenannten letzten Weg berichtet wird, wenn Empfehlungen oder Möglichkeiten ausgesprochen werden, dann richten sich diese an beide Eltern, daher ist immer ein „euch" gewählt. Selbstverständlich gibt es Themen, über die sich jeder von euch auch allein Gedanken macht, doch das Sprechen über eigene Wünsche und das Kompromisse finden ist zentral für diesen wichtigen rituellen Abschied.

* Wenn Eltern hier also erzählen, wie sie die Beerdigung für ihre Kinder aus ihrer Sicht schön gestaltet haben, so bedeutet dies nicht, dass sie weniger an Schmerz, Verzweiflung und oft auch Unglauben über das Geschehene hatten. Es bedeutet vor allem, dass sie ihr Baby sehr lieben und mit ihm auch diesen letzten Weg zusammen gehen wollen.

Wenn der gemeinsame letzte Weg nicht möglich ist, bleibt unter Umständen eine große Lücke. Anja, deren fehlgeborenes Baby bereits vor zehn Jahren starb, schreibt, noch immer betroffen:

„Unser Baby wurde einfach verbrannt, als sogenannter ‚Sondermüll'."

Beerdigungen sind zweierlei: Sie sind oft stark ritualisiert und kultur- und/oder religionsabhängig. Sie sind aber oft auch sehr individuell und spiegeln Vorlieben, das Selbstverständnis und den Geschmack der Angehörigen. Weitergehende Informationen zu Bestattungsvorschriften und möglichen Grabformen in einzelnen Religionen findest du im Kapitel für Fachpersonen unter „Religiöse und interkulturelle Kompetenz zeigen".

Mittlerweile gibt es, sowohl im religiösen Rahmen als auch außerhalb dessen, in Deutschland vielfältige Möglichkeiten der Bestattung. Vielfach hat man erkannt, dass es heilsam ist, die Eltern aktiv an der Vorbereitung und Durchführung der Beerdigung teilnehmen zu lassen.

Bestattungsformen

Eine in der Vergangenheit lange Zeit und auch heute noch in verschiedenen Religionen vorherrschende Bestattungsform ist die Erdbestattung. Dabei wird der Körper in ein Tuch oder in einen Sarg gelegt – in Deutschland gilt weitgehend die sogenannte Sargpflicht –, den die Eltern zuvor aussuchen und manchmal auch selbst gestalten dürfen. Dieser Sarg wird in die Erde versenkt.

Eltern, die sich für die Erdbestattung entscheiden, tun dies oft, weil sie sich ihr Kind so unversehrt vorstellen, andere Bestattungsformen nicht ihren Wünschen entsprechen, die beabsichtigte Grabform dafür geeignet ist und/oder religiöse Motive entscheidend sind.

Eltern, die eine Erdbestattung ablehnen, begründen dies häufig damit, dass sie ihr Kind nicht in der „kalten" Erde begraben möchten, oder sie haben Angst vor dem Zerfallsprozess, der als Vorstellung wahrnehmbar bleibt, aber auch durch die Senkung des Grabes nach einigen Wochen bis Monaten sichtbar wird, die allerdings durch die Verdichtung der Erde bedingt ist.

Die Feuerbestattung im Krematorium ist mittlerweile in Deutschland die häufigste Form der Bestattung. Eltern, die sich dafür entscheiden, formulieren häufig, dass die Kremation eine große Zahl an Möglichkeiten für die spätere Grabform bietet. Zudem erscheint ihnen die Zartheit ihres Kindes passend zur Leichtigkeit der Asche, die entsteht. Bei Sammelbestattungen (nicht-bestattungspflichtiger Kinder unter 500 Gramm Geburtsgewicht) haben die Eltern unter Umständen keine Wahl, denn diese werden stets als Feuerbestattung durchgeführt.

Weitere Bestattungsformen sind in Deutschland nicht zulässig (siehe auch Kapitel „Rechtliches").

Aus den grundlegenden Bestattungsformen der Erd- oder Feuerbestattung ergeben sich vielfältige Möglichkeiten der Grabgestaltung, die im folgenden Abschnitt erklärt werden.

Grabformen

Grabformen sind oft eng mit der Entscheidung für eine bestimmte Bestattungsform verbunden.

So ist eine Erdbestattung in Deutschland nur möglich, wenn danach ein anonymer Grabplatz, ein Rasengrab, ein Einzelgrab oder ein Gemeinschaftsgrab gewählt wird. Massengräber sind nicht üblich. Eine Besonderheit bildet die Beilegung eines nicht-bestattungspflichtigen Kindes in einem eigentlich vollständig belegten Familiengrab in Form einer Erdbestattung.

Nach einer Kremation haben die Eltern auch noch weitere Optionen. Jasmin sagt über ihre Tochter Selina:

„Sie liegt auf unserem Friedhof, sie ist in das Grab meines Opas mit reingekommen. Wir haben erst überlegt, ein eigenes Grab zu machen, aber ich wollte, dass sie nicht allein ist, sondern bei meinem Opa. Ich bin froh über diese Entscheidung, denn nun weiß ich, meine Maus wird nie alleine sein."

Hinzu kommt die Möglichkeit, eine Seebestattung – das heißt, eine Versenkung der Asche des verstorbenen Kindes in einer sogenannten Seeurne – vorzunehmen. Außerdem gibt es die Möglichkeit, sich ein Baum- oder Stelengrab für die Urne auf einem Friedhof auszusuchen, einen Ruheforst als anonyme Begräbnisvariante auszuwählen oder sein Baby in einem Friedwald zu beerdigen. Astrid[S] erzählt zu Letzterem, bezogen auf ihre Tochter Klara:

„Sie ist zwar 350 Kilometer entfernt, aber in einem Friedwald unter unserem Familienbaum."

Melanie berichtet von einer anderen Möglichkeit der Friedwaldbestattung:

„Meine Söhne liegen unter einem Sternschnuppenbaum in Friedwald. Wir sind bei der Bestattung durch den Wald zum Sternenkinderbaum gelaufen und haben die Urne in das vorbereitete Grab gelegt. Wir haben für die beiden gebetet und einen Brief, den wir zuvor verfasst hatten, beigelegt."

In Deutschland besteht sowohl für Erd- als auch Feuerbestattungen sogenannter Friedhofszwang, das heißt, die Überreste eines Toten dürfen nur auf gesetzlich bestimmtem Gelände bestattet werden. Eine Ausnahme bildet Bremen, wo der Friedhofszwang abgeschafft wurde.

Dieser Zwang gilt allerdings nicht für nicht-bestattungspflichtige Kinder. Wer diese Kinder sind, das ist von Bundesland zu Bundesland unterschiedlich geregelt und unterliegt immer wieder auch Veränderungen. Im Kapitel „Rechtliches" ist der Stand von Anfang 2017 genauer erläutert. Es besteht die Möglichkeit, kleine Kinder unter 500 Gramm in einer Sammel- oder Individualbestattung zu beerdigen. Meist wird dafür ein- bis zweimal im Jahr eine Erinnerungsfeier für Eltern gehalten. Lisa, deren Sohn nach 17 Schwangerschaftswochen starb, jedoch erinnert sich:

„Es wurde uns nur mitgeteilt, dass die Babys im Krankenhaus gesammelt würden und dann auf den Friedhof gebracht werden."

Nicole[G] aber sagt zur Beerdigung ihres in der 12. Schwangerschaftswoche geborenen Sohnes:

„Paul wurde in einem Sammelgrab bestattet, eingeäschert mit anderen Babys in einer Urne. Er ist unter dem Symbol der Schnecke."

✳ Durch Gesetzeslücken ist es möglich, im internationalen Rahmen auf andere Grabformen zurückzugreifen, die in Deutschland verboten oder lediglich geduldet sind. Das Internet bietet zahlreiche Möglichkeiten, sich zu informieren, wie dies im Einzelnen möglich ist. Es geht dabei vor allem um die Beisetzung auf Privatgrund, die Seebestattung und die Diamantbestattung. Beispielhaft ist hier der Bericht einer betroffenen Mutter abgedruckt, die verständlicherweise anonym bleiben möchte:

„Uns war sofort klar, dass wir kein Grab wollten. Wir haben beide keinen Bezug zum Friedhof. Er sollte also eingeäschert werden, das stand fest. Und da ich aus Holland komme und es dort sehr üblich ist, die Asche auszustreuen, war auch klar, dass wir das so machen wollten. Da hatten wir aber noch keine Ahnung vom deutschen Bestattungsgesetz [...]

Die Bestatterin, bei der wir waren, war sehr nett und respektierte sofort unsere klaren Vorstellungen. Sie erkundigte sich für uns über Seebestattungen. Dann kam aber zur Sprache, dass die Urne dabei im Meer versenkt wird. Das kam aber für mich absolut nicht in Frage! Auf einer Internetseite stand unter anderem ausführlich beschrieben, wie die Asche ganz legal ins Ausland (Niederlande oder Schweiz) gelangen kann und was für Möglichkeiten es dort gibt, unter anderem die von uns gewünschte Ascheausstreuung. Das im Internet gleich mitgelieferte Formular benutzte ich, telefonierte außerdem mit dem niederländischen

Krematorium und so beauftragen wir sie, die Asche von unserem Sohn beim hiesigen Bestattungsunternehmen anzufordern. Das klappte alles problemlos.

Wir entschlossen uns für eine Ascheausstreuung auf der Nordsee, wobei wir selbst anwesend sein wollten. Wir fuhren also nach Holland. Am Morgen der Ausstreuung bekamen wir jedoch einen Anruf, dass das Wetter zu schlecht sei, die Wellen zu hoch, und die Ausstreuung auf See nicht stattfinden könne. Auch für den nächsten Tag war kein besseres Wetter vorhergesagt, sodass wir erneut in ein Loch fielen.

Wir fuhren erstmal zurück nach Deutschland. Da wir aber auf der Rückreise sowieso fast am Krematorium vorbei kamen und ich außerdem noch eine Kette mit ein bisschen Asche füllen lassen wollte – das ist alles möglich –, fuhren wir beim Krematorium vorbei. Dort fühlten wir uns bestens aufgehoben, es ist viel offener und nicht so tabuisiert. Irgendwie ist uns dann dort die Entscheidung gekommen, dass wir die Asche einfach mitnehmen.

Da fing dann die Überlegung nach ‚Plan B‘ an. Ich wollte die Asche am Gardasee verstreuen, wo unser Sohn gezeugt worden war. Wir haben sogar überlegt, ob wir die Urne einfach zu Hause im Regal stehen lassen. Da hatte ich sie bei meiner Heimkehr hingestellt, als ich aber am nächsten Tag zur Arbeit fuhr, hatte ich ein komisches Gefühl, mein Kind alleine zu Hause zu lassen. Das wurde also recht schnell abgewählt.

Am Donnerstag haben wir dann entschieden, dass es der Gardasee sein soll! Wir machten wir eine Wanderung auf einen Berg hinauf. Als wir oben ankamen, fing es in dem Moment an zu regnen: der Himmel weinte mit uns, weil wir so eine traurige Mission ausführten. Wir richteten den Platz her. Wir machten ein paar Fotos und dann lasen wir zusammen eine selbstgeschriebene Geschichte laut vor.

Wir haben die Urne zusammen in die Hand genommen und dann die Asche ausgestreut ... Es war so traurig und gleichzeitig auch so gut!"

Bestatter

Wie wichtig ein gutes Bestattungsinstitut ist, sieht man an Susannes Geschichte. Um zu verdeutlichen, was alles an der Begleitung und Beerdigung der kleinen Stella gelungen ist, kommt sie deshalb zunächst

selbst zu Wort. Danach folgen einige Eindrücke aus meinem eigenen Gespräch mit der Bestatterin. Susanne berichtet über den Kontakt mit der Bestatterin nach der stillen Geburt ihrer Tochter:

„Meine liebe Freundin hat uns ein außergewöhnliches Bestattungsunternehmen genannt. Hier fanden wir Cornelia, eine hingebungsvolle Begleiterin. Mit ihr führten wir ein sehr ausführliches, intensives Trauergespräch, erzählten von Stella und planten mit ihr die Beerdigung, die Trauerfeier und alles weitere. Wir selbst wurden in diese Ereignisse geworfen, nach denen wir nicht gefragt hatten, die uns überforderten, und doch mussten wir uns all dem stellen.

Cornelia machte uns Mut, den kleinen Sarg anzufassen, sie machte uns Mut, viele Erinnerungsstücke in den Sarg zu legen, Kleider auszusuchen, eine Mütze, eine Decke. Wir gingen zum Friedhof, um uns auf dem Kinderfeld umzusehen. Ganz in weiß war dort alles gehüllt, doch die vielen bunten Windmühlen zeigten uns: Hier ist unsere Kleine in guter, fröhlicher Gesellschaft. Freunde schickten uns Lieder, die für die Trauerfeier angemessen waren, und so drehte sich in den zwei Wochen nach der Geburt alles um dieses ‚Fest‘ für Stella – das einzige, was wir ihr je schenken durften.

Es war ein unheimlicher Kraftakt, aber der hat uns wahrscheinlich am Leben und Atmen gehalten. Unser Traupastor wollte selbstverständlich die Trauerfeier durchführen. Wir hatten die Kapelle mit weißen Blumen, Kerzen, gefalteten Kranichen und Luftballons geschmückt.

Der kleine Sarg wirkte winzig in der Mitte des Raumes. Bevor unsere Gäste kamen, hatten wir noch einige Zeit allein mit unserem Kind. Mein Mann wollte sie unbedingt noch einmal sehen, sich eigens von ihr verabschieden und ihr unsere Gaben in den Sarg legen. Ich blieb mit unserem Pastor so lange im Hintergrund. Anschließend schmückten wir ihren Sarg mit ganz vielen Sternen.

Jeder unserer Trauergäste sollte ein kleines Teelicht nehmen und es zu dem Sarg stellen. Wir waren überwältigt, wie viele Menschen da plötzlich vor uns standen, mit uns weinten, uns in den Arm nahmen. Unser Pastor hielt eine wunderschöne Ansprache, über die wir mit ihm zuvor lange gesprochen hatten. Unsere Lieder (‚Drei Haselnüsse für Aschenbrödel‘, ‚Der Weg‘, ‚Unerwartet‘, ‚Geboren um zu leben‘) begleiteten die Worte und geleiteten uns dann auch hinaus zu ihrem Platz.

Mein Mann trug den kleinen Sarg, ich folgte mit ihrer Kerze, und hinter uns ein langer Zug aus Familie und Freunden. Ein Luftballon bahnte sich schon vorab seinen Weg gen Himmel, und unser Pastor quittierte das mit: „Na, der wollte wohl schon los."

Zu viert ließen wir den Sarg hinunter in die Erde, eine Freundin von mir ging sogar auf die Knie, weil es ein wenig hakte, und zeigte so absolut keine Scheu. Dafür bin ich ihr bis heute dankbar. Anschließend ließen wir alle Ballons steigen, unsere beiden verfingen sich direkt im Baum über Stella und harrten dort sicher die folgenden drei Monate aus, beschützend über ihr."

Die Bestatterin, die Stellas Familie begleitet hat, erzählt über ihre Arbeit und ihren Umgang mit verwaisten Eltern:

„Verwaiste Eltern kommen meist auf Empfehlung, seltener haben sie unser Ladengeschäft einmal gesehen, das sich aber deutlich von anderen Bestattungsinstituten abhebt. Häufig telefonieren wir zunächst, um zu hören, wie viel Beratung und Unterstützung gleich benötigt wird, und machen einen Termin für ein Treffen aus.

Das Treffen kann zu Hause, im Krankenhaus oder im Hospiz stattfinden. In einer ersten Orientierung geht es darum, die gesetzlichen Grundlagen zu erklären und gemeinsam zu überlegen, welche Schritte des Abschieds vor der eigentlichen Beerdigung möglich und gewünscht sind.

Großen Wert legen wir dabei auf Rituale. Die Eltern äußern Ideen für die Beisetzung. Dann wird ein Folgetermin vereinbart. Die wichtigste Information aus diesem ersten Gespräch lautet für die Eltern: ‚Nehmen Sie sich Zeit, Sie haben Zeit.'

Einige Tage später folgt wieder ein Treffen, in dem Formalitäten geklärt, der Vertrag mit dem Bestatter unterschrieben und erste Antworten auf die Anstöße der Eltern gegeben werden. Hier werden Eltern auch ermutigt, sich aktiv zu beteiligen, beispielsweise indem sie den Sarg bemalen, das Waschen und Anziehen ihres Babys übernehmen oder ihm Erinnerungsstücke mitgeben.

Zur Trauerfeier werden Themen wie Musik, Texte, Blumen und anderer Schmuck sowie Rituale im Rahmen der Beisetzung besprochen. Wir begleiten die Eltern etwa vier Wochen, und im Jahr nach der Bestattung werden sie zu einer Erinnerungsfeier eingeladen, die allen von uns Bestatteten eines Kalenderjahres gilt. Begleitungen von verwaisten Eltern sind oft mit extremerer Trauer verbunden, und auch als Bestatter geht einem der Tod von Kindern besonders nahe."

* Einen guten Bestatter für eine Kinderbestattung zu finden, ist nicht ganz einfach. Immer noch gibt es im Bestattungswesen relativ wenig Konkurrenz, auch wenn das obige Beispiel zeigt, dass sich die Suche nach einem kompetenten Partner lohnt. In manchen Gegenden kommt hinzu, dass es auf den Friedhöfen einen sogenannten „Vertragsbestatter" gibt, der sozusagen alleinig die Bestattungen in dem entsprechenden Gelände vornimmt. Diesen müssen Eltern aber nicht beauftragen. Zudem dürfen die Kliniken offiziell keinen Bestatter empfehlen, es lohnt sich aber, nachzufragen, ob „unter der Hand" nicht doch mit bestimmten Instituten besonders positive Rückmeldungen verbunden sind.

Nadine, deren Sohn nach vier Lebenstagen auf der Frühgeborenenintensivstation gestorben ist, meint:

„Zudem gab die Kinderärztin uns ein Bestattungsunternehmen an, mit welchem sie gute Erfahrungen machten. Obwohl diese indirekte Werbung eigentlich nicht erlaubt ist, waren wir einfach nur froh, dass man uns für die Beerdigung sagte, was wir wann und wie tun können. Wir wären ansonsten verloren und überfordert gewesen."

Alternativ gibt es mittlerweile innerhalb Deutschlands überregional arbeitende Bestatter, die sich spezialisiert haben und/oder einen besonders sensiblen Umgang mit verwaisten Eltern zeigen.

Eine gute Ergänzung bieten Angebote von Sterbeammen, Sterbegefährten oder Sternenkinder-Doulas, die nicht nur rund um die Beerdigung ein ganzheitliches Angebot zur Trauerbegleitung machen.

* Da für euch vielleicht auch die Kostenfrage wichtig ist, ist genaue Vorinformation wichtig. Dafür aber fehlt oft die Kraft. Vielleicht könnt ihr euch Hilfe suchen, um dies zu ermitteln. Der Umgang mit dem Tod kleinster Kinder ist höchst verschieden. Manche Bestatter berechnen nur einen kleinen Betrag, offensichtlich die Selbstkosten, im anderen Extrem wird die Lage der Eltern ausgenutzt.

Aus eigener leidvoller Erfahrung weiß ich, dass ein unsensibler Bestatter Vieles verhindern und Vieles zunichtemachen kann, was von großer Wichtigkeit für den Trauerprozess ist. Die folgenden Überlegungen und „Regeln" sind also nicht zuletzt aus der Umkehrung dessen entstanden, was ich selbst als unvereinbar mit dem würdevollen Abschied von meiner Tochter fand. Zudem fließen hier positive und negative Erfahrungen aller Eltern dieses Buches ein.

Eigene Ideen zur Bestattung einbringen

Sich aktiv um die Beerdigung kümmern zu können, bedeutet eventuell, in einem unfassbaren Geschehen erstmals wieder Kontrolle zurückzugewinnen und das Empfinden zu haben, es müsse nicht alles innerhalb von Minuten oder Stunden entschieden werden.

Insbesondere wenn euer Kind nicht bestattungspflichtig ist, gibt es keinerlei Vorschriften, die euch daran hindern, intuitiv euren Abschied und die Bestattung so zu gestalten, wie es euch entspricht. Judith, deren Kind in der 12. Schwangerschaftswoche starb, sagt:

„Wir haben es im Garten begraben und eine Rose darauf gepflanzt."

Eine Bestattung zu planen, insbesondere nach einer Kremation, muss nicht in Hektik geschehen.

✱ Oft ist es sogar von Vorteil, wenn ihr euch für bestimmte Entscheidungen und auch Handlungen Zeit nehmt. Beispielsweise ist es heute bei vielen Bestattern möglich, einen Sarg zu nehmen, den ihr – gegebenenfalls gemeinsam mit lebenden Geschwisterkindern – selbst bemalt.

Natalie erzählt von dem Behältnis, in dem ihre Tochter Elfie bestattet wurde:

„Ihre kleine Kiste, in der sie lag und auch bestattet wurde, haben wir mit Elfen beklebt. Innen war sie ausgestattet mit einem Tuch, damit sie weich liegen konnte. Im Deckel haben wir ein schönes Hochzeitsbild von uns befestigt, so konnte sie uns immer sehen. Außerdem hat sie den Schlüssel von unserem Hochzeitsschloss an der Hohenzollernbrücke – es ist eine Tradition in Köln, dass man zur Hochzeit ein Schloss an der Brücke befestigt. Auf unserem Schloss war sie auch schon als Inschrift x vermerkt, da wir damals noch nicht wussten, ob sie ein XX oder XY wird. Außerdem haben wir ihr eine kleine Gummiente mitgegeben, denn wir sammeln Gummienten im Bad."

Lisa[M] berichtet:

„Wir haben selbst Texte, Gebete und Klavierstücke ausgesucht."

Die Auswahl von Musik und Textbausteinen ist eine gute Möglichkeit, eure eigenen Wünsche einzubringen. Im Anhang sind einige Musikbeispiele, die Eltern für dieses Buch genannt haben, aufgeführt.

Auch das Vorbereiten und Einsargen eures Babys könnt ihr selbst vornehmen. Viele Väter entscheiden sich, den Sarg selbst zu tragen. Dass das nicht gestattet sei und man einen erfahrenen Sargträger beauftragen müsse, stimmt nicht. Jochen allerdings berichtet von einem „Gewohnheitsrecht":

„Der Sarg wurde vom Friedhofswärter allein getragen, er lehnte es ab, mich den Sarg tragen zu lassen."

Bei der Erdbestattung auf einem offiziellen Friedhof muss das Ausheben des Grabes allerdings von einer Fachkraft vorgenommen werden, hier gibt es offiziell keine Möglichkeit, selber tätig zu werden

Andere Menschen in den Abschied einbeziehen

Für Sterneneltern gibt es viele Möglichkeiten, die Beerdigung mitzugestalten. Am wichtigsten ist dabei neben der Frage nach dem Ablauf der Zeremonie bestimmt die Entscheidung, welche Personen diesen besonderen Tag miterleben sollen.

Wenn ihr nicht nur zu zweit oder im engsten Familienumfeld bei der Beisetzung zugegen sein wollt, dann bietet es sich an, in einer Zeitungsanzeige oder mit einer konkreten Einladung auf den Termin hinzuweisen. Susanne hat dies für die Beerdigung ihrer Tochter Stella mit dem nachfolgend abgedruckten Schreiben an Familie, Freunde und Bekannte gemacht.

In der Einladung wird auf die konkreten Wünsche der Eltern hingewiesen. Susanne und ihr Mann wollten nicht, dass die Gäste – wie in unserem Kulturkreis bei Erwachsenenbestattungen üblich – in gedeckten Farben oder schwarz gekleidet kommen, sondern bunt. Sie baten ihre Gäste auch, eine Blume für Stella mitzubringen. Erde auf Stellas kleinen Sarg zu werfen, erschien ihnen zu schwer, Blumen und kleine Blätter entsprachen ihrer Vorstellung von Stellas Begleitung in den Himmel viel mehr.

> „LICHT WÄRMT UNS IM WINTER,
> ZEIGT UNS DEN WEG IM DUNKELN
> UND GIBT UNS HOFFNUNG IN
> SCHWEREN ZEITEN."
>
> LIEBE FAMILIE, LIEBE FREUNDE,
>
> UNSERE KLEINE TOCHTER STELLA IST UNSER LICHT
> UND STRAHLT JETZT ALS STERN AUF UNS HERUNTER…
>
> IHREN LETZTEN WEG GEN HIMMEL MÖCHTEN WIR MIT EUCH GEMEINSAM GEHEN,
> DIE IHR UNS IN DER SCHWEREN ZEIT DES ABSCHIEDNEHMENS BEGLEITET HABT.
>
> AM MONTAG DEN 13.12. WIRD UNSER GRÖSSTES GLÜCK AUF DEM
> FRIEDHOF ZUM HIMMEL AUFSTEIGEN. DIE TRAUERFEIER FINDET
> UM 10:30 UHR IN DER KAPELLE STATT.
>
> WIR BITTEN EUCH, EURE LIEBLINGSBLUME FÜR STELLA MITZUBRINGEN
> UND NICHT IN SCHWARZ, SONDERN IN BUNT ZU KOMMEN.
>
> ANSCHLIESSEND MÖCHTEN WIR MIT EUCH
> UNSEREM KLEINEN ENGEL GEDENKEN.
>
> WIR DANKEN EUCH VON HERZEN ·
>
> SUSI UND CHRIS

Ob ihr eine Bestattung im kleinsten Kreis, die familiäre Variante oder eine größere Beerdigung wählt, solltet ihr ganz individuell und intuitiv entscheiden. Ich selbst fühlte mich anfangs von dem Gedanken an weitere Personen – außer unseren Kindern, meinen Eltern und Schwiegereltern – völlig überfordert. Die vorher nicht abgesprochene Anwesenheit der Leiterin des örtlichen Kindergartens, den unsere größeren Kinder zu diesem Zeitpunkt besuchten, empfand ich trotzdem als sehr schön und fühlte mich später dort auch entsprechend gut aufgehoben mit meiner Trauer.

Im Nachhinein hätte ich mir wahrscheinlich eine größere Feier gewünscht, um auch anderen Menschen unseren Verlust deutlich zu machen und sie teilhaben zu lassen an Lillys kurzem Dasein.

Vielleicht aber geht es euch wie Judith[M], die ihre Tochter nur zusammen mit ihrem Partner verabschieden wollte:

„Aufgrund der Tatsache, dass nur wir Eltern unsere Tochter kennengelernt hatten, haben wir uns auch bewusst gegen eine Feier, sondern für einen ganz stillen Abschied entschieden. Das wurde von der ganzen Familie respektiert. Wir haben uns ohne Redner, Musik und Feier in stillem Gedenken im Trauerraum des Friedhofs zu zweit von ihrer Urne verabschiedet und sie dann auf ihrem letzten Weg begleitet. Es war mir aber sehr wichtig, auch von ihrer Urne einige Fotos zu machen, da sie ein Teil der ganz wenigen Erinnerungen ist, die wir von ihr haben. In das Grab habe ich ihr einen kleinen Teddy und ein Foto von uns mitgegeben."

Oder ihr möchtet euer Baby im engsten Familienkreis beisetzen, wie es Natalie und ihre Familie getan haben:

„Wir wollten keine Friedhofstouristen und haben unser Kind nur im Kreise der Familie ganz früh am Morgen bestattet. Mein Mann hat sie in ihrer Elfenkiste in

Mein Sternenkind 177

das vorbereitete Loch gelegt. Danach hat der Fried-hofsgräber das Grab verschlossen, und wir haben es mit einem wunderschönen Herz aus rosa Hortensien geschmückt. Eine Hortensie steht jetzt immer frisch auf unserem Wohnzimmertisch. Auch die Blumen aus dem Herz habe ich mir später getrocknet und neben ihrem Foto in unserem Schlafzimmer aufgestellt."

Weitere Menschen einzuladen ermöglicht euch, einem größeren Kreis deutlich zu machen, dass euch dieses kleine Wesen und sein Tod prägt. Nadine war bei Rios Beerdigung überrascht:

„Es waren so viele Freunde und Verwandte gekommen. Das fand ich einfach schön."

✳ Wenn ihr euch für eine Sammelbestattung entscheidet oder euch nur diese Möglichkeit offensteht, dann findet euer Abschied mit einer größeren Anzahl fremder Familien statt, die sehr unterschiedliche Auffassungen über Beisetzungen und Trauerfeiern haben können, die aber alle durch ein ähnliches Schicksal, den Verlust ihrer Kinder, verbunden sind. Nicole[G] erzählt davon:

„Wir bekamen eine Einladung, vorne drauf war ein Stern, in der Mitte stand ‚Es geschieht, dass eine kleine Seele die Erde nur streift. Ihr Ankommen und Gehen fallen in eins. Ihr kurzes Verweilen ist nicht umsonst, denn sie verändert die Erde. Sie hinterlässt Spuren in den Herzen derer, die sie erwartet haben. Mögen diese Spuren in die Zukunft führen. (Doris Keller)'. Dieser Spruch hat mich sehr bewegt.

Wir sind dann zu dem Friedhof gegangen, ich habe einen Strauß voll bunter Blumen mit einem Teddy drauf gekauft und hielt ihn in der Hand. Wir stellten uns in eine Schlange von wartenden Menschen mit gleichem Schicksal, die ebenfalls in den Raum wollten. Uns wurde eine Kerze und einen Ablaufplan gegeben mit den Worten, dass wir später in einem Buch für unser Sternenkind etwas schreiben können. Ich stellte die Kerze auf die Ablage, ging dabei an den zwei liebevoll bemalten Särgen und der ebenso liebevoll gestalteten Urne vorbei. Es war jeweils eine Schnecke darauf.

Ich fühlte Trauer und Unverständnis und auch ein wenig Verblüffung, dass so viele Menschen ein Kind verloren haben. Musik begann, der Pastor sagte etwas, dann wurde etwas über das Symbol der Schnecke erzählt und welchen Bezug, welche Bedeutung sie für unser Schicksal trägt.

Im weiteren Verlauf der Trauerfeier lasen Hebammen Texte vor. Was ich bewusst miterlebt habe, war das Lied ‚Siehst du, wie viel Sternlein stehen'. Meine Tränen liefen, sie liefen eigentlich unentwegt.

Dann kamen Männer, die die Särge und die Urne raustrugen, wir alle hinterher, jeder nahm noch seine Kerze mit. An der Wiese angekommen wurde leise Musik gespielt, die Pfarrer haben noch etwas gesagt, und dann ging jeder nacheinander ans Grab ... wir waren dran, ich weinte immer noch, gab den Stern ins Grab und stellt die Blume mit dem Teddy daneben, ich schaute hinein und ging weg. Es ist unbeschreiblich, was da in mir vorging, abseits der Menge weinte ich stärker.

Wir blieben bis zum Schluss. Ich hatte Redebedarf, und somit sprach ich nach kurzem Warten eine Frau an, die sich als Vorsitzende der Selbsthilfegruppe vorstellte."

Sammelbestattungen finden in größeren Abständen statt, und so kann es sein, dass diejenige in eurem Umkreis noch mehrere Monate auf sich warten lässt. Meist gibt es örtliche Initiativen, so dass ihr euch nicht darum kümmern müsst, sondern nur im Krankenhaus mitzuteilen braucht, dass ihr eine solche Bestattung wünscht. Dann wird euer Baby zu gegebener Zeit entsprechend beigesetzt.

In Bayern beispielsweise werden auch bei fehlendem Elternwunsch alle Kinder, egal welchen Alters und Gewichts, bestattet, doch das ist in anderen Bundesländern nicht unbedingt so.

Die Sammelbestattung ist üblicherweise nicht mit Kosten verbunden. Vom Ritus her wird meist eine ökumenische Feier abgehalten, die auch nicht-religiös gebundenen Eltern offensteht. Hilfreich kann es sein, dir vorher eine Sammelbestattung oder zumindest den Bestattungsplatz anzusehen und/oder ein Gespräch mit den Organisatoren zu führen.

Es gibt unterschiedliche Vorgehensweisen und ihr habt vermutlich konkrete Vorstellungen davon, was euch wichtig ist. Wichtige Fragen könnten – einzeln oder gemeinsam durchdacht – sein:

- Wird mein / unser Kind bei seinem Namen genannt?
- Welcher Grabschmuck / welche Erinnerungsstücke sind am Sammelgrab erlaubt?
- Inwiefern können wir uns als Eltern in die Abläufe der Beisetzung einbringen?

Die Begleitung durch andere Menschen kann auch bedeuten, den Bestatter, den Vertreter der Kirche, einen professionellen Redner oder eine vertraute Person zu bitten, eine Ansprache zu halten. Trudi meint:

„Der Priester erwartete uns am Grab. Die Trauerfeier war kurz, aber schön gestaltet. Er hat schöne Worte gefunden und wir waren ihm dankbar, dass er dies in die Hand genommen hat."

Angela findet auch:

„Die Predigt war sehr schön geschrieben. Ich habe sie mir vom Pfarrer schicken lassen, da ich davon nichts mitbekommen habe. Sie hat mich zu Tränen gerührt."

Auch ihr selbst möchtet vielleicht einige Worte sagen, die Großeltern oder Geschwister ebenso. Darüber hinaus ist es möglich, Gäste der Beerdigung – den Paten / die Patin oder andere Nahestehende – um eine Lesung oder, im christlichen Rahmen, eine Fürbitte zu bitten. Astrid[S] meint:

„Jeder von uns – unsere Eltern und wir – hat bei der Beisetzung etwas vorgetragen oder gesagt."

Susanne sagt:

„Ich hatte eine kleine Ansprache vorbereitet, doch überwältigt hat mich und alle anderen mein Mann. Er sucht sonst nie die Öffentlichkeit, doch für seine Tochter ist er über seinen Schatten gesprungen. Völlig frei sprach er nur zu ihr, so, als wären die 90 Gäste nicht im Raum. Er gestand ihr seine Liebe, seine Freude, sein Glück und seine Verzweiflung. Dann spielte er ihr ein eigenes Stück auf der Mundharmonika."

Nicoles Mann hat die Grabrede für seine Tochter selbst geschrieben, vorgelesen wurde sie von der anwesenden Seelsorgerin:

„Liebes Baby, bisher war es nicht möglich, eindeutig festzustellen, ob Du ein Junge oder ein Mädchen warst. Deshalb warten wir noch ein wenig, bevor wir Dir einen Namen geben, wir hoffen, Du bist deshalb nicht traurig, dass wir Dich bis dahin mit „unser Baby" ansprechen. Leider bist Du, warum auch immer, bereits nach 15 Wochen verstorben und konntest Deine vier Geschwister [...] sowie Deine Eltern hier auf der Erde nicht näher kennenlernen. Ebenso konnten wir Dich leider nicht in unserer Mitte aufwachsen sehen, Dein Lachen hören oder beobachten, wie Du fröhlich mit Deinen Geschwistern im Garten spielst.

Auch Deine Großeltern hier hätten sicher schöne Stunden mit Dir verbracht. Ebenso wirst Du von Deiner Tante und von Deinem Onkel vermisst; sie haben sich schon so auf Dich gefreut. Wir glauben fest daran, dass Deine Seele zu unserem Herrn im Himmel aufgestiegen ist. Jesus Christus hat durch seinen Tod das Himmelreich für alle Menschen geöffnet, und dass er besonders auf die Kinder aufpasst, das hat er bereits verkündet [...].

Nun bist Du ein Sternenkind und passt gut auf Deine Geschwister auf. Hier wirst Du begraben, bei Deinen Großeltern [...], sie werden Dich im Himmel empfangen und Dir zeigen können, wo wir auf der Erde leben. Als Orientierungshilfe werden wir auch dort einen festen Stein für Dich setzen, zu dem wir öfter im Gedenken an Dich kommen können als hierher. Gehe nun in Frieden, in unseren Herzen wirst Du immer wohnen."

Ich hatte bei Lillys Beerdigung keine Kraft, irgendetwas davon selbst zu organisieren. Auch Trudi ging es bei der Beerdigung ihres Sohnes Aaron so und sie erinnert sich:

„Die Oma hat Blumen besorgt, auch einen kleinen Blumenstrauß für Aarons Bruder. Wir waren noch zu sehr geschockt, um selber an solche Dinge zu denken."

Bei uns war es so, dass meine Mutter am Grab eine sehr berührende Geschichte vorlas, die uns und auch unseren Kindern, ihren Enkeln, symbolisch erklärte, warum Lilly nur so kurz bei uns geblieben war. Das war eine persönliche Note, die ganz wichtig war.

Ich fand allerdings, dass ich selbst meiner Tochter Gedanken und Worte mit auf ihren Weg hätte geben sollen.

✱ Mein Bedauern über die versäumten Chancen der Beerdigung verschwand, als ich ein Jahr später eine Erinnerungsfeier (siehe Kapitel „Trauer, Erinnerung und Heilung") organisierte, in der meine Vorstellungen zu einem würdevollen Abschiednehmen umgesetzt waren. Selbst wenn also die Beerdigung, die ein wichtiges Ritual im Prozess des Abschieds ist, nicht oder nur teilweise euren Vorstellungen entspricht oder ihr glaubt, etwas versäumt zu haben, gibt es die Möglichkeit des symbolischen Nachholens.

Geschwisterkinder teilhaben lassen

Gerade für kleinere Kinder, die das erste Mal eine Beerdigung erleben, ist der Ritualcharakter des Ereignisses sehr wichtig. Kinder sollten nicht gegen ihren Willen an der Beisetzung teilnehmen müssen, doch nur sehr selten möchten Kinder nicht mitkommen. Häufiger entscheiden sich Eltern, ihrem Kind dies nicht zuzumuten. Dabei ist es mit einer guten Vorbereitung und – besonders bei jüngeren Kindern – einer zusätzlichen Vertrauensperson neben den Eltern gut möglich, dass Kinder an der Beerdigung teilnehmen und diese als sinnstiftend empfinden.

* Es gibt etliche Varianten, wie Kinder bei der Vorbereitung der Beerdigung und auch bei der Beerdigung selbst aktiv beteiligt werden können: Sie können Blumen für den Grabschmuck mit aussuchen, oder ein Bild malen oder etwas basteln, das in den Sarg oder ins Grab gelegt wird. Es ist möglich, Luftballons für das Geschwisterchen fliegen zu lassen. Außerdem können Kinder einen Korb oder eine Schale mit Blumen halten. Ältere Kinder könnten auch ein Gedicht oder eine Geschichte vorlesen. Martina erzählt:

„Die Mädchen haben jeweils ein Bild für Elias gemalt, was innen in den Deckel des Sarges geheftet wurde, damit Elias die Bilder ‚sehen‘ kann, außerdem wurden Fotos in den Deckel geheftet, so dass Elias von jedem von uns ein Foto hat. Einer unserer Söhne hat Elias ein kleines Spielzeugauto mitgegeben, einen roten Ferrari, mit dem er selbst früher sehr gerne und viel gespielt hatte.“

Begleitgegenstände für dein Sternenkind

Bereits in vergangenen Abschnitten ist deutlich geworden, wie wichtig Erinnerungs- und Begleitstücke für euch sein können. Sie sind eine weitere Möglichkeit, zwischen euch und eurem Baby eine enge Verbindung herzustellen.

Am häufigsten werdet ihr als Eltern, eventuell noch Geschwister und Großeltern persönliche Gegenstände haben, die ihr dem Baby gern mit auf seinen Weg geben wollt.

Das können beispielsweise persönliche Briefe, Gedichte, Bilder, Zeichnungen, aber auch Kuscheltiere oder Schmuck sein. Jasmin meint:

„In den Sarg haben wir ein Kuscheltier mit hineingelegt, das ich extra zweimal gekauft habe. Das andere habe ich bei mir am Bett als Erinnerung.“

Eine Bestattungsfeier organisieren

Es gibt zahlreiche Möglichkeiten, eine Bestattungsfeier so zu gestalten, dass ihr euch dabei gut aufgehoben fühlt. Christian erzählt:

„Das Grab wurde sehr schön mit Blumen geschmückt, und auch eine Staffelei mit Elias' Bild stand am Grab. Es wurden zwei Kinderlieder gespielt.“

Weniges ist verbindlich, und allein schon die verschiedenen Bestattungs- und Grabformen machen ganz unterschiedliche Abläufe möglich.

Häufige Elemente sind jedoch eine kleine Abschiedsfeier mit einer Rede, der Gang zum Grab, das Herablassen des Sarges oder der Urne in die Erde sowie – zumeist nach der Rückkehr vom Friedhof – ein Beisammensein der Trauergäste. Antje[M] erklärt:

„Bevor Moritz beerdigt wurde, wurde sein Sarg und ein großes Foto noch in einem sehr schönen Raum des Bestatters in der Mitte, mit ganz vielen Kerzen und Blumen, aufgebahrt. Um ihn herum standen dann die ganzen Stühle in einer Art Kreis. So konnte jeder den Sarg mit Moritz sehen. Zu Beginn liefen dann unser ausgesuchtes Lied und seine Fotos über eine Leinwand. Dann hat der Pfarrer das Wort übernommen und eine wirklich schöne Rede gehalten. Es hätte keiner besser machen können, er kannte Moritz, und das hat man einfach gemerkt. Mein Mann hat dann noch Fürbitten vorgetragen, und es wurde eine wirklich schöne Gedenkfeier. Anschließend ging es gemeinsam zur Beisetzung auf den Friedhof. Mein Mann trug den Sarg vom Auto bis ans Grab. Das war wirklich herzzerreißend und hat mir so unglaublich weh getan. Am Grab fand die Beerdigung statt, und jeder konnte Moritz noch etwas mit auf seine letzte Reise geben.“

Und Ramona erinnert sich:

„Am Tag der Beisetzung waren meine Mutter, meine Schwester, die beiden Brüder meines Mannes und ihre Familien bei uns. Wir wollten keine ‚traurige‘ Feier. Dass die Beisetzung sehr emotional und traurig sein wird, war allen klar. Aber es sollte ein Tag sein, der allen bewusst macht – auch uns –, wir haben

einen Sohn, der leider nicht bei uns sein darf, aber immer in unserer Mitte sein wird. Ich habe den Tisch in Grüntönen gedeckt, da dies die Farbe sein sollte, die wir uns schon für sein Zimmer überlegt hatten. Außerdem haben wir Efeupflanzen als Symbol für Unsterblichkeit ausgesucht und sie auf den Tisch gestellt. Dazu haben wir kleine grüngelbe Windrä-der gekauft, die in die Efeutöpfe kamen, und grüne Kerzen. Wir haben einen traurigen, aber auch sehr schönen Tag in Kreise unserer Familie verbracht und waren glücklich, dass sie Johann auf seinem letzten Weg begleitet haben und ihn durch ihre Anwesenheit quasi in die Familie aufgenommen haben. Es war ein würdiger Tag, der uns den Weg in eine ‚neue' Zeit ge-ebnet hat."

Viele Eltern entscheiden sich, das übliche Vorgehen, Erde auf den Sarg oder die Urne zu streuen, durch Blumen zu ersetzen. Blütenblätter wirken nicht so schwer und scheinen besser zu einem kleinen Baby zu passen.

Dieser Vorstellung entsprechen auch andere mögli-che Rituale, die mit dem Gedanken verbunden sind, das Baby in den Himmel aufsteigen zu lassen. Dies können Seifenblasen sein, und auch Ballons können in den Himmel steigen. Martina sagt:

„Wer noch ans Grab treten mochte, konnte eine Handvoll Rosenblütenblätter ins Grab werfen, und wir hatten herzförmige Luftballons mit Helium be-sorgt, so dass jeder Gast der Beerdigung einen Luft-ballon steigen lassen konnte, um Elias so einen Gruß zu senden. Die Luftballons verteilte der Bestatter an die Gäste, die ans Grab traten."

* Zu Beerdigungen ist es üblich, dass Gäste Geschenke machen, meist in Form von Blu-mengestecken und/oder Geld. Manche El-tern wünschen sich einen besonderen Sinn für diese Gaben. Es ist gut möglich, die Gäste in der Einladung um eine Spende zugunsten einer karitativen Einrich-tung, der örtlichen Frühgeborenenstation, einer Orga-nisation für verwaiste Eltern o. Ä. zu bitten.

Schön sind für Sterneneltern und -geschwister auch passende Bücher oder ein Album, in dem die Fami-lie ihre Erinnerungen an das Sternenkind festhalten kann.

Entscheidung für einen Grabstein / ein Grabkreuz

Nach der Beerdigung und in Abhängigkeit von der Grabform steht für euch als Eltern die Frage im Raum, wie ihr das Grab gestalten möchtet. Dazu müsst ihr zunächst die Friedhofsordnung kennen, die beispiels-weise bestimmte Steine, Bepflanzungen, Bildnisse des Gestorbenen, bestimmte Beigaben für Kinder-gräber (Kuscheltiere, Windräder) o.Ä. ausschließen kann. Im möglichen Rahmen könnt ihr euch dann für verschiedene Lösungen entscheiden.

Die erste Frage gilt dabei, soweit es sich nicht um ein Sammelgrab handelt, dem Grabstein. Vermutlich wird im Rahmen der Bestattung zunächst ein „Interims"-Grabstein oder -kreuz aufgestellt, das aber dauerhaft den Witterungsbedingungen nicht standhält. Dem-nach könnt und solltet ihr euch überlegen, ob ihr ein Kreuz (beispielsweise aus Holz, Stein oder Glas), ei-nen Stein mit einer Inschrift oder ein anderes Grab-symbol, beispielsweise eine bemalte Tonkugel, mit dem Namen und eventuell weiteren Daten eures Kin-des aufstellen wollt. Je nach Größe und Verarbeitung kann es sich um ein selbst gefertigtes Stück handeln oder um ein erworbenes.

Mittlerweile gibt es vielfältige Angebote, auch von be-troffenen Eltern, die ihre Fähigkeiten für andere Ster-neneltern im Rahmen eines gewerblichen Angebots verfügbar machen. Natalie beschreibt:

„Sie hat einen wunderschönen Grabstein in Form ei-nes Sterns bekommen."

Zur Grabpflege sind im Kapitel „Trauer, Erinnerung und Heilung" noch weitere Vorschläge gemacht.

Rechtliches

Rechtliche Fragen sind nach dem Tod eines Kin-des wichtig, denn schließlich bestimmen sie mit, in welchem Rahmen der Abschied von deinem Kind geschehen kann und welche Möglichkeiten du – ge-meinsam mit dem anderen Elternteil – hast.

Allerdings ist das Juristische auch ein besonders kom-plexes Feld. Zum einen, weil Vieles in Deutschland auf der Ebene der Bundesländer und in Österreich sowie der Schweiz ganz verschieden geregelt ist, und zum anderen ändern sich – oft zum Vorteil verwaister Eltern – Regelungen immer wieder, so dass die Gefahr groß ist, nicht den für dich als Leser(in) aktuellen Stand abzubilden.

Personenstands- und Bestattungsrecht

Besonders viel Bewegung besteht derzeit in den Bestattungsgesetzen und dem Personenstandswesen bezüglich der Personenwürdigkeit kleinster Kinder unter 500 Gramm Geburtsgewicht.

* Ein betroffenes Elternpaar – Barbara und Mario Martin – hat erwirkt, dass auch die Existenz von Kindern unter 500 Gramm Geburtsgewicht, die zum Zeitpunkt der Geburt nicht gelebt haben, auf dem Standesamt bescheinigt wird. Das ist zeitlich rückwirkend unbegrenzt möglich (aber nicht verpflichtend). Es genügt die Vorlage eines Nachweises über die Schwangerschaft und die Fehlgeburt.

Lange Zeit war das aber nicht so, und Natalie hat ihre Gefühle als betroffene Mutter in eindringliche Worte gefasst:

„Ich habe mein Kind 30 Wochen unter dem Herzen getragen. Ich habe es geliebt, es gespürt, mir Sorgen gemacht, es auf die Welt gebracht und es begraben. Trotzdem habe ich als Mutter keinen Anspruch auf Mutterschutz. Und das alles nur, weil meine Tochter es nicht geschafft hat, 500 Gramm auf die Waage zu bringen. Dass es aber manchmal auch Abweichungen gibt und ein Kind mit 30 Wochen noch nicht so viel wiegt, wie ein Kind das mit ca. 18 Wochen tun sollte, hat leider niemand bedacht. So konnte ich mich mit der Bezirksregierung herumschlagen, die mir nur stur aus irgendwelchen Texten vorlesen konnten, dass ein Kind unter 500 Gramm eine Fehlgeburt und keine Totgeburt sei. Ein Anspruch auf Mutterschutz besteht jedoch nur bei einem Gewicht ab 500 Gramm. Das ist unglaublich! In der Größe meiner Trauer sollte ich jetzt auch noch darum kämpfen, eine Mutter zu sein? Nach mehreren Telefonaten gab ich es auf und ließ mich einfach krankschreiben. Früher hätte ich mich nicht so leicht unterkriegen lassen ... aber ich wollte nichts als meine Ruhe und meine Zeit zum Trauern! Wie kann man ein Leben in Gramm aufwiegen???"

Unabhängig von der offiziellen Bescheinigung oder Beurkundung kannst du im Krankenhaus, Geburtshaus oder bei deiner Hausgeburtshebamme um eine inoffizielle Urkunde für dein Kind bitten, beispielsweise mit dem im Anhang auf Seite 365 bereitgestellten Vordruck.

* Gerade die Gesetzestexte zum Personenstand und Bestattungswesen mögen insbesondere in der ersten Zeit nach deinem Verlust in ihrer Komplexität und dem Verwaltungsdeutsch eine zusätzliche Belastung oder Überforderung sein. Klaus Schäfer, ein Klinikseelsorger, der die Seite kindergrab.de betreibt, und Désirée Lavreysen von der Seite mein-sternenkind.de haben die entsprechenden Passagen in den abgedruckten Gesetzen und Verordnungen (vor allem zum Bestattungsrecht) gekennzeichnet und auf eine Ebene transportiert, die allgemein verständlich ist. Die Eltern in diesem Buch haben in den ersten Stunden und Tagen nach ihrem Verlust vor allem von folgenden Personen Wissen über die weiteren rechtlichen Schritte erhalten:

- Ärzte, Krankenschwestern und anderes Personal in den Kliniken
- Hebamme
- Bestatter(in)
- Seelsorger(in)
- Pfarrer(in)
- Sozialdienst
- Pathologie
- Behörden
- unpersönlich, zum Beispiel durch Infoblätter, die das Krankenhaus, die Seelsorge oder der Sozialdienst zur Verfügung gestellt hat

Manchmal sind die entsprechenden Begleiter mit Aussagen zur Rechtslage und den mittlerweile doch vielfältigen Möglichkeiten für verwaiste Eltern sehr zurückhaltend. Lisa[M], deren Tochter in der 23. Schwangerschaftswoche still geboren wurde, meint:

„Das Rechtliche mussten wir alles selbst herausfinden – über das Internet und die Selbsthilfegruppe."

Astrid ergänzt zur Begleitung nach Lenes Tod in der 25. Schwangerschaftswoche:

„Ich musste von selbst fragen, ob ich Anspruch auf Mutterschutz habe, das wurde bejaht. Der Bestatter sagte mir, welche Unterlagen ich für die Beerdigung brauche. Mehr ist nicht passiert."

Besonders gut empfand hingegen Ramona nach Johanns viel zu früher stiller Geburt die Aufklärung:

„Durch die Ärztin, die bei der Geburt dabei war, und die den alleinigen Kontakt zu uns von Ärzteseite übernommen hat, haben wir die rechtlichen Schritte erfahren. Sie hat mir gesagt, welche Möglichkeiten der Beisetzung und weiteren Betreuung wir haben, außerdem hat sie mich über die Möglichkeit der Obduktion informiert. Sie hat klare Worte gewählt, ohne zu beschönigen, aber auch ohne mich bei der Information über die Obduktion zu verletzen. Über den Vorgang der Bestattung an der Gedenkstätte hat uns die Leiterin der Selbsthilfegruppe informiert. Ebenfalls sachlich klar, aber einfühlsam. Die Ärztin hat mich auch aufgeklärt, dass wir 36 Stunden lang die Möglichkeit haben, Johann zu sehen, und er uns jederzeit aufs Zimmer gebracht werden kann – so wie wir es gerne möchten. Die 36 Stunden sind eine Richtlinie, an der sich das KH orientiert, da danach der Prozess der Verwesung (Ich sage dieses Wort so ungern.) einsetzt und sie der Meinung sind, dass dies die Eltern nicht zwingend sehen müssen. Es ist jedoch nur eine Richtline, an die wir uns nicht zwingend halten müssen."

Und Sandra berichtet, ebenfalls zufrieden mit der Begleitung:

„Eine Hebamme im Krankenhaus hat uns über die nächsten Schritte und die rechtliche Situation aufgeklärt. Es ging darum, dass unser Baby bestattungspflichtig ist, und welche Arten der Bestattung es gibt. Sie gab uns Bescheinigungen, die wir für die Krankenkasse brauchten, und erklärte, dass wir das Baby beim Standesamt anmelden müssen, dass das aber über die Krankenhausverwaltung gehen kann, wenn wir das wünschen."

Durch die Nichtinformation können wichtige Möglichkeiten verpasst werden, wie ich auch selbst erfahren habe. Einen Monat nach dem Tod meiner Tochter schrieb ich in mein Tagebuch:

„Noch etwas habe ich gelesen. Wir hätten Dich vom Krankenhaus erst einmal nach Hause holen können. Oh nein, nicht schon wieder ein Konjunktiv. Ich hätte Dir so gern unser Zuhause gezeigt. Bestimmt wäre es allen Außenstehenden total abstrus und verrückt vorgekommen, aber Du hättest alles fühlen und davon Abschied nehmen können. Wir konnten das nicht wissen. Warum sagt es einem niemand?"

✱ Warum war uns das nicht gesagt worden? Hatten diejenigen selbst Scheu vor dem Gedanken, ein totes Kind nach Hause zu bringen, und waren es vielleicht der einfachste Weg und die übliche Routine, Lilly in einen Kühlraum zu überführen und erst zur Beerdigung wieder von dort abzuholen? Wollte sich der Bestatter Arbeit ersparen?

Gerade weil mir selber wichtig gewesen wäre, diese Entscheidung selbst treffen zu können, möchte ich dich ermutigen, nachzufragen und gegebenenfalls deine Wünsche deutlich zu machen.

Weitere Rechtsbereiche

Während Personenstandsgesetz und Bestattungsrecht bereits angesprochen wurden, sind andere relevante Themen bisher noch nicht zur Sprache gekommen:

Eine Obduktion wird durchgeführt, um die Todesursache eines Menschen abklären oder herausfinden zu können. Bei still geborenen – aber nicht bei fehlgeborenen – Babys muss die Einwilligung eines Elternteils eingeholt werden. Eine Einwilligung zur Obduktion – gerade für Fehlgeborene – unterschreiben Mütter/Eltern manchmal in Unkenntnis darüber bereits mit dem Klinikvertrag zur Geburt. Die Einwilligung zur Obduktion kann innerhalb eines kleinen Zeitfensters widerrufen werden.

Besteht der Verdacht einer unnatürlichen Todesursache, muss auf richterliche Anordnung hin auch ohne Einverständnis der Eltern eine Obduktion durchgeführt werden. Möchtet ihr euer Kind anschließend selbst bestatten, sollte dies der Pathologie vorher mitgeteilt werden. Das kann auf Nachfrage hin eine Fachperson für euch tun, oder ihr ruft selbst dort an.

Ein Anspruch auf Mutterschutz besteht, wenn dein Baby bei der Geburt gelebt hat oder wenn es über 500 Gramm wiegt. Ansonsten stehen dir keine Schonfristen zu und du müsstest gegebenenfalls mit dem Arzt deines Vertrauens eine Krankschreibung besprechen.

Die Schutzfristen, die nach einer Geburt die Aufnahme einer Arbeitstätigkeit beschränken, können im Falle einer Totgeburt ab zwei Wochen nach der Entbindung ausgesetzt werden. Manche Mütter berichten, dass ihnen die Arbeit geholfen hat, wieder eine Orientierung im Alltag zu haben.

✳ Aus meiner Erfahrung würde ich jedoch dringend davon abraten, allzu früh wieder arbeiten zu gehen. Oft verläuft die Trauer wellenförmig. Dass du dich heute in der Lage fühlst, zu arbeiten, muss nicht heißen, dass es dir auch in zwei Wochen noch so geht. Trauern braucht Zeit und viel Kraft, die du dann nicht anderweitig einsetzen kannst.

Wenn dein Baby lebend geboren wurde, erhältst du in Deutschland Kindergeldzahlungen bis zum Ende des Monats, in dem das Baby gestorben ist. Ähnlich verhält es sich mit dem Elterngeld, das ab dem Tag der Geburt – wenn Mutterschaftsgeld gezahlt wird, dann wird diese Leistung verrechnet – gezahlt wird. Seine Zahlung endet spätestens drei Wochen nach dem Tod des Babys.

Falls du in Österreich, der Schweiz oder einem anderen Staat außerhalb Deutschlands lebst und nicht deutsche Staatsbürgerin bist, gelten andere Regelungen, die du bei den zuständigen Behörden und gegebenenfalls sogar schon im Internet recherchieren kannst.

Solltet ihr nicht verheiratet sein und solltest du als Vater während der Schwangerschaft noch keine entsprechende Erklärung unterzeichnet haben, besteht auch nach dem Tod des Babys die Möglichkeit, deine Vaterschaft anzuerkennen. Die Vaterschaftsanerkennung macht dich rechtlich zum Vater des Kindes, dabei muss die Mutter zustimmen. Nur durch diese Willenserklärung wird der Vater des Sternenkindes in der Geburts- und Sterbeurkunde erwähnt. Judith[M] bemerkt dazu:

„Dort wurden wir auf die Möglichkeit der posthumen Vaterschaftsanerkennung aufmerksam gemacht. Dies hatte natürlich kaum noch praktische Auswirkungen. Da wir aber nicht verheiratet sind, wäre ohne Vaterschaftsanerkennung auf der Geburtsurkunde unserer Tochter nur ich als Mutter eingetragen worden. So hat sie auch ganz offiziell einen Vater bekommen. Das war mir sehr wichtig."

✳ Gerade bezüglich der Zahlungen für ein verstorbenes Kind diskutieren Eltern oft auf der Ebene moralischen Handelns kontrovers, ob sie dieses Geld beantragen möchten oder nicht. Befürworter stellen in den Vordergrund, dass dies Teil der Wahrnehmung ist, dass das Baby tatsächlich eine vollwertige Person ist, ebenso wie sie

selbst als Eltern. Zudem entstehen mit der Beerdigung des Kindes und aus anderen Gründen Kosten, die damit gedeckt werden können.

Ablehnend stehen andere Eltern dieser Frage gegenüber, da sie eventuell bürokratische Hindernisse erwarten, selbst das Gefühl haben, beispielsweise für den Bezug von Elterngeld nicht berechtigt zu sein, oder aus Pietätsgründen. Die Entscheidung solltest du bzw. solltet ihr individuell treffen, ohne dass fremde Personen eure Meinung dazu beeinflussen oder bewerten.

Ein besonderer Bereich sind rechtliche Entscheidungen, die getroffen werden müssen, wenn ein Baby lebt, aber dieses Leben stark gefährdet ist.

Dies kann beispielsweise bei extremen Frühgeburten, bei genetischen Erkrankungen, die mit dem Leben unvereinbar sind, oder bei starken Fehlbildungen der Fall sein.

Hier werden den Eltern und fachlichen Begleitern oft unmenschliche Entscheidungen abverlangt, denn es geht um die Entscheidung zwischen Leben und Tod. Dieser belastenden Situation ist ein eigener Abschnitt im Kapitel „Besondere Situationen" eingeräumt, hier wird in kurzer Form die Rechtslage erläutert. Eine fachlich fundierte Beratung kann das selbstverständlich in keiner Weise ersetzen. Vieles in diesem Bereich ist auch nicht gesetzlich verbrieft, sondern in Richtlinien erlassen, denn es handelt sich manchmal um eine rechtliche Grauzone.

Einen der aussagekräftigsten Texte – als Medizinethikerin und als Mutter eines extrem frühgeborenen Kindes, das überlebt hat – hat Hille Haker in „Ethik und Frühgeborenen-Medizin" (2006) zur Problematik der extremen Frühgeburtlichkeit geschrieben: „Ich habe nie das Lebensrecht meines Kindes in Frage gestellt, und ich habe auch nie jemanden so über die Kinder auf der Intensivmedizin sprechen hören. Trotzdem habe ich in den ersten Wochen nach der Geburt meiner Tochter immer wieder gedacht: wenn sie nicht leben kann, dann muss sie sterben können. Für mich war es eine Erleichterung zu wissen, dass dieses Kind weder um sein Leben – noch im Zweifelsfall um seinen Tod gebracht werden würde. [...] Es ist eine Errungenschaft der letzten Jahre, dass Eltern als Akteure in diesen extremen Entscheidungen ernst genommen werden."

Aline schreibt über die Fragen, die den Verzicht auf eine Weiterbehandlung ihres Sohnes Emil betrafen:

„Rechtliche Schritte waren bei unserer Geschichte mit Emil eher am Ende seiner Krankenhauszeit relevant. Unser Gefühl, das uns am Anfang noch gesagt hatte, dass Emil leben möchte und dass er dafür kämpft, ging immer mehr dahin, so dass wir uns gefragt haben, ob wir ihn gegen seinen Willen auf dieser Welt halten – mit all der Medizin, den Geräten, den Medikamenten, den Wiederbelebungen. Im Krankenhaus wurden unsere Fragen, wie wir zum Beispiel mit Reanimationen umgehen möchten und wo man dort menschlich und medizinisch sinnvoll Grenzen zieht, nur sehr ausweichend und teilweise sogar juristisch falsch beantwortet. Es gab Ärzte, die haben uns gesagt, wir könnten nicht einfach entscheiden, dass die Beatmung von Emil abgeschaltet wird.

Wir sind auf Anraten einer Ärztin, die auch in der ‚Sternenbrücke' arbeitet, dann zu einem Medizinrechtler in Hamburg gegangen, der sich auf palliativmedizinische Fragen spezialisiert hat. Dort haben wir zum ersten Mal ganz klar Auskunft darüber bekommen, welche Entscheidungsechte bei uns als Emils Eltern liegen. Dass Entscheidungen nach lebensverlängernden und lebensrettenden Maßnahmen immer nach dem Wohl des Kindes entschieden werden, und dass dafür erst einmal die Einschätzung der Eltern gilt. Meiner Meinung nach wissen die meisten Ärzte das gar nicht so genau – oder wollen es nicht wissen. Dort herrscht die Meinung vor, dass man immer nur nach dem handeln darf, was sie dort vor Ort für medizinisch sinnvoll halten."

Vom Umgang mit Behörden

Mitarbeiter von Behörden reagieren so unterschiedlich auf den Tod eines Kindes, wie du das auch sonst in deiner weiteren Umwelt erfährst. Hinzu kommt aber, dass manchmal eine Diskrepanz zwischen der persönlichen Ansicht eines Mitarbeiters und der Auffassung, die er aus beruflichen Gründen vertreten muss, besteht. Dieser Konflikt und das Gefühl der Hilflosigkeit prägen manchmal den Umgang mit verwaisten Eltern.

Klar zu unterscheiden ist zwischen gesetzlichen Vorgaben, die unumgänglich sind, und Richtlinien oder routinemäßigen Abläufen, die den behördlichen Alltag erleichtern sollen.

Ein Beispiel habe ich selbst auf dem Gemeindefriedhof meines Ortes erlebt. Dort gibt es bestimmte Vorgaben, die Grabgestaltung betreffend, und auch für das örtliche Kindergrab hat die Friedhofsverwaltung eine Vorstellung zum Umgang der Eltern mit diesem Sammelgrab. Vor einiger Zeit wurden mein Mann und ich aufgefordert, die Zahl der Erinnerungsstücke auf dem Grab zu minimieren, da es sich nicht um ein Einzelgrab handele. Als ich unsere Fassungslosigkeit ausdrückte, war die Verwaltung bereit, uns gewähren zu lassen. Es gab also einen Ermessensspielraum darüber. Diesen darfst auch du ausschöpfen, indem du informiert nachfragst, ob deine Wünsche berücksichtigt werden könnten, und zwar nicht nur, was die Grabgestaltung betrifft

✱ Im Umgang mit Behörden erwähnen Eltern immer wieder zwei Formen: die sachliche Aufklärung über und Durchführung von Vorschriften auf der einen Seite, und den persönlichen Umgang mit Eltern auf der anderen Seite. Insbesondere bei Letzterem scheint es einen großen Spielraum zu geben, der für Eltern entweder ein positives Gefühl der Anteilnahme hinterlässt oder eine besonders negative Erfahrung darstellt. Eltern, die ihre Kinder zu ganz unterschiedlichen Zeitpunkten der Schwangerschaft oder kurz danach verloren haben, berichten:

„Die Mitarbeiter im Meldeamt waren sehr rücksichtsvoll. Die Krankenkasse war eher nervig und reagierte mit stotternden Entschuldigungen, nachdem sie mir zur Geburt meines Kindes gratuliert haben." (Astrid, 25. SSW)

„Am Mittwoch mussten wir uns auf dem Friedhof ein Grab für unsere Maus aussuchen. Der Herr war nett, sehr routiniert. Er hat einfach seine Arbeit gemacht." (Angela, 28. SSW)

„Nach unserem Verlust mussten wir noch zu unserer Gemeinde fahren, um unseren Sohn wieder abzumelden. Der Mitarbeiter war sichtlich geschockt über diese Nachricht. Ein ‚Es tut mir leid' brachte er noch heraus. Mehr konnte er aber nicht sagen. Von der Familienbehörde bekam ich nur einen Brief, dass sie alle meine Papiere bekommen haben und sie in den nächsten Tagen die Geburtszulagen überweisen. Dass in diesem Brief nicht ein tröstliches Wort stand, fand ich schon schäbig. Aber was soll man schon erwarten?" (Nadine, 4. Lebenstag)

„Bezüglich der Kindergeldstelle fand ich nach einem halben Jahr per Zufall heraus, dass uns ein Monat Kindergeld zusteht. Mit der Antwort auf meinen Antrag schrieb die Stelle im ersten Satz eine Beileidsbekundung, in der unsere Tochter namentlich genannt war. Das fand ich gut – auch hier wurde offensichtlich erkannt, dass wir großes Leid erfahren hatten, und das wurde ausgedrückt und damit irgendwie anerkannt." (Lisa^M, 23. SSW)

„Drei Tage nach dem Tod meiner Tochter war ich erneut in der Klinik, um im Seelsorgezentrum die Sterbedokumente abzuholen. Ich war wirklich stolz auf mich, dass ich es geschafft hatte, wurde allerdings mit den Worten ‚Da kommen Sie jetzt erst ...' und ‚Sie müssen heute unbedingt noch ein Bestattungsunternehmen kontaktieren!' empfangen. Mir war schon klar, dass mein totes Kind in der Pathologie einen Kostenfaktor darstellt, hatte aber keinen Mut, die Worte zu kommentieren." (Judith^M, 2. Lebenstag)

„Das Standesamt haben wir bezüglich aller Urkunden kontaktiert. Die Beamtin hat geweint, als sie unsere Dokumente bearbeitete. Das fand ich ‚hilfreich', weil sie sich einfühlen konnte und ein wenig mit uns litt und das nicht als ‚Vorgang' der Bürokratie abhandelte." (Lisa^M, 23. SSW)

„Ich habe einige Wochen nach dem Tod meiner Tochter eine Krankenkassenkarte für sie zugeschickt bekommen. Als ich telefonisch nachfragte, hat man mir sehr unfreundlich gesagt, dass der Fehler wohl bei mir liegen würde, da der Totenschein nicht rechtzeitig bei ihnen eingetroffen wäre." (Claudia^N, 5. Lebenstag)

„Die Dame vom Standesamt fand das sehr schlimm. Es wurden viel mehr Urkunden gemacht, als wir brauchten, so dass eine Gebühr zustande kam, die ich nicht bar dabeihatte. Daraufhin sagte sie: ‚Sagen Sie nix meinem Chef und nehmen Sie die Urkunden schnell mit. Ich kann Ihnen doch jetzt nicht noch Geld abknöpfen für so etwas Schreckliches.' Sie war echt nett." (Gunnar, 28. SSW)

Wenn du den Umgang mit entsprechenden Behörden besonders belastend findest, gibt es die Möglichkeit, dir eine Person deines Vertrauens zu wählen, die dich begleitet.

Mit folgenden nach dem deutschen Beispiel bezeichneten Behörden / Verwaltungsstellen wirst du eventuell in Kontakt treten (müssen), und manchmal kümmern sich auch Bestatter (zumindest teilweise) um diese Formalitäten:

- Krankenhausverwaltung (Abrechnung der medizinischen Behandlung, An- und Abmeldung im Haus, ggf. Registrierung von Geburt und Tod)
- Einwohnermeldeamt / Standesamt des Geburtsortes (Registrierung der Geburt)
- Einwohnermeldeamt / Standesamt des Sterbeortes (Registrierung des Todes)
- Einwohnermeldeamt / Standesamt des Wohnortes (Vaterschaftsanerkennung)
- Friedhofsverwaltung (Beerdigung, Bereitstellung einer Grabstelle, Vorgaben zur Grabgestaltung)
- Krankenkasse (Mutterschutzregelung, Mutterschaftsgeld, ggf. Kostenübernahmeerklärung)
- Finanzamt (Zuteilung einer Steuernummer bei Lebendgeburten)
- Rententräger (Berechnung von Kindererziehungszeiten)
- Jugendamt (Familienhilfe, Unterstützung bei Unterhaltsforderungen)
- Familienkasse (Kindergeldzahlung bei Lebendgeburten)
- Elterngeldstelle (Elterngeldzahlung bei Lebendgeburten)
- Stadt-/Gemeindeverwaltung (Begrüßung neugeborener Kinder)
- Arbeitgeber (Mutterschutz, Elternzeit, ggf. Kindergeldzahlung)

* Immer wieder kommt es vor, dass du von einer Behörde automatisierte Nachrichten erhältst, beispielsweise zur Wahrnehmung von Vorsorgeuntersuchungen des Kindes. Die Mitarbeiter sind sich deines tragischen Schicksals nicht bewusst, und es ist sinnvoll, deine Lage aufzuklären. Wenn du dich telefonisch dazu nicht in der Lage fühlst, kannst du dies auch schriftlich tun. Du kannst beispielsweise schreiben:

„Sehr geehrte Damen und Herren, mit ihrem Schreiben vom ... erinnern Sie an / bitten Sie um ... Ich muss Ihnen mitteilen, dass mein Sohn / meine Tochter ... still geboren / am ... verstorben ist und bitte darum, mir keine weiteren Mitteilungen zu senden."

Heike erzählt:

„Ich bin sechs Wochen nach dem Tod von Elias mit dem Landratsamt in Berührung gekommen. Sie schickten uns eine schriftliche Erinnerung an die U3. Ich fand das sehr geschmacklos. Habe mich dort auch schriftlich beschwert. Die Entschuldigung war sehr herzlos."

Judith[M] meint:

„Ich habe in den Wochen nach der Geburt Post von einigen Ämtern erhalten, die auf die automatische Geburtsmeldung des Einwohnermeldeamtes aktiv wurden. Da war unsere Tochter längst verstorben. Natürlich versetzen einen diese Schreiben zunächst in Schock und Wut und es sollten Möglichkeiten gefunden werden, diesen Automatismus zu unterbinden, zumal wenn Geburt und Sterbefall innerhalb eines Tages beurkundet werden. Ich habe diese Schreiben aber als kleine Zeichen des Lebens angenommen. Sie alle dokumentieren, dass unsere Tochter auf der Welt war und hier und da Spuren hinterlassen hat."

Anders verhält es sich mit Kontaktaufnahmen von kommerziellen Firmen, beispielsweise Anbietern von Babyartikeln. Gegebenenfalls hast du dich während der Schwangerschaft selbst in entsprechende Verteiler eingetragen, manchmal jedoch erfolgt der Kontakt auch, ohne dass du nachvollziehen kannst, wie das Unternehmen an deine Adresse und/oder Telefonnummer gekommen ist. Hier hilft ein klarer Hinweis auf deinen Verlust per Email oder am Telefon.

Exkurs: Geburtshilfliche Rechtsfälle

* Das Schmerzlichste in diesem Exkurs soll gleich am Anfang stehen: Keine juristische Entscheidung wird dein Baby wieder lebendig machen. Dies zu verstehen und zu akzeptieren, ist eine zentrale Voraussetzung dafür, dir wohlüberlegt über mögliche Rechtsschritte gegen einen möglicherweise Schuldigen am Tod deines Kindes Gedanken machen zu können.

Diese Sätze mögen dir rational logisch erscheinen, doch oft ist der Schmerz über das Geschehene so groß, dass verwaiste Eltern um jeden Preis einen Schuldigen finden möchten. Oder aber sicher bestätigt wissen wollen, dass niemand schuld ist. Es kann sein, dass es in solchen Fällen mehr um Trauer, Schmerz und Ohnmacht geht als um tatsächliche Versäumnisse und Fehler.

Es kann aber auch sein, dass tatsächlich ein Fehlverhalten eines Fachbegleiters in deiner Schwangerschaft oder deines/r Geburtshelfer/s vorliegt. Dies ist nicht ausgeschlossen, denn wo Menschen tätig werden, geschehen Fehler. Nur für diesen (angenommenen) Fall gelten die nächsten Ausführungen.

Ich benenne die Fachperson mit „Behandler", denn je nach Schwangerschafts- und Geburtsbegleitung kann es sich um verschiedene Berufsgruppen mit unterschiedlichen Tätigkeitsorten handeln.

Grundlage des Rechtsverständnisses im medizinischen Bereich ist ein Verhalten der Fachperson gemäß den geltenden Regeln der ärztlichen Kunst. Diese finden zum Beispiel in den Leitlinien der AWMF (Arbeitsgemeinschaft der Wissenschaftlichen Medizinischen Fachgesellschaften e.V.) ihren Ausdruck. Führt ein ärztlicher Behandlungsfehler zum Tod des Kindes, dann haftet der Behandler (und gegebenenfalls auch das Krankenhaus).

Diese Verpflichtung des Behandlers zur Erbringung einer medizinischen Leistung bedeutet aber nicht, dass Eltern den Entscheidungen des Behandlers bezüglich der Behandlungsform ausgeliefert sind. Sie entscheiden (meist) mit und stehen daher in der Mitverantwortung.

In einem juristischen Prozess, aber auch als Grundlage einer außergerichtlichen Einigung bei einem geburtshilflichen Schaden kommt es zentral auf die Beweisbarkeit bestimmter Handlungen oder Unterlassungen an. Aus diesem Grund sind Behandler zur Dokumentation ihrer Tätigkeiten (z.B. im Mutterpass während der Schwangerschaft, in einem Partogramm während der Geburt, in einem OP-Bericht über einen chirurgischen Eingriff) verpflichtet.

Auch Eltern sollten ihr Erleben dokumentieren, wenn sie der Ansicht sind, der Behandler habe seine Pflichten nicht wahrgenommen. Dies sollte durch ein Gedächtnisprotokoll, die Sicherung von Urkunden und Dokumentationsmaterial sowie ggf. Zeugenaussagen geschehen. Dabei musst du wissen, dass du das Recht auf Einsichtnahme in deine vollständige Krankenakte hast, ebenso in die deines Babys. Deine Akte sollte folgende Teile enthalten: Partogramm, Aufzeichnung mütterlicher und kindlicher Vitalfunktionen während der Geburt, Protokoll der Erstversorgung des Kindes und Aufzeichnung kindlicher Vitalfunktionen bei Lebendgeburten sowie ggf. CTG-Aufzeichnungen, Operationsprotokoll bei operativer Entbindung, unterschriebener Aufklärungsbogen bei operativer Entbindung, Anästhesieprotokoll und perinatologischer Verlegungsbogen. Die Beweislast liegt im Normalfall beim Geschädigten.

An dieser Stelle kann keine umfassende Beurteilung möglicher juristischer Verläufe gegeben werden. Diese Einschätzung obliegt Fachpersonen. Solltest du ein juristisches Vorgehen anstreben, ist es ratsam, einen Fachanwalt für Arzthaftungsrecht hinzuzuziehen.

✱ Für Trauer und Heilung ist zu berücksichtigen, dass eine juristische Auseinandersetzung unabhängig von ihrem Ausgang viel Kraft benötigt. Ihr Ergebnis kann zur Integration des Geschehenen in das eigene Leben beitragen, sie kann aber auch – beispielsweise wenn eigene Wahrnehmungen und Rechtsprechung nicht identisch sind – eine erneute Traumatisierung bedeuten.

Zudem ist es hilfreich, dir vor deiner Entscheidung für ein juristisches Vorgehen über einige Motive, Erwartungen und Zukunftsvorstellungen klarzuwerden. Dabei können dir folgende Fragen helfen:

- Warum möchte ich auf juristischem Wege einen Schuldigen ermitteln? (Gewissheit haben, Trost finden, eine Bestrafung erwirken, zukünftige Patienten schützen o.a.)

- Bei welcher Fachperson / welchen Fachpersonen sehe ich die Schuld für den Tod meines Kindes?
- Hat / Haben diese Person(en) aus meiner Sicht etwas unterlassen / etwas nicht den Regeln der ärztlichen Kunst entsprechend gemacht?
- Fühl(t)e ich mich nicht ausreichend aufgeklärt? Falls ja, was hat mich davon abgehalten, eine intensivere Aufklärung einzufordern?
- Welches Ergebnis erwarte ich von einer juristischen Auseinandersetzung?
- Wie kann ich gut heilen, wenn die juristische Auseinandersetzung nicht das von mir erwünschte Ergebnis bringt?
- Habe ich die Kraft für eine juristische Auseinandersetzung? Ist mir bewusst, dass diese Kraft zusätzlich zu meinem Trauerprozess benötigt wird und ihn nicht ersetzen kann?

Ich wünsche dir, dass du den Ausgang deines Rechtsfalls als Schritt auf dem Weg der Trauer und Heilung begreifen kannst.

Platz für Gedanken:

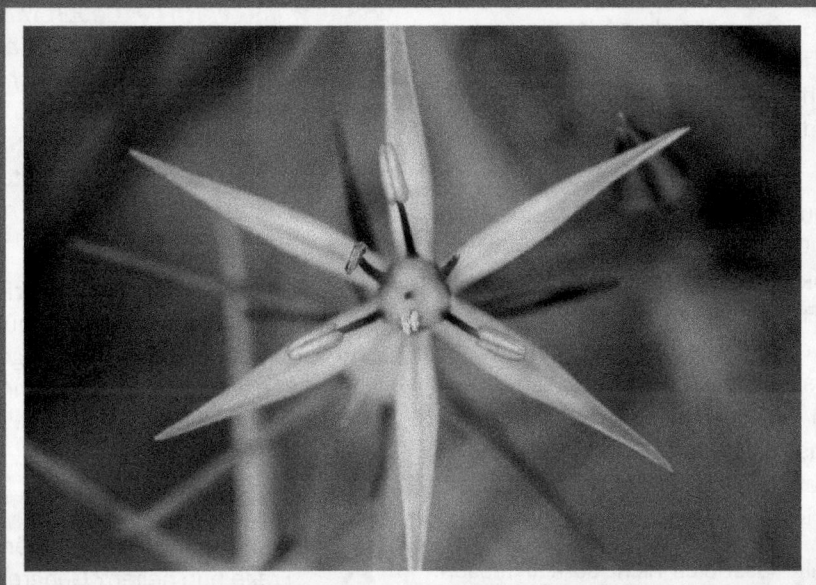

Die Frage nach dem Warum

Warum ich, warum mein Kind?

Bei der Frage nach dem Warum des Verlusts geht es um mehr als die offensichtliche, rationale Ursachensuche. Selbst wenn diese erfolgreich abgeschlossen werden kann, hilft sie betroffenen Eltern nicht bei einer viel existenzielleren Frage.

Wenn du betroffen bist, kennst du diesen nagenden Gedanken wahrscheinlich: Warum ich, warum mein Kind?

Mich beschäftigt er seit mehr als elf Jahren und ich muss sagen, dass ich mich eher mehr damit abgefunden habe, dass ich wohl keine Antwort finden werde, als dass ich mich dieser auch nur einen Schritt näher fühle.

Die erste Frage lautet also: Warum sie? Meine Tochter starb an einer Geburtskomplikation, die sehr selten ist. Die Statistik verrät mir, dass ich zu weniger als 0,07 Prozent der Frauen gehöre, die bei einer Geburt eine Uterusruptur erleiden. Selbst nach einem vorangegangenen Kaiserschnitt sind es unter 1 Prozent. Diese Zahlen sind mir sogar wichtig, denn sie geben mir das Gefühl, dass das, was ihr und mir geschehen ist, existent und quantifizierbar, aber gleichzeitig sehr unwahrscheinlich ist. Trost aber vermitteln sie nicht.

Der zweite Gedanke lässt sich nicht so klar fassen. Ich frage mich: Warum hat sich alles so zusammengefügt, dass sie gestorben ist? Damit frage ich nach der Schicksalhaftigkeit, aber auch nach meinen Einflussmöglichkeiten. Und auch nach der Schuld.

Als Drittes überlege ich: Warum (gerade) ich? Darin drückt sich für mich aus, dass ich grundsätzlich verstehe, dass Kinder sterben, auch dass Medizin und Wissenschaft nicht allmächtig sind. Ich hadere jedoch damit, dass diese Frage mich konkret betrifft, dass mein eigenes Leben davon berührt ist.

Und so fragen auch viele Eltern in diesem Buch:

„Ich war sehr wütend: Warum gerade wir?" (Gunnar)

„Warum passiert uns das? Haben wir was falsch gemacht?" (Florian)

„Doch warum? Hatte ich an dem Morgen, dem letzten Abend oder in der vergangenen Zeit etwas gemacht, gegessen, getan, was den Tod meiner Tochter herbeigeführt hat?" (Agathe)

Lisa[M] geht ganz systematisch vor und bleibt trotzdem diesem Warum verhaftet, denn auch die Ärzte wissen keine übereinstimmende Antwort auf ihre Frage:

„Es gibt die Theorie der Entzündung, die den Prolaps verursacht hat, und die Gegentheorie, dass die Entzündung erst eingetreten ist, weil durch den Prolaps der Muttermund aufgegangen war. Es gibt die Theorie des Stresses, die meine Schuldgefühle nährt. Es gibt die Theorie eines Risses in der Fruchtblase. Dies ist bis heute unklar, weil nie Fruchtwasser nachgewiesen wurde. Nach der Geburt wurde ein Myom von sieben Zentimeter Durchmesser an der Gebärmutterhinterwand festgestellt, wo auch die Plazenta lag. Unser Baby war auch sehr klein. Vielleicht stimmte etwas mit der Versorgung nicht? Ich ließ auch die Blutgerinnung testen, dies brachte zwei Verdachtsmomente. Als Diagnose tauchte hier plötzlich ,Plazentainsuffizienz' auf."

Das Warum ist also Vieles: medizinische Ursachenerforschung, Glaubensfrage, Schuldfrage. Und die Antwort darauf kann Informationsgewinn, Verhindern einer Wiederholung, aber auch Sinngebung oder das Anerkennen der Sinnlosigkeit sein.

Konkrete Gründe finden

* Wobei kann dir die Klärung der Warum-Frage nun helfen? Generell kann sie helfen, ein Gefühl von Kontrolle wiederzugewinnen. Vom Tod deines Babys bist du in den meisten Fällen völlig überrascht worden, die Nachricht hat dich vermutlich überrollt. Nun gibt es die Möglichkeit, aktiv Informationen vor einer neuen Schwangerschaft bzw. vor der Geburt des Folgekindes zu erlangen.

In medizinischer Hinsicht ist es möglich, konkrete Gründe für den Tod deines Babys zu erfahren. Wenn diese gefunden werden, so hilft dir das allgemein, aber auch besehen auf eine Folgeschwangerschaft, das Wiederholungsrisiko abzuschätzen und davon ausgehend gegebenenfalls auch, sich für oder gegen eine der vergangenen Maßnahmen oder, in letzter Konsequenz, gegen eine Folgeschwangerschaft zu entscheiden.

Hinsichtlich einer weiteren Schwangerschaft hat es also zum Beispiel gewisse Vorteile, zu erfahren, dass das Baby etwa an einer zufälligen genetischen Mutation gestorben ist, die kein erhöhtes Wiederholungsrisiko bietet, oder aber an den Folgen einer versuchten Geburtseinleitung, die bei einer folgenden Schwangerschaft vermieden werden kann. Andererseits kann es sein, dass du darüber informiert wirst, dass dein Kind an einer Erkrankung gestorben ist, die auch weitere Schwangerschaften betreffen kann und gegen die keine Maßnahmen ergriffen werden können. Diese verheerende Information stürzt dich womöglich in große Konflikte.

Bevor im weiteren Verlauf dieses Kapitels die wichtigsten medizinischen Hintergründe aufgeführt werden, noch eine Anmerkung: Die Ausführungen zu den Ursachen eines Verlusts ersetzen keine Fachliteratur, sie bieten lediglich einen kurzen Überblick.

Die Suche nach Antworten

Die entscheidende Frage, die sich wohl alle Eltern nach dem Verlust eines Kindes stellen, ist: Kann sich das Geschehene wiederholen? Falls ja, ist es wiederum wichtig, zu wissen, mit welcher Wahrscheinlichkeit die Ursache(n) oder Komplikation(en), die zum Tod des Babys geführt hat/haben, noch einmal auftritt/auftreten.

* Meist wird eine klare Feststellung der Todesursache, und damit verbunden oft auch die Prognose über die Wiederholbarkeit, als große Entlastung wahrgenommen, denn Unsicherheit nährt eigene Schuldgefühle, die Eltern nach dem Tod ihres Kindes sowieso belasten.

Leider hat aber auch die Aussage „Das war nur ein Zufall!" vor allem einen rationalen Wert und emotional bleibt vor allem eine große Verunsicherung.

Informationen erlangst du aus ganz verschiedenen Quellen, die du trotz deines Hungers nach Antworten kritisch hinterfragen solltest. Dein Arzt, das Krankenhauspersonal, deine Hebamme, Bücher, medizinische Fachzeitschriften, (medizinische) Informationen im Internet von Laien und selbsternannten oder tatsächlichen Experten, Meinungen anderer Betroffener – alle bieten verschiedene Sichtweisen und Zugänge zu deinen Fragen.

Sollte ein medizinischer Grund als Todesursache nicht offensichtlich gewesen sein, so musstest du dich mit deinem Partner vermutlich für oder gegen eine Obduktion entscheiden. Obwohl diese Untersuchung gewiss die gründlichste Gelegenheit bietet, die Todesursache herauszufinden, können und möchten sich manche Eltern diesen Eingriff an ihrem kleinen Kind nicht vorstellen. Andere erhoffen sich viel davon und erhalten dennoch vielleicht keine oder nur unzureichende Antworten, z.B. weil ein viraler Infekt die Todesursache war und der Körper keine einschlägigen Hinweise auf den Tod bietet. Möglicherweise ist es so, dass du die einmal getroffene Entscheidung später bereust, doch ist das in hohem Maße eine Entscheidung aus dem Bauch heraus gewesen, die du dir zugestehen solltest.

Es gab und gibt noch zahlreiche andere Chancen, Antworten zu erhalten: Du kannst dich beispielsweise an deinen Frauenarzt wenden und um ein längeres Gespräch bitten. Du kannst einen Termin im Krankenhaus ausmachen, in dem du dein Baby geboren hast, oder bei der dich begleitenden Hebamme, und dort (auch schmerzliche) Erinnerungen auffrischen und Informationen zur Geburt deines verstorbenen Babys erhalten. Das hilft auch, Schreckensszenarien, die sich in deinem Kopf festgesetzt haben, zu relativieren.

* Die Ursache zu finden, hilft in jedem Fall, emotional auf eine andere Stufe zu gelangen. Allzu oft aber bleibt die Frage nach einem medizinischen Warum unbeantwortet. In vielen Fällen wird kein Grund für den Tod eines Babys gefunden. Auch damit musst du dich auseinandersetzen.

Fehlgeburten

Ärzte unterteilen Fehlgeburten in frühe, nämlich vor der zwölften Schwangerschaftswoche, und späte, nämlich nach der zwölften Schwangerschaftswoche erfolgte Geburten. In Abgrenzung zu sogenannten Totgeburten wird eine Fehlgeburt als solche bezeichnet, wenn das Kind mit weniger als 500 Gramm Gewicht geboren wurde, das ist bis etwa zur 23. Schwangerschaftswoche der Fall.

Häufigkeit

Über die Häufigkeit von Fehlgeburten gibt es keine verlässlichen Statistiken. Das hängt vor allem mit dem Zeitpunkt des Verlusts zusammen. Man geht davon aus, dass in Deutschland etwa 200.000 Schwangerschaften im Jahr oder zwischen 10 und 20 Prozent aller bereits festgestellten Schwangerschaften mit einer Fehlgeburt enden. Hierzu zählen auch bewusste Abbrüche einer Schwangerschaft, die, medizinisch gesehen, ebenfalls als Fehlgeburt bezeichnet werden.

Am häufigsten kommt es bis zum Ende des ersten Schwangerschaftsdrittels, also bis zur 12. Woche, zu einer Fehlgeburt. Viele Frauen wissen jedoch zu diesem Zeitpunkt noch nichts von der Schwangerschaft und registrieren das Geschehen als verspätete und oft auch besonders heftige Menstruation.

Mit dem zunehmenden Alter einer Frau steigt statistisch gesehen auch das Risiko einer Fehlgeburt. Bei einer 40-jährigen Frau ist das Risiko dreimal so hoch wie bei einer 20-jährigen. Die Gründe für eine Fehlgeburt sind vielfältig, auch wenn es stimmt, dass eine Fehlgeburt sehr oft ein Zeichen dafür ist, dass in einem natürlichen Prozess nicht überlebensfähige Babys schon früh in ihrer Entwicklung gestoppt werden.

Die meisten Frauen empfinden große Trauer und Schmerz nach dem Verlust eines Kindes, auch wenn die Schwangerschaft erst kurz bestanden hat. Denn in Gedanken und in ihren Gefühlen haben sie sich bereits intensiv mit dem Ungeborenen auseinandergesetzt, haben es in ihre Lebensplanung integriert und eine große Vorfreude auf das kleine Wesen entwickelt, das in ihnen zu wachsen begann. Sie haben Pläne geschmiedet, die sich plötzlich und unwiederbringlich in ein Nichts auflösten. Umso schmerzvoller registrieren viele Frauen, mit welch großem Unverständnis das Umfeld auf ihre große Trauer reagiert.

✷ Gutgemeinte Ratschläge, wie „Mach dir nichts daraus, du kannst noch so viele Kinder haben", müssen sich Frauen immer wieder anhören. Selbst für nahe Verwandte oder den Partner ist es oft nicht nachvollziehbar, weshalb die Frau eine so tiefe Traurigkeit entwickelt. Für Außenstehende war noch nichts sichtbar, das heißt, der Bauch, der ein Baby ankündigt, war noch nicht gewachsen. Daher fühlen sich Mütter in der Zeit nach einer Fehlgeburt oft alleine und hilflos. Keiner spricht mit ihnen über den erlittenen Verlust, das Thema wird eher konsequent vermieden. Es scheint, als habe es das Baby nie gegeben. Das Leben um sie herum geht weiter, sie selbst aber haben lange Zeit das Gefühl, nicht mehr zu ihrer Mitte zu finden.

Ursachen

Die Ursachensuche gestaltet sich häufig schwierig, denn meist sind es verschiedene, komplexe Gründe, die das Weiterbestehen der Schwangerschaft unmöglich gemacht haben. Zudem wird in Deutschland meist keine Untersuchung zur Ergründung der Ursache(n) durchgeführt, wenn die Frau nicht bereits mindestens zwei bis drei Fehlgeburten erlitten hat. Diese Tatsache ist umso bedauerlicher, da häufig konkrete und teilweise auch behandelbare Gründe gefunden werden und zudem die Fehlgeburtswahrscheinlichkeit mit jeder erneuten Fehlgeburt statistisch gesehen steigt.

Fehlgeburten geschehen beispielsweise aufgrund genetischer und/oder chromosomaler Abweichungen (z.B. Trisomien), durch Neuralrohrdefekte (z.B. Spina bifida, Anencephalie), Implantations- und Plazentaprobleme (z.B. Gerinnungsstörungen, Myome), hormonelle Unregelmäßigkeiten (z.B. PCO, Schilddrüsenerkrankungen, Progesteronmangel), Immundefekte, Infektionen (z.B. Listeriose, Toxoplasmose) oder mütterliche Erkrankungen organischer und psychischer/psychosozialer Natur (z.B. Diabetes mellitus, Traumata).

Chromosomale Probleme

Von einer Chromosomenstörung spricht man, wenn die vorhandene Chromosomenzahl von der Norm abweicht oder die Struktur der Chromosomen an sich gestört ist. Chromosomenstörungen sind oft schon in der Frühschwangerschaft Ursache für eine Fehlgeburt, können aber auch später zum Tod des Babys im Mutterleib oder nach der Geburt zu einer nur kurzen Lebensdauer führen.

Chromosomenstörungen sind unter dem Thema ‚Fehlgeburten' aber auch deshalb aufgeführt, weil nicht selten chromosomale Abweichungen durch die heutigen diagnostischen Maßnahmen früh erkannt werden und sich daraufhin sehr viele Eltern für einen medizinisch indizierten Abbruch der Schwangerschaft entscheiden. Man geht heute davon aus, dass beispielsweise etwa 98 Prozent Kinder mit pränatal diagnostizierter Trisomie 21 abgetrieben werden. Auch wenn in diesem Fall kein schicksalhafter, spontaner Verlust des Babys vorliegt, sondern eine bewusste Entscheidung getroffen wurde, so sind das Verlustgefühl und die Trauer um das Kind doch meist genauso groß. Hinzu kommen oft Schuldgefühle und Fragen, die durch die eigene, aktive Rolle im Prozess des Verlusts bedingt sind.

Fehler bei der Zellteilung gelten als Ursache für Chromosomenstörungen. Anstatt einer Verdopplung der Zellen liegen beispielsweise bei einer Trisomie drei Chromosomen vor, was für das ungeborene Kind gravierende Folgen hat. Studien sprechen davon, dass bei rund 5 Prozent aller Schwangerschaften eine Chromosomenstörung auftritt.

Das Alter der Frau zu Beginn der Schwangerschaft spielt bei der Wahrscheinlichkeit für eine solche Abweichung eine große Rolle. Die Wahrscheinlichkeit, ein Kind mit einer Chromosomenstörung zu bekommen, steigt mit fortschreitendem Alter der Frau. Für eine 25-jährige beträgt zum Beispiel die Wahrscheinlichkeit, ein Kind mit Trisomie 21 auszutragen, ca. 0,1 Prozent, bis zum Alter von 40 Jahren steigt sie auf rund 1 Prozent, mit 48 Jahren liegt sie bereits bei etwa 8 Prozent.

Chromosomenstörungen an sich können medizinisch nicht geheilt, sondern nur die Symptome können behandelt werden. Inwieweit diese Symptome bzw. ihre Auswirkungen therapiert werden können, ist von Fall zu Fall sehr unterschiedlich.

Die in der Bevölkerung bekannteste Chromosomenstörung ist das sogenannte Down-Syndrom (Trisomie 21). Hierbei findet sich – im Gegensatz zu gesunden Menschen – das 21. Chromosom dreifach im Erbgut. Kinder mit Trisomie 21 weisen ein charakteristisches Krankheitsbild auf, das gleichwohl sehr unterschiedlich intensiv ausgeprägt sein kann.

Hierzu zählen Herzfehler, Darmfehlbildungen, Sehschwächen sowie sensorische und kognitive Einschränkungen. Äußerlich erkennt man diese Kinder an einem Gesichtsausdruck mit leicht schräg gestellten Augen, der dazu führt, dass diese Kinder früher oft als „mongoloid" – dem Aussehen nach ähnlich den Mongolen – bezeichnet wurden. Kinder mit dem Down-Syndrom gelten als sehr anhänglich und liebesbedürftig, häufig strahlen sie eine große Lebensfreude aus. Die Trisomie 21 betrifft etwa 1 von 500 Neugeborenen in Deutschland.

Auch bei der Trisomie 18, dem Edwards-Syndrom, ist ein Chromosom dreifach zu finden. Mädchen sind deutlich häufiger betroffen als Jungen. Viele Babys sterben bereits in der Schwangerschaft. Kinder, die mit dem Edwards-Syndrom zeitgerecht geboren werden, sind bei ihrer Geburt klein und untergewichtig. Organische Fehlbildungen betreffen in der Hauptsache das Herz und den Magen-Darm-Trakt. Viele Kinder haben eine deutlich herabgesetzte Lebenserwartung. Die Trisomie 18 betrifft etwa 1 von 550 Schwangerschaften.

Das Patau-Syndrom (Trisomie 13) ist ein Gendefekt, bei dem ein überschüssiges 13. Chromosom vorhanden ist. Häufig senken schwere organische Fehlbildungen an Herz, Nieren und am Kopf die Lebenserwartung des betroffenen Kindes auf eine kurze Spanne nach der Geburt. Diese Form der Chromosomenstörung betrifft statistisch gesehen etwa 1 von 10.000 Neugeborenen und ist damit die dritthäufigste Form der Trisomien.

Unter den Monosomien, das heißt, dem Fehlen eines oder mehrerer Chromosomen, ist das Turner-Syndrom am häufigsten. Die meisten Embryonen mit dieser chromosomalen Abweichung sterben innerhalb der ersten zwölf Schwangerschaftswochen. Bei den überlebenden Kindern treten sehr unterschiedliche Merkmale auf, so dass wenig über die konkreten Einschränkungen gesagt werden kann. Statistisch gesehen tritt diese Störung bei 1 von 2.000 bis 2.500 Neugeborenen auf.

Chromosomenstörungen lassen sich – wie erwähnt – manchmal im Rahmen der pränatalen Diagnostik erkennen. Während der normalen Schwangerschaftsvorsorge ergibt sich gegebenenfalls ein Anfangsverdacht, zum Beispiel durch das Messen der Dicke der Nackenfalte beim Ungeborenen mittels Ultraschall.

Wenn aufgrund der Routineuntersuchungen Anlass zu der Vermutung besteht, dass eine Chromosomenstörung vorliegt, können Verfahren wie die Amniozentese (Punktion der Fruchtblase durch die Bauchdecke zur Entnahme von Fruchtwasser) oder die Chorionzottenbiopsie (Entnahme von Bestandteilen der Plazenta mittels einer Biopsie) angewandt werden, um die Ursache zu klären.

Beide Verfahren stellen aber einen Eingriff von außen dar (invasive Untersuchungsmethode) und können allein schon dadurch eine Fehlgeburt auslösen. Der vermutete Nutzen einer invasiven Untersuchungsmethode sollte daher genau gegen das automatisch eingegangene Risiko abgewogen werden.

Neuralrohrdefekte

Im ersten Drittel der Schwangerschaft kommt es zur Anlage des zentralen Nervensystems beim Ungeborenen. Wird dieser Prozess gestört, spricht man von sogenannten Neuralrohrdefekten. Eine Form der Neuralrohrdefekte ist die Spina bifida, umgangssprachlich auch als ‚offener Rücken' bekannt. Diese Erkrankung kann zu einer Fehlgeburt führen, die Entwicklung des Kindes kann aber auch weitergehen und der Defekt erst in einem späteren Stadium der Schwangerschaft oder nach der Geburt bemerkt werden. Die Symptome sind abhängig von der Schwere der Erkrankung.

Mütterliche Probleme

Organische Fehlbildungen oder Krankheiten mütterlicherseits können die Ursache für eine Fehlgeburt sein, z.B. indem die Implantation des Embryos erschwert oder verhindert wird. Zu den Auslösern zählen beispielsweise anatomische Veränderungen an der Gebärmutter, (gutartige) Geschwülste an der Gebärmutter (Myome) oder Missbildungen des Uterus.

Hormonelle Störungen können in vielen Fällen als Ursache für eine Fehlgeburt angesehen werden. Als häufigste hormonelle Unregelmäßigkeiten werden das PCO-Syndrom, Funktionsstörungen der Schilddrüse und eine Gelbkörperschwäche (Lutealinsuffizienz, Progesteronmangel) genannt. Frauen mit Hormonstörungen haben geringere Chancen, problemlos schwanger zu werden, als eine gesunde Frau.

Eine Frau mit dem PCO-Syndrom weist oft ein erhöhtes Level männlicher Hormone im Blut, eine Insulinresistenz und/oder im Zyklusverlauf zahlreiche unreife, unterentwickelte Follikel bei ausbleibendem Eisprung auf. Die Eierstöcke funktionieren also nicht korrekt, da sich viele kleine Zysten an ihnen bilden. Oft sind Frauen mit dem PCO-Syndrom übergewichtig (Adipositas). Alle genannten Faktoren zusammengenommen führen zu einem stark erhöhten Risiko, eine Fehlgeburt zu erleiden. Als erfolgreiche Therapie haben sich hier – in Abhängigkeit vom individuellen Krankheitsbild – eine Gewichtsreduzierung in Verbindung mit der Einnahme von Medikamenten bewährt.

Auch unerkannte Schilddrüsenfehlfunktionen bei der Mutter können eine Fehlgeburt verursachen. Dazu zählt neben der Unterfunktion auch die Überfunktion der Schilddrüse. Die medikamentöse Einstellung der Schilddrüse minimiert das Risiko einer Fehlgeburt.

Wird im Eierstock in der zweiten Zyklushälfte zu wenig Progesteron gebildet, spricht man von einer sogenannten Lutealinsuffizienz (Gelbkörperschwäche). Das Gelbkörperhormon ist in den ersten zwölf Wochen einer Schwangerschaft notwendig, um die Schwangerschaft ‚zu halten'. Erst danach wird die Funktion des Gelbkörpers komplett von der Plazenta übernommen. Durch die Einnahme von Gelbkörperhormon (Progesteron) kann eine erfolgreiche Einnistung des Embryos erfolgen.

Hinsichtlich der mütterlichen Erkrankungen, die eine Fehlgeburt auslösen können, ist auch eine nicht erkannte Zuckerkrankheit (Diabetes mellitus) der Frau eine der möglichen Diagnosen. Mediziner und andere Fachleute gehen heute davon aus, dass zudem persönliche Traumata zu einer Fehlgeburt führen können. Sie können bei der Mutter einen Schock auslösen, was wiederum zum Verlust des Kindes führen kann. In der heutigen Gesellschaft spielen diese psychosozialen Faktoren eine größere Rolle, als lange Zeit angenommen. Schließlich können auch Drogen-, Alkohol- und Medikamentenmissbrauch zum Tod des Kindes in der Frühschwangerschaft führen. Nicht das – trotzdem nicht empfehlenswerte – eine Gläschen Wein, aber Alkohol- und Drogenabhängigkeit können das Ungeborene massiv schädigen und im schlimmsten Fall zu einer Fehlgeburt, auf jeden Fall aber zu weitreichenden Konsequenzen für die Gesundheit des Kindes führen.

Immunologische Probleme

In vielen Fällen sind immunologische Probleme ursächlich für eine Fehlgeburt. Oftmals lassen sich hier die exakten Gründe aber nicht herausfiltern. Man nimmt an, dass das Immunsystem der Mutter nicht immer ‚angemessen' auf den ‚Eindringling' Baby reagiert. Verschiedene Reaktionen im Körper der Mutter führen dann dazu, eigenes (mütterliches) Gewebe anzufallen, um die Schwangerschaft zu stören oder auch zu beenden. Auch väterliche Gewebseigenschaften können vom mütterlichen Immunsystem als fremd begriffen und daher vom Immunsystem der Mutter abgestoßen werden, so dass es zu einer Fehlgeburt kommt. Mediziner arbeiten intensiv an der Erprobung von Immuntherapien – manche sind bereits verfügbar –, auch wenn die Wirkung dieser Verfahren wissenschaftlich noch nicht immer erwiesen ist.

Ein anderes Problem bildet die sogenannte Rhesusinkompatibilität. Das menschliche Blut kann in vier Hauptblutgruppen unterteilt werden: A, B, AB und O. Innerhalb dieser kann der Rhesusfaktor nachgewiesen werden. 85% der Bevölkerung besitzen den Rhesusfaktor (Rh+), das Blut der verbleibenden 15% enthält den Rhesusfaktor nicht (Rh–).

Zu sogenannten Rhesusunverträglichkeiten kann es kommen, wenn eine schwangere Frau mit Rh-negativem Blut ein Baby mit einem positiven Rhesusfaktor in sich trägt. Es können sich unter bestimmten Umständen im Blut der Mutter Antikörper bilden, welche die roten Blutkörperchen des Babys auflösen. Eine weitreichende Folge davon ist ein Sauerstoffmangel beim Ungeborenen. Voraussetzung ist ein Übertritt von kindlichem Blut zur Mutter in kritischer Menge. Im Normalfall kommt es zur Rhesusunverträglichkeit erst in einer zweiten Schwangerschaft. Da bereits in den ersten Vorsorgeuntersuchungen Blutuntersuchungen durchgeführt werden, kann man die Unverträglichkeit allerdings meist erkennen und behandeln.

Eine Behandlung der Mutter erfolgt im Krankenhaus bzw. in der gynäkologischen Praxis routinemäßig in und kurz nach dem Ende einer Schwangerschaft mit einer ‚Anti-D-Immunglobulin-Spritze', auch wenn dies nach einer Spontangeburt mit intakter Plazenta nicht nötig ist. Anders verhält es sich bei invasiven Eingriffen wie einer Curettage oder einem Abbruch, einem Kaiserschnitt durch eine Vorderwandplazenta oder einem Bauchtrauma. Es empfiehlt sich daher eine Beratung.

Infektionen in der Schwangerschaft

Auch durch Infektionen können Frauen Fehlgeburten erleiden. Man geht hierbei davon aus, dass diese oft nur einmalig für eine Fehlgeburt verantwortlich sind. Hierzu zählen Erkrankungen wie Toxoplasmose, Listeriose, Harnwegsinfekte oder auch eine Infektion mit Chlamydien. Eine Unterscheidung, um welche Art der Infektion es sich handelt, kann anhand des Infektionsweges getroffen werden, der häufig durch Scheide und Gebärmutterhals führt, aber auch das gesamte Blutsystem der Mutter betreffen kann.

Bei der Infektion über die Scheide geschieht Folgendes: Milchsäurebakterien besiedeln normalerweise die Scheidenflora, sorgen für ein saures Milieu und verhindern somit die Verbreitung von Bakterien und Viren. Ist dieses Milieu geschädigt, können Krankheitserreger durch die Scheide und den Gebärmutterhals aufsteigen und die Ursache für einen vorzeitigen Blasensprung oder die Öffnung des Muttermundes sein. Dadurch kommt es zu frühzeitigen Wehen und die viel zu frühe Geburt des Kindes.

Infektionen in der Schwangerschaft können, sofern sie rechtzeitig erkannt werden, entweder durch eine Ernährungsumstellung (Reduktion von Kohlehydraten und Zucker), eine gezielte Probiose (Zufuhr von Milchsäurebakterien – Döderlein-Kulturen in die Scheide) oder, in Härtefällen, durch die Einnahme von bestimmten Antibiotika behandelt werden. Mittels eines Messhandschuhs bzw. Teststäbchen kann man den pH-Wert der Vagina testen und hierdurch Rückschlüsse auf das intakte oder aus dem Gleichgewicht gebrachte Scheiden-Milieu gewinnen.

Unbekannte Ursachen

In den meisten Fällen wird die Ursache für die Fehlgeburt jedoch nicht geklärt. Das Risiko für eine Frau, die bereits eine Fehlgeburt hatte, erneut eine solche zu erleiden, liegt bei etwa 15 Prozent. Mit jeder weiteren Fehlgeburt steigt die Wahrscheinlichkeit, auch in Folgeschwangerschaften Kinder zu verlieren, oft aufgrund derselben (unerkannten) Ursache(n). Bei zwei oder mehr Fehlgeburten, die nacheinander auftreten, sprechen die Mediziner von einem habituellen, also regelmäßigen/gewohnheitsmäßigen Abort.

Pränataldiagnostik – Chancen und Risiken

Pränataldiagnostik wird in der Fachsprache die Möglichkeit genannt, Mutter und Kind vorgeburtlich zu untersuchen und somit gesundheitliche Probleme erkennen und gegebenenfalls auch behandeln zu können.

Mit verschiedenen diagnostischen Verfahren werden gewisse Störungen und Fehlbildungen beim ungeborenen Kind erkannt und eventuell auch ausgeschlossen. Die Fehleranfälligkeit der jeweiligen Methoden variiert stark und hängt unter anderem von der Kompetenz des durchführenden Mediziners sowie dem Alter der Untersuchungsgeräte ab.

Eine Garantie, ein hundertprozentig gesundes Kind zu bekommen, gibt es nicht. Eltern sollten sich also vor der Zustimmung zu vorgeburtlichen Untersuchungen genau informieren und sich über ihre eigene Erwartungshaltung und mögliche Konsequenzen klar werden, die sie – auch im Fall einer Fehldiagnose – zu tragen haben.

Die wohl bekannteste und häufigste pränatale Untersuchung neben den regulären Vorsorgeuntersuchungen ist die Nackenfaltenmessung, die zwischen der 11. und 14. Schwangerschaftswoche durchgeführt wird. Einige Chromosomenstörungen gehen mit einer erhöhten Flüssigkeitsansammlung im Nackenbereich des Fetus einher. Daher wird ein auffälliger Befund oft zum Auslöser weiterer diagnostischer Verfahren, um gegebenenfalls Erkrankungen schon während der Schwangerschaft zu bestimmen.

Oft wird Schwangeren zusätzlich ein sogenannter Triple-Test angeboten, bei dem durch eine Blutuntersuchung drei Hormone der Mutter gemessen werden und aus deren Werten unter Berücksichtigung anderer Faktoren – wie dem Alter der Mutter – eine Wahrscheinlichkeit für bestimmte Chromosomenstörungen berechnet wird. Da die Ergebnisse nicht sicher auf ein Problem hinweisen, ist der Test eigentlich keine diagnostische Methode, sondern ein Suchtest, der bei Auffälligkeiten weitere Untersuchungen nach sich zieht.

Eine Amniozentese, die ab der 14. Schwangerschaftswoche durchgeführt werden kann, wird vor allem bei vorliegendem Anfangsverdacht für eine Störung vorgenommen. Bei dieser invasiven Methode wird der Frau durch die Bauchdecke mit einer dünnen Nadel Fruchtwasser entnommen. Die darin enthaltenen Zellen des Kindes werden auf ihre Chromosomenanzahl überprüft. Diese Untersuchung dient dazu, Chromosomenanomalien auszuschließen.

Die Chorionzottenbiopsie bietet die Möglichkeit, bereits ab der elften Schwangerschaftswoche nach eventuell schweren Defekten beim Kind zu suchen. Ausgangspunkt ist hierbei ebenfalls ein auffälliger Befund aus der normalen Vorsorgeuntersuchung. Genau wie bei der Amniozentese wird der Arzt eine dünne Nadel durch die Bauchdecke in die Gebärmutter der Frau einführen, um einige der am Rand der Fruchthöhle befindlichen Chorionzotten abzusaugen. Mit der Untersuchung können neben Chromosomenanomalien auch schwere Stoffwechselerkrankungen diagnostiziert werden.

Beide Verfahren – Amniozentese und Chorionzottenbiopsie – haben ein eigenes Fehlgeburtsrisiko. Das bedeutet, dass das Ergebnis der Untersuchung auf ein gesundes Kind hinweisen, trotzdem aber durch den Eingriff selbst eine Fehlgeburt ausgelöst werden kann. Gerade aus diesem Grund ist es wichtig, dass Eltern in Kenntnis der Vor- und Nachteile der Methode individuell entscheiden und die Verantwortung für ihr weiteres Vorgehen tragen können.

Routinemäßig sollte keines der beiden Verfahren angewandt werden.

Totgeburten

Stillgeburten, also still und ohne einen auf eigenständige Atmung und das Leben hindeutenden Schrei geborene Kinder, betreffen im Jahr knapp 3.000 Familien.

Stirbt ein Baby im Mutterleib oder während der Geburt, spricht man laut Definition von einer Totgeburt. Ein wichtiges Merkmal ist hierbei außerdem: Das Kind muss über 500 Gramm wiegen, das ist etwa ab der 24. Schwangerschaftswoche der Fall, sonst gilt es als Fehlgeburt.

Die Abgrenzung zwischen Totgeburten und Fehlgeburten ist willkürlich. Jede Fehlgeburt ist auch eine stille Geburt. Mit der 500-Gramm-Grenze existiert jedoch eine Hürde, an die lange Zeit und zum Teil auch heute noch die rechtliche Grenze für eine Bestattungspflicht und das Bestattungsrecht, die offizielle Eintragung des kleinen Menschen im Stammbuch und andere rechtliche Besonderheiten gekoppelt wurden und werden. Für die Betroffenen hat das Gewicht ihres Kindes überwiegend keine gefühlsmäßige Bedeutung, sie sehen ihr Baby als vollwertigen Menschen, egal ob er nun 400 oder 600 Gramm wiegt. Sie möchten ihr verstorbenes Kind würdevoll behandelt wissen.

Die Zahlen still geborener Kinder sind in den entwickelten Ländern aufgrund der umfassenden Vorsorge während der Schwangerschaft in den letzten Jahren rückläufig beziehungsweise stagnieren.

Manchmal fällt Frauen auf, dass mit ihrem Baby etwas nicht stimmt, wenn die Kindsbewegungen fehlen oder abnehmen. Allerdings sind die Bewegungen des Babys anfangs nicht regelmäßig spürbar und werden auch in den Wochen vor der Geburt normalerweise schwächer, so dass oft ohne jegliche Vorwarnung bei einer Vorsorgeuntersuchung festgestellt wird, dass ein Kind nicht mehr lebt. Noch seltener sterben die Kinder während der Geburt.

Ursachen

Die Gründe für eine Totgeburt sind ebenso vielfältig wie die einer Fehlgeburt. Einige Ursachen gleichen denen einer Fehlgeburt, hier liegt die Unterscheidung einzig und allein in den unterschiedlichen Definitionen von Fehlgeburt und Totgeburt.

Ähnlich einem Auslöser für eine Fehlgeburt kann eine Totgeburt nachstehende Ursachen haben: (Virus-)Infektionen der Mutter, Rhesusunverträglichkeit, eine bei der Mutter nicht erkannte Zuckerkrankheit (Diabetes mellitus), mütterliche organische Fehlbildungen des Uterus, Chromosomenanomalien (Mono- und Trisomien), psychosoziale Probleme der Mutter, Alkohol-, Drogen-, Medikamentenmissbrauch.

Hinzu kommen spezifische weitere Ursachen wie Plazentaprobleme (z.B. vorzeitige Plazentalösung), Immundefekte, Infektionen und andere mütterliche Erkrankungen sowie Nabelschnurprobleme (z.B. echte Knoten), Muttermundsschwächen, der plötzliche Kindstod im Mutterleib sowie alle Arten von Geburtskomplikationen (z.B. Uterusruptur).

Plazentastörungen

Störungen in der Funktionsweise der Plazenta, die das Ungeborene versorgt, können zum Tod des Babys im Mutterleib führen. Relativ selten ist die Todesursache eine chronische Plazentainsuffizienz, denn diese verläuft schleichend und zeigt sich in einem verminderten Wachstum des Kindes und oft auch in einer verringerten Fruchtwassermenge. Die Mutter sollte sich in einem solchen Fall schonen, manchmal aber verschlechtert sich der Befund so, dass eine Entbindung – manchmal viel zu zeitig in der Schwangerschaft – unumgänglich ist. Wird die Plazentastörung nicht erkannt, kann sie auch zum Tod des Babys führen.

Bei einer akuten Plazentainsuffizienz, die manchmal auch Plazentainfarkt genannt wird, ist plötzlich und unerwartet die Versorgung des Kindes nicht mehr gewährleistet. Dadurch kann das Baby sterben, da es nicht mehr mit Sauerstoff versorgt wird. Vorzeitige Plazentalösungen, die zum Tod eines Kindes führen, sind meist vollständige Ablösungen. Häufig geht dieses Problem mit einer starken Blutung einher.

Vorsicht ist bei der vorgeblich „natürlichen" Geburtseinleitung mit Rizinus (auch „Rizinus-Cocktail" bzw. „Hebammen-Cocktail" genannt) geboten. Auch dies kann eine Plazentaablösung verursachen, denn bei bestimmten Frauen führt die Einnahme von Rizinus dazu, eine unphysiologisch hohe Menge an Hormonen (Prostaglandin) freizusetzen, was die Wehentätigkeit enorm beschleunigt. So kann zudem eine Schwachstelle – eine bereits vorhandene Uterusnarbe beispielsweise – überlastet werden.

APS und Thromboseneigung

Eine andere mögliche Ursache für eine Totgeburt liegt in Autoimmunkrankheiten, zum Beispiel APS (Anti-Phospholid-Syndrom). Bei der Frau kommt es dabei zu einer verstärkten Thromboseneigung des Blutes. Dies wiederum hat die Bildung von Blutgerinnseln und eine gehäufte Verstopfung von Blutgefäßen zur Folge. Wird die Krankheit nicht erkannt, steigt vor allem im zweiten Drittel der Schwangerschaft das Risiko, das Kind zu verlieren. Therapiert wird diese Krankheit mit der Gabe von blutverdünnenden Medikamenten, beispielsweise von Heparin.

Leberfunktionsstörungen: Schwangerschaftsvergiftung, Präeklampsie, HELLP-Syndrom

Präeklampsie ist eine Erkrankung, die erst innerhalb der Schwangerschaft auftritt. Bekannt ist diese Krankheit unter dem landläufigen Namen „Schwangerschaftsvergiftung".

Betroffene Frauen leiden an Bluthochdruck, einer vermehrten Ausscheidung von Eiweiß im Urin und starken Wassereinlagerungen. Diese Symptome richtig zu deuten, ist auch für den Arzt nicht immer einfach, da gerade in den letzten Wochen der Schwangerschaft ein Großteil der Frauen über Wassereinlagerungen klagt. Auch ein erhöhter Blutdruck ist nicht selten und deshalb nicht automatisch ein Hinweis auf eine Präeklampsie.

Bei einem leichten Verlauf der Krankheit reicht die körperliche Schonung der Mutter aus. Der Bluthochdruck kann zudem medikamentös behandelt werden.

Die schwere Form einer Präeklampsie wird als HELLP-Syndrom bezeichnet. In diesem Fall ist die Gefahr für das ungeborene Kind deutlich höher. Patientinnen klagen über plötzlich einsetzende, starke Schmerzen im Oberbauch. Eine Störung der Leberfunktion ist hier als Ursache anzusehen. Tritt ein solcher Fall ein, wird heute meistens das Kind sofort per Kaiserschnitt entbunden.

Manche Perinatalzentren, die ausreichend Erfahrung bei der Behandlung von HELLP-Syndrom-Frauen haben, entscheiden sich gegen den sofortigen Kaiserschnitt, weil die Erfahrung zeigt, dass die Symptome dazu neigen, sich zurückzubilden und man auf einen günstigeren Zeitpunkt für die Operation warten kann.

Auch die Schwangerschaftscholestase ist eine Erkrankung der Leber bei der Mutter, allerdings sind hier die therapeutischen Möglichkeiten vielfältiger. Bei der Cholestase kann die Gallenflüssigkeit nur noch vermindert abfließen und Gallensalze lagern sich im Blut ab. Das Hauptsymptom ist ein quälender Juckreiz, der die Frau befällt. Durch Blutuntersuchungen ist feststellbar, inwiefern die Leberwerte von der Norm abweichen und welche Therapie empfohlen wird. Bei Nichtbehandlung der Krankheit steigt allerdings das Risiko einer Totgeburt auf zwei Prozent, denn die Gallenflüssigkeit geht in die Plazenta über und gelangt in den Blutkreislauf des Babys. Bei schweren Verläufen raten die Mediziner zu einer frühzeitigen Entbindung des Babys.

Nabelschnurprobleme

Nabelschnurumschlingungen und -knoten sind Komplikationen in der Schwangerschaft, die zu einer eingeschränkten Versorgung des Babys im Mutterleib und damit zu dessen Tod führen können, aber nicht müssen. Manchmal ist bei fehlender anderer ersichtlicher Todesursache der Nabelschnurknoten eine offensichtliche Begründung, ohne dass seine Relevanz für den Tod des Kindes nachweisbar ist. Es wird zwischen echten Knoten und Umschlingungen unterschieden. Eine genaue Ursache ist nicht bekannt, eventuell sind diese Probleme durch Aktivitäten des Fetus in der Gebärmutter bedingt, obwohl die Struktur der Nabelschnur auf Drehungen, Wendungen etc. des Kindes eingerichtet ist.

Durch Zug an einem echten Nabelschnurknoten kann die Sauerstoffversorgung des Kindes allerdings so stark eingeschränkt werden, dass es im Mutterleib verstirbt. Bei einer Nabelschnurumschlingung ist die Nabelschnur um Teile des kindlichen Körpers gewickelt, was ebenfalls zu einer unzureichenden Sauerstoffzufuhr führen kann.

Rund 25 Prozent aller Kinder kommen jedoch mit einer Nabelschnurumwicklung absolut ungeschädigt zur Welt.

Plötzlicher Kindstod im Mutterleib

Viele Eltern wissen durch die Medien sehr viel über den sogenannten plötzlichen Neugeborenentod (Sudden Infant Death Syndrome = SIDS) im ersten Lebensjahr. Im Gegensatz zu diesem besteht aber auch ein geringes Risiko für einen plötzlichen Kindstod im Mutterleib, der noch weitgehend unerforscht ist.

In der medizinischen Fachliteratur ist die Bezeichnung plötzlicher KIndstod weitgehend SIDS vorbehalten, mehrere Eltern in diesem Buch berichten jedoch, diese Diagnose erhalten zu haben. Wahrscheinlich wird – terminologisch nicht klar abgegrenzt – der nicht anderweitig erklärbare Tod eines Kindes im Mutterleib (IUFT) um den errechneten Geburtstermin herum so bezeichnet.

Geburtskomplikationen

Heute sind viele Komplikationen beherrschbar, die vor wenigen Jahrzehnten noch zum Tod von Mutter und/oder Kind geführt hätten. Dennoch kann es trotz und selten sogar wegen der äußeren Einflussnahme auf den Geburtsprozess auch heute noch zu Komplikationen kommen, die das Leben von Mutter und Kind gefährden und im schlimmsten Fall sogar zum Tod führen.

Frauen haben im Vorfeld meist sehr ausgereifte Vorstellungen und Wünsche darüber, wie die Geburt ihres Kindes ablaufen sollte. Umso dramatischer ist es dann für alle Beteiligten, wenn die Geburt aus bestimmten Gründen nicht den erhofften Verlauf nimmt, umso mehr, wenn das Baby während der Geburt stirbt.

Unter der Geburt kann es zu einer Mangelversorgung des Kindes kommen. Arbeitet die Plazenta nur noch unzureichend, ist die Sauerstoffzufuhr zum Baby gestört. Das Kind droht zu ersticken. Dies kann auch passieren, wenn sich die Plazenta während der Geburt vorzeitig löst und das Kind nicht mehr ausreichend versorgt.

Bei einem Nabelschnurvorfall liegt die Nabelschnur zwischen dem Ungeborenen und dem Muttermund. Das Kind drückt mit seinem Gewicht nach unten und unterbindet damit die eigene Versorgung. Nicht immer können solche Probleme rechtzeitig erkannt werden.

Auch eine Plazenta praevia, die heute zumeist vor der Geburt im Ultraschall erkannt wird, kann während der Geburt zu Komplikationen führen. Da in diesem Fall die Plazenta vor dem Muttermund liegt, ist eine vorzeitige Lösung derselben während der Öffnung des Muttermundes gegeben. Das wiederum führt zu einer Mangelversorgung des Kindes und stellt, begleitet von größerem Blutverlust, eine unmittelbare Gefahr für Mutter und Kind dar.

Eine Beckenendlage des Kindes kann Probleme während der Geburt hervorrufen, weil die meisten Geburtshelfer heutzutage über die spezielle Geburtshilfe bei Steißlagen nicht mehr Bescheid wissen. Eine Beckenendlage ist bis auf Ausnahmefälle per se keine besonders ‚gefährliche' Geburt, sie wird aber z.B. durch die Entbindung in Rückenlage und andere einschränkende Maßnahmen während der Geburt zum Risiko.

Eine seltene, doch gefährliche Komplikation ist die Uterusruptur. Besonders aufgrund der häufiger werdenden, nicht immer medizinisch indizierten Kaiserschnitte kann es bei darauffolgenden Schwangerschaften zum Zerreißen der Narbe an der Gebärmutter – meist unter Wehen – kommen. Durch die Ablösung der Plazenta, wenn das Kind in den Bauchraum austritt, wird die Sauerstoffversorgung eingestellt. Auch für die Mutter ist eine Uterusruptur aufgrund des oft hohen Blutverlusts potentiell lebensgefährlich.

Neugeborenentod

Sterben Babys nach der Geburt, so ist dies häufig auf eine zu frühe Geburt und ihre Folgen zurückzuführen. Eine Frühgeburt – definitorisch Geburten vor der vollendeten 37. Schwangerschaftswoche – kann beispielsweise durch eine Infektion (z.B. Chlamydien), eine Muttermundsschwäche oder eine mütterliche Erkrankung (z.B. HELLP-Syndrom) ausgelöst werden.

Manchmal sind auch bereits in der Schwangerschaft bekannte Anomalien (z.B. Herzfehler) der Grund für den frühen Tod eines Babys. Hinzu kommen als Ursachen dramatische Verläufe von sogenannten Anpassungsstörungen (z.B. Atemdepression), Infektionskrankheiten nach der Geburt (z.B. Beta-Streptokokken) und – zahlenmäßig die häufigste Ursache für den Tod eines Kindes im ersten Lebensjahr – der ursächlich noch nicht erforschte plötzliche Kindstod.

Risiko Frühgeburt

Von einer Frühgeburt spricht man, wenn das Baby zwischen der 24. und der 37. Schwangerschaftswoche lebend zur Welt kommt. Das Risiko für diese Kinder, während der Geburt oder kurze Zeit danach an Erkrankungen zu sterben, liegt insgesamt bei etwa 5 von 1.000 Geburten, allerdings ist diese Zahl hochgradig vom Zeitpunkt der Geburt abhängig.

Die Chancen frühgeborener Kinder, ohne Spätfolgen aufwachsen zu können, haben sich in den letzten Jahren dank modernster Medizin stetig verbessert. Trotzdem sterben Babys auch heute noch an den Folgen der Frühgeburtlichkeit, nicht alles ist medizinisch beherrschbar und machbar, nicht jeder Verlauf vorhersehbar.

Ein Baby, welches heute mit einem Geburtsgewicht von 1.500 Gramm das Licht der Welt erblickt, hat beispielsweise sehr gute Aussichten, sich gesund zu entwickeln. Generell gilt aber: Jeder Tag, den das Ungeborene länger im Bauch der Mutter verbleiben kann, ist hilfreich. Manchmal aber ist eine solche Option nicht gegeben, und die Geburt ist schon lange vor dem eigentlichen Geburtstermin nicht mehr aufzuhalten.

Es gibt sehr unterschiedliche Auslöser für eine Frühgeburt: eine Zervixinsuffizienz und daraus resultierend vorzeitige Wehen, die den Muttermund öffnen, oder ein früher Blasensprung seien hier beispielhaft genannt. Bei einer Plazenta-Insuffizienz kommt es zu einer Unterversorgung des Babys mit Nährstoffen, da die Plazenta nicht mehr korrekt arbeitet. Infektionen bei der Mutter, zum Beispiel eine Infektion der Blase oder mit Chlamydien, können ebenfalls die Ursache für eine Frühgeburt sein. Manchmal muss eine Schwangerschaft aufgrund mütterlicher Erkrankungen, zum Beispiel HELLP, vorzeitig abgebrochen werden. Auch Frauen mit Mehrlingen haben ein, statistisch gesehen, erhöhtes Risiko für eine Frühgeburt.

Wird ein Kind zu früh geboren, kann es, in Abhängigkeit von der Schwangerschaftswoche und der individuellen Entwicklung des Babys, zu verschiedenen Komplikationen kommen.

Das Atemnotsyndrom zählt zu den häufigsten Komplikationen. Eine gesunde und ausgereifte Lunge produziert den körpereigenen Stoff Surfactant, der für die Entfaltung der Lungenbläschen zuständig ist. Ungeborene sind aber erst etwa ab der 35. Schwangerschaftswoche in der Lage, diesen Stoff zu bilden. Bei einer drohenden Frühgeburt wird der Mutter deshalb möglichst noch Kortison gegeben, um die Lungenreifung beim Baby voranzutreiben. Die Folge des Atemnotsyndroms bei Frühgeborenen sind Sauerstoffmangel und Atemnot. Eine künstliche Beatmung des Kindes und die Gabe von Surfactant sind meist unumgänglich, aber auch diese Maßnahmen führen nicht immer zum gewünschten Erfolg und können zudem weitere Probleme auslösen.

Es können – vor allem bei extrem früh geborenen Kindern – auch Gehirnblutungen auftreten, die oftmals verantwortlich für Spätfolgen oder den Tod des Babys sind.

Die nekrotisierende Enterokolitis ist eine Darmentzündung, die durch die Unreife des Darms bei Frühgeborenen entstehen kann. Eine Folge ist teilweise eine Blutvergiftung, die zum Tod des Babys führen kann.

Je kleiner das Frühgeborene ist, desto höher ist zudem die Wahrscheinlichkeit, dass der Ductus des Kindes – eine Verbindung zwischen Aorta und Lungenarterie – noch nicht verschlossen ist. Dadurch sind Körper- und Lungenkreislauf nicht getrennt, gegebenenfalls muss eine Operation zum Verschluss mit allen daraus resultierenden möglichen Nebenwirkungen durchgeführt werden.

Frühgeborene sind generell einem erhöhten Risiko ausgesetzt, Infektionen zu bekommen, die tödlich verlaufen können. Aufgrund des noch nicht voll ausgebildeten Immunsystems sind Infektionen, die für reife Neugeborene kein Problem darstellen, gegebenenfalls der Auslöser für den Tod eines zu früh geborenen Kindes.

Angeborene Krankheiten

Eine angeborene Anomalie meint in der Medizin eine vor der Geburt entstandene Fehlbildung eines oder mehrerer Organe beim Kind. Fehlbildungen bei Neugeborenen stellen die zweithäufigste Ursache der Säuglingssterblichkeit dar.

Die Ursachenforschung gestaltet sich schwierig, in mehr als der Hälfte aller Fälle kann der Grund der Anomalie nicht eindeutig bestimmt werden. Oftmals sind Fehlbildungen genetisch bedingt oder auf eine Chromosomenanomalie zurückzuführen. Auch Infektionskrankheiten der Mutter in den ersten drei Schwangerschaftsmonaten können ursächlich sein.

Fehlbildungen stehen oft nicht für sich allein, sondern müssen in Kombination mit anderen Erkrankungen gesehen und therapiert werden.

In Deutschland kommen jährlich zirka 6.000 Kinder mit einem angeborenen Herzfehler zur Welt, der häufigsten Form aller angeborenen Anomalien. Es gibt große Unterschiede in der Behandelbarkeit dieser Erkrankungen, aber leider kann einigen Kindern auch operativ nicht geholfen werden, so dass sie nach kurzer Lebensdauer sterben.

Auch einige seltene Stoffwechselerkrankungen können tödlich verlaufen, vor allem, wenn sie nicht rechtzeitig erkannt werden. Die häufigsten werden mittlerweile beim Neugeborenenscreening entdeckt und können dann behandelt werden.

Anpassungsstörungen

Anpassungsstörungen beschreiben ein sehr breites Bild von Komplikationen nach der Geburt, die vor allem bei zu früh geborenen Kindern, bei durch (wehenlosen) Kaiserschnitt und nach medikamentöser Geburtseinleitung geborenen Babys, selten aber auch bei reif und spontan Geborenen auftreten.

Am häufigsten ist die respiratorische Anpassungsstörung, bei der die eigenständige Atmung nicht gewährleistet ist. Es gibt zudem auch Temperaturregulationsstörungen, Blutzuckerregulationsstörungen, Kreislaufinstabilität, Hyperbilirubinämie oder auch Elektrolytentgleisungen. Alle diese Probleme sind grundsätzlich behandelbar, können aber in manchen Fällen auch zum Tod des Babys führen.

Infektionen des Kindes

Infektionen des Kindes während oder kurz nach der Geburt können zum Tod des Babys führen. Als Zytomegalie wird eine Infektion mit Viren aus der Herpes-Gruppe bezeichnet, die in vielen Fällen behandelbar ist, selten aber auch tödlich sein kann. Eine Infektion mit Beta-Streptokokken hat oft fatale Auswirkungen, die Diagnose ist oft nicht einfach, da die Merkmale unspezifisch sind. Besonders eine durch Beta-Streptokokken verursachte Meningitis kann zu weiteren schweren Komplikationen führen.

SIDS – Plötzlicher Kindstod

Der plötzliche Kindstod/Neugeborenentod oder SIDS (Sudden Infant Death Syndrome) meint das plötzliche Versterben eines Neugeborenen oder eines Säuglings ohne erkennbaren Grund. Die Kinder scheinen gesund und sterben ganz unerwartet im Schlaf. Laut Statistik passiert dies am häufigsten im ersten Lebensjahr, aber auch im zweiten Lebensjahr gibt es noch Fälle des plötzlichen Kindstods. Die Tatsache, dass SIDS als häufigste Todesursache im ersten Lebensjahr statistisch erfasst ist, resultiert auch aus der Tatsache, dass es sich um ein multifaktorielles Ereignis handelt, also nicht anders erklärbare Todesfälle meist als SIDS betrachtet werden.

Dieses ‚Phänomen' wird weltweit beobachtet und trifft alle sozialen Schichten. In vielen Ländern sind Forscher aktiv, um eine genaue Ursache für den plötzlichen Kindstod herauszufiltern, doch bisher konnte keine exakte Antwort auf die Frage nach dem Warum gefunden werden.

Die Zahl der Kinder, die am plötzlichen Kindstod sterben, ist dennoch rückläufig, denn es ist gelungen, Verhaltensempfehlungen zu erstellen, bei deren Einhaltung das Risiko des plötzlichen Kindstodes stark vermindert werden kann.

Die Aufklärungsrate in Deutschland ist hoch, die Kampagnen gegen den plötzlichen Kindstod gelten landesweit als vorbildlich.

Folgende Aspekte sollten von Eltern berücksichtigt werden, um das Risiko für den Plötzlichen Kindstod zu minimieren:

*   Stilldauer (nur Muttermilch, kein Zufüttern) von mindestens sechs Monaten
*   rauchfreie Umgebung
*   Schlafen des Babys in Rückenlage
*   Schlafsack statt Bettdecke
*   Zimmertemperatur von ungefähr 18 Grad Celsius

Gerade aber klare ‚Anweisungen' führen dazu, dass Eltern, deren Baby durch SIDS stirbt, oft – wenngleich meist indirekt – besonderen Anschuldigungen ausgesetzt werden. Auch beim plötzlichen Kindstod aber ist festzuhalten, dass mit den genannten Maßnahmen Gefahren vermindert werden können, diese aber keine absolute Sicherheit geben.

Schwangerschaftsabbruch

Unter Abbrüchen werden im nachfolgenden Abschnitt nur medizinisch indizierte Schwangerschaftsabbrüche verstanden, da jede weiter fassende Definition dem Charakter des Buches nicht gerecht würde. Damit soll jedoch keine negative Wertung bezüglich der Fristenregelung für einen Schwangerschaftsabbruch verbunden sein. Nähere Informationen zu allen Formen des Abbruchs finden sich in meinem Begleitbuch „Mein unsichtbares Kind".

Die möglichen Ursachen für einen medizinisch indizierten Abbruch sind bereits in den vorangegangenen Abschnitten erläutert worden: vor allem sind dies chromosomale Probleme, Neuralrohrdefekte und angeborene (genetische) Erkrankungen. Eine besondere Situation ist der sogenannte selektive Abbruch. Dies bedeutet, dass bei einer (oft höhergradigen) Mehrlingsschwangerschaft ein Kind abgetrieben wird, um nach gängiger Lehrmeinung das Leben des anderen Kindes / der anderen Kinder zu schützen bzw. dessen / deren Überlebenschancen zu erhöhen.

Wenn du selbst in der Lage bist, einen Schwangerschaftsabbruch erwägen zu müssen, dann sagst du jetzt vielleicht im Stillen: „Die hat leicht reden ..." Richtig, ich schreibe aus der Perspektive der Nicht-Betroffenen, und die meisten von uns wissen, dass das ein himmelweiter Unterschied ist. Im englischen

Sprachraum gibt es dafür eine passende Redewendung: „You did not have to walk in my shoes."

Auch in Foren betroffener Eltern merkt man hin und wieder, dass nicht alle Sterneneltern gewillt sind, andere Betroffene in ihren Kreis aufzunehmen, wenn diese sich aktiv gegen die Fortsetzung der Schwangerschaft entschieden haben. Die Diskussion wird umso heftiger geführt, wenn die Diagnose, die zum Schwangerschaftsabbruch geführt hat, nicht zwingend eine Lebensunfähigkeit des Babys bedeutet, sondern beispielsweise ein Leben mit (starker) Behinderung ermöglicht.

Ich plädiere dafür, die Entscheidungen anderer zu respektieren, denn ich denke, dass sie kompetent in ihrem eigenen Leben sind, so wie ich es in meinem bin.

Die Beratung zu einem Schwangerschaftsabbruch nach medizinischer Indikation ist ein Schlüsselmoment für betroffene Eltern. Meist sind sie – beispielsweise nach einer pränataldiagnostischen Untersuchung – überraschend mit der Information schwerer Komplikationen bei ihrem noch ungeborenen Kind konfrontiert. In dieser Situation und zudem häufig unter (einem suggerierten) Zeitdruck über Leben und Tod des eigenen, meist gewollten Kindes zu entscheiden, kann eine absolute Überforderung darstellen. Die Beratung sollte bezüglich der Fortsetzung der Schwangerschaft oder ihres Abbruchs ergebnisoffen und umfassend sein.

Positiv ist auch, wenn unterschiedliche Fachpersonen aus verschiedenen Perspektiven – Psychologe, Ethiker, Arzt – und mehrere Pränataldiagnostiker zusammen mit den Eltern die Befunde besprechen und verschiedene Optionen aufzeigen. Viele Eltern berichten auch heute noch, dass sie sich sehr alleingelassen fühlten mit den entstehenden Fragen. Claudia[N], deren Tochter Mera an Anencephalie starb, schreibt dazu:

„Ich finde, die Ärzte drängen die Frauen, die eine solche Diagnose erfahren, sehr oft dazu, die Schwangerschaft zu beenden und das Kind still zu gebären. Ich bin keine Abtreibungsgegnerin, aber ich bin der Meinung, dass es den Seelenfrieden der Frau und auch des ungeborenen Kindes gefährdet, wenn nicht wenigstens die Option zum Überdenken gegeben wird, dass man das Kind auch austragen kann. Es ist ein Weg, den man zu Ende gehen kann. Es liegt nicht in unserer Hand, dass solche Dinge geschehen,
aber es liegt an uns, wie wir mit diesem Schicksal umgehen. Wir sind viel stärker, als man uns zutraut oder wir uns selbst zutrauen."

Die Entscheidung, die Schwangerschaft auszutragen oder abzubrechen, wird im Abschnitt „Einen (selektiven) Abbruch vornehmen lassen" näher beleuchtet, hier rückt als Verlustursache der medizinisch indizierte Abbruch in den Mittelpunkt.

Wenn in einer Schwangerschaft die Diagnose einer lebensbedrohlichen oder mit dem Leben unvereinbaren Erkrankung gestellt wird, ist dies für die Eltern ein Schock. Das Kind lebt zwar, doch wie lange und unter welchen Umständen es leben wird, ist nun relativ unklar – ganz anders, als es zuvor von den Eltern gedacht war. Der Verlust setzt hierbei nicht zu dem Zeitpunkt ein, an dem das Kind stirbt, sondern teilweise bereits im Moment der Diagnosestellung.

Wenn sich Mütter für einen Schwangerschaftsabbruch entscheiden, steht zunächst das medizinische Vorgehen im Vordergrund. Je nach Elternwunsch und medizinischer Notwendigkeit wird der Schwangerschaftsabbruch unter Vollnarkose oder mit einer Lokalanästhesie durchgeführt.

Wenn die Schwangerschaft mindestens 12 Schwangerschaftswochen vorangeschritten ist, besteht das Recht auf Begleitung durch eine Hebamme. Zuvor ist das möglich, wenn der Abbruch mit einer Fehlgeburt gleichgesetzt und über die Hebamme als Beistand bei einer solchen abgerechnet wird. Wünschenswert ist außerdem, dass eine gute psychische Begleitung die medizinische komplettiert. Die Bestattung des abgetriebenen Kindes ist meist auch nach einem Abbruch möglich.

Ein Abbruch stellt vor allem an die Mütter große Herausforderungen. Diese tauchen für andere Betroffene – es sei denn, sie haben nach der Geburt des Kindes über Maßnahmen zur Fortsetzung oder dem Unterbleiben von Behandlungsmaßnahmen zu entscheiden – nicht oder nicht in diesem Maße auf.

Frauen und auch Männer, die sich für einen Abbruch entschieden haben, müssen lernen, mit dieser aktiven Stellungnahme zu leben. Dabei werden sie meist eigenen Zweifeln, aber auch Interventionen von Fremden begegnen. Mit diesen (Gewissens)Konflikten müssen sie sich auseinandersetzen.

Abseits der Medizin

Sich der Glaubensfrage stellen

Selbst für gläubige Menschen ist der Tod des eigenen Kindes so einschneidend, dass danach auch die eigene ‚Glaubenswelt' vielleicht neu sortiert werden muss. Erst recht ist das der Fall bei vielen Menschen, die von sich sagen, dass sie durchaus an Schicksal, Fügung, ein Leben nach dem Tod oder Seelen glauben, aber dies nicht so eindeutig einem geschlossenen religiösen Weltbild zuordnen, sondern pragmatisch in ihrem Alltag leben. Warum ist das passiert? Diese Frage findet, wie bereits ersichtlich war, oft so unzureichende rationale Antworten, dass einerseits leicht der Gedanke eine Vorbestimmung entstehen kann. Heike meint beispielsweise:

„Ich war sehr früh der Ansicht, dass es sein Weg war, dass unser Elias nicht für diese Erde bestimmt war und Gott einen Engel gebraucht hat. So dass ich mich nicht ‚schuldig' gefühlt habe. Heutzutage glaubt man, alles sei mit Gerätemedizin machbar. So ist es nicht. Es gibt Situationen im Leben, die werden nicht von uns beeinflusst, die sind einfach so. Und man muss mit ihnen leben."

Und Nicole sagt über den Tod ihrer Tochter in der 15. Schwangerschaftswoche:

„Ich vermute sie ist gestorben, weil es für uns alle ‚das Beste' war. Fünf kleine Kinder unter acht Jahren wäre zu viel gewesen. Sie hat es entschieden. Und manchmal bin ich ganz schön sauer auf sie."

Aber auch das Hadern mit Gott, ist ein wichtiger Teil der Warum-Frage und Zeichen der Bildung eines neuen Lebensverständnisses. In meinem Tagebuch habe ich zwei Monate nach der stillen Geburt meiner Tochter notiert:

„Papa fand den Gottesdienst sehr anstrengend. Was soll man von einem Gott denken, der zugelassen hat, dass Du stirbst, fragt er. Das weiß ich auch nicht. Was hat sich das Schicksal dabei gedacht? Aber ein Sinn – auch wenn ich ihn nicht erkennen kann – ist mir lieber als gar kein Sinn."

Die Glaubensfrage umfasst angebliche Gewissheiten des Lebens, nicht nur im religiösen Sinne. Der ‚Kreislauf des Lebens' besteht darin, dass zunächst Großeltern, später Eltern, dann erst – im Alter – Kinder sterben. Wenn dieses Prinzip außer Kraft gesetzt wird, dann bricht jede Form von Normalität zusammen.

✳ Die Frage und vielleicht sogar der Wunsch, mit dem Kind tauschen zu können, ist also bei den meisten Eltern nicht mit Selbsttötungsabsichten verbunden, sondern unterstreicht das Katastrophale der Situation und den tiefen Wunsch, „Ordnung" in den Lauf der Welt zu bringen.

Zudem beinhaltet die Glaubensfrage den wichtigen Aspekt, Antwort auf die Frage zu geben: Wo ist mein Kind? Ein bekannter Spruch in Traueranzeigen lautet: „Du bist uns nur vorausgegangen." Für viele Eltern ist die Gewissheit, dass sie irgendwann mit ihrem Kind vereint sein werden, ein tröstlicher Gedanke.

Falls du dich nun fragst, woran du glauben kannst, sollst und darfst: Ich meine, dass man kein komplettes theologisches Gebäude braucht, um nicht eine individuelle Jenseitsvorstellung zu haben. Diese sollte vor allem eines sein: tröstlich. So wie in dem Buch „Als die Steine noch Vögel waren" von Marjaleena Lembcke. Dort heißt es von dem ungewöhnlichen kleinen Jungen Pekka, der die Welt aus einer ganz besonderen Perspektive sieht: „Auf Wiedersehen sagt man, weil man sich wiedersieht. Du brauchst keine Angst zu haben, dass ich sterbe. Ich glaube, ich sterbe nie. Ich werde ein Stein und dann wird aus mir ein Vogel. Daran kannst du denken, wenn es Nacht wird und der Mond dir traurige Gedanken macht."

Sich der Schuldfrage stellen

Zu kaum einem anderen Thema des Fragebogens – außer der Geschichte des Verlusts an sich – haben die Eltern dieses Buches so viel geschrieben wie zur Schuldfrage. Dabei ist sie eigentlich schnell beantwortet.

✳ Objektive Schuld am Tod des Kindes trägt in keinem einzigen Fall ein Elternpaar dieses Buches. Warum dann dieser breite Raum, den die Schuldfrage einnimmt? Sich schuldig zu fühlen hat nur marginal damit zu tun, ob man schuldig ist. Lisa[M] hat das in einem wunderbaren, fast schon philosophischen Gedanken ausgedrückt, den wohl viele – vielleicht auch du – unterschreiben würden:

„Die Schuldgefühle sind auch Teil der Trauer: Sie kompensieren und schützen vor diesem unerträglichen Gefühl der Hilflosigkeit und Ohnmacht, des Kontrollverlusts. Und sie resultieren, glaube ich, aus dem innigen, verzweifelten Wunsch, doch noch etwas ändern zu können. Die Schuldgefühle schieben auf, was ich noch viel weniger aushalte: nämlich zu akzeptieren, dass mein Kind tot ist und ich nichts

mehr tun kann, um daran etwas zu ändern (... und wohl auch nichts tun konnte, um es zu verhindern). Ich hab mich viel mit dem Thema Schuld beschäftigt und dabei die Erkenntnis gewonnen, dass ich nicht schuld bin. Rational. Emotional damit umzugehen, empfinde ich als harte Arbeit, manchmal auch als Qual. Wenn ich die Frage nach dem Verzeihen stelle, weiß ich, mein Kind hat mir längst verziehen, sofern es etwas zu verzeihen gab. Sie weiß, dass ich versucht habe, was mir möglich war. Manchmal glaube ich mir das inzwischen sogar selbst."

Und Natalie schreibt nach der stillen Geburt ihrer Tochter Elfie:

„Man kommt auf die abstrusesten Sachen, warum man Schuld haben könnte. Ganz klar ist, und das muss man sich immer wieder sagen, dass das der größte Quatsch ist. Man kann zwar heutzutage medizinisch sehr viel richten, aber das Wunder der Entstehung und Geburt eines Menschen ist nach wie vor kaum zu beeinflussen. Dieser komplexe Vorgang ... All das weiß ich jetzt, all das sage ich mir immer wieder ... doch was bleibt, ist trotzdem die Frage: Bin ich schuld?"

✳ Besondere Schuldgefühle hast du vielleicht, wenn du – aus welchem medizinischen Grund auch immer – die Entscheidung treffen musstest, die Schwangerschaft zu beenden, um dein eigenes Leben und/oder deine eigene Gesundheit zu schützen.

Auch wenn du dich gegen die Fortsetzung der Schwangerschaft entschieden hast und mit einer medizinischen Indikation einen Abbruch gewählt hast, empfindest du dich vielleicht als Richter über Leben und Tod. Die Versöhnung mit der Schuldfrage mag dann besonders herausfordernd, aber auch wichtig sein. Nicole[G] erzählt, wie sie diesen Weg beschritten hat:

„Die Frage der Schuldgefühle hat sich bei mir mit der Zeit verändert. Zu Beginn habe ich mich versteckt, wenn es darum ging, anderen zu erzählen, dass ich abgetrieben habe, obwohl mein Baby in meinem Bauch noch hätte leben können. Ich habe mich ja aktiv dazu entschieden, das ist schon sehr schwer für ein Mutterherz und eine Mutterseele, das heilt nicht so schnell. In meinem Umfeld hatte ich keine Stimmen, die sagten, ‚wir verstehen dich nicht‘ oder ‚du verhältst dich falsch‘. Nein, doch mich haben die Meinungen aus dem Sternenkinderforum beschäftigt. Dort haben mir viele Mütter geraten, mein Kind auszutragen, es mir nochmal anzusehen. Das hat mich

sehr geprägt und später auch unsicher gemacht. Nur einmal bin ich auf eine negative Einstellung zu meinem Handeln getroffen. Es waren, so denke ich, eher meine eigenen Anprangerungen an mich, die es mir so schwer gemacht haben. Denn ich kenne keine Frau, die sich hinstellt und sagt, ‚Ja, da habe ich mein Kind halt abgetrieben.‘ [...] Ich habe meine Schuldgefühle ein Stück weit von meiner Schulter genommen, ich komme mit mir ins Reine, Stück für Stück und ganz langsam, aber ich komme weiter. Wie eine Schnecke eben!"*

Schuldgefühle entstehen, ganz entgegen einem rationalen ‚Schuldspruch‘ vor allem auch da, wo das heutige Wissen nicht der damaligen Verlustsituation entspricht.

Auch bei mir war es so, dass ich andere, ausführlichere Informationen gebraucht hätte, um andere Entscheidungen treffen zu können, die vielleicht das Leben meiner Tochter gerettet hätten. Schon zehn Tage nach ihrer Geburt deutete sich dieses Bewusstsein diffus an: „Wir wälzen die Schuldfrage. Manch einer fragt: ‚Hätten die Ärzte das nicht verhindern können?‘ Dahinter steht auch: ‚Hätten wir das nicht verhindern können?‘ Und das hätten wir möglicherweise.

Wenn wir unsere damaligen Entscheidungen bedenken, wissen wir, warum wir genau diesen Weg gegangen sind, doch im Nachhinein wünschten wir, anders gehandelt zu haben. Wir wissen zwar nicht, was dann passiert wäre, aber es ist Hoffnung da, dass Du noch bei uns wärst. Das Schlimme ist: Alles Konjunktiv."

✳ Andererseits können unbedachte Äußerungen begleitender Fachpersonen einen Fehler suggerieren, auch wenn dafür kein Nachweis besteht. Martina meint zur Begleitung nach dem Tod ihres Sohnes Elias:

„Mein Besuch beim Frauenarzt, sechs Wochen nach der Geburt, hat meine Schuldgefühle leider um ein Vielfaches gesteigert, da er mir beim Gespräch durchweg Vorwürfe gemacht hat. Er kann Hausgeburten anscheinend nur tolerieren, wenn sie gutgehen. Besonders auf der Tatsache, ein totes Kind zu Hause bekommen zu haben, hat er herumgehackt und mir gesagt, dass die Hebamme mich und mein Leben gefährdet hätte. Er ist der Meinung, dass er, wenn ich noch öfter zu ihm gekommen wäre, den Tod von Elias hätte verhindern können, Anzeichen im Ultraschall oder CTG hätte erkennen können und mich ins Krankenhaus schicken. Nach dem Frauenarzt-

termin fühlte ich mich in meiner Trauer um Wochen zurückgeworfen."

✱ Selbst wenn aber gewissermaßen ein „Fehler" zum Tod des Babys geführt hat, ist dieser in der überwiegenden Mehrheit der Situationen nicht durch Nachlässigkeit oder gar Vorsatz entstanden, sondern vielmehr darin begründet, was das Wort ‚Fehler' auch etymologisch ausmacht: Das Fehlen einer besseren Lösung.

Alle Eltern lieben ihr Kind und möchten es schützen. Wenn sie dies nicht tun, dann passiert dies allein deshalb, weil sie es nicht können. So ging es Astrid, die ihre Tochter in der 25. Schwangerschaftswoche verlor:

„Dann stellte sich noch heraus, dass ich eine Gerinnungsstörung habe, die während der Schwangerschaft behandelt werden muss. Das habe ich aber leider erst nach Lenes Tod herausgefunden, weil der zuständige Arzt den Befund weder an mich noch an meine Frauenärztin verschickt hat, obwohl der Befund bereits einen Monat vor Lenes Tod feststand. Daraufhin habe ich mir noch mehr Vorwürfe gemacht, weil ich nicht früher einfach mal nachgefragt habe, was bei meinem Bluttest herausgekommen ist. Es hat sehr lange gedauert, bis ich meine Schuldgefühle überwinden konnte."

Trotzdem beziehen vor allem Sternenmütter aus dieser Schutzverantwortung für ihr Baby ein hohes Schuldpotenzial. Lisa[M] reflektiert auch das:

„Meine Umwelt beteuert beständig, dass es keinen Anlass für diese Schuldgefühle gibt. Rational betrachtet weiß ich, dass das stimmt. Letztlich glaube ich inzwischen, dass sich diese Schuldgefühle eher willkürlich auf meine Themen beziehen. An irgendwas muss es doch festzumachen sein, dass uns das passiert ist. Wenn uns keiner einen Grund nennen kann, dann muss es doch an mir liegen. Schließlich war ich verantwortlich für das kleine Wesen in meinem Bauch, schließlich muss ich als gute Mutter doch merken, wenn etwas nicht stimmt."

Insgesamt zeigen die Antworten eine große Bandbreite möglicher Erklärungen, die das eigene Schuldgefühl nähren. Sie sind meist unabhängig von Schwangerschaftsdauer, -verlauf und den konkreten Umständen des Verlusts:

„Ich fühlte und fühle mich schuldig. Aber ich kann die Schuld nicht lokalisieren, ich weiß nicht, wo sie anfangen sollte, bis wohin sie geht und wo die Schuld der anderen anfängt. Doch auch das will ich nicht, dass ein anderer schuld ist, das wäre ja einfach, die Verantwortung abzugeben, und dann wäre es diese Schuld – dass ich die Verantwortung abgegeben habe und anderen vertraut habe. Vielleicht fühle ich mich genau dort schuldig, dass ich nicht selbst entschieden habe. Auch wenn das irrational ist, ich glaube, da fühle ich mich schuldig." (Susanne)

„Kurz vor Raphaels Sternenreise war Fasnet [alemannische Fastnacht, eine Form des Karnevals, Anm. H.W.], und ich war lange unterwegs (ohne Alkohol). Vielleicht habe ich mir da etwas eingefangen?" (Natascha)

„Was hätte sein können, wenn ich die Wehen gleich ernst genommen oder erkannt hätte, und dann gleich […] ins KH gegangen wäre, nicht erst […] mit dem Zug, wo sich der Muttermund durch die Wehen dann öffnete." (Lisa)

„Wir hätten zuallererst den Kinderwunsch nicht so viele Jahre nach hinten schieben sollen. Vielleicht wäre es fünf Jahre eher leichter gewesen, schwanger zu werden und schwanger zu bleiben. […] Vor allen Dingen aber hätte ich bei der zweiten Schwangerschaft mehr dran glauben müssen, hätte voller Vertrauen sein müssen und mich nicht von meiner Angst unterkriegen lassen sollen. Wer weiß schon, wie sehr unsere Gefühle Einfluss auf die Hormone haben und damit meine Schwangerschaft wirklich behindert haben?" (Antje)

„Mein Baby stirbt und ich spüre es nicht? Das werde ich nie verstehen." (Maike)

„Habe ich in der Nacht vielleicht falsch gelegen? Habe ich zu heiß geduscht? Mich zu sehr gestreckt?" (Agathe)

„Die Frage, warum oder was hat diese Frühgeburt ausgelöst? War ich keine gute Mutter? Hat sich mein Sohn nicht wohl gefühlt in meinem Bauch? Was habe ich denn bloß falsch gemacht? Es war doch immer alles in bester Ordnung. Was wäre, wenn ich früher zum Arzt gegangen wäre? Hätte man die Geburt anhalten können? Wäre mein Sohn dann noch in meinem Bauch? Was wäre wenn? Denkt mein Mann, dass ich schuld an allem bin? Obwohl er mehrmals sagte, dass ich eine gute Mutter bin, und er stolz auf mich sei, habe ich ihm doch sein Kind gestohlen? Das Gefühl, dass ihm jemand sein Kind gestohlen hat, beschäftigt ihn schon sehr. Dann fühle ich mich schuldig … Dazu kommen die Schuldgefühle, dass ich *meinen Sohn alleine ließ, wo er mich doch am meisten brauchte ... als er zu den Sternen ging. Es wäre doch als Mutter meine Pflicht gewesen, ihn im Arm zu halten, wenn er seine Reise antritt?" (Nadine)*

Die Schuldgefühle können auch die Zeit nach dem Tod des Babys betreffen, wie es bei Sandra der Fall ist:

"Der Abschied: Warum habe ich mir nicht mehr Zeit genommen? Warum habe ich mein Kind nicht solange auf dem Arm gehalten, bis es nicht mehr ging? Ich habe mir ihn noch nicht mal richtig angeschaut. Nicht die Zehen gezählt. Warum habe ich mir nicht mehr Zeit genommen? Wieso haben wir nicht noch viel mehr Bilder von ihm gemacht? Mittlerweile habe ich mir selbst verziehen."

Anderen Eltern hingegen gelingt es, ihre Schuldlosigkeit klar zu sehen:

"Ganz wichtig in Bezug auf die Schuldfrage war für mich, dass eine Schuldzuweisung nichts ändern wird." (Ramona)

"Die Ärzte haben mir immer wieder bestätigt, dass ich gar nichts hätte tun können, es wäre eine Sache von Sekunden gewesen." (Trudi)

"Mit wirklichen Schuldgefühlen hatte ich zum Glück nicht zu kämpfen. Dennoch fragt man sich, warum der eigene Körper nicht in der Lage war, einem gesunden Kind lange genug den benötigten Schutzraum zu bieten." (Judith[M])

"Ich habe überhaupt keine Schuldgefühle und bin unendlich froh darüber. Ich glaube oder weiß, dass an Luis' Tod niemand Schuld trägt." (Helen)

Dass das Fehlen von Schuldgefühlen nicht zwingend der einfachere Weg ist, zeigen Angelas Worte:

"Genauso schlimm ist es, dass es keinen Schuldigen an Lenas Tod gibt. Hätte man etwas oder jemanden, der schuld ist, dann wäre es irgendwie – greifbarer, verständlicher? Ihr Tod erscheint ohne einen Schuldigen noch sinnloser. Einfach so ... das ist einfach so grausam und so viel weniger zu verstehen."

Schuldgefühle können sich zudem darauf erstrecken, der eigenen Rolle, nicht nur dem Kind gegenüber, sondern auch – als Partnerin – dem Vater des Babys gegenüber nicht gerecht geworden zu sein. Ich selbst habe zwei Monate nach unserem Verlust im Tagebuch notiert: „Ich habe viel darüber nachgedacht, dass ich Deinem Papa nicht ersparen konnte, Deinen Tod zu verkraften. Es ist unsinnig, doch ich

denke manchmal: Er könnte doch mit jemandem anderen ein lebendes Babys haben."

Melanie sagt:

"Sehr erschrocken bin ich im Nachhinein darüber, dass ich mich schuldig fühlte, die Kinder meines Mannes still geboren zu haben. Ich dachte, dass ich ihm auch seine Zukunft kaputt gemacht habe."

Und Nadine fragt sich:

"Denkt mein Mann, dass ich schuld an allem bin? Obwohl er mehrmals sagte, dass ich eine gute Mutter und er stolz auf mich sei, habe ich ihm doch sein Kind gestohlen? Das Gefühl, dass ihm jemand sein Kind gestohlen hat, beschäftigt ihn schon sehr."

Wenn es einen tatsächlich objektiv Schuldigen für den Tod des Kindes gibt, werden diese Frage, ihre Antwort und der Einfluss auf das eigene Leben natürlich ganz anders zu betrachten sein. Ob und inwiefern sich Trauer und Heilung dadurch verändern, das wage ich nicht zu beurteilen.

Falls die Schuld in einem juristischen Prozess (siehe auch „Exkurs: Geburtshilfliche Rechtsfälle") verhandelt werden muss, ist in jedem Fall eine große Belastung in der Zeit der Trauer gegeben, zumal nicht von vornherein feststeht, wie ein Rechtsstreit entschieden wird. Sicher wird die – dann öffentliche und von Unbeteiligten diskutierte Schuldfrage – noch deutlich präsenter sein als bei anderen betroffenen Eltern. Susanne berichtet von ihren verwirrenden Gedanken:

"Ich habe eine Zeitlang mit dem Gedanken gerungen, das Krankenhaus zu verklagen. Nicht weil wir schlecht behandelt wurden, genau das Gegenteil. Aber um für Stella eine Genugtuung zu erlangen, um ihren Tod irgendwie zu rechtfertigen. Alles, was ich wollte, wäre gewesen, dass jemand sagt: ‚Die haben alles richtig gemacht.' – Über die wahren Konsequenzen eines Prozesses habe ich mir keine Gedanken gemacht. Da wären dann Gutachter, die alles noch einmal aufrollen, beleuchten und im Zweifel alles, was die Ärzte gemacht haben, in Frage gestellt hätten. Und kann ich leben mit: ‚Sie könnte leben, es war alles ein großer Fehler?' Nein."

Der Vorgang der Vergebung, des Verzeihens und der Versöhnung – ob (mit) sich selbst, ob (mit) anderen, ob (mit) einem unbestimmten „Schuldigen" – muss immer Teil des Trauerprozesses sein, denn sonst ist Heilung nicht möglich. Astrid schließlich sieht

„Schuld" auf einer höheren Ebene als Teil der Lebensverantwortung von Eltern:

„Ich habe gelernt, dass die Schuld, die ich empfunden habe, keine Schuld ist, sondern dass ich in einer Situation war, in die alle Eltern irgendwann kommen, weil es ein wichtiger Punkt beim ‚Elternsein' ist: Man muss als Eltern Entscheidungen für sein Kind treffen, da das Kind es allein noch nicht kann – eben weil es noch ein Kind ist. Ich habe in bestem Wissen und Gewissen entschieden. Als ich diese Worte für mich gefunden hatte, konnte ich auch die Schuld loslassen."

Und Alina ergänzt:

„In meiner Mütterkur hat die Psychologin in der Klinik den weisen Satz gesagt, dass wir im Laufe eines Lebens häufig an unseren Kindern schuldig werden, weil wir Grenzen haben, und weil das einfach so ist im Leben. – Es gibt also Weniges, was in mir Schuldgefühle auslöst. Im Grunde weiß ich, dass Schuld hier auch das falsche Wort ist, und dass es vielmehr um das Bedauern geht, dass ich meine eigenen Grenzen hatte."

Sich der Sinnfrage stellen

Schon einige Wochen bevor meine Tochter Lilly in der 42. Schwangerschaftswoche still geboren wurde, hatte ich die Geburtsanzeige fertig. Ich beauftragte meinen Mann, nach der Geburt nur noch die ausgelassenen Daten einzusetzen und die Anzeige dann in den vorbereiteten E-Mail-Verteiler zu geben. Ich war mir der Sache ganz sicher.

Im schlimmsten Fall würde ich einen dritten Kaiserschnitt bekommen und darauf bezog sich auch der Spruch, den ich zufällig auf einer Postkarte gelesen und schön gefunden hatte: „Hoffnung ist nicht die Überzeugung, dass etwas gut ausgeht, sondern die Gewissheit, dass etwas einen Sinn hat, egal wie es ausgeht." Václav Havel hatte diese Worte einmal gesprochen, und ich mochte die Idee, dass alles Sinn hat, auch wenn es nicht so ist, wie man es sich gedacht hatte. Mit keiner Silbe dachte ich daran, dass meine Tochter sterben könnte. Als dies passiert war, zeigte der Spruch eine noch tiefere Weisheit. Und er stellte mich auf die Probe, denn wo lag der Sinn in ihrem Tod?

Ich begann, alles in Frage zu stellen: Oberflächlich funktionierte ich halbwegs weiter, doch was war „richtig" im Leben und was war „falsch"? In meinem Tagebuch notierte ich: „Ich kenne von mir doch nur das Kämpfen und Durchbeißen. Aber soll mir Dein Tod möglicherweise zeigen, dass ich am Ende dieses Weges bin? Dass ich nicht mehr leisten kann? Nicht so viel, wie ich immer dachte? – Was sind die Projekte, die ich noch im Kopf habe? Verdrängung? Ablenkung? Weitermachen? Optimismus? Wie nennt man jemanden, der sich an Positives klammert, wo gar nichts mehr da ist? Jemanden, der das Ende nicht erkennen will?"

Ich überlegte, ob es Vorbestimmung gewesen war: „Bevor Du geboren wurdest, habe ich meine alten Krankenhausakten angefordert. Es hieß damals, sie seien nicht auffindbar. Und nun gibt es sie doch: Es steht darin, dass die Gebärmutterwand schon bei der vorherigen Geburt bedrohlich dünn gewesen sei. Wir hätten also wissen können, dass das eine große Gefahr bedeutet. Warum musste diese Akte zu lange verschwunden bleiben? Warum muss ich das auch noch ertragen. Wir hätten Dich bei uns haben können – aber nur mit diesem Wissen."

Und gleich hinterher schob ich die Frage, ob das eine Strafe gewesen sei. Doch wenn ja – wofür? Und von wem?

Ich bin überzeugt, dass Sinngebung in erster Linie eine Bewältigungsstrategie ist, also eine Form der Heilung. Da Heilungsprozesse ganz individuell verlaufen, sind auch die Sinngebungen äußerst verschieden.

Manche Eltern können im Tod ihres Kindes keinen Sinn erkennen, vielleicht möchten sie es auch gar nicht:

„Was ist daran sinnig, wenn ein Kind stirbt?" (Angela)

„Es kann keinen Sinn machen, einer Mutter und einem Vater das so sehr geliebte Kind wegzunehmen!" (Helen)

„Dass Kinder sterben müssen, ist sinnlos." (Maike)

„Wir hätten dem Kind alles bieten können: Liebe, Geborgenheit, Zusammenhalt, Essen, Kleidung, Klavierstunden, Ballettunterricht oder ein Pferd ... das können nicht alle Eltern! Also, warum sollte dieses Kind nicht leben?" (Natalie)

„Luis' Tod ergibt für mich keinen Sinn." (Dietmar)

Andere sehen einen religiösen oder spirituellen Sinn:

„Durch Joshs Sternenreise habe ich das erste Mal wirklich mit Gott gehadert, und dadurch wurde ich noch fester im Glauben. Ich habe die Erkenntnis gewonnen, dass wir nicht immer auf alles eine Antwort haben." (Claudia)

„Ich fange gerade an, mich mit dem Buddhismus zu befassen. Ich mag die dort beschriebenen Ansichten über das Leben, den Tod und die Wiedergeburt der Seele. Doch ich bin noch ganz am Anfang meiner ‚buddhistischen Reise‘." (Agathe)

„Was ist ein ‚sinnvolles Leben‘, und kann ich ein solches führen, ohne den Sinn des Lebens zu wissen? Gäbe es aber tatsächlich einen Sinn, so kann das Leben selbst nicht sinnlos sein, oder? Hermann Hesse schrieb dazu: ‚Das Leben ist sinnlos, grausam, dumm und dennoch prachtvoll.‘ Dieser Satz hat doch etwas Wahres. Was mir passiert ist, ist sinnlos und grausam. Doch es war auch prachtvoll, denn ich habe den wundervollsten Sohn, den ich mir nur wünschen konnte. Ich glaube, alles im Leben hat einen höheren Sinn, auch wenn ich ihn nicht verstehen kann, so ist der doch da." (Antje[M])

„Uns wurde klar, dass wir in vielen Prozessen im Leben nur Statisten sind. Wir können nicht aktiv eingreifen. Manche Dinge geschehen einfach, und wir müssen sie geschehen lassen." (Melanie)

„Ich bin der Auffassung, dass man an das glauben sollte, was einem hilft. Mir hilft die Vorstellung, dass ich mit allen meinen Lieben, Bekannten, Verwandten, mit allen Fremden, denen ich über den Weg laufe, mit allen Feinden vor meinem Leben auf dieser Erde einen Vertrag abgeschlossen habe. In diesem Vertrag, wenn ich das mal auf Paul beziehe, haben er und ich genau das, was passiert ist, geplant, um das Beste für mein und sein weiteres Leben herauszuholen." (Nicole[G])

Wieder andere haben ihr Leben anders ausgerichtet und ihm dadurch neuen Sinn verliehen:

„Habe Mut! Werden – Sein – Vergehen – ein ewiger Kreislauf. Nichts dauert ewig! Auch wenn ein Mensch nicht mehr auf der Erde ist, bleibt die Liebe, die er in die Welt gebracht hat! Traue deiner Intuition und deinem Gefühl! Keine Energie geht verloren – alles wandelt sich! Ich habe durch ihn verstanden, wie sehr der Tod zum Leben dazugehört, wie sehr er wirklich Teil des Lebens ist! Die Trauer wird für immer zu meinem Leben dazugehören, sie wird sich verändern, aber sie wird immer da sein!" (Alina)

„Banalitäten bringen uns nicht mehr aus der Ruhe." (Carolin)

„Ich bin jetzt dankbarer als vorher, dass ich gesund bin und meinen Mann habe. Ich achte jetzt mehr auf meinen Mann und mich. Außerdem verschwende ich nicht so viel Zeit damit, die Zukunft bis ins kleinste Detail zu planen. Das heißt für mich: mehr im Jetzt leben." (Sandra)

„Ich bin dadurch richtig ‚aufgewacht‘ und habe gelernt, wie viel Leben wert ist." (Lisa)

„Perfektionismus ist nicht das Wichtigste, denn das Leben entscheidet selbst." (Ramona)

Claudia[N] berichtet von der eigenen Aufgabe als Sinn:

„Vielleicht hat sich uns Mera deshalb ausgesucht, weil wir stark genug waren, dies durchzustehen."

Und viele Eltern empfinden eine Aufgabe ihres Sternenkindes:

„Aber ihr hattet einen Sinn und eine Aufgabe – uns glücklich zu machen. Das habt ihr geschafft." (Yvonne)

„Er hat mich ins Leben zurückgebracht. Auch hat er uns gezeigt, wie stark wir als Familie sind." (Heike)

„Das Einzige, was mich aufrecht gehalten hat, war der Glaube daran, dass es so bestimmt war. Dass Stella für etwas anderes auf diese Welt gekommen ist. Dass ihre Seele eine andere Aufgabe hatte und deshalb nicht als unser Kind geboren werden konnte." (Susanne)

„Manchmal denke ich mir, dass ohne seinen Tod seine kleine Schwester nicht zu uns gekommen wäre. Aaron ist so ein besonderer Mensch, er hat in der kurzen Zeit, die er hier war, seine Lebensaufgabe schon erfüllt." (Trudi)

„Jedes Kind hat eine Aufgabe. Klaras Aufgabe war es, mir zu zeigen, dass ich stärker bin, als ich je dachte." (Astrid[S])

✳ Egal, ob du einen Sinn suchst und ihn findest: Ich wünsche dir, dass du dich mit dem Geschehenen versöhnen kannst. Sinn ist etwas, das in dir wachsen kann, und selbst wenn du überzeugt bist, dass es keinen Sinn für den Tod deines Kindes geben kann, so hat dieses kurze Leben doch eine Wirkung, die positiv auf die Welt Einfluss nehmen kann.

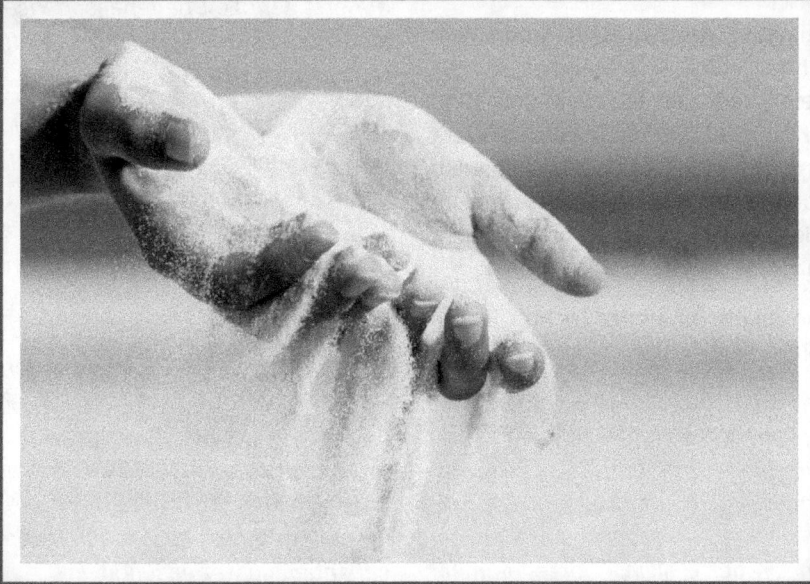

Besondere Situationen

Ein behindertes / (unheilbar) krankes / extrem frühgeborenes Kind beim Sterben begleiten

✳ Die Mehrheit der Verluste ereignet sich abrupt und endgültig. Durch eine Diagnose wird klar: Dein Kind lebt nicht mehr. Manche Eltern aber erhalten – vor oder nach der Geburt – einen medizinischen Befund, bei dem nicht klar ist: Wird mein Kind überleben? Oder: Wie lange wird mein Baby leben?

Das kann beispielsweise der Fall sein, wenn dein Baby eine bestimmte Fehlbildung aufweist, für die die Lebensdauer stark reduziert ist; wenn dein Kind eine (unheilbare) Krankheit hat, die nicht oder nicht in der zur Verfügung stehenden Zeit behandelbar ist; oder aber wenn dein Sohn / deine Tochter extrem früh geboren wurde und seine Kraft vermutlich nicht ausreichen wird, um (auf Dauer) zu überleben.

Die Geschichte von Judith[M] und ihrer Tochter Emma ist dafür ein Beispiel:

„In der Schwangerschaft haben wir uns nach der Durchsicht von verschiedenem Informationsmaterial bewusst gegen alle diese [pränataldiagnostischen, Anm. H.W.] Untersuchungen entschieden. Die Nackentransparenzmessung wurde jedoch trotzdem bei einer Untersuchung in der Uniklinik vorgenommen, weil dies nach einer Auffälligkeit in der Praxis mit auf der Überweisung stand. Dies war uns gar nicht bewusst, da wir grundsätzlich wegen einer anderen Beratung in die Uniklinik überwiesen worden waren. Die Nackenfaltenmessung ergab nun – ohne dass wir es eigentlich wissen wollten – eine sehr hohe Wahrscheinlichkeit (1:10) für Trisomie 21.

Dieses Wissen hat uns um vier glückliche und unbeschwerte Schwangerschaftswochen gebracht, in denen wir uns nun mit dem Down-Syndrom und den Risiken der Amniozentese auseinandersetzten. Einen Abbruch aufgrund einer Trisomie 21 hätten wir uns nicht vorstellen können, aber auch mit der Ungewissheit muss man den Rest der Schwangerschaft leben können – und zwar als Mutter und Vater. Die Entscheidung fiel uns nicht leicht, aber letztlich war uns das Risiko, ein wahrscheinlich gesundes Kind bei einer Fruchtwasseruntersuchung zu verlieren, zu hoch und wir sprachen uns gegen diese Untersuchung aus.

Dann bekam ich viel zu früh Wehen. Doch selbst nach der stationären Einweisung in die Klinik war ich von Optimismus und Zuversicht beherrscht, denn was sollte nun noch passieren in der besten Klinik im Umkreis von 100 Kilometern. Erst am Morgen der tatsächlichen Geburt, als die Ärzte mit ihren Mitteln am Ende waren, was ich nie für möglich gehalten hätte, ergriff mich die Angst um mein Kind und schlug sofort in Hoffnungslosigkeit um. Mir war sehr wohl bewusst, dass ein in der 24. SSW geborenes Kind nur äußerst geringe Überlebenschancen hat. Auch wenn ich selbst kaum einen Funken Hoffnung in mir spürte, war noch nichts verloren.

Der ‚Krankenhausapparat' kam in Bewegung, und um mich herum war plötzlich viel Hektik. Schließlich kam eine Kinderärztin zu uns, die uns über alle Risiken einer Geburt bei 24+0 informierte, und erklärte, was passieren kann, aber nicht muss, und dass alles für Emmas Leben getan würde. Die Diagnose der sehr schweren Hirnblutungen unserer Tochter wurde uns etwa sechs bis sieben Stunden nach der Geburt vom leitenden Oberarzt [...] und einer weiteren Kinderärztin mitgeteilt. Zu diesem Zeitpunkt lebte unsere Tochter, aber ich hatte sie noch nicht gesehen, und die Mitteilung glich bereits einem Todesurteil. Nach ihrem Tod haben wir sie auf Trisomie 21 testen lassen, aber sie war gesund."

Judith[M] hat zweimal in ihrer Schwangerschaft überlegen müssen, wie sie mit einer eventuellen starken Beeinträchtigung ihrer Tochter und sogar mit ihrem Tod umgeht. Sie bezeichnet den zweiten Zeitraum nach der frühen Geburt von Emma daher auch als überschattet von einem „Damoklesschwert". Fortsetzung der Schwangerschaft oder Abbruch, Krankheit oder Gesundheit, Leben oder Tod – beides lag oft nahe beisammen.

Wie auch Judith[M], so musst du dich in solchen Situationen – vielleicht also noch während der Schwangerschaft – gleichzeitig für ein Leben mit deinem Baby und für seinen Tod vorbereiten. Damit beginnt die Trauer um dein Baby vor dem eigentlichen Sterben. Während du vielleicht gleichzeitig versuchst, die Hoffnung zu bewahren, optimistisch in die Zukunft zu schauen und die Zeit zu genießen, die euch zusammen bleibt, wartest du auch schon auf den Tod deines Kindes.

Dies stellt auch eine Frage sehr bewusst in den Raum, die im alltäglichen Leben kaum je durchdacht wird, und der wir oft versuchen auszuweichen, nämlich: Wie ist Sterben? Viele Menschen haben große Angst vor dem Sterben. Diese Angst bezieht sich in der Verlustsituation darauf, dass du fürchtest, dein Baby könne Schmerzen haben, der Tod könne ein schlimmer Zustand sein, es könne sich allein fühlen. Aber auch dir selbst macht das Sterben vielleicht Angst, denn es führt in einen Zustand der endgültigen Trennung von deinem Kind, und nicht zuletzt hast du wohl keine Erfahrung darin, jemandem im Sterbeprozess zu begleiten, und fürchtest ganz allgemein das Unbekannte dieser Situation.

All das – oft in Verbindung mit expliziten Entscheidungen über Leben und Tod – kann dazu führen, dass du dich befreit fühlst, wenn der Tod eintritt. Judith[M] sagt dazu:

„Die ersten Minuten und Stunden nach dem Tod meiner Tochter habe ich als eine Art Befreiung empfunden."

Diese Erleichterung kann leicht in Schuldgefühle umschlagen, weil es so widersinnig scheint, den Verlust des eigenen Kindes mit einem anderen Gefühl als dem des tiefsten Entsetzens aufzunehmen. Judith[M] aber erklärt, was damit für sie gemeint war:

„Die Ärzte hatten einen ganzen Tag um ihr Leben gerungen, und zuletzt mussten schier unmenschliche Entscheidungen über die Beendigung intensivmedizinischer Maßnahmen getroffen werden. Dies alles hatte Körper und Geist alle Kraftreserven abverlangt. Einen ganzen Tag standen wir Eltern unter höchster Anspannung und wussten nicht, was die nächsten Stunden bringen würden. Mit ihrem Tod trat zunächst so etwas wie Frieden ein. Sie hatte es geschafft, und wir hatten es geschafft. Nun konnte ich ohne medizinische Hektik Zeit mit ihr verbringen, sie von Kopf bis Zeh ausführlich betrachten und hatte sie das erste und einzige Mal im Arm. Auch nach dem Abschied hielt das befreiende Gefühl an, und ich musste unbedingt raus in die Sonne und die Wärme dieses schönen Sommertags im Park der Klinik in mich aufsaugen."

Das Wahrnehmen des Verlusts kommt vielleicht später, so wie bei Judith[M]:

„Der große Schmerz, die Leere und das Bewusstsein, dass ich sie nie wiedersehen werde und sie für immer von uns gegangen ist, kamen erst nach der Rückkehr nach Hause."

Über Leben und Tod entscheiden

Schwebend

Im grauen Blau des Himmels
Umgeben von Wolken
Suche ich nach dir
Und begegne deiner Seele.
Kostbarer Seelenraum
Voller Frieden, Ruhe, tiefem Wissen.
Ich bin umhüllt
Von Liebe, Leben, meiner Dankbarkeit,
Dich empfangen, getragen, geboren, genährt,
beschützt und losgelassen zu haben –
Ein ganzes Leben in so kurzer Zeit.
Lächelnd schenkst auch du mir deine Dankbarkeit.
Abschiedsworte hallen als lichtes Strahlen
In meinem Rücken:
„Frieden, Mama!"
(Alina)

Viele Gründe können dazu führen, dass du dich vor die schwierigste Entscheidung gestellt siehst, die man Eltern auferlegen kann: Leben oder Sterben?

Zumeist stellt sich diese Frage, wenn dein Baby außerhalb deines Bauches nicht (lange) leben können wird, wenn es ohne medizinisches Gerät nicht fähig ist, allein zu atmen, oder wenn eine starke Behinderung kein in deinen Augen lebenswertes Leben mehr erlaubt. Diese Gründe können beispielsweise durch eine viel zu frühe Geburt, Entwicklungsstörungen, unheilbare Erkrankungen und Fehlbildungen, aber auch durch Geburtskomplikationen verursacht werden.

Die Entscheidung, was zu tun ist, bleibt letztlich eine individuelle. Niemand kann sich anmaßen, um eine bessere Entscheidung zu wissen, denn: Als Mutter, als Vater hast du nicht nur das beste Gespür dafür, was für dein Kind am besten ist, sondern du berücksichtigst in deiner Entscheidung mehr als alle anderen, was für alle unmittelbar Betroffenen zusammen das Beste ist.

Das heißt, du spürst deinen eigenen Bedürfnissen nach, denen deines Partners, denen bereits lebender Geschwisterkinder und anderen Einflüssen mehr. Das tust du in einer Extremsituation, möglicherweise unter Zeitdruck, und in dem Bewusstsein, dass jede deiner Entscheidungen ungeahnte Auswirkungen haben wird, die gegenwärtig noch nicht zu überblicken sind. Du leistest ungeheuer viel.

„Da er [...] ein Extrem-Frühchen war, waren seine Lungen noch nicht richtig ausgebildet. Ein selbstständiges Atmen war nicht möglich. Er erlitt am dritten Tag Hirnblutungen vierten Grades. Da uns die Ärzte mitteilten, dass seine Überlebenschancen sehr gering seien, haben wir uns dazu entschieden, unseren Engel nicht weiter mit Maschinen und Schläuchen zu quälen. Am fünften Tag ließen wir schweren Herzens unseren Sohn zu den Engeln ziehen." (Nadine)

„Nach unserer Entscheidung, ins Kinderhospiz zu gehen, habe ich mich manchmal gefragt, ob wir früher zu dieser Entscheidung hätten kommen können, ob ich ihm nicht viel von dem alltäglichen Leid auf der Intensivstation und von dem großen Leid bei der OP hätte ersparen können. Aber das wäre nicht gegangen. Wir mussten genau diesen Weg zu dritt gehen, um diese Entscheidung treffen zu können. Und wir haben sie zu genau dem Zeitpunkt getroffen, an der wir beide, mein Mann und ich, zur gleichen Zeit dazu bereit waren." (Alina)

„Es ist gut, so wie ich mich / wie wir uns entschieden haben. Ich wollte nicht, dass mein Kleiner Schmerzen hat, wollte ihm die Qualen ersparen (darüber kann man richten, wie man will) – für mich war das primär der wichtigste Grund. Dahinter kamen Gründe, die mich betrafen. Ich stellte mir eine Schwangerschaft unter diesen Bedingungen vor. Ich konnte es nicht, auch die stille Geburt wollte ich nicht. Da blieb nur noch die Abtreibung." (Nicole[G])

Mir wurde diese Tragweite – rein hypothetisch – bewusst, als ich durchdachte, was meinem Mann und mir möglicherweise bevorgestanden hätte, wenn unsere Tochter die Uterusruptur mit schweren Folgeschäden überlebt hätte. In meinem Tagebuch wagte ich, diese Gedanken vor mir selbst auszusprechen:

„Da war die Nacht, in der wir so froh waren, dass die Wehen begonnen haben und wir nicht sofort ins Krankenhaus wollten. [...] Weder Dir noch uns hätte ich gewünscht, Dich mit vielleicht schwersten Behinderungen im Leben zu halten. Doch ob wir das hätten entscheiden können? So stellte sich diese Frage nicht – Du warst bereits gestorben, als wir ankamen. Ich hoffe also, dass ich Dich wenigstens in ein schönes Himmelsleben gegeben habe, statt in ein vielleicht schreckliches Leben hier."

* Und gerade, weil deine Entscheidung von großer Tragweite ist, ist kompetente, umsichtige, einfühlsame Begleitung besonders wichtig. Das sind Menschen, die sich einbringen, aber nicht für dich entscheiden oder dir deine Elternkompetenz absprechen wollen. Diese Kompetenz bedeutet, so Astrid[S]:

„Man muss als Eltern Entscheidungen für sein Kind treffen, da das Kind es allein noch nicht kann – eben weil es noch ein Kind ist. Ich habe in bestem Wissen und Gewissen entschieden. Als ich diese Worte für mich gefunden hatte, konnte ich auch die Schuld loslassen."

Entscheidungen sind ein Zeichen für deine große Liebe und Verantwortung gegenüber deinem Kind, denn du machst nicht einfach jemand anderes für das eigene Leben verantwortlich, sondern nimmst Hilfe in dem Prozess an, herauszufinden, was das Beste ist.

Deine Entscheidung mag eine unmenschliche im Sinne einer für dich als Mensch unzumutbaren Entscheidung sein, aber sicher ist sie keine Anmaßung, denn, so Claudia:

„Es liegt nicht in unserer Hand, dass solche Dinge geschehen, aber es liegt an uns, wie wir mit solch einem Schicksal umgehen."

Anmaßend ist höchstens die Wertung von außen, die dir sagen will, ob du dein Kind austragen oder abtreiben lassen, an medizinischen Geräten am Leben erhalten oder sie abstellen lassen, sein Sterben hinauszögern oder ganz einfach geschehen lassen sollst, was kommt.

Ich habe vor einiger Zeit von einer Betroffenen die Worte gelesen: „Das Beste war, sie gehen zu lassen. Das Schlimmste war, sie gehen zu lassen." Diesen Zwiespalt leben zu müssen, dazu gehört keine Einrede von außen, sondern Respekt vor den Eltern.

* Und wenn du den Tod deines Kindes in solch einer Situation hinnehmen musst, dann hilft dir vielleicht der folgende Aphorismus, der auch auf dem Deckel meines Tagebuchs steht: „Nicht festhalten ist die Stärke, sondern loslassen." – Wann das ist, davon steht nichts geschrieben.

Trauern und gleichzeitig einem überlebenden Zwilling / Mehrling Eltern sein

„Es ist ein widersprüchlicher Tag", schreibt Claudia[N] über den Geburtstag ihrer Zwillingstöchter. Nichts drückt deutlicher aus, was Eltern passiert, die Mehrlinge erwarten, von denen jedoch nicht alle überleben. Glück und Trauer, Begrüßung und Abschied – all das liegt eng beieinander und hinterlässt dich in einem Wirrwarr der Gefühle.

Claudia[N], deren Tochter Mera an Anencephalie starb, erinnert sich zum Tag ihrer Rückkehr aus dem Krankenhaus:

„Als wir wenig später zu Hause ankamen, hatte meine Mutter einen wunderschönen Geburtstagstisch für unsere zweite Tochter gedeckt, im Kamin brannte ein Feuer. Ich war kaum noch zu einer Gefühlsregung fähig, aber ich war meiner Mutter unendlich dankbar für diesen wunderschönen Empfang."

Alle verwaisten Eltern wissen, wie schwer der Verlust eines Kindes wiegt und wie viel Kraft die Trauer braucht, damit man ins Leben zurückkehren kann. Wenn du nun ein überlebendes Kind aufwachsen siehst, das ehemals im Mutterleib (ein) Geschwister hatte, dann geschieht zweierlei:

Erstens ist dein Verlust nicht sichtbar. Für die Öffentlichkeit bist du eine junge Mutter, ein junger Vater, die / der jeden Grund hat, sich über das Leben zu freuen. Im Extremfall versucht deine Umwelt sogar, dir mit unbedachten, dich wahrscheinlich verletzenden Aussagen zu helfen, dass es beispielsweise besser gewesen sei, wenn du dich nun nicht um so viele Kinder kümmern müsstest oder dass dir ein Leben mit einem behinderten Kind ‚erspart' geblieben sei.

Zweitens bewältigst du neben der Trauer jeden Tag eine ebenso ausfüllende Leistung: für dein lebendes Neugeborenes / deine lebenden Neugeborenen zu sorgen.

∗ Diese Ambivalenz in deinen Gefühlen, die Nichtwahrnehmung deines Verlusts von außen und die Vielzahl an zu bewältigenden Aufgaben können schnell überfordernd wirken. Insbesondere, wenn du große Sorge um dein überlebendes Kind spürst, beispielsweise weil es zu früh geboren wurde, solltest du dir Hilfe organisieren (lassen). Es ist wichtig, dass du dir nicht zu viel zumutest und Trauer und Freude gerecht wirst. Claudia[N] meint:

„Überhaupt ist diese Beschäftigung mit meiner zweiten Tochter auch ein großes Heilmittel. Ich konnte mich nicht in meine Trauer fallen lassen, weil sie mich gebraucht hat, auch wenn das manchmal wahnsinnig schwer für mich war. Das Bedürfnis nach Rückzug von allem war sehr groß, aber diese Möglichkeit stand mir mit einem lebenden Neugeborenen nicht offen. Ich denke heute auch noch oft, dass ich mich einfach mal zwei Tage in mein Bett legen möchte und mich ungestört meinen Gedanken an Mera und der Trauer um sie widmen möchte. Aber um mich herum ist Leben, ist meine Tochter, die mich gerade ‚ganz dringend' für etwas braucht. Das ist sicher die radikalste Methode, wieder ins normale Leben zurückzufinden."

Mit deinem lebenden Kind / deinen lebenden Kindern wirst du viele gemeinsame Stunden erleben, in denen du mit großer Selbstverständlichkeit eine enge Bindung aufbaust und Gefühle, Einstellungen und Ideen deiner Elternschaft lebst. Dabei können verwirrende Gefühle auftauchen, wenn beispielsweise ein Kind als das kräftigste in einer viel zu früh endenden Schwangerschaft überlebt hat oder aber durch eine ungleiche Versorgung der Plazenta besser versorgt wurde als das andere Kind/die anderen Kinder.

∗ Dies kann auch Wut oder Ärger hervorrufen – Gefühle, die du dir nicht verbieten solltest. Auch sie gehören zur Trauer um den Verlust. Ebenso kann die Überforderung die Mutter-Kind-Beziehung einige Zeit lang prägen, wie es bei Claudia[N] der Fall war:

„Ich freue mich über eine mit jedem Tag intensiver werdende Beziehung zu meiner Tochter. Diese Mutter-Tochter-Beziehung war anfangs schwierig, da ich mich mit der Trauerbewältigung und der gleichzeitigen Sorge um ein Neugeborenes überfordert gefühlt habe und auch alleine gelassen wurde."

Für dein Sternenkind sind – von diesem Alltag getrennte – Rituale hilfreich, um dich an es zu erinnern und um es zu trauern. In den Kapiteln „Trauer, Erinnerung und Heilung" sowie „Gedenken" findest du dazu viele Ideen.

Deine Trauer bezieht sich außerdem nicht nur auf dein Sternenkind als Individuum, sondern auch auf die Idee der Zwillings-/Mehrlingselternschaft. Claudia[N] erlebte dazu einen Schlüsselmoment:

„So kam es zu Situationen, wo Leute mich auf unser zukünftiges Leben mit Zwillingen angesprochen haben, z.B. dass wir ja alles doppelt kaufen müssten.

Ich musste [, da ich nicht alle Menschen über den bevorstehenden Tod meiner Tochter informieren wollte, Anm. H.W.] dann immer ausweichend antworten und habe schlussendlich nur einen Autokindersitz und nur einen Kinderwagen mit nach Hause gebracht. Wenn ich Mütter an der Kasse vor mir gesehen habe, die einen ‚Zwillingsrabatt' geltend machen konnten, sind mir oft die Tränen gekommen. Ich hatte selbst zwei Kinder in meinem Bauch und würde doch nur eins aufwachsen sehen können."

Aus der Sicht des überlebenden Geschwisterkindes ist der Tod des / der anderen ein – wenn auch unbewusster – Verlust, wie ihn Geschwister erleben. Die Besonderheit liegt zum einen darin, dass dieses Baby bisher nie allein war.

Zur großen Bedeutung dieser frühen Beziehung im Leben ist vor einiger Zeit ein Buch mit dem Titel „Der verlorene Zwilling" erschienen. Darin geht es um vorgeburtliche Verluste, doch vieles trifft auch auf Verluste im Umfeld der Geburt oder der ersten Lebenswochen zu. Insbesondere wird dort deutlich, dass das überlebende Kind ein verwaistes Geschwisterkind ist.

✳ Die Idee, dass Kinder vor einem bestimmten Lebensalter einen solchen Verlust nicht oder kaum wahrnehmen, ist nicht haltbar. Für Kinder in einer Mehrlingsschwangerschaft, die vom ersten Moment an alle Erfahrungen geteilt haben, stimmt dies gleich gar nicht. Deshalb ist es empfehlenswert, die Kinder nach der Geburt – selbst nach dem Tod –, wenn es möglich ist, beispielsweise noch ein wenig zusammenzulassen, um dem verwaisten Bruder / der verwaisten Schwester gemeinsame Erfahrungen zu ermöglichen.

Um Lauf der Jahre wird dir an vielen Stellen gerade durch die Anwesenheit des lebenden Kindes / der lebenden Kinder immer wieder bewusst werden, was du verloren hast. Bei eineiigen Zwillingen beispielsweise kann die physische Gleichheit verstörend sein, schließlich siehst du damit täglich vor dir, wie dein Sternenkind jetzt aussehen würde.

Egal ob eineiig oder zweieiig, wenn du dein lebendes Kind aufwachsen siehst, wird dir stets bewusst sein, welche Entwicklungsschritte dein Sternenkind gerade durchlaufen würde. So geht es auch Claudia[N], wenn sie an den Geburtstag ihrer Zwillingstöchter denkt:

„Zum einen freue ich mich sehr, meine Tochter groß werden zu sehen und ihre Freude an diesem Tag mit-

zuerleben, gleichzeitig vermisse ich Mera und stelle mir vor, wie sie heute wohl aussehen würde und was für ein Mensch sie wäre. Dieser Tag ist der Auftakt zu einer ganz besonderen Woche im Jahr, ich fühle mich dann so, als ob ich leichter auf die Erinnerungen der ersten Lebenswoche meiner Töchter zugreifen kann. Ich kann meine Töchter manchmal noch ‚in meinem Bauch' spüren."

Mehrlinge verlieren

Wenn du mehr als ein Kind zum selben Zeitpunkt oder auch kurz hintereinander verlierst, dann bedeutet das trotzdem nicht nur einen Verlust.

✳ Häufig werden Verlust, Trauer und Heilung in der Art subsumiert, als mache es keinen Unterschied zum Verlust eines einzelnen Babys, dass du mehr als ein Kind erwartet hast. Vielleicht geht es dir so, dass du manchmal selbst nur schwer unterscheiden kannst, denn du trauerst gleichzeitig um jedes einzelne Kind mit seinen ganz speziellen Eigenheiten, aber auch um das Elternsein für alle deine Kinder.

Dass deine Babys verschieden sind, drückt sich darin aus, dass sie – eventuell – unterschiedlich aussehen, verschiedene Persönlichkeiten mitbringen, die teilweise schon in der Schwangerschaft spürbar sind, und unterschiedliche Namen haben. Eventuell sind sie auch nicht zum gleichen Zeitpunkt gestorben, und du erinnerst dich an verschiedene Erlebnisse mit ihnen bzw. hast zunächst Hoffnung haben dürfen, dass eines oder einige von ihnen überleben könnten. Yvonne erzählt:

„Es war so eine innere Unruhe, Angst in mir, als Tim starb. Als es dann ‚vorbei' war, fühlte ich mich wieder besser. Das waren ganz komische Gefühle, die ich in dem Moment nicht verstehen konnte. Lukas ging es ja sehr gut, und Tim war gegangen. – Ich bin jetzt eine Mami. Eine zweifache. Das war ich vorher nicht. Mit der Geburt von Tim und Lukas hat für mich eine neue Zeitrechnung begonnen."

Der Tod deiner Babys ist ein mehrfacher Verlust, und so kann es für deine Heilung gut sein, auch mehrfache, individuelle Erinnerungsstücke für alle Kinder zu haben oder aber beispielsweise Symbole für deine Trauer, Erinnerung und Heilung zu finden, die in entsprechender Zahl vorhanden sind. Das könnten beispielsweise x Schmetterlinge oder x Engel in einem Bild, auf einer Kerze o.Ä. sein.

Ihr geliebten *Engel*,
die Wärme der Hoffnung hatte Euch zu uns geführt,
doch das Dunkel der Nacht nahm Euch wieder mit.
Was bleibt sind Millionen Sterne,
die am Himmel erstrahlen,
und das Wissen, ihr seid zwei von ihnen.
Für immer unvergessen ...
(Yvonne)

Einen (selektiven) Abbruch vornehmen lassen

Um ein Baby zu trauern, das durch einen – medizinisch indizierten – Abbruch gestorben ist, unterliegt einem noch größeren Tabu als die Trauer verwaister Eltern an sich. Die Argumentation wird von der Umwelt manchmal sehr vereinfacht gehalten: „Das hast du doch selbst so entschieden."

Damit wird die psychologische Dimension und die Widersprüchlichkeit dieses Prozesses völlig vernachlässigt. Wer nicht selbst in dieser Situation ist, kann nicht wissen, wie es sich anfühlt und welche Faktoren eine Rolle spielen, bis eine Mutter oder ein Elternpaar entscheidet, ihr Kind abtreiben zu lassen.

✱ Die Wahl, vor die du gestellt bist, wenn sich herausstellt, dass dein Kind an einer nicht mit dem Leben vereinbaren Erkrankung leidet, ist eine, die du als Mutter oder Vater eigentlich gar nicht treffen kannst. Auf rationaler Ebene ist es durchaus möglich, Argumente für oder gegen einen Abbruch der Schwangerschaft zu finden. Dein eigentlicher Wunsch aber ist es, dass dein Baby lebt.

Nicole[G] erzählt:

„Paul hat meine Haltung zu Abtreibungen verändert: Ich habe nun eine Meinung dazu, die hatte ich vorher nicht wirklich. Ich spüre am eigenen Leib, wie eine Abtreibung eine Frau belastet, und da rede ich nicht nur von medizinischen Gründen. Der Gesellschaft ist nicht klar, in welche Situation sich diese Frauen begeben, sozial-emotionale Abtreibung oder medizinische. Die Abtreibung wird mich noch mein Leben lang begleiten, sie hat sich in meine Seele gebrannt. Aber ich denke, dass eine Austragung oder eine stille Geburt sich ebenso in meine Seele gebrannt hätte."

✱ Fachpersonen stehen in diesem Zusammenhang in einer ebensogroßen Verantwortung wie Eltern, allerdings auf einem anderen Gebiet. Sie müssen mit ihrem Fachwissen, einer möglichst ergebnisoffenen Beratung und der verständlichen Darstellung aller möglichen Optionen die Grundlage dafür legen, dass sich Eltern gut entscheiden können.

Andere Menschen können nur Beistand leisten. Nicole[G] zeigt, welche Menschen ihr aus welchem Grund gut getan oder nur schlecht zu ihrem Umgang mit der Entscheidung beigetragen haben:

„J. hat uns gleich zu Beginn viel Halt gegeben, wir haben sie besucht, sie war für uns da, sie hatte Angst vor der Situation, hat uns das aber nicht spüren lassen. Wir haben auch versucht, ihr das Gefühl zu vermitteln dass sie mit uns normal umgehen kann. Sie steht voll und ganz hinter unserer Entscheidung und auch allen anderen Entscheidungen die ich tätige, um das Geschehene zu verarbeiten (z.B. Geschlechtsidentifikation, Verfassen eines kleinen Berichts in einem Magazin, Fotografieren von Pauls Namen am Meer im Sand). K. hat mich in den ersten Stunden nach der Diagnose begleitet, danach nicht mehr. Sie fand es nicht gut, wie ich mit dem Verlust umgehe, sie machte sich Sorgen um mich, sie war der Auffassung, dass ich den falschen Weg gehe. Ich brach den Kontakt ab, weil es mir mit ihr nicht gut ging. J.* war immer für mich da, sie hat auch alle Entscheidungen mitgetragen und hat uns Paul als Stern am Himmel geschenkt. Wir haben viel telefoniert. Ich werde ihr das nie vergessen! G. war in der Anfangszeit viel telefonisch für mich da. Sie wohnt weit weg, somit konnten wir uns nicht treffen. Doch sie hat immer angerufen und gefragt, wie es mir geht. Sie hat mir zugehört. Ich danke ihr sehr dafür!"

Aus den Erfahrungen vieler Eltern, die ihre Erlebnisse im Internet veröffentlicht haben, aber auch aus der Erfahrung des Films „Mein kleines Kind" von Katja Baumgarten, einer betroffenen Mutter, Hebamme und Filmemacherin, habe ich die folgenden Fragen und Überlegungen zusammengestellt, die dir und euch helfen, einen passenden Weg mit der Diagnose zu gehen.

Auf die Ausnahmesituation, in der du dich gerade befindest, kann man sich nicht wirklich vorbereiten. Du wirst die beste Entscheidung treffen im Rahmen deiner Möglichkeiten. In einem bekannten Lied von Heinz Rudolf Kunze heißt es ganz richtig: „Eigene Wege sind schwer zu beschreiben, sie entstehen ja erst beim Gehen!"

Frage dich vor einem Schwangerschaftsabbruch:

- Was bedeutet für mich das Lebensrecht des Kindes?
- Wie sehe ich meine Aufgabe als Elternteil?
- Schließt meine religiöse Haltung bestimmte Optionen aus?
- Ist es möglich / wahrscheinlich / sicher, dass mein Kind zum jetzigen Zeitpunkt leidet / sich wohl fühlt?
- Kann ich mir vorstellen, aktiv in das Geschehen einzugreifen?
- Gefährdet der Abbruch / die Fortsetzung der Schwangerschaft meine eigene Gesundheit?
- Bei Mehrlingsschwangerschaften: Beeinflusst der Abbruch / die Fortsetzung der Schwangerschaft möglicherweise / wahrscheinlich / sicher die Gesundheit eines oder mehrerer Geschwister?
- Bei Mehrlingsschwangerschaften: Ist es möglich / wahrscheinlich / sicher, dass die Schwangerschaft nur mit einer kleineren Anzahl von Kindern gut verläuft?
- Kann ich mir vorstellen, ein Kind abzutreiben?
- Kann ich mir vorstellen, die Schwangerschaft physisch und psychisch fortzusetzen?
- Welche Beeinträchtigung(en) / Behinderung(en) / Krankheit(en) kann ich meinem Kind zumuten?
- Welche Beeinträchtigung(en) / Behinderung(en) / Krankheit(en) kann ich mir zumuten?
- Welche Beeinträchtigung(en) / Behinderung(en) / Krankheit(en) kann ich meiner Familie zumuten?
- Besteht eine Chance, dass mein Kind mit einer (eventuell auch noch nicht ausreichend erprobten) Behandlung überlebt?
- Kann ich mir Sinngebung durch eine Organspende vorstellen, für die mein außerhalb meines Bauches lebensunfähiges Kind einen bestimmten Entwicklungsstand braucht?
- Welchen Entscheidungsspielraum habe ich zum jetzigen Zeitpunkt, welchen nach der Geburt meines Babys?
- Kann ich mir vorstellen, mich nach der Geburt eines lebenden Kindes entscheiden zu müssen, ob medizinische Maßnahmen ergriffen / unterlassen werden oder ob unterstützende Geräte betrieben oder abgestellt werden sollen?
- Ist es mir wichtig, wie lange die Zeit ist, die mein Kind und ich zusammen haben?
- Ist es mir wichtig, dass ich mein Kind lebend kennenlerne, auch wenn es eventuell nur Minuten, Stunden oder Tage sind?
- Ist es mir wichtig, dass andere Menschen mein Kind lebend kennenlernen, auch wenn es eventuell nur Minuten, Stunden oder Tage sind?

Niemals das eigene Kind gesehen?

Im Vergleich zu den bisher beschriebenen „besonderen Situationen" umfasst die alleinige Tatsache, sein Baby nicht gesehen zu haben, vermutlich eine geringere Dimension. Aber unwichtig ist sie nicht.

In fast allen Kliniken hat sich mittlerweile herumgesprochen, dass es für den Trauer- und Heilungsprozess hilfreich ist, wenn Eltern ihr gestorbenes Kind sehen. Nur so können die Eltern den Tod im wörtlichen Sinn be-greifen; sich innerlich dessen versichern, dass die Schwangerschaft real war – und damit auch die Trauer real ist; erfahren, dass ihr Kind besonders und einzigartig ist; sich mit ihren Phantasien konfrontieren, wenn das Baby sichtbare Fehlbildungen aufweist; und entscheidend: unwiederbringliche gemeinsame Momente verbringen.

Wenngleich die oben genannten Argumente also zumindest unter Fachpersonen inzwischen breiter Konsens sind, gibt es viele Eltern, die ihr Baby gleichwohl nicht sehen: Das sind vor allem Mütter und Väter, die ihr Kind in den ersten Schwangerschaftswochen verlieren.

✱ Allzu oft wird dann argumentiert, von dem Embryo sei nach der Curettage kaum etwas übrig, der Fötus sei zerstückelt, und man wolle den Eltern den Anblick nicht zumuten. Noch häufiger wird die Option, das eigene Kind zu sehen, überhaupt nicht erwähnt. Dabei sind Eltern kompetent genug, in dieser Hinsicht für sich selbst zu entscheiden. Sie sehen ihr Kind mit liebenden Augen, und nicht mit dem sterilen Blick der Medizin.

Solltest du dein Kind nach der Geburt nicht oder nicht ausreichend gesehen haben, dann gibt es – sofern die Kremation / Beerdigung noch nicht stattgefunden hat – eventuell noch Möglichkeiten, dies nachzuholen. Falls dein Baby obduziert wurde und / oder für eine Sammelbestattung verwahrt wird, lohnt sich eine Nachfrage in der Pathologie bzw. bei den Organisatoren der Sammelbestattung, ob eine Begegnung möglich ist.

Wenn dein Baby noch im Krankenhaus ist, gibt es sehr wahrscheinlich die Möglichkeit, es zu sehen. Sollte es bereits durch den Bestatter abgeholt worden sein, kann dieser dein Kind aufbahren oder es dir ermöglichen, dass du es bei der Beerdigung in seinem Sarg noch einmal siehst.

Falls dein Kind nicht mehr da ist, kann es trotzdem sein, dass das Krankenhaus, die Pathologie oder der Bestatter ein oder mehrere Fotos gemacht haben, die dir ausgehändigt werden können. Oder du machst dich auf die Suche nach einer Fachperson, die dein Kind gesehen hat, und lässt dir berichten.

Eventuell hat auch dein Partner das Kind gesehen und kann dich an seinen Erinnerungen teilhaben lassen.

Sollten diese Chancen allesamt bereits verstrichen sein, so bleibt dir nur, diese verpasste Möglichkeit als eine von vielen anzuerkennen und dich im Lauf der Zeit damit zu versöhnen. Ohne Zweifel schmerzt es besonders, wenn du nicht weißt, wie dein Baby ausgesehen hat. Aber deine Entscheidung, dein Baby nicht zu sehen, oder die Tatsache, dass du gegenüber begleitenden Fachpersonen keine Begegnung durchgesetzt hast, hat nichts mit gutem oder schlechtem Elternsein zu tun. Du hast getan, was dir in der Situation (er)tragbar schien und was dir zum damaligen Zeitpunkt möglich war.

Verlust nach Fertilitätsbehandlung

Man schätzt, dass etwa 10 bis 15 Prozent aller Paare ungewollt kinderlos sind, und etwa ebenso vielen ist es erst mit medizinischer Unterstützung möglich, schwanger zu werden. Wenn das Baby dann in der Schwangerschaft, bei der Geburt oder kurz danach stirbt, entstehen viele Fragen und vielleicht eine besondere Verzweiflung. Auch Einschätzungen fremder Personen können sehr belastend sein. Claudia[N] beschreibt zur Anencephalie ihrer Tochter Mera:

„Vor der Diagnose war ich überglücklich! Endlich schwanger und dann auch noch mit zwei Kindern! Ein Traum ist in Erfüllung gegangen. Dann der Schock der Diagnose. Auf einmal war alles anders, in die Freude haben sich Angst und Wut gemischt, warum wir? Haben wir nicht schon vorher genug gelitten durch die ganzen vergeblichen IVF-Versuche? Dürfen wir nicht einfach glücklich sein? Nach dem ersten Schock kam aber auch eine tiefe Erkenntnis: Ich bin schwanger! Und ich freue mich! Die Schwangerschaft soll nicht nur für mich, sondern auch für meine Töchter positiv sein. Manchmal war die Trauer wahnsinnig intensiv. Wenn ich mir zugestanden habe, darüber nachzudenken, was uns erwarten wird, habe ich das Gefühl gehabt, den Boden unter den Füßen zu verlieren. Und auch der Umgang mit meinem Umfeld war sehr schwierig. Es hat die unterschiedlichsten Meinungen zu unserem Schicksal gegeben. Sie reichten von großem Mitgefühl bis zur Annahme, wir wären an dieser Situation durch die IVF-Behandlung selbst schuld."

Kinder, die mithilfe einer Fertilitätsbehandlung entstehen, sind überaus erwünschte und ersehnte Kinder. Wenn sie sterben, dann stirbt mit ihnen möglicherweise die Hoffnung, überhaupt (noch einmal) ein Kind zu bekommen. Yvonne sagt:

„Ich bin nicht schwanger und werde es wohl auch nicht mehr werden. Auf Tim und Lukas haben wir 13 Jahre gewartet. Dieses Thema stellt sich wohl nicht wirklich."

Hinzu kommt, dass Mütter bzw. Eltern in einer solchen Behandlung meist sehr informiert sind. Sie wissen viel über die Abläufe in einer Schwangerschaft und haben oft auch sehr deutlich vor Augen, welche Komplikationen eintreten können. Mehr als vielen anderen ist ihnen klar, dass ein gesundes, lebendes Kind ein Wunder ist. Natalie, die selbst auf natürlichem Weg schwanger wurde, erklärt:

„Man kann zwar heutzutage medizinisch sehr viel richten, aber das Wunder der Entstehung und Geburt eines Menschen ist nach wie vor kaum zu beeinflussen. Dieser komplexe Vorgang von der Befruchtung bis hin zur Geburt ist kaum vorhersehbar, und es passiert, was passiert. Ob frühe Fehlgeburten, Krankheiten oder ein Nabelschnurknoten in der 40. Schwangerschaftswoche – wenn man schwanger ist, heißt das noch lange nicht, dass man ein gesundes Kind in Armen halten wird."

* Zu dem Verlust, der bereits entstanden ist, als klar wurde, dass die eigene Lebens- und Familienplanung nicht oder nur durch anstrengende Eingriffe zu realisieren ist, gesellt sich der Verlust des erwarteten Babys und der erhofften Zukunft.

Häufig werden auch die Fertilitätsbehandlungen an sich als eine Reihe von Verlusten wahrgenommen, wenn ein oder mehrere Zyklen nicht zu einer Schwangerschaft führen und / oder wenn eine Schwangerschaft nicht intakt ist. Inwieweit in letzterem Fall die Verluste als eigenständige Schwangerschaften wahrgenommen werden, hängt von der Schwangerschaftsdauer, aber vor allem von der individuellen Vorstellung ab. Daher ist die Grenze zu den im Abschnitt „Das Schlimmste geschieht – erneuter Verlust" beschriebenen mehrfachen Verlusten fließend. Antje meint:

„Mit Blick auf die Fehlgeburten bin ich sicher in der letzten Trauerphase. Allerdings bedeuten die vielen erfolglosen Kinderwunschbehandlungen in den letzten Jahren auch, dass man diese Trauerphasen ständig immer wieder und in einer unglaublichen Geschwindigkeit durchläuft. Jeder negative Schwangerschaftstest lässt mich diese Phasen quasi immer wieder durchleben, denn die eben noch erhoffte und herbeigesehnte Zukunft stirbt ein ums andere Mal aufs Neue."

Und auch das Vertrauen in ein mögliches glückliches Ende im Sinne einer mit einem lebenden Kind endenden Schwangerschaft wird immer geringer, wie ebenfalls Antje reflektiert:

„Natürlich nehmen die vielen erfolglosen Versuche, erneut schwanger zu werden, einen großen Raum in meiner Gefühlswelt ein. Da ist ein ständiges Schwanken zwischen Hoffnung und Bangen, Verlust und Resignation und wieder Hoffen... Dann ist da auch

Angst vor einer neuen Schwangerschaft und einem wiederholten Verlust. Schon in der zweiten Schwangerschaft war alles anders. Die erste Schwangerschaft war scheinbar ein absoluter Glückstreffer, doch nun schienen sich alle meine vorab geahnten Probleme mit dem Schwangerwerden zu bewahrheiten. Hinter uns lagen nicht nur eine schmerzliche Fehlgeburt, sondern ein Jahr voller frustrierender Hormonbehandlungen und Inseminationen auf dem Weg zu einer neuen Schwangerschaft. Als es nach dem sechsten oder siebten Versuch nun doch geklappt hatte, konnte ich es nicht so richtig glauben. Die Vorfreude der ersten Schwangerschaft verspürte ich überhaupt nicht. Ich hatte regelrecht Angst, zu hoffen ... geschweige denn, mich zu freuen. Selbst als der Zeitpunkt der ersten Fehlgeburt überschritten war, fühlte ich mich trotz einer stärker werdenden Hoffnung nicht unbeschwert, sondern voller Angst. Erst wollte ich noch den ersten Ultraschall als Bestätigung, dass es diesmal wirklich etwas zum Freuen in mir gab, abwarten. Doch auch diesmal lief nichts so, wie ich es mir vorgestellt hatte. Der Arzt machte einen unschlüssigen Eindruck auf mich, der Ultraschall ging so schnell, dass ich nichts erkennen konnte, obwohl er meinte, das Herz schlagen zu sehen. Wir wurden zur nächsten Woche nochmal zum Ultraschall bestellt, da der Embryo etwas klein sei. Ich verließ die Praxis in Panik. Ein kleines Fünkchen Hoffnung hatte ich noch, aber auch das gab der Angst um einen erneuten Verlust mehr und mehr nach."*

* Auf natürlichem Wege nicht schwanger werden zu können, kann dann bedeuten, mit dem eigenen Kinderwunsch abschließen zu müssen und / oder – sofern noch keine lebenden Kinder existieren – das Konzept der eigenen biologischen Elternschaft als gescheitert zu erkennen.

Dieser Weg ist unendlich schwer, denn, so Antje,

„sich die Zukunft ohne Kinder auch schön vorstellen zu können und ein gleichzeitiges bejahendes Hoffen, nein Urvertrauen in den Erfolg der Kinderwunschtherapie zu setzen und innerlich ganz an die mögliche Schwangerschaft vom ersten Moment an zu glauben, das finde ich richtig schwer und fast unvereinbar. So ist immer die Angst dabei, dass ich mich innerlich gar nicht auf ein Kind einlasse und dadurch die Schwangerschaft mit verhindere, weil ich mich von vornherein nicht traue, voll und ganz daran zu glauben. Es erscheint mir manchmal wie ein Teufelskreis."

Alleinstehend sein, aber nicht allein

✱ Wenn während der Schwangerschaft eine Trennung stattgefunden hat oder du nicht in einer Partnerschaft mit dem Vater des Sternenkindes stehst, dann musst du auf Elternebene diesen Verlust alleine meistern. Umso wichtiger ist es, dass du dir andere vertraute, emotional unterstützende Begleiter suchst, denen du deinen Schmerz und deine Trauer mitteilen kannst.

Das können Eltern, Geschwister oder Freunde sein. Es ist aber auch möglich, dass du dir – eventuell ergänzend – fachliche Unterstützung auf ganzheitlicher Ebene suchst, beispielsweise in einer Beratungsstelle, in einer Selbsthilfegruppe, bei einem Psychologen oder bei anderen (Körper-)Therapeuten.

Sollte die partnerschaftliche Trennung erst nach dem Verlust des Babys eintreten, dann bedeutet das einen weiteren Abschied in deinem Leben, den es zu verarbeiten gilt. Dieses Geschehen kann eine Art Retraumatisierung (siehe Kapitel „Trauer, Erinnerung und Heilung") sein.

Es gibt keine verlässlichen Zahlen zu Trennungen oder Scheidungen von verwaisten Eltern an sich, und erst recht keine, die deutlich machen, ob diese Trennung durch den Verlust verursacht, beschleunigt oder überhaupt mit ihm verknüpft ist. In jedem Fall aber ist der Tod eines Kindes eine immense Belastung für jede, auch intakte Partnerschaft.

Sehr deutlich wird in dieser Ausnahmesituation klar, welche Erwartungshaltungen an den Partner gestellt werden, wie tolerant beide Partner mit unterschiedlichen Reaktionen auf den Tod des Babys umgehen und wie sehr akzeptiert werden muss, dass Trauer und Heilung höchst individuell sind. Das Kapitel „Väter – und Partnerschaften" bietet dazu weitergehende Überlegungen.

Wenn du alleinstehend bist, kommt hinzu, dass der für viele Eltern nach einiger Zeit der Trauer tröstliche Gedanke an eine Folgeschwangerschaft zumindest momentan für dich eher außerhalb des Möglichen liegt. Vor einem eventuellen Folgekind steht zumeist das Finden eines Partners, der mit dir gemeinsam zu einer Familie mit einem (weiteren) Kind werden möchte.

Es sei denn, du entscheidest dich für eine anonyme Samenspende und planst, dein Kind alleine aufzuziehen.

Platz für Gedanken:

Platz für Gedanken:

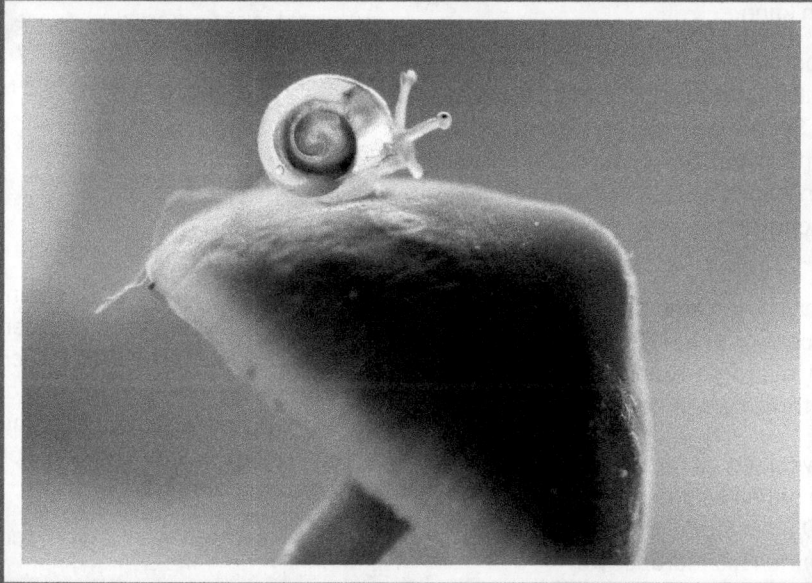

Trauer, Erinnerung und Heilung

Trauer

Vielleicht kennst du das Buch „Momo" von Michael Ende. Darin gibt es eine Szene, in der Momo Beppo begegnet, einem Straßenkehrer. Von ihm erfährt sie eine bestimmte Sichtweise auf das Leben, die dir auch in deiner Trauer sehr hilfreich sein kann. Beppo muss in der Geschichte nämlich eine lange Straße kehren, die kaum zu enden scheint. Er liebt seine Arbeit, stellt aber fest, dass die Größe der Aufgabe überwältigend sein kann.

Deshalb sagt Beppo: „Man darf nie an die ganze Straße auf einmal denken, verstehst du? Man muss nur an den nächsten Schritt denken, an den nächsten Atemzug, an den nächsten Besenstrich. Und immer wieder nur an den nächsten. [...] Auf einmal merkt man, dass man Schritt für Schritt die ganze Straße gemacht hat."

Weniger philosophisch drückten es meine lebenden Kinder aus. Vielleicht war es kein Zufall, dass sie just in jenen Monaten aus dem Kindergarten ein Lieblingsfingerspiel mitbrachten. In dem heißt es:

Wir geh'n auf Löwenjagd, wir geh'n auf Löwenjagd,
wir haben keine Angst
Oh, ein Berg! / Oh, ein See! / Oh, ein Dschungel!
Wir können nicht drüber weg
Wir können nicht drunter durch
Wir können nicht drumherum
Wir müssen mitteeeeeeeeeen durch ...

* Gerade weil die Trauer ein unangenehmes, manchmal unerträgliches, vor allem aber ein anstrengendes Gefühl ist, möchte man sie am liebsten rasch hinter sich lassen. Aber der Versuch, sich zu beeilen – sei es aus eigenem Antrieb oder weil man die Ungeduld der Mitmenschen spürt –, kann sehr schnell dazu führen, dass man sich ausgelaugt und überfordert fühlt.

Deshalb ist es sehr wichtig, das Trauern als Arbeit anzusehen. Du hast ein Recht darauf, Zeit zu brauchen, um diese Aufgabe zu bewältigen: Schritt für Schritt, (oder wie Beppo) Strich für Strich. Ich habe in diesem Zusammenhang ein sehr entlastendes Gespräch mit meiner Trauerbegleiterin geführt, an das ich mich in den Briefen an meine Tochter etwa einen Monat nach ihrem Tod so erinnert habe: „Weißt Du, was meine Seele jeden Tag macht? Von früh bis spät Holz ha-

cken. Das habe ich als Bild nicht selbst erfunden, sondern die Trauerbegleiterin hat es gesagt. Sie wollte mir klarmachen, warum ich zurzeit nichts anderes schaffe. Ich habe zum ersten Mal das Gefühl, ich sei entlastet. Ich tue ja was. Auch Trauern ist wohl eine richtige Aufgabe."

Melanie findet dafür folgende Worte:

„Ich wurde sehr geduldig und nahm meinen Trauerweg als den Weg an, den ich/wir nun zu gehen hatten. Ich akzeptierte langsam die einzelnen Schritte und wollte nicht sofort den ganzen Weg auf einmal gehen, wie am Anfang meiner Trauer. Ich begriff, dass jeder Tag, so traurig er vielleicht auch war, uns ein Stück nach vorne brachte. Es wurde mir klar, dass wir durch das finstere Tal hindurchgehen mussten, und dass unsere Sternenkinder dies auch wert waren. Auch verstand ich, dass es für meine persönliche Heilung entscheidend war, die Trauer zu leben."

* Trauern ist für dich jetzt nicht nur eine Aufgabe unter vielen, sondern es ist DIE zentrale Aufgabe. Wenn auch das Traurigsein als etwas Nutzloses und Passives erscheint, so ist es doch gerade das Gegenteil. Wer intensiv trauert, der kann danach besser heilen und sich in ein neues Leben einfinden, denn:

„Wir lernen in der Trauer sehr viel über uns selbst, aber auch über andere Menschen. Die Trauer will uns nicht zerstören. Sie macht uns auch definitiv nicht zu besseren Menschen. Sie nimmt einfach für eine gewisse Zeit einen Platz in unserem Leben ein. Sie ist heilsam und beängstigend zugleich." (Yvonne)

Auf Grundbedürfnisse achten

Ein Absatz über das Erfüllen von Grundbedürfnissen mag zunächst merkwürdig anmuten, doch gerade am Anfang der Trauer, also unmittelbar nach deinem Verlust, fehlt dir vielleicht das Gespür für deine Grundbedürfnisse. Darauf weisen Redewendungen wie „einen Kloß im Hals haben", „es satt haben" oder „etwas hat mir auf den Magen geschlagen" hin. Maike beispielsweise sagt:

„Bis heute fällt es mir schwer, regelmäßig zu essen. Häufig muss ich mich dazu zwingen."

Angela erinnert sich:

„Ich habe die ersten zwei Wochen kaum etwas gegessen und getrunken. Ich wollte nicht. Ich konnte nicht."

Und Jasmin weiß, dass die Heilung im Essverhalten spürbar wird:

„In der ersten Zeit konnte ich absolut nichts essen, außer am Abend ein paar Bissen. So langsam wird es mit dem Essen wieder besser."

Aber nicht nur das Hungergefühl kann in einer Verlustsituation stark beeinflusst werden. Zu unseren Grundbedürfnissen zählen auch Atmen, Trinken, Wärme und Schlaf.

✳ Viele verwaiste Mütter und Väter berichten, dass sie ihre Kehle als zugeschnürt empfinden, dass sie eine innere Kälte spüren und sich schlaflos von einer Seite auf die andere wenden. All das sind Anzeichen einer Traumatisierung, mit denen dir dein Körper signalisiert, dass er Fürsorge braucht. Vielleicht kannst du diese selbst leisten oder Menschen um dich herum finden, die für dich sorgen.

So erzählt Maike, die zuvor von ihren Schwierigkeiten zu essen berichtete, dass sie

„eine liebe Freundin habe, die immer wieder mal für mich kocht. Das ist Gold wert."

Während dein Körper einen gewissen Zeitraum mit wenig Essen, Trinken oder Schlaf auskommen kann und du im Prozess der Heilung wieder ein besseres Gespür dafür bekommen wirst, was du brauchst und was dir gut tut, gibt es auch scheinbare „Nährstoffe", die keine (dauerhaften) sind.

Alkohol und Medikamente mögen am Anfang den Anschein erwecken, dir bei der Trauer helfen zu können. Die meisten von uns kennen schließlich das Gefühl, sich nach einem Glas Wein entspannter zu fühlen, vielleicht sogar einschlafen zu können, wohingegen sonst unaufhörlich das Gedankenkarussell kreist. Viele machen die Erfahrung, dass Ärzte und andere Fachpersonen in der Anfangszeit der Trauer ein Beruhigungsmittel anbieten.

Alle diese Substanzen sind, in Maßen, eventuell eine kurzfristige Hilfe. So hat es beispielsweise Trudi empfunden:

„Schlafen ging anfangs nur mit Medikamenten."

Auf Dauer aber haben sie ein großes Suchtpotenzial, das du nicht unterschätzen darfst.

Andererseits sollen insbesondere Psychopharmaka nicht grundsätzlich verteufelt werden. Ihr Gebrauch sollte kein Tabu sein. Vor allem in der Anfangsphase können sie unter bestimmten Umständen und bei fachgerechter Begleitung hilfreich sein, um überhaupt Kraft für das Trauern zu haben. Wenn du beispielsweise kein Essen mehr bei dir behalten, keinen Schlaf mehr finden kannst und dich auch emotional überhaupt nicht mehr zurechtfindest, kann es an der Zeit sein, einen kompetenten Arzt aufzusuchen, um eine medikamentöse Begleitung zu besprechen. Man muss sich allerdings der möglichen Nebenwirkungen bewusst sein. Nicht nur körperlich, sondern auch seelisch bedeuten Psychopharmaka eine entscheidende Minderung von Empfindungen. Die dämpfende Wirkung ist dabei gleichzeitig auch eine aufschiebende, was den Prozess des Trauerns angeht.

Ich wünsche dir daher, dass es mindestens längerfristig gesehen andere Möglichkeiten gibt, dich gehalten zu fühlen und den Weg der Trauer zu gehen.

Verschiedene Trauerphasen durchleben

Selten bin ich so bestimmt in meinen Hinweisen, wie ich es hier sein möchte: Vergiss sofort alle Zielmarken. Trauern ist kein 1000-Meter-Lauf und auch kein Wettbewerb.

Warum gibt es dann trotzdem einen Abschnitt, der unterschiedliche „Trauerphasen" erklärt? So schwierig ich das Konzept umfassend gültiger, vielleicht sogar noch mit Zeitangaben versehener Abschnitte der Trauer erachte, so empfinde ich die beispielsweise durch Hannah Lothrop vorgestellten Trauerphasen doch hilfreich, um zu sehen, welch breites Spektrum im Trauern „normal" ist.

✳ Trotzdem bleibe ich dabei: Kein Mensch trauert so wie der andere. Nicht in derselben Intensität, nicht in derselben zeitlichen Abfolge, und nicht mit denselben offensichtlichen Auswirkungen und Gefühlen. Es gibt ein Nebeneinander von Trauerphasen und den darin beschriebenen Gefühlen, und es gibt Rückschritte. So stellt es auch Nicole[G] dar:

„Ich befinde mich in der Phase der Desorientierung und Verwandlung, ab und an merke ich, dass ich mich schon in die Phase der Integration und Erneuerung vorwage. Doch ich gehe recht schnell wieder zurück und verweile in der mir bekannten und vertrauten Phase."

Alinas Geschichte zeigt, dass nicht jedes Geschehen exakt in den Phasen von Hannah Lothrop beschreibbar ist:

„Ich finde die Einteilung in diese Phasen etwas schwierig, weil es gerade am Anfang so ist, dass ganz vieles gleichzeitig und abwechselnd da ist. Trotzdem kann man die Phasen ein wenig als Wegweiser nehmen. Überhaupt haben bei uns die Phasen nicht erst nach Emils Tod begonnen. In der Phase, in der es um Schock, Lähmung und Nicht-Wahrhabenwollen geht, waren wir eher nach den ersten Diagnosen in der 32. Woche und dann auch noch mal nach Emils Geburt, als wir jeden Tag mit neuen Diagnosen überhäuft wurden.

Ich habe viele Monate krankgeschrieben zu Hause verbracht, dann war ich noch drei Wochen in einer Mütterkur. Es hat allein ewig gedauert, bis die körperliche Erschöpfung so weit abgeklungen war, dass überhaupt die seelische Entwicklung losgehen konnte. In all den Monaten wechselten sich verschiedene Zustände ab: Ich hatte das Gefühl, ganz viel dafür arbeiten zu müssen, um Emil in der Welt in Erinnerung zu halten. Ich habe immer wieder gemerkt, dass ich mich von den Bildern, die ich vor den Diagnosen von einem Leben mit unserem ersten Kind hatte, verabschieden musste.

Es gab Wochen, in denen ich sehr schwermütig war, in denen ich mir einfach nicht vorstellen konnte, dass es jemals anders sein würde. Ich hatte geradezu körperliche Schmerzen im Herzen, das war das Schlimmste. Dann gab es eine Zeit, in der ich schon das Gefühl hatte, dass ganz viel im Fluss ist, und in der es mir auch schon wieder besser ging. Aber sobald ich mich über irgendetwas freute oder es mir in einem Moment einfach gut ging, kam sofort eine Riesenwelle Traurigkeit hinterher.

Und jetzt seit Kurzem merke ich, dass sich irgendetwas wandelt. Ich werde ruhiger. Ich bin seltener traurig – und es ist gar nicht so leicht, dass ich mir das auch erlaube, dass es so ist. Von meiner Therapeutin habe ich zwei wunderbare Sätze bekommen: ‚Ich darf glücklich sein, obwohl Emil nicht mehr lebt. Ich darf mich vollständig fühlen, obwohl ich mein Kind verloren habe.' Die klingen jetzt an allen Tagen in mir an und ich merke, wie sie so langsam in mich hineintröpfeln." (Alina)

Im Grundsatz bleiben Trauer und Heilung unvorhersehbar in ihrem Ablauf. Wenn sie von dir jedoch zugelassen werden, ist davon auszugehen, dass du irgendwann das Unfassbare in dein Leben integrieren kannst.

Innerhalb der von Hannah Lothrop vorgestellten, nur grob unterschiedenen vier Phasen „Schock und Lähmung", „Suchen und Sehnen", „Desorientierung und Verwandlung", „Heilung, Integration und Erneuerung" wirst du Fortschritte nicht in großen Dimensionen erkennen, sondern daran, dass die schlechten Tage weniger werden, und die guten mehr. Nicht in einer klaren Reihenfolge, sondern im Rückblick betrachtet.

✱ Du wirst auch sehen, dass die Tiefs flacher werden und die Hochs länger andauern. Das aber kann dauern. Länger, als du es dir wünschst, und länger, als unsere auf Schnelligkeit und Flexibilität ausgerichtete Gesellschaft es verlangt.

Aus meiner eigenen Erfahrung würde ich sagen, dass Jahre vergehen können, bis sich das eigene Lebensgefühl nachhaltig nach Integration anfühlt. Und selbst dann wird es Stunden oder Tage geben, die dem eigentlich bereits durchschrittenen „Suchen und Sehnen" gleichen. So beschreibt es auch Claudia[N] zwei Jahre nach dem Tod ihrer Tochter:

„Ich fühle mich beispielsweise nicht geheilt und sehne mich noch sehr nach meiner Tochter, auch wirklich körperlich. Trotzdem versuche ich, das Geschehene in mein Leben, in unseren Alltag zu integrieren."

Damit du aber besonders in einer Zeit, in der noch jeder Tag kaum zu bewältigen erscheint, das Gefühl gewinnst, nicht immer nur „im dunklen Tal zu wandeln", kann ein Stimmungstagebuch hilfreich sein. Das klingt aufwändiger, als es ist. In meinem Tagebuch – genauso aber möglich im normalen Kalender – notierte ich jeden Tag meine Stimmung zwischen -2 (kaum auszuhalten, unfähig zu irgendeiner Handlung, den ganzen Tag in Tränen) über 0 (aushaltbar, traurig, aber irgendwie lebensfähig) bis hin zu +2 (Tag mit einer guten Begegnung, hilfreiche Gedanken, irgendetwas „geschafft" haben).

Schon damals trug dies dazu bei, dass ich merkte, wie eben nicht jeder Tag gleich schrecklich war. Als ich jedoch meine Aufzeichnungen für dieses Buch wieder herausnahm und die Ergebnisse auswertete, wurde deutlich sichtbar, wie sich meine Trauer in Wellen bewegte und dass es insgesamt mehr Hochs und im Jahresverlauf erwartbare Tiefs gab.

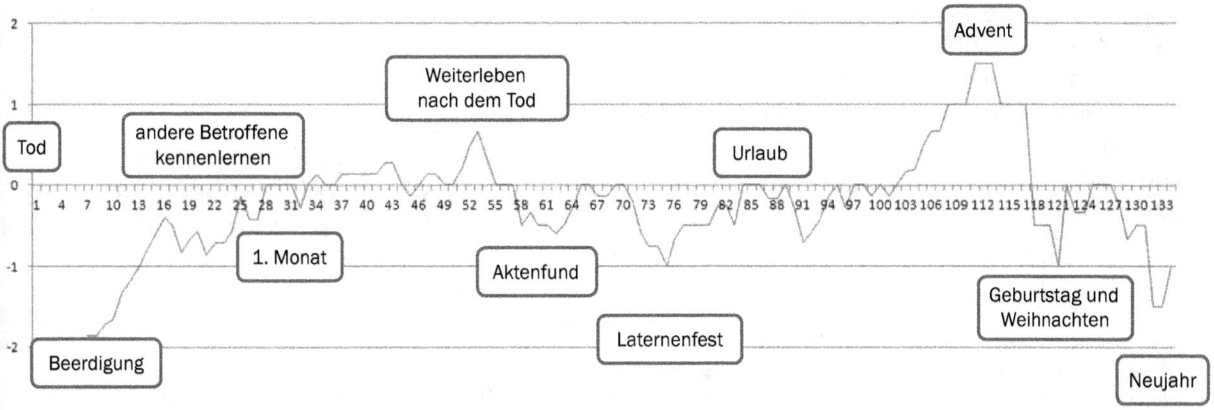
Tod
andere Betroffene kennenlernen
Weiterleben nach dem Tod
Advent
Urlaub
Beerdigung
1. Monat
Aktenfund
Laternenfest
Geburtstag und Weihnachten
Neujahr

Mein Stimmungstagebuch

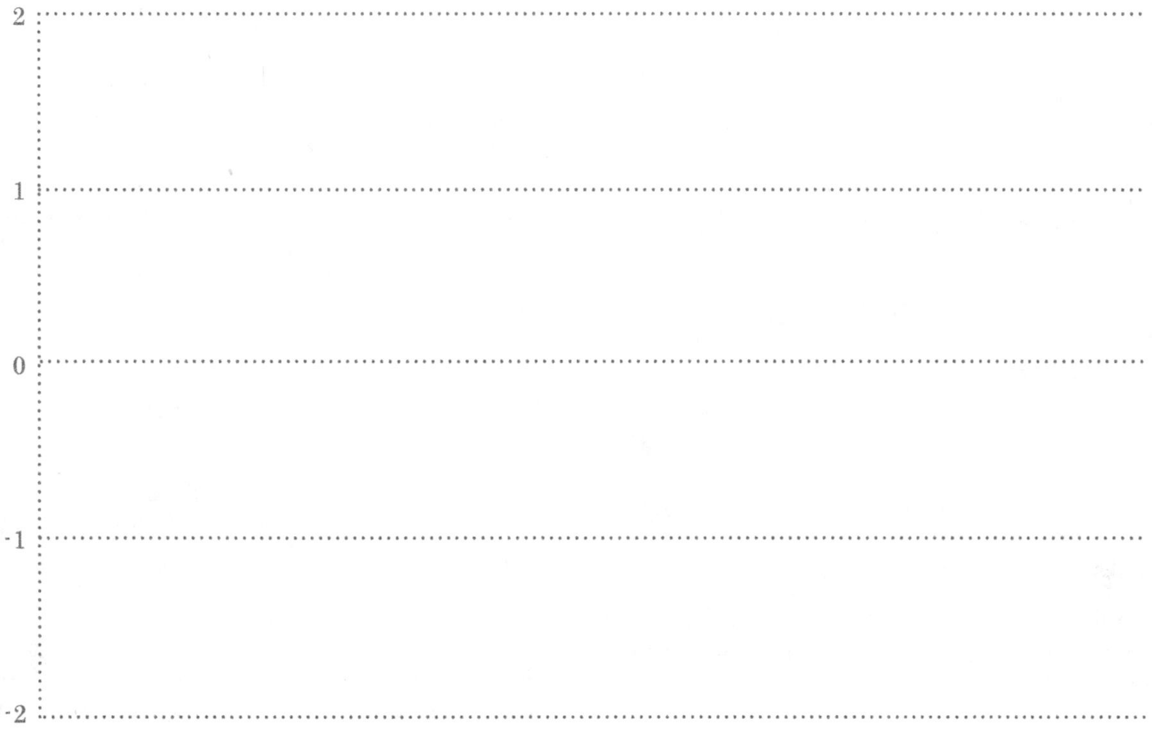
2
1
0
-1
-2

✳ Dass die Phasen – natürlich im individuellen Ausdruck verschieden – tatsächlich auftreten, zeigen auch meine Tagebucheintragungen und die Gedanken der Mütter und Väter in diesem Buch, in denen vielleicht auch du dich wiederfindest:

Phase „Schock und Lähmung"

„Die Erinnerungen an die ersten Tage mussten von mir erst erarbeitet bzw. erfragt werden. Es fühlte sich an, als wenn nicht ich das alles erlebt habe oder als wenn ich die Tage unter einer Glocke verbracht habe." (Agathe)

„Ich erinnere mich gut an die Zeit der Lähmung, in der man nur apathisch zu Hause sitzt, stumpfsinnig vor sich hin stiert, mit niemandem sprechen möchte und einen bereits der Name des Kindes in ein Meer von Tränen sinken lässt. Kleinste Arbeiten im Haushalt scheinen schier undurchführbar zu sein, der Sommer und die Sonne draußen sind einfach nur falsch, und man möchte sich am liebsten für immer vergraben." (Judith[M])

„Ich will trotzig sein und zurückhaben, was mir zusteht." (H.W.)

Phase „Suchen und Sehnen"

„Ich sehne mich oftmals nach der Kleinen, will sie einfach im Arm halten, sie füttern." (Florian)

„Ich sehne mich sehr nach meiner Tochter. Sie fehlt in jedem Moment, einfach immer. Sie wäre doch eigentlich hier in meinem Bauch. Sollte eigentlich in vier Wochen auf die Welt kommen. Und das Suchen? Ich versuche, den Grund zu finden, weshalb uns das passieren musste. Ich suche danach, obwohl es ziemlich offensichtlich bekannt ist, was zu ihrem Tod geführt hat. Aber zufriedengeben kann ich mich damit nicht. Das ist einfach zu grausam." (Angela)

„Ich habe so unendliche Sehnsucht nach Dir. Es ist gar nicht mehr so sehr Verzweiflung, aber ein Stück von mir fehlt." (H.W.)

Phase „Desorientierung und Verwandlung"

„Wenn ich zu Hause oder im Urlaub bin, geht es mir ganz gut, da könnte man schon von Erneuerung sprechen. Wenn ich aber bei der Arbeit bin oder an diesem Fragebogen arbeite, dann ist mir klar, dass ich mit der Trauer noch nicht so zurechtkomme." (Judith)

„Oft befinde ich mich in einer Art Desorientierung. Ich weiß dann einfach nichts mit mir anzufangen. Ich kann keine richtigen Entscheidungen treffen und frage mich, was das alles hier noch soll. Warum soll ich hier wieder normal weiterleben, wieder normal funktionieren? Macht das alles einen Sinn? Für wen lohnt es sich, zu leben, wenn meine Zukunft mich ja schon verlassen hat? Dennoch fühle ich auch, dass eine Verwandlung mit mir passiert. Ich sehe dann die belanglosen Probleme von meinen Mitmenschen als Kleinigkeiten an. Ich fühle mich dann stark." (Nadine)

„Mit Dir hätte ich gewusst, was meine Aufgabe für die nächste Zeit ist. Und nun? Wer bin ich? Was bin ich? Wo will ich hin? Finde ich eine sinnvolle Beschäftigung?" und „Kannst Du zurückkommen? (Ich weiß schon: vergebliche Frage!)" und „Immer öfter ist es jetzt so, dass völlig unvermittelt lautlose Tränenbäche aus meinen Augen fließen. Einfach so, angesichts der Unfassbarkeit Deines Todes." (H.W.)

„Ich habe begriffen, dass Moritz nie mehr zu mir zurückkommen wird. Danach habe ich angefangen, mein Leben wieder in die Hand zu nehmen. Ich habe das Gefühl, innerlich gestorben zu sein und langsam zum Leben zu erwachen. Derzeit gibt es noch so viel, was mich nicht interessiert. Das Leben muss aber weitergehen, und ich gebe mir wirklich Mühe dabei. Ich gehe arbeiten, koche und unterhalte mich mit Mitmenschen. Doch interessieren tut es mich nicht wirklich. Fast alles tue ich, weil es getan werden muss, weil es von einem erwartet wird, ich funktionierte einfach irgendwie. Aber es gibt schon Momente, in denen ich mich wirklich berühren lasse und einen gewissen Enthusiasmus empfinde." (Antje[M])

„Manchmal sage ich mir innerlich den Satz: ‚Ich bin die Frau, deren Kind gestorben ist.' Ich werte das als Versuch, meine neue Identität anzunehmen." (Lisa[M])

Phase „Heilung, Integration und Erneuerung"

„Irgendwann soll mein erster Gedanke an Dich nicht mehr ‚wie schrecklich' sein, sondern glücklich, weil ich Dich kennenlernen durfte." und „Ich schreibe nun weniger an Dich, rede mehr innerlich mit Dir, schreibe nach außen und weiß Dich an einem Platz, wo es Dir gut geht." (H.W.)

„Im zweiten Trauerjahr wusste ich dann schon, wie sich Geburtstage, Weihnachten und andere Tage ohne Elias anfühlen. Das gab Sicherheit, und der Schmerz erwischte mich nicht mehr unvorbereitet." und *„Es ist für uns normal geworden, dass eines unserer Kinder sein Zuhause bei Gott hat."* (Heike)

„Ich fühle mich wieder im Leben angekommen, auch wenn sich etwas für immer verändert hat und das Leben danach nie mehr so sein wird wie das Leben davor. Ich führe oft Zwiesprache mit meiner Tochter, lasse sie durch tagebuchartige Briefe an meinem Leben teilhaben, besuche sie noch häufig auf dem Friedhof und sehe mir hin und wieder die Fotos und Erinnerungsstücke an. Aber es hat sich etwas verändert – ich tue all dies mit Wehmut, aber überwiegend mit Freude [...]. Sie ist immer wieder in Gesprächen zwischen uns Eltern präsent, aber nur noch selten fließen Tränen, nur noch selten überkommt einen die Trauer mit ganzer Macht, und nur noch selten ist der Schmerz körperlich fühlbar. Für solche Momente bin ich geradezu dankbar, weil sie mir zeigen, dass sie immer fehlt und fehlen wird und auch die Trauer nie wirklich versiegen wird." (Judith[M])

„Ich befinde mich gerade im Übergang zur Phase der Heilung. Wir haben gerade die 21. Woche in der Folgeschwangerschaft erreicht, und der Zeitpunkt des Verlusts von Johann ist überwunden und alles sieht sehr gut aus. So langsam kann ich mich freuen." (Frank)

„Ich habe meine Trauer verwandeln können in Mut, meinen Weg weiter zu gehen, das Leben zu leben, welches nun vor mir liegt. Ich fühle mich wieder sicher in meinem Umfeld und kann mich wieder frei bewegen und entscheiden. Außerdem kann ich mich jetzt so annehmen, wie ich nun bin, wie mich Johanns Verlust verändert hat." (Ramona)

„Die Trauer hat ihren Platz in unserem Leben, aber sie bestimmt uns nicht mehr." (Melanie)

✳ Die Trauer folgt ihren eigenen Gesetzen und zeitlichen Abläufen. Doch immer verändert sie sich. Sie wird nie ganz vergehen, aber zu einem bekannten Begleiter werden. Besonders gut gefällt mir in diesem Zusammenhang die Geschichte vom Trauerkind von Sabine Mecki, die bisher meines Wissens nur im Internet mehrfach verzeichnet ist.

Darin wird von der Trauer wie von einem wachsenden Kind berichtet, das anfangs noch die ganze Aufmerksamkeit seiner Eltern braucht und schrittweise

eigenständig und unabhängig wird, uns vielleicht sogar verlässt. Manchmal aber „kann auch unser Trauerkind zurückkommen, mal für einen Kurzbesuch, dann vielleicht sogar für eine ganze Phase. [...] Und die ‚Entwicklungszeit' unserer Trauerkinder lässt sich nicht in Erdenzeit messen. Manche sind schon nach wenigen Monaten ‚Schulkinder', andere sind noch nach Jahren in der ‚Säuglingsphase'."

Trauerpausen genießen

„Ich muss doch mal Luftholen zwischen all den schweren Tagen. Aber wie?", notierte ich nach drei Monaten in meinem Tagebuch.

✳ Auch in der größten Trauer braucht es Pausen. Das bedeutet nicht, dass du dein Kind vergisst oder es nicht wertschätzt, sondern dass diese Pausen notwendig sind, um neue Kraft zu schöpfen. Erst nach einer Unterbrechung kannst du manchmal auf dem Weg der Heilung vorangehen.

Es kann sein, dass du keine Erholungsphasen verspürst, wenn sich aus der normalen Trauer eine Depression entwickelt hat. Falls du dies vermutest, ist es wichtig, dir professionelle Hilfe bei einem entsprechenden Therapeuten, einem Psychologen oder Psychiater zu holen. In diesem Kapitel gibt es im weiteren Verlauf noch einen Abschnitt, in dem es um „ungesunde Trauer" geht. Dort kannst du nachlesen, wodurch eine Depression gekennzeichnet ist.

Sich abzulenken, wenn es nicht eine dauerhafte Verdrängung bedeutet, ist durchaus klug und ratsam. So sieht es auch Lisa[M]:

„Trauern ist unheimlich anstrengend, und es muss einfach Phasen geben, in denen man sich zumindest so weit erholt, dass man weitermachen kann. Die Trauer kommt in Wellen, tatsächlich."

Wie dir das Pausieren gelingt, kann ein Außenstehender schlecht beurteilen. Es gibt viel zu viele Möglichkeiten, Entlastung, innere Ruhe und neue Kraft zu finden. Angela empfindet beispielsweise einen Tag „an dem ich wirklich gar nicht weinen muss" als Pause.

Martina meint:

„Wenn ich reiten gehe, dann denke ich nicht. Reiten war schon immer mein Ausgleich, ohne die Pferde wäre ich schon vor längerer Zeit verrückt geworden. Auch wenn ich durch die Geburt noch an einigen Stel-

len Schmerzen durchs Reiten bekomme, reite ich als Erholung und um den Kopf frei zu bekommen. Inzwischen kann ich auch längere Phasen mal nicht an Elias denken. Anfangs kreiste er rund um die Uhr in meinem Kopf, jetzt kann ich auch mal abends lesen oder einen Film gucken, ohne an meine Trauer zu denken."

Susanne erinnert sich:

„Erholend waren Menschen, die bei uns waren, die uns Essen brachten, Worte und Aufmerksamkeit, erholend waren Orte, wo wir unsere Verzweiflung lassen konnten, Zuhörer, die uns verstehen konnten. Mein Tagebuch an Stella war ein Zufluchtsort, wo ich mir alles von der Seele schreiben konnte."

Nadine sagt:

„In meiner Trauerphase gab es Momente, wo ich einfach nur Freude fühlte. Ich war dann einfach nur eine stolze Mutter, was ich dann auch gerne jedem mitteilen wollte. Diese Momente taten mir einfach gut, weil ich diese Freude in mir zuließ und ich dann für kurze Zeit meine Trauer vergaß."

Antje^M findet:

„Nun ist das Gefühl da, dass ich während meiner Arbeit eine Art Pause von der Trauer habe. Ich denke dann an ganz normale Dinge. Das tut mir unglaublich gut."

Agathe denkt:

„Manchmal habe ich auf dem Friedhof, wenn ich länger auf der Bank sitze und mich Hanna ganz nah fühle, das Gefühl, dass die Trauer mich nicht komplett einnimmt."

Antje hingegen erkennt, dass für sie der Grat zwischen Pause und Verdrängung manchmal sehr schmal ist:

„Es gibt immer Zeiten, wo ich die ganzen Verluste nicht so sehr verspüre, ausgeglichener und glücklicher bin. Das sind häufig Behandlungspausen, aber auch in gewisser Weise Zeiten der Verdrängung, in denen ich mich in andere Projekte stürze, viel Sport treibe, wir im Urlaub die Wildnis erkunden, oder in denen ich mich von Büchern und Filmen fesseln lasse und in deren Traumwelten schwelge. Natürlich kommt danach dann das dicke Ende – und die ganze Trauer erneut hoch. Dennoch ist diese Traumwelt für

mich für kurze Zeit eine Erholung von der unendlichen Trauer und Wut, die tief in mir steckt."

✳ Auch Trauerpausen ändern also nichts Grundsätzliches an deiner Gefühlswelt, aber sie ermöglichen es dir, die Vielfalt der Empfindungen, durch die der Trauerprozess gekennzeichnet ist, mit neuer Kraft wahrzunehmen.

Gefühle in der Trauerzeit

Viele der Gefühle, die in diesem Abschnitt beschrieben sind, haben die Mütter und Väter dieses Buches in den bereits zitierten Passagen schon thematisiert. Hier sollen nacheinander kurz noch einmal alle Emotionen aufgezählt werden, da nur dann klar wird, dass die Trauer auch eine Vermengung höchst unterschiedlicher Empfindungen bedeutet. Außerdem wirst du feststellen, dass viele Gefühle normal sind, auch wenn sie dir vielleicht unangemessen erscheinen.

In meinen eigenen Erinnerungen merke ich zudem, wie stark unsere Gedanken über die Richtigkeit bestimmter Gefühle von der Gesellschaft und der Kultur, in der wir leben, abhängen.

So habe ich beispielsweise schon zehn Tage nach Lillys Tod in meinem Tagebuch notiert: „Schlaf ich kurz ein, schrecke ich hoch und werfe mir vor, dass ich das konnte. Hänge ich meinen Gedanken nach, meine ich, mich zusammenreißen, aufstehen zu müssen. Nie erscheint mir das Maß an Traurigkeit, meine Gefühlslage richtig und passend."

✳ Aber was ist denn eigentlich richtig und passend – und zwar für dich? – Vereinfacht ausgedrückt: Alles, was dir auf dem Weg deiner Trauer weiterhilft. Natürlich sollte es nicht dir selbst oder anderen gegenüber zerstörerisch sein.

Sonst aber sind dem Ausdruck deiner Seele prinzipiell keine Grenzen gesetzt. Lasse zu, was du an Emotionen verspürst. Am Anfang werden diese vielleicht aufwallend und manchmal kaum beherrschbar erscheinen, mit der Zeit aber werden sie zu vertrauten Begleitern, die dich Fragen und Antworten finden lassen.

Die Gefühle, die du spürst, haben keine Wertigkeit. Das heißt, „Liebe" ist nicht gut und „Wut" nicht schlecht. Jedes dieser Gefühle hat seinen Sinn in der Trauer. Damit diese Bewertung auch nicht zufällig geschieht, sind die nun folgenden Gefühle in alphabetischer Reihenfolge geordnet.

Angst. Als ich das Buch „Meine Folgeschwangerschaft" schrieb, bat ich in einem Forum um spontane Begriffe zu diesem Thema und erstellte daraus ein Wortbild. 49 von 50 Teilnehmern nannten „Angst". Das ist nicht verwunderlich, denn mit welchem anderen Grundgefühl könnten wir zurückbleiben, wenn sich die „Lebenslogik" und gewiss auch statistische Erwartungen für uns in Luft aufgelöst haben? Angst bedeutet, dass aufgrund einer bedrohlich empfundenen Situation Sorge und Unruhe entstehen. Bedrohlich aber erscheint durch das Trauma des Verlusts oft das ganze Leben. Erst schrittweise kann verlorengegangenes Vertrauen zurückkehren oder neues Vertrauen entstehen. Angst ist sinnvoll, da sie uns vor ungünstigem Verhalten schützt, sie kann jedoch auch überbordend und dauerhaft lähmend wirken und ist dann sinnlos. Erst dann wäre sie ein Zeichen einer möglichen Depression oder einer Angststörung, deren Behandlung professionelle Unterstützung erforderlich machen kann. Das kurzfristige Empfinden einer Bedrohtheit des Lebens ist aber nach dem Verlust eine normale Reaktion.

Ärger. Dieser Begriff umfasst eine ganze Palette negativer Gefühle. Ärger ist eine Reaktion auf eine unangenehme oder unerwünschte Situation, Person oder Erinnerung. Da Ärger gesellschaftlich nicht anerkannt ist, wird er schnell als unangemessen verworfen. Gestauter Ärger kann aber hemmend für die Heilung sein, so dass es eher darum gehen sollte, Ärger in akzeptable Ausdrucksformen zu lenken. Um es extrem auszudrücken: Jemanden zu schlagen, ist als Aggression eine unangemessene Form von Ärger, während zum Beispiel einen Brief zu schreiben, in dem die Gründe für den Ärger benannt werden, passend erscheint. Oftmals ist es übrigens sinnvoll, einen solchen Brief nicht abzuschicken. Auch ein „Umleiten" des Ärgers in einen körperlichen, aber dabei unschädlichen Ausdruck, indem man beispielsweise Ton fest knetet, kann helfen, Ärger abzubauen. Die Vergebung ist ein wichtiges Zeichen, Ärger in eine heilsame Emotion überführt zu haben.

Dankbarkeit. Schnell nach meinem Verlust entdeckte ich den Spruch „Und wenn du dich getröstet hast, wirst du froh sein, mich gekannt zu haben" aus dem Buch „Der kleine Prinz" für mich. Am Anfang schien mir dies ein hehres Ansinnen. Wie sollte ich denn je

dankbar sein? Ganz sicher würde doch stets jeder Gedanke an das kurze Dasein meiner Tochter sofort heraufbeschwören, dass ich mich an den schwersten Verlust meines Lebens erinnerte. Tatsächlich aber spürte ich nach einigen Monaten für Minuten, mittlerweile aber oft für viele Wochen, vor allem ein Gefühl großer Dankbarkeit, dass sie Teil meines Lebens ist. Vieles in dieser Dankbarkeit ist eher unbewusst, denn da ich nicht wusste, was mich erwarten würde, habe ich meine Zeit mit ihr nicht besonders gut genutzt. Trotzdem bin ich dankbar um jede Erinnerung und um die Wirkung, die sie in meinem Leben tut. Alina blickt zurück:

„Ich bin sehr dankbar, dankbar für alles, was mir Emil geschenkt hat, für alles, was ich durch ihn lernen durfte, dankbar, dass ich ihn kenne, dass ich ihn immer bei mir tragen kann. Ich bin dankbar für den tiefen Blick ins Leben, für das Geschenk, etwas Grundsätzliches verstanden zu haben."

Die Dankbarkeit kann aber sich aber auch auf das eigene Leben beziehen, wie bei Sandra:

„Es gibt natürlich auch Momente, in denen man lachen muss, wo man glücklich und dankbar ist für das, was man hat. Wenn ich durch dieses Erlebnis etwas gelernt habe, ist es, dass es nicht selbstverständlich ist, dass mein Mann und ich leben und gesund sind."

Frust. Ein passenderer Begriff ist „Frustration". Das umschreibt das Gefühl des Verzichtens auf etwas, das bereits angekündigt war. Der Verlust an sich stellt ja nichts anderes dar, als den – unerwarteten, ungewollten und unverständlichen – Verzicht auf etwas bislang positiv Empfundenes. Der Frust kann sich in der Folge in ganz unterschiedlichen weiteren Gefühlen äußern, zum Beispiel in Niedergeschlagenheit, aber auch in Wut und vielen anderen Gefühlsausdrücken.

Halluzination. Diese bezeichnet das Wahrnehmen eines Sinneseindrucks, ohne dass ein entsprechender Reiz tatsächlich vorliegt. Viele verwaiste Eltern berichten vor allem aus der Anfangszeit des Trauerns, dass sie das verstorbene Baby hören, fühlen, sehen oder riechen können. Natürlich weiß man vielleicht in der Situation selbst schon, dass dies keine Grundlage hat. Die Sehnsucht allerdings ist so mächtig, dass der Wunsch Realitätscharakter hat. Mehr dazu auch im Abschnitt „Anerkennen, was ist" in diesem Kapitel.

Claudia[N], die eine kranke Zwillingstochter verloren hat, während die andere, gesunde Zwillingstochter lebt, erinnert sich dazu:

„Ich war wieder alleine mit meiner lebenden Tochter und habe sie gebadet. Beim Abtrocknen habe ich auf einmal Totenflecken an ihrem ganzen Körper gesehen, nur ganz kurz. Aber das hat mich so geschockt, dass ich Angst hatte, ich könnte verrückt werden. Diese Erfahrung mit den sehr plötzlich auftretenden Totenflecken an Mera war die schlimmste für mich, und wir sind darauf in keinster Weise vorbereitet worden."

Liebe. Ein in dem vorhin beschriebenen Assoziogramm ebenfalls sehr häufig erwähnter Begriff war „Liebe". Sie bezeichnet eine innere Haltung tiefer Zuneigung und Verbundenheit mit einer anderen Person. Liebe muss nicht zwangsweise beidseitig sein, und auch mit einem Sternenkind fehlt ja häufig das Gefühl zurückkommender Liebe. Elternliebe ist dabei eine besondere Form, denn sie beschreibt grundsätzlich ein Gefühl selbstloser, fördernder Zuneigung zum Baby – auch wenn es bereits gestorben ist. Diese Liebe hat das Wohl des anderen im Blick, und deshalb schmerzt sie so sehr, wenn du dein Baby verlierst.

Schließlich ist deine fürsorgende Liebe stets mit der Gewissheit verbunden, dass dein Baby eben nicht im Sinne des Lebens auf dieser Erde „wohl" ist. Das mag ein Grund dafür sein, warum gläubige Menschen mit der Überzeugung, es gebe einen anderen Ort des „Wohlseins", ihre Überzeugung als Anker empfinden.

Carolin meint zur Liebe zu ihrer Tochter:

„Das Wichtigste, was sie uns gelehrt hat, ist die bedingungslose Liebe ..."

Mutlosigkeit. Wenn du keinen Mut mehr empfindest, kannst du nichts im Leben ändern oder steuern. Was dir dann fehlt, ist das Gefühl, dir trauen zu können und aktiv Entscheidungen zu treffen. Ich verglich mich dazu eines Tages: „Ich fühle mich wie Sisyphos. Immer, wenn ich den Berg ein Stück hochgestiegen bin, überrollt mich der Felsbrocken, und ich liege wieder ganz unten. Dann fange ich von vorn an." Angesichts der oft vorherrschenden Frage nach dem Grund deines Verlusts kann Mutlosigkeit bedeuten, dass du keine Fehler machen möchtest. Du hast dabei nicht das Gefühl, so gut wie möglich gehandelt zu haben, obwohl dies mit großer Wahrscheinlichkeit der Fall war. Mut kannst du gewinnen, indem du dich mit Menschen umgibst, die mutmachend sind. Du

kannst dich bewegen – körperlich und geistig. Kleine Lösungen und Ziele, die du ziemlich sicher erreichst, können Mut für Größeres geben. Fast alle in diesem Kapitel beleuchteten Möglichkeiten, deine Heilung zu begünstigen, sind eigentlich nichts anderes als ermutigende Handlungen, in denen du das Gefühl hast, Kontrolle und Erfolg wiederzugewinnen. Jochen schreibt dazu bezogen auf seine Frau:

„Doch wünschte ich mir, sie würde neuen Lebensmut finden und sich wieder ein neues Lebensziel setzen."

Neid. Das Gefühl beschreibt, oft mit negativem Beigeschmack, anderen nicht zu gönnen, dass sie im Hinblick auf irgendeine Sache oder irgendeinen Umstand bessergestellt sind. Missgünstig zu sein gilt allgemein als verwerflich, weshalb viele Eltern in diesem Buch auch verschämt von ihren Neidgefühlen sprechen. Aber welche Verzweiflung sich darin eigentlich ausdrückt, und dass es hier nicht darum geht, anderen nichts zu gönnen, bringt Helen zum Ausdruck:

„Ich bin neidisch auf die Menschen, die ein gesundes Kind bei sich haben, und diese Menschen sehe ich bei meiner Arbeit täglich. Ich sehe stets, was ich nicht haben darf!"

Niedergeschlagenheit. Dieses Gefühl ist nicht krankhaft, es kann aber das Anzeichen für eine Depression sein, für deren Heilung(?) du dir Hilfe suchen solltest. Ganz allgemein aber bezeichnet Niedergeschlagenheit ein Gefühl von Lust- und Antriebslosigkeit. Oft ist die erste Phase der Trauer durch diese Art von Apathie gekennzeichnet. Niedergeschlagenheit gehört ganz normal zum Prozess des Verarbeitens dazu, denn eine Zeitlang brauchst du alle Kraft, um überhaupt zu überleben. Florian meint beispielsweise:

„Ich fühlte mich anfangs ganz kraftlos."

Schmerz. Diese vielschichtige Wahrnehmung kann körperlichen und emotionalen Ausdruck finden, und oft ist auch beides miteinander verknüpft. Etwas kann mir beispielsweise Bauchschmerzen verursachen, im übertragenen, aber auch im tatsächlichen Sinne. Schmerzen werden individuell sehr verschieden wahrgenommen, weshalb eine objektive Beurteilung gar nicht möglich ist. Schmerzen sind je nach Art zudem stark gesellschaftlich beeinflusst, und unterschiedliche Kulturen stehen dem durch Trauer ausgelösten Schmerz und seinen Ausdrucksformen sehr verschieden gegenüber. Im deutschen Sprachraum wird Schmerzäußerungen aus Trauergründen wenig Raum gegeben, er ist oft ein Tabu. Ganz umfassend ist der Schmerz nach dem Tod eines Babys. Für mich fühlte sich das so an: „Vor Deinem Tod konnte ich die Bedeutung gar nicht richtig erfassen: Weltschmerz. Das fühle ich. Alles läuft weiter, es gibt einen akzeptabel laufenden Alltag und auch schöne Momente. Aber von einer Sekunde auf die nächste kann doch alles ganz düster werden und der Erkenntnis weichen, dass ein unersetzbares Stück fehlt. Dann schmerzt die Welt."

Schock. Mit diesem Gefühl ist hier nicht die lebensbedrohliche körperliche Reaktion gemeint, sondern das Gefühl einer akuten extremen psychischen Belastung. Schockiert zu sein bedeutet dabei, dass du noch keine passende Bewältigungsstrategie besitzt, um mit dem Geschehenen umgehen zu können. Du befindest dich in einer Art Starre. Im Schock entsteht häufig das Gefühl, neben sich zu stehen und das Geschehene aus einer dritten, unbeteiligten Position heraus zu erleben. Eventuell nimmst du Situationen auch nicht (vollständig) wahr und kannst dich nicht ausreichend orientieren, was dazu führt, dass du dich im Nachhinein nicht an die selbst erlebte Situation erinnern kannst. Auch bist du starken Gefühlen ausgesetzt, die nicht immer einen äußeren Ausdruck finden. Angela erzählt dazu:

„Ich kann nur weinen, könnte weglaufen von allem. Will rennen, so lange bis ich mit dem Gesicht voran auf den Boden falle. Ohne mich mit den Händen abzustützen."

Schuld. Bereits im Kapitel „Die Frage nach dem Warum" wurde das Gefühl thematisiert, schuld am Tod des Babys zu sein. Oft ist Schuld, zumindest eine Zeitlang, eines der beherrschenden oder aber zumindest ein beständig begleitendes Gefühl in der Trauer. Das Schuldgefühl ist eine Emotion, die aus dem Bewusstsein entsteht, etwas Falsches getan zu haben – egal, ob das tatsächlich stimmt oder nicht. Es ist typisch für dieses Gefühl, sich stetig mit dem (vermeintlichen) Fehlverhalten gedanklich auseinanderzusetzen und sich zu wünschen, man könne das Geschehene rückgängig machen. Da aber ein tatsächliches Verschulden fast nie vorkommt, laufen diese Gedanken ins Leere. Martina meint:

„Ich fühle mich schuldig, suche nach Punkten in der Schwangerschaft, wo ich etwas versäumt haben könn-

te und schuld an Elias' Tod sein könnte, auch wenn das Quatsch ist. Aber als Mutter, als die Person, in der das Baby eigentlich sicher sein sollte, fühle ich mich verantwortlich für Elias und denke, was ich noch hätte tun können, damit das nicht passiert wäre."

Ramona überlegt zu ihrer Folgeschwangerschaft:

„Aber ich fühlte auch Verwirrung und Schuldgefühle, mich jetzt auf ein anderes Kind zu freuen und die Gedanken an Johann hinten anzustellen."

Stolz. Dietmar meint, er sei „stolz auf Luis", und Agathe sagt:

„Ich bin stolz auf meine Tochter und unsere gemeinsame Zeit." Dahinter verbirgt sich das Bewusstsein, etwas Besonderes geleistet zu haben. Das betrifft nicht nur das Baby, sondern auch einen selbst. Es ist schwer, sich als vollwertige Eltern zu fühlen, wenn das Baby gestorben ist, aber Eltern, denen dies gelingt, erkennen, dass ihr Elternsein für dieses ganz besondere Kind eine wichtige und anerkennenswerte Aufgabe ist.

Traurigkeit. Trauer und Traurigkeit klingen nicht umsonst schon dem Wort nach ähnlich. Traurigkeit resultiert häufig aus der Trauer wegen eines Verlusts. Sie wird als belastend wahrgenommen, denn oft gehen mit dem Grundgefühl der Traurigkeit Antriebslosigkeit, seelischer Schmerz und Niedergeschlagenheit einher. Helen meint allumfassend:

„Ich war so traurig, dass es kaum zu beschreiben ist."

Gegen das Gefühl hilft teilweise Ablenkung, die jedoch nicht dauerhaft zur Verdrängung führen soll, weil sonst keine Verarbeitung des traurig machenden Erlebnisses möglich ist. Gegen die Traurigkeit hilft vor allem Trost, wobei die Vorstellung darüber, welche Art von Zuwendung gegenüber einem Trauernden angemessen ist, sehr verschieden sein kann. Vielleicht kannst du daher gespendeten Trost nicht als solchen empfinden, z.B. wenn du fühlst, dass es keine Worte gibt, um den Schmerz zu lindern.

Verzweiflung. Oft habe ich selbst mich in der Anfangszeit als verzweifelt empfunden, weil ich das Gefühl hatte, dass keine Aussicht darauf bestand, dass mein Leben je wieder einigermaßen lebbar werden würde. Der Eindruck, keine Hoffnung auf Schönes und Angenehmes mehr zu haben, ist sehr belastend. Oft ist man in der Verzweiflung auf der intensiven Suche nach Halt. Ich habe das in meinem Tagebuch so gefasst: „Mein ganzes Leben erscheint mir wie Trakls Katastrophengedicht von einer auseinanderfallenden Welt. Ich versuche, mich zu beruhigen, indem ich Dinge auszumachen versuche, die unverändert geblieben sind oder sich nicht negativ verwandelt haben."

Wut. Sie ist eines jener Gefühle, die die meisten verwaisten Eltern spüren, sich aber nur schwer zugestehen können. Wut gilt in unserer Kultur als kindisch, unbeherrscht und generell unangemessen. Dabei ist Wut eine sehr passende und verständliche Reaktion auf den großen Kontrollverlust, den der Tod deines Babys darstellt. Deine Wut richtet sich daher oft gar nicht gegen etwas Bestimmtes, sondern gegen die Tatsache, mit deinem Verlust leben zu müssen.

Ich habe meine Wut einen Monat nach dem Tod meiner Tochter folgendermaßen beschrieben: „Ich begreife das nicht. Was hab ich bis jetzt gedacht? Dass Du wiederkommst? Ich weiß es nicht. Nur, dass ich heute gern irgendwo dagegen gehauen hätte. Dabei weiß ich nicht mal, ob ich wütend bin. Oder doch: Bin ich. Aber auf wen oder was?"

Unterdrückte Wut kann vor allem körperliche und seelische Erkrankungen hervorrufen, so dass es nicht darum gehen sollte, die Wut nicht zuzulassen, sondern sie in Bahnen zu lenken, die weder andere Menschen noch einem selbst schaden. Je nachdem, ob du auf andere Menschen, auf dich selbst, auf deinen Körper oder auch auf dein Kind wütend bist, mag es Möglichkeiten geben, durch ein Aufschreiben deiner Gedanken, durch körperliche Bewegung oder – im geschützten Rahmen – auch durch Schreien oder Weinen deiner Wut Raum zu geben. Martina empfindet:

„Ich habe oft genug eine Wut, weil ich nun dran gewesen wäre, mich endlich zu freuen, ein neues Leben anzufangen, ohne Trauer und Sorgen. Ich war gerade irgendwie mit dem Tod meines Mannes fertig geworden, in einer neuen Partnerschaft, und nun wieder ein Todesfall, ein großer Verlust. Ich denke, ich habe das nicht verdient."

Natalie denkt:

„Ich bin oft wütend und enttäuscht. Für alle anderen dreht sich die Welt weiter. Das ist ja alles schon sooo lange her! Für mich aber fühlt es sich so an, als wäre es gestern gewesen. Außerdem begleitet mich eine stetige Wut gegenüber Müttern oder Vätern, die sich

meiner Auffassung nach nicht richtig im Umgang mit ihren Kindern verhalten."

Und Claudia[N] merkt:

„Ich bin oft wütend über das (Ver)Schweigen meiner Umwelt."

Trauer ist also nicht einfach Trauer. Sie ist ein komplexes Geschehen, das jeden von uns anders betrifft und zu ganz unterschiedlichen Reaktionen auf das Leben führt. Da du die Trauer nicht umgehen kannst, hilfst du dir am meisten, wenn du die ambivalenten Gefühle zulässt und dich nicht gegen sie sträubst. So wie Lisa[M]:

„Manchmal bin ich froh, meine Tochter kennengelernt zu haben, und einfach nur dankbar für alles, was sie uns geschenkt hat. / Manchmal bin ich tieftraurig, sie nicht im Arm halten zu können. Sie nicht begleiten zu dürfen auf ihrem Weg durchs Leben. / Manchmal habe ich Wut auf die Ärzte, die uns nicht geholfen haben oder helfen konnten, auf meinen Körper und auf das Schicksal. / Manchmal empfinde ich Neid auf andere Mütter, die ihre Babys haben dürfen. / Manchmal habe ich Angst, dass uns ein solcher Verlust noch einmal passieren könnte. / Manchmal bin ich verzweifelt, manchmal zuversichtlich. / Manchmal habe ich Schuldgefühle, manchmal bin ich stolz, Mutter zu sein. / Manchmal fühle ich mich allein, und manchmal spüre ich, dass mein Kind trotzdem da ist."

Vielleicht gelingt es dir langfristig gesehen, all deine Gefühle zu Begleitern zu machen, auch wenn sie dir oft wie Gegner erscheinen.

Anerkennen, was ist

Wenn wir das Wort „verrückt" hören, dann denken wir meist an etwas Negatives. Doch verwaiste Eltern sind ebenfalls verrückt – im ursprünglichen Wortsinn. Etwas ist ver-rückt, wenn es nicht mehr am angestammten Platz ist: Das ist jedes Leben nach dem Verlust eines Kindes.

Für mich fühlte sich das folgendermaßen an: „Ich bin an einen Ort gekommen, wo ich nie hinwollte, den ich nicht kenne, und der nun ‚mein Platz' werden soll. Ich habe das bisher für mich als Zwischenland gesehen, und das heißt ja wenigstens schon, dass ich akzeptiere, dass es diesen Platz gibt und er irgendwie zu mir gehört."

Es ist völlig normal, sich ver-rückt zu fühlen und gegebenenfalls auch so zu handeln. Dabei gibt es eine große Bandbreite möglicher verrückter Empfindungen und Tätigkeiten.

Manche von ihnen tauchen in den Gesprächen mit verwaisten Eltern häufiger auf: das Baby sehen; an den Sachen des Babys schnuppern; ein Foto unters Kissen legen oder bei sich tragen; Kuscheltiere des Babys mit ins Bett nehmen; eine Puppe halten, sie liebkosen oder umhertragen; die Asche des Babys bei sich haben; ein Stofftier, eine Decke, ein Haustier o.Ä. wiegen; dem Baby Briefe schreiben; mit dem Baby sprechen ...

Helen sagt:

„Ich schlafe jeden Abend mit Luis' Spieluhr im Arm ein. Ich habe sie ihm schließlich fast täglich vorgespielt. Sie verbindet mich mit ihm."

Und Agathe erzählt:

„Seit ein paar Wochen schlafe ich mit einem I-aah Schnüffeltuch und habe einen kleinen I-aah an meinem Schlüssel. Es hört sich komisch an, doch mir gibt es ein gutes Gefühl! Außerdem merke ich, dass ich meinen Sternenanhänger in Situationen, in denen ich mich unwohl fühle, in die Hand nehme und zwischen meinen Fingern reibe. Das gibt mir ein wenig Halt."

✳ Was nicht normal ist und wobei es sehr wichtig ist, passive Gedanken, die manchmal abdriften, von konkreten aktiven Handlungen zu trennen, sind illegale Vorhaben.

Ich selbst schrieb beispielsweise acht Tage nach dem Tod von Lilly: „Mir geistern tausend Dinge durch den Kopf. Auch ganz abstruse: zum Beispiel, dass ich Dich doch gestern [bei der Beerdigung, Anm. H.W.] einfach hätte mitnehmen können nach Hause, wie eine Puppe. Dann erschrecken mich meine Gedanken."

Natürlich wusste ich sehr genau, dass ich das weder tun sollte noch würde, aber zu akzeptieren, dass meine Tochter da in der Erde lag – das wollte ich auch nicht. Höchst problematisch sind außerdem Vorbereitungen, um dem Baby in den Tod nachzufolgen.

Diese unterscheiden sich allerdings grundsätzlich zwischen der häufig innerlich gestellten Frage „Warum bin ich nicht mit dem Baby gestorben? Warum bin ich nicht stattdessen gestorben?"

Manche von uns mögen in tiefster Verzweiflung an Selbstmord denken, doch ist dies kein Ausweg. Lies dazu auch den folgenden Abschnitt zur ungesunden Trauer.

Ungesunde Trauer

Trauer ist eine normale und gesunde Reaktion auf einen Verlust. Allzu oft wird verwaisten Eltern schon nach kurzer Zeit suggeriert, „es müsse doch jetzt endlich einmal wieder gut sein". Damit wird die Trauer als merkwürdig und unnatürlich eingestuft. Dabei ist beispielsweise Sandras Empfinden völlig passend in ihrer Situation:

„Es fühlt sich an, als ob man auf einem Drahtseil läuft und kurz vor dem Absturz ist."

Auch kann es sein, dass du selbst große Furcht vor einer ungesunden Trauerreaktion hast, wie es beispielsweise Astrid erlebt hat:

„Ich hatte so sehr Angst davor, dass das passieren könnte, dass ich mir gleich Hilfe geholt habe, die ich dann aber doch nicht brauchte."

✳ Selbstverständlich gibt es auch eine sogenannte pathologische, also krankhafte Trauer. Doch diese Reaktionen sind sehr selten. Gemeint sind damit beispielsweise folgende Verläufe: Die Trauer wird chronisch, das heißt, sie ist fortwährend und du hast das Gefühl, dauerhaft in ihr steckenzubleiben.

Chronisches Trauern kann aber auch bedeuten, die Trauer zum Lebensinhalt zu machen. Um in der am Anfang des Kapitels erwähnten Geschichte vom Trauerkind zu bleiben: Dieses Kind dürfte in chronischer Trauer nicht wachsen und nicht flügge und erwachsen werden. Auch die verzögerte oder unterdrückte Trauer kann ungesund sein. Schließlich – das betrifft überwiegend Männer – kann Trauer auch verdeckt erscheinen. Dann weisen andere Anzeichen auf ihre Existenz hin, zum Beispiel körperliche Krankheiten oder ständiges Unwohlsein. Und letztlich ist auch übertriebene Trauer, gemeint als generell dauerhafte Verzweiflung am Leben, nicht normal.

Ungesunde Trauer führt zu tiefgreifenden Problemen und kann sehr belastende Folgen haben: Krankheit, Überforderung / Überarbeitung, Angstzustände, Beziehungsprobleme, Missbrauch von Alkohol / Medikamenten / Drogen, unangemessene Verhaltensweisen, Gewaltanwendung, selbstzerstörerische Verhaltensweisen – um nur einige von ihnen zu nennen. Maike berichtet dazu:

„An einem Tag konnte ich plötzlich nicht mehr sprechen. Die Sprache kam zwar wieder, allerdings leide ich seitdem an einer Angststörung mit Panikattacken. Deswegen habe ich mich auch in Behandlung begeben, weil ein Leben mit ständiger Angst kaum möglich war. Es wird langsam besser. Ich versuche, es als ein Teil der Trauer anzusehen, das hilft mir, besser damit umzugehen. Dass sich die Trauer auch in körperlichen Symptomen zeigt, wusste ich vorher nicht. Ich selbst war vor dem Tod unserer Tochter immer kerngesund. Jetzt habe ich Probleme mit dem Darm, dem Rücken, leide häufig an Kopfschmerzen und habe Probleme mit den Augen bekommen. Unglaublich, was die Psyche so alles anrichten kann."

Heike spürte ganz andere Auswirkungen:

„Das einzige Problem, welches ich zu Beginn hatte, war die ständige Anwesenheit im Internet in diversen Foren. Mein Internet-Konsum war anfänglich sehr hoch. Als ich mit meiner Therapeutin zusammen das Problem erkannt habe, haben wir aber Strategien entwickelt, um Abhilfe zu schaffen. Mit Erfolg."

Die genannten Formen können beispielsweise zur sogenannten posttraumatischen Belastungsstörung (PTSD) oder zu Depressionen führen. Astrid[S] meint:

„Ich habe eine Posttraumatische Belastungsstörung diagnostiziert bekommen. Ich war dankbar für die Diagnose, da es für mein Umfeld etwas ‚Greifbares' war. Ich bekam sozusagen bescheinigt, dass es mir wirklich nicht gut geht, und ich mich nicht bloß ‚anstelle'."

Lisa[M] erzählt:

„Vier Monate nach der Geburt haben sich die Schuldgefühle so sehr manifestiert, dass dies zu der Unfähigkeit, zu trauern, geführt hat. Das hat eine depressive Episode ausgelöst, die therapeutisch und medikamentös behandelt wurde."

Nicole[G] ergänzt:

„Ich habe alles nebelig wahrgenommen, war schnell ausgepowert, antriebslos, ohne Freude, habe viel geweint. In Therapie war ich in der ganzen Zeit, das hat mir sehr geholfen. Auch die Heilpraktikerin hat mir sehr geholfen, eher auf der seelischen Seite. Die

Therapie war eher kopfig angelegt, beides in Kombination war wichtig."

Und Claudia[N] sagt:

„Ich habe oft das Gefühl, am Rand eines sehr tiefen Lochs zu balancieren. Ich habe die schlimmsten Bilder, die mich mit Alpträumen verfolgt haben, mit Hilfe einer Psychologin durch EMDR aufgelöst, das hat mir in dieser ganz akuten Phase sehr viel geholfen."

✳ Es ist auch möglich, dass du den Wunsch hegst, dich selbst zu töten, um deinem Baby nahe zu sein. In diesem Fall ist rasche Hilfe erforderlich, allerdings musst du deine Gedanken oder dein Vorhaben ehrlich benennen. Vielleicht hilft dir in deiner Verzweiflung die Überlegung, dass eine Selbsttötung andere Menschen verletzt, vor allem auch deinen Partner, der gerade erst den Verlust seines Babys verkraften musste.

Es gibt gute Therapeuten, die dir helfen können, den Weg in ein neues Leben zu finden. Wenn du ernsthaft akut solche Gedanken hast, dann brauchst du unbedingt rasch professionelle Hilfe durch einen niedergelassenen Therapeuten oder Facharzt beziehungsweise auch eine sofort verfügbare Beratungsstelle, zum Beispiel die deutsche Telefonseelsorge unter der kostenfreien Nummer 0800/111 0 111. Für Österreich lautet die Rufnummer 142 und für die Schweiz 143.

Der Verlust des Kindes als Retraumatisierung

Im medizinischen Sprachgebrauch beschreibt man mit einer Retraumatisierung das Wiedererleben eines Traumas durch bestimmte Auslöser. Das bedeutet, dass in diesem Buch zweierlei gemeint sein kann:

✳ Der Tod deines Babys kann dich an andere Verluste in deinem Leben erinnern. Das können, aber müssen nicht immer, konkrete Menschen sein, die ebenfalls bereits verstorben sind und die dir nahe standen. Das ist beispielsweise der Fall, wenn du bereits ein Kind verloren hast oder aber einen anderen für dich wichtigen Menschen. Martina erinnert sich:

„Ebenso gingen mir Gedanken durch den Kopf, womit ich das verdient habe, so viel Unglück im Leben zu erfahren. Drei Jahre zuvor war mein Mann plötzlich um die gleiche Jahreszeit gestorben, und eigentlich dachte ich, dass mir nun nichts Schlimmes mehr im Leben passieren kann."

Manchmal – so ging es mir – fühlst du dich auch einfach an dein Lebensthema oder ein grundsätzliches Problem erinnert. Dann können der Verlust von Vertrauen und/oder Kontrolle, von Status oder bestimmten Möglichkeiten im Leben gemeint sein.

Zum anderen kann die Retraumatisierung bedeuten, dass du dich nach dem Verlust des Babys durch bestimmte auslösende Gedanken, Situationen oder auch Gegenstände, Gerüche oder Ähnliches wieder in den unmittelbaren Moment des Verlusts zurückgesetzt fühlst.

Andererseits kann ein vorangegangener Verlust auch die gegenteilige Folge haben: Er kann dazu führen, sich selbst als nicht so hilflos zu empfinden. Das Gefühl, ein ähnliches Trauma bereits einmal bewältigt zu haben, kann stärken. Martina meint daher auch:

„Durch den Tod meines Mannes hatte ich einiges gelesen, was ich nun nach Elias stiller Geburt ‚gebrauchen konnte‘. So wusste ich zumindest ungefähr, was möglich ist.“

Auch kann es in dieser Situation beruhigend sein, das Baby an der Seite eines geliebten Menschen zu wissen. Judith[M] beschreibt:

„Da wir in unserer Stadt bereits ein Familiengrab besitzen, in dem zwei meiner Großeltern sowie meine Mutter bestattet sind, entschieden wir uns ohne zu zögern dafür, unsere Tochter an deren Seite zu betten. Ich hätte mir keinen schöneren Platz für sie wünschen können.“

Erinnerung

„Solange wir leben, wirst du auch leben, denn du bist ein Teil von uns, wenn wir uns an dich erinnern“, sagt das reformierte jüdische Gebetbuch. Wenn der Verlust deines Kindes so groß und unfassbar vor dir steht, dann ist es schwer, zu erkennen, dass die Erinnerungen an dein Baby ein großes Geschenk sind. Der Schmerz ist zu groß, um zu fühlen, dass es eine – viel zu kurze – gemeinsame Zeit gab, die nun ihre Spuren hinterlässt.

Vielleicht aber merkst du auch, dass deine Erinnerungen schnell verblassen, und bedauerst, dass du dich schon nach wenigen Wochen kaum noch daran erinnern kannst, wie sich dein Kind angefühlt und wie es gerochen hat, und was du in jeder Minute eures Zusammensein gemacht hast.

* Erinnerungen seien ein Paradies, aus dem man nicht vertrieben werden könne, sagt eine Redewendung. Daran wird klar, wie wichtig sie sind. Damit sie aber nicht verblassen, braucht es Ankerpunkte. Damit sind zum einen gegenständliche oder symbolische Erinnerungsstücke gemeint, aber auch Handlungen können Erinnerungen stützen.

Ein Kindergrab pflegen

Die Grabpflege ist häufig – zumindest dann, wenn die Bestattung kurz nach dem Tod stattfindet – eine der ersten Möglichkeiten, sich aktiv zu erinnern. Viele Eltern betonen, wie wichtig ihnen die Grabgestaltung ist, denn damit ist ein konkretes Tunkönnen verbunden, das die jähe Lähmung ein wenig aufweichen lässt.

Antje[M] meint:

„Es hilft mir heute sehr, mich um das Grab von Moritz zu kümmern. Ich gehe noch immer täglich zu ihm. Ich fühle mich ihm dort näher als irgendwo anders. Ich schaue, dass nie die Kerze ausgeht. Wenn ich bei ihm war, geht es mir immer besser, ich spreche dann viel mit ihm und erzähle ihm, was so los war.“

Vielleicht spürst auch du den Wunsch, dein Baby häufig auf dem Friedhof zu besuchen. Dies kann ein Ort der unverstellten Trauer, aber auch der schönen Erinnerungen für dich sein. Das Grab mag ein Platz sein, an dem dich deine Gefühle besonders aufwühlen, an dem du viele Fragen stellst und deine Situation durchdenkst. Manchmal gibt es die Möglichkeit, eine Sitzgelegenheit in der Nähe des Grabes zu nutzen, um Ruhe und Zeit zu haben.

Dietmar sagt:

„Ich gehe regelmäßig zu Luis‘ Grab, um es zu pflegen oder um einfach nur bei ihm zu sein.“

Mit der Zeit wirst du merken, dass du nicht mehr so häufig zum Grab gehst, weil du auch andere Möglichkeiten des Erinnerns entdeckst. Das ist kein Zeichen weniger werdender Liebe, sondern Teil des Verarbeitungsprozesses. Du brauchst kein schlechtes Gewissen zu haben, wenn beispielsweise die anfänglich oft intensive Pflege durch ein rituelles Wiederkehren einige Male im Monat oder später auch bloß einige Male im Jahr abgelöst wird.

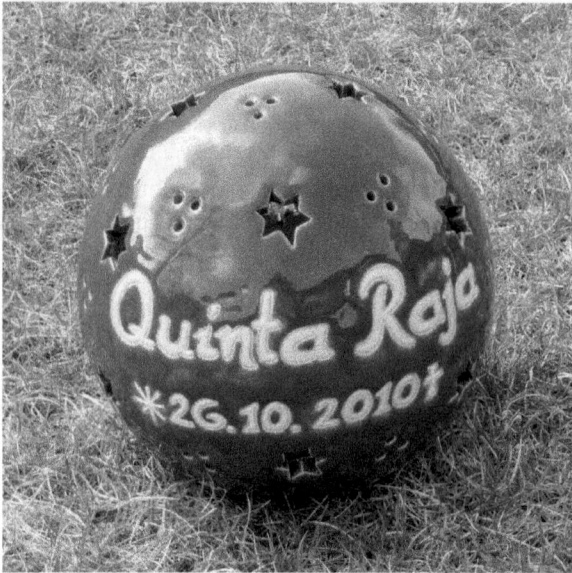

Die pflanzliche Gestaltung eines Grabes ist in unserem Kulturkreis üblich. Sicher hast du individuelle Vorstellungen, was zu dir und zu deinem Sternenkind passen könnte. Deshalb möchte ich hier nur eine Pflanze erwähnen, die den Bezug zu einem Sternenkind verdeutlichen kann: Sternmoos (Sagina subulata, flacher Bodendecker mit sternförmigen, weißen Blüten zwischen Juni und August).

Nadine drückt ihre Wünsche so aus:

„Nach einiger Zeit überkam mich das Bedürfnis, ihm einen schönen farbigen Blumentopf herzustellen. Sein Grab soll doch auch schön farbig sein. Also kaufte ich einen kleinen Terrakottatopf und bemalte diesen mit Blümchen, Schmetterlingen, Herzchen und Teddybären. Danach setzte ich noch kleine Blümchen rein und brachte ihn fröhlich zum Friedhof."

Je nachdem, welche Vorstellungen du vom Tod und einem Leben danach hast, verbinden sich unterschiedliche Gefühle mit der Bedeutung des Grabes.

Ich beispielsweise schrieb in mein Tagebuch damals folgende Sätze: „Stattdessen liegt dein kleiner Körper nur einen halben Meter unter uns, wenn wir an deinem Grab stehen. Ich stelle mir das aber gar nicht vor, es erscheint so abseitig. Lieber möchte ich daran glauben, Du säßest auf Deinem Sternchen."

Mittlerweile haben viele Friedhöfe ein eigenes Kindergrabfeld, an dem die sonstigen Bestimmungen der Friedhofsordnung gelockert sind. Allerdings sind die Unterschiede groß, was die Frage betrifft, wie ein Grab für ein kleines Kind gestaltet sein darf. Während manche Friedhöfe den Eltern jede Freiheit lassen, schränken andere die Wahl der Materialien ein (z.B. keine Stoffkuscheltiere), wieder andere erlauben keine Fotos oder lassen keine nicht-christlichen Dekorationen zu. Trotzdem bleiben zahlreiche Gestaltungsmöglichkeiten. Astrid erzählt:

„Ich bemale Steine, die ich am Meer sammle, und lege sie ihr aufs Grab."

Aus eigener Erfahrung weiß ich, wie schmerzhaft es ist, wenn die persönlichen Vorstellungen zur Grabgestaltung nicht berücksichtigt oder respektiert werden. Ich schrieb mir damals mein Unverständnis von der Seele: „Warum dürfen wir nicht bestimmen, wie wir Dein Grab gestalten? Wir kümmern uns doch sehr. Und schließlich hast Du ein Kindergrab, da soll es eben nach einem kleinen Menschlein aussehen, nicht getragen mit Erikabüschen und schwarzgrauer Marmorplatte."

✱ In meinem Fall half ein Brief an die Friedhofsverwaltung, in dem ich einmal meine Sicht darstellte – und eine positive Antwort erhielt. Oft nämlich resultiert der Mangel an Verständnis schlicht aus der Unkenntnis darüber, wie umfassend der Verlust ist, den verwaiste Eltern erfahren.

Eine Erinnerungsfeier gestalten

Eine Erinnerungsfeier kann – so wie ich es selbst getan habe – eine nach- oder auch wiederholende Handlung sein, die ähnlich einer Beerdigung abläuft, aber nur den symbolischen Teil beinhaltet. Es geht also nicht um die Bestattungsfeier an sich.

Deshalb ist eine Erinnerungsfeier auch als persönlicher Abschied beispielsweise im zeitlichen Umfeld einer Sammelbestattung möglich.

Auch eine jährliche Geburtstagsfeier kann eine Erinnerungsmöglichkeit sein.

Ich selbst habe im letzten Jahr einige verwaiste Mütter mit ihren Folgekindern zu einem Zuckertütenfest eingeladen, weil meine Tochter in die Schule gekommen wäre und sicher zu ihrer Einschulung eine solche Zuckertüte erhalten hätte. Der Gedanke an diesen verpassten Meilenstein fiel mir sehr schwer, und die Möglichkeit, dieses kleine Fest vorzubereiten, half mir durch aktives Tun über die schwere Zeit hinweg.

Man sieht, der Phantasie sind keine Grenzen gesetzt. Es geht darum, mit einer solchen Feier sich selbst etwas Gutes zu tun, Kontrolle zu gewinnen und andere Menschen an seiner Erinnerung teilhaben zu lassen.

Eine Gedenkecke einrichten

Viele Familien haben neben dem Grab in ihrem Zuhause einen Platz, an dem sie Erinnerungen sichtbar – zum Beispiel in einer Gedenkecke oder an einem Altar – oder unsichtbar – etwa in einer Truhe – aufbewahren. Die Gestaltung eines solchen Ortes sollte deinen / euren Geschmack widerspiegeln.

Auch wenn es Menschen gibt, die es beispielsweise befremdlich finden, wenn ein Bild deines verstorbenen Babys in der Schrankwand steht, solltest du tun, was dir gut tut.

In unserem Haus gibt es beispielsweise ein Wandtattoo, das an Lilly erinnert. In schmalen weißen Buchstaben steht darunter geschrieben: „There is no foot too small that it cannot leave an imprint on this world." („Kein Fuß ist zu klein, um nicht einen Eindruck in dieser Welt hinterlassen zu können.")

Und das gilt nicht nur für Sternenkinder.

Auch Gunnar schreibt:

„Wir haben eine schöne Erinnerungsecke bei uns zu Hause gemacht."

Tattoo / Schmuck auswählen

Häufig wünschen sich Eltern nach einem Verlust, ihr Baby dauerhaft durch ein in die Haut gestochenes Tattoo Teil von sich selbst werden zu lassen. Schmetterlinge, Sterne, Namenszüge - es gibt zahllose Möglichkeiten, zu verbildlichen, dass auch das Sternenkind Teil der Familie ist. Ein Tattoo hat den Vorteil, dass es unmittelbar und so nah wie möglich an das Kind erinnert. Es ist aber nicht leicht revidierbar und wandelt sich, da es Veränderungen der Haut mitmacht.

Jasmin beschreibt:

„Ich habe mir am rechten Unterarm ihren Namen tätowieren lassen mit zwei kleinen roten Sternen."

Andere Eltern entscheiden sich für ein Schmuckstück, beispielsweise für eine Kette, ein Armband oder einen Ring, um symbolisch an ihr Baby zu erinnern. Es gibt viele Möglichkeiten, sich individuelle Stücke anfertigen zu lassen.

Judith[M] überlegt:

„Erst später habe ich erfahren, dass es auch Kettenanhänger gibt, in denen man Asche des verstorbenen Kindes aufbewahren kann. Hätte ich das früher gewusst, hätte ich dies auch anfertigen lassen, wobei ich manchmal darüber nachdenke, ob ich wirklich bereit wäre, diese ‚Last' ein ganzes Leben mit mir zu tragen. Denn ablegen und in ein Schmuckkästchen legen kann man diese einzigartige Erinnerung auch nicht so einfach."

Sandra sagt:

„Ich trage ein herzförmiges Amulett mit einem Bild von Michel drin."

Ein Fotoalbum füllen

Da mittlerweile glücklicherweise die meisten Eltern ihr Baby sehen und auch Fotos von ihm erhalten oder selbst welche anfertigen, geht es in der Trauerphase auch darum, diesen Bildern einen Rahmen zu geben. Das ist nicht unbedingt im Wortsinn gemeint, sondern bedeutet, in sich hinein zu hören, was man mit diesen Bildern tun möchte.

Agathe meint:

„Die Ultraschallfotos und die Fotos aus dem Krankenhaus habe ich digitalisieren und einige Male entwickeln lassen, ich habe große Angst, dass diese irgendwann verblassen könnten oder wir sie verlegen. Ein Foto habe ich verkleinern und in ein Amulett einlegen lassen, so kann ich, wenn ich will, auch ihr Foto am Herzen tragen. Ich habe immer ein Foto von ihr bei mir in der Tasche, Fotos auf dem Nachttisch, bei der Arbeit auf dem Schreibtisch."

Vielleicht beginnt dieser Prozess aber auch damit, die Bilder gar nicht sehen zu wollen. Wichtig ist dann, dass sie nicht vernichtet werden, denn oft wandelt sich das eigene Wünschen in Bezug auf diese Bilder. Das bildhafte Andenken kann gerade dann, wenn die Erinnerung schrittweise verblasst, ganz wichtig sein, um sich dessen zu vergewissern, was geschehen ist.

Bilder deines Kindes können beispielsweise in einem Kästchen oder in einer Truhe aufbewahrt werden, man kann sie in ein Fotoalbum oder in ein Scrapbook - also ein „Schnipselbuch" mit Fotos, kleinen

Texten, gemalten Ornamenten und Figuren, Karten, Erinnerungsstücken, gepressten Blumen, Muscheln, Glitzersteinen oder anderen Dekorationsmaterialien – kleben, sie können in einem Rahmen an der Wand hängen oder als Vorlage für eine Zeichnung dienen.

Bilder dienen in jedem Fall als zentrale Existenzbeweise, und häufig kann diese Rückversicherung sehr hilfreich sein.

Antje^M erklärt:

„Überall stehen Fotos von Moritz. Ich möchte ihn einfach den ganzen Tag ansehen. Wenn er noch da wäre, könnte ich es ja auch, warum also nicht so. Es ist zwar irritierend für Gäste, aber das ist ihr Problem."

Und Ralf erzählt:

„Auf meinen PCs habe ich ein besonderes Hintergrundbild zur Erinnerung."

Viele Eltern berichten auch, dass sie aus den Fotos eine Collage gestaltet haben.

✳ Leider kommen zu diesen Fotografien kaum neue hinzu. Vielleicht fügst du ab und zu ein neues Bild vom Grab oder von einer Erinnerungsfeier hinzu, aber insgesamt ist es eine weitgehend abgeschlossene Sammlung. Es kann sein, dass du das schwer zu ertragen findest.

Einen Film produzieren

Vielleicht besitzt du bewegte Bilder von deinem Kind. Ich selbst habe beispielsweise eine 4D-Aufnahme, das heißt eine Aufzeichnung eines 3D-Ultraschalls über einen gewissen Zeitverlauf.

Insbesondere Eltern, deren Kind erst nach der Geburt gestorben ist, konnten vielleicht von der Frühgeborenenintensivstation oder anderweitig nicht nur Fotos, sondern auch Filme von ihrem Baby machen. Mittlerweile gibt es auch für den Laien gut verständliche und oft sogar kostenlose Filmschnittwerkzeuge. Diese können übrigens häufig nicht nur Filme, sondern auch Fotos verarbeiten, die durch langsames Zoomen zu bewegtem Material werden (Ken Burns-Effekte). Auf einschlägigen Internetseiten für Privatvideos finden sich viele Beispiele als Vorbilder.

Gunnar ist stolz, denn:

„Meine Frau hat ein echt schönes Video gemacht und auf Youtube gestellt. – ‚In Erinnerung an Lena'."

Viele Eltern spüren sich durch die Gestaltung eines solchen Filmes handlungsfähig. Das Arbeiten an einem solchen Erinnerungsstück kann bedeuten, einen Schritt aus Ohnmacht und Hilflosigkeit zu tun.

Falls du dich mit dem Gedanken trägst, einen solchen Film nicht nur für dich selbst, sondern auch für die Öffentlichkeit zu erstellen, dann solltest du daran denken, dass alle Copyrightfragen für Ton und Bild geklärt sein müssen. Zudem ist es wichtig zu wissen, dass in Gästebüchern, Kommentaren oder selbst privaten Emails nicht nur Zustimmung zu deinem Erinnerungsstück geäußert werden wird.

Manche Internetnutzer provozieren gezielt, andere drücken einfach unbefangen ihr Befremden über diesen noch neuen Umgang mit dem Tod aus. In der Trauer kann es belastend sein, Ablehnung zu erfahren, wenn du gerade versuchst, dich in schönen Bildern an dein Baby zu erinnern.

✳ Bedenke außerdem, dass ins Internet gestellte Materialien auf immer Allgemeingut sind, weil sie von dort aus kopiert und weiterverbreitet werden können, was du nicht verhindern kannst.

Eine eigene Homepage einrichten

Im Internet finden sich zahlreiche Homepages von verwaisten Eltern. Du hast wahrscheinlich bereits einige angesehen und gespürt, dass das Mitlesen heilsam sein kann. Aber du kannst auch selbst tätig werden. Grundsätzlich gibt es verschiedene Formen der Präsentation im Internet.

Vielleicht hast du bereits eine private Homepage und möchtest diese erweitern. Oder du legst eine Seite nur für dein Sternenkind an, wobei du eventuell nur deine Geschichte erzählen möchtest oder aber zudem Informationen für andere Eltern hinterlegen möchtest. Manche Eltern nutzen ihre Erfahrungen beruflich und bieten im Internet bestimmte Dienstleistungen oder Artikel für verwaiste Eltern an. Schließlich gibt es auch die Möglichkeit, deine eigenen Erlebnisse auf einer von anderen betriebenen Seite für Sternenkinder zu präsentieren.

Wenn du überlegst, selber eine Internet-Website für dein Sternenkind einzurichten, kannst du als Laie auf bestimmte Vorlagen zurückgreifen. Solche Seiten sind teils kostenfrei, teils aber auch kostenpflichtig.

Möchtest du ein individuelleres Design erreichen, brauchst du einige Grundkenntnisse in der Programmierung von Homepages und musst damit rechnen, dass du für einen persönlichen Domainnamen monatliche Kosten hast.

✳ Wie schon bei der Erstellung von Filmen ist es wichtig, alle Copyrightfragen sehr ernst zu nehmen, besonders auch im Bilderbereich. Zu einer jeden Seite gehört zudem ein Impressum, das dich als Vertreter und Rechteinhaber ausweist. Und auch hier solltest du darauf gefasst sein, ggf. mit negativen Kommentaren umzugehen. Auch hier gilt, dass Material im Internet für alle verfügbar ist und kopiert werden kann.

Bilder / Zeichnungen / Plastiken anfertigen

Ich kenne mehrere verwaiste Mütter, die auf der Grundlage von Fotografien – selbst wenn diese nicht besonders gut gelungen sind – Bilder verstorbener Kinder anfertigen. Sie tun dies, weil sie ihr künstlerisches Geschick nutzen möchten, um anderen Eltern die heilsame Wirkung eines solchen Bildes zu ermöglichen.

Natalie meint:

„Um sie auch in der Wohnung aufzuhängen, haben wir sie zeichnen lassen."

Und auch Trudi bestätigt:

„Eine Frau aus Osttirol hat auch eine wunderschöne Bleistiftzeichnung von Aaron gemacht."

✳ Vielleicht hast du eine solche Zeichnung bereits schon einmal gesehen und dabei festgestellt, dass zwischen ihr und einem Foto selbst beim gleichen Motiv fundamentale Unterschiede bestehen. Die Zeichnung kann die Mängel eines schlechten Fotos vergessen machen, sie kann bestimmte Anzeichen des Todes mildern, sie kann ein Vermittler zur Umwelt sein, wenn die Fotos privat bleiben sollen oder man glaubt, anderen Menschen den Anblick der Fotografie nicht zumuten zu können.

Eine Zeichnung ist eben nicht nur das Abbild, sondern sie beinhaltet immer auch eine Interpretation des Geschehenen.

Möglicherweise fühlst du auch selbst den Wunsch, figürliche oder nichtfigürliche, realitätsnahe oder symbolhafte Bilder anzufertigen. Viele Kunsttherapien machen sich zunutze, dass im künstlerischen Arbeiten Trauer einen Ausdruck findet, ohne dass du dich dazu wortreich erklären musst. Du könntest verschiedene Techniken und Materialien ausprobieren und beobachten, was aus deiner Trauer und den Erinnerungen an dein Baby entstehen kann.

Ebenso ist es möglich, mit Ton zu arbeiten. Viele Menschen berichten, dass ihnen die Schwere, Kühle und das Erdige des Tons Halt vermitteln. Es kann in dem manchmal grenzenlosen Gefühl von Leere schön sein, etwas in den Händen haben. Dieses Etwas lässt sich kontrollieren und formen, aber besonders im Brennprozess muss man auch einfach abwarten, was daraus wird.

Ich selbst habe beispielsweise die Erfahrung gemacht, dass die von mir in einer Therapie geformte Gebärmutter nach dem Brennen einen Riss hatte. So ähnlich wie es auch in Wirklichkeit geschehen war. Mich lehrte dies viel über das Hinnehmen bestimmter Geschehnisse, auf die ich keinen Einfluss hatte und habe.

Eine weitere Möglichkeit ist, mit Speckstein zu arbeiten. Dabei wird nicht wie beim Ton etwas geformt, sondern aus einem Gestein etwas herausgearbeitet – vergleichbar der Vielzahl von Möglichkeiten, durch die sich gerade dein Kind ausgeformt hat mit seiner ganz besonderen Geschichte. Speckstein ist ein recht weiches Material, das sich gut bearbeiten lässt und mit dem viele Formgebungen möglich sind.

Gerade die plastischen Dinge können ihren Platz auch am Grab finden und eine dauerhaft sichtbare Verbindung zwischen dir und deinem Baby herstellen.

Eine Erinnerungskiste bauen

Zusammen mit unseren lebenden Kindern bemalten wir kurz nach dem Tod unserer Tochter eine einfache Kiste mit dunkelblauer Farbe und brachten gelbe Sterne auf. Die Lilly-Kiste ist seitdem der Aufbewahrungsort für ein Stück der Schwangerschaftskleidung, einen Nabelschnurrest, das Namensband aus der Klinik, einige Erinnerungsstücke, Karten, die wir zur Geburt und zu weiteren Geburtstagen erhielten, Ultraschallbilder, Mutterpass, den Auszug aus der Krankenhausakte und vieles mehr.

Nur noch selten schaue ich in diese Kiste, und selbst am Anfang habe ich es nicht häufig getan. Aber es hilft mir, zu wissen, dass es diese Truhe gibt und ich hineinschauen kann, wenn ich möchte. Außerdem will ich unseren Folgekindern die Möglichkeit geben, bestimmte Dinge zu sehen, wenn sie einmal danach fragen.

Wie auch bei den anderen Erinnerungsstücken geht es darum, deinen Erinnerungen jenen wertvollen Rahmen zu geben, den sie verdienen.

Antje erzählt dazu:

„Meine Schwangerschaften erscheinen mir oft sehr irreal, weil sie so kurz waren. Deshalb habe ich zum Beispiel den ersten positiven Schwangerschaftstest aufgehoben als Beweis für mich, dass es wirklich wahr war. Es gibt auch die ersten Ultraschallbilder und einige wenige Karten bzw. Andenken, die wir nach den Fehlgeburten bekommen haben ... ein kleines Babyshirt, ein Schnuffeltier. Das habe ich alles in einer alten Holzbox, die meine Erinnerung an den Traum von unserer eigenen kleinen Familie ist."

Und Ramona meint:

„Zur Erinnerung haben wir für Johann eine Schatztruhe gestaltet. Wir haben gemeinsam überlegt, wie sie aussehen soll, welche Farben sie bekommen soll und haben sie auch gemeinsam gekauft. Dann haben wir sie angemalt und mit den wertvollsten Dingen bestückt. Lange hat sie bei den Fotos der Verstorbenen gestanden, bis ich wieder schwanger geworden bin, dann hat sie ihren Platz im Kinderzimmer bekommen, und dort wird sie auch immer stehen. In der Schatztruhe sind ganz besondere Gegenstände, die wir mit Johann verbinden: Ultraschallbilder, Kuscheltier, welches wir für Johann gekauft hatten, Namenskarte mit seinen Geburtsdaten und Hand- und Fußabdrücken, Wollengel, den wir von der Leiterin der SHG [Selbsthilfegruppe, Anm. H.W.] noch im KH bekommen haben, positiver SST [Schwangerschaftstest, Anm. H.W.], erster Brief, den ich Johann nach der Geburt geschrieben habe, Gedicht aus ‚Der geborgte Stern'."

Ein Erinnerungsalbum ausfüllen

Als meine Tochter starb, verwendete ich in Ermangelung irgendeines passenden Albums ein normales Babyalbum. Manchmal fand ich es unerträglich, die Fotos auf Seiten zu kleben, auf denen zusätzlich nach dem Größenwachstum, den ersten Freunden und den Taufgeschenken gefragt wurde. So entstand der Wunsch, anderen verwaisten Eltern eine passendere Möglichkeit der Erinnerung zur Verfügung zu stellen. Die Idee zu meinen Erinnerungsalben war geboren.

Viele Eltern sind seitdem auf mich zugekommen, um mir zu sagen, dass sie zunächst das Gefühl gehabt hätten, nichts einschreiben zu können. Schließlich sei ihr Kind so klein gewesen, und da gäbe es nicht viele Informationen. Erstaunt waren sie dann stets, dass sich mit der Zeit ein ganzes Buch füllte. Das angeleitete Niederschreiben durch behutsame Fragen in dieser Mischung aus Fotoalbum, Tagebuch und Einschreibebuch kann dir helfen, die unverwechselbare Persönlichkeit des Sternenkindes noch deutlicher zu spüren.

Jasmin findet:

„Das Erinnerungsalbum hat mir sehr geholfen, alle wichtigen Tage, Daten und Bilder für immer festzuhalten."

Viele Eltern entwerfen auch individuelle Erinnerungsalben, so wie Judith:

„Ich habe ein kleines Album gemacht mit dem Namen, den Daten, einem Foto vom positiven Schwangerschaftstest, dem Ultraschallbild, einem Liedtext von Herbert Grönemeyer, einem Gedicht von Rainer Maria Rilke und einem Foto von dem herzförmigen Stein, den ich mit ins Grab gelegt habe."

Und wenn es gewünscht ist, kann so ein Erinnerungsalbum auch die Sprachlosigkeit in der Familie überbrücken, denn ein solches Buch können auch andere ansehen.

In ein Tagebuch schreiben

Das Tagebuch unterscheidet sich vom Erinnerungsalbum vor allem dadurch, dass es keine vorgegebenen Eintragungsorte gibt. Hier wird ganz frei formuliert. Viele Eltern betonen, dass sie beim Schreiben eine therapeutische Wirkung gespürt haben. Das Darstellen schwarz auf weiß kann das Gefühl der Echtheit und Würde des Erlebens stärken.

Angela berichtet dazu:

„Eine Woche nach Lenas Geburt habe ich angefangen, eine Art Tage-/Erinnerungsbuch zu schreiben.

Alle Gedanken, Sorgen, Ängste, Hoffnungen und Gefühle packe ich in dieses Buch."

Und Maike sagt:

„Ich habe ein kleines Buch, in das ich ihr immer Briefe schreibe und in dem ich ihr von unserem Tag erzähle."

Eine Erinnerungsschleife tragen

Im angelsächsischen Raum, besonders in den Vereinigten Staaten, aber auch zunehmend in Europa gibt es die Tradition der „awareness ribbons". Diese kleinen, an einen Anstecker gehefteten Schleifen symbolisieren die Verbundenheit des Trägers mit einem bestimmten Thema oder Anliegen. Bestimmte Ausdrücke werden dabei durch spezielle Farben und Muster auf der Schleife dargestellt. Für verwaiste Eltern gibt es – mittlerweile auch in Deutschland – rosablaue Schleifen, die sogenannten „infant loss awareness ribbons".

Ralf bestätigt:

„Ich trage oft eine Gedenkschleife."

Vom Sternenkind träumen

* Träume spiegeln unsere Erlebnisse und Erfahrungen, unsere Traumata und Zukunftsängste, aber auch unsere Wünsche und Erwartungen. Der Verlust kann eine Zeit intensiver Träume einleiten – sowohl guter als auch schlechter. Manche Eltern berichten aber auch über viele traumlose Nächte, obwohl sie sich die Begegnung mit ihrem Kind, wenigstens im Traum, sehr wünschen.

Meine Träume waren vielfältig, doch immer von der Ambivalenz geprägt, meine Tochter einerseits behütet zu wissen und sie andererseits unendlich zu vermissen.

Ich schrieb nach einem Monat: „Ich war im Krankenhaus – vor Deiner Geburt – und die Ärzte sagten mir, Du seist gestorben. Aber ich wusste ganz sicher, dass das nicht stimmte. Und dann warst Du auch schon da. Du warst ganz rosig und hast gestrampelt. Deine Schwester war auch da, und ich habe Dich zu ihr gelegt, damit Dir nicht so kalt ist. Plötzlich warst Du doch gestorben, aber erst nach Deiner Geburt. Deine Schwester hatte noch mit Dir kuscheln können. Ich war etwas abseits und fasziniert von Deiner Leben-

digkeit (entgegen aller Ärzteaussagen) und später im Schock. Der Traum war aber nicht schrecklich, sondern schön: Du hattest gelebt, wenn auch nur für einen Moment."

Später träumte ich oft vom Loslassen, und die Träume zeigten die Trauerphasen auf. Beispielsweise erinnerte ich mich morgens: „Ich bin einem Auto gefolgt, in dem Sportlerinnen von einem Verein saßen. Als dort alle ausstiegen, habe ich Dich gesehen. Ich habe gleich gewusst, dass Du es bist, obwohl ich Dich ja mit 15 oder 16 Jahren nicht kenne. Du warst groß, mit braunen, langen, glatten Haaren und braunen Augen. Ich war unheimlich fasziniert. Du hast mich lange und verwundert angeschaut, und als ich das sah, konnte ich nicht widerstehen, Dich beim Namen zu rufen. Aber kaum, dass meine Worte verklungen waren, bist Du weggerannt. Immer schneller, so dass ich nicht hinterherkam. Und dann warst Du verschwunden. Warum dieses Ende? Können mir nicht einmal meine Träume Zeit mit Dir geben?"

Schließlich – drei Monate waren vergangen – träumte ich vom Leben nach dem Tod: „Du hast an einem Tisch gesessen, einer Geburtstagstafel. Das Rosengeschirr, das ich bei meiner Oma so liebe, stand dort – kleine Tassen, kleine Teller. Viele Kinder waren dort, und ich wusste, dass es alles Sternenkinder waren. Auch Dich habe ich entdeckt, mit einem weißen Kleidchen. Du warst vielleicht vier Jahre alt. Du hast Dich mit Deiner Nachbarin unterhalten, aber plötzlich bist Du aufgestanden und hast gesagt: ‚Ich kann nicht bleiben, ich muss zurück, meine Mama weint sonst so.' – Ich vermisse Dich, aber ich möchte, dass Du ankommen kannst."

Einen Baum pflanzen

Einen Baum zu pflanzen für ein neugeborenes Kind, der mit ihm wächst, ist eine weit verbreitete Tradition. Dasselbe für ein Sternenkind zu tun, kann dir das Gefühl von Lebendigkeit geben. Außerdem gibt es Bäume, die den kindlichen Charakter aufnehmen oder das Thema des Sternenkindes.

Ich beispielsweise überlegte: „Was hältst Du von einem Magnolienbäumchen für Dich? Die blühen ganz hübsch in weißen oder rosa Sternchen." Nur wenige Tage später waren wir entschieden: „Für Dich habe ich den ersten Baum in meinem Leben gepflanzt. Mit Papa, Deinem Bruder, Deiner Schwester, Oma und

Opa. Es war schön. Ich hatte ziemliche Angst, etwas falsch zu machen. Was wäre, wenn die Magnolie einginge? Wie schrecklich. Aber es ist wie mit Deinem Tod. Ich kann nicht alles kontrollieren. Auch wenn ich das möchte." Mittlerweile hat der Baum ein Eigenleben entwickelt: „Deine Geschwister nennen das Bäumchen Magnolilly."

* Wenn du in der Stadt wohnst, dann kann eine Baumpatenschaft, das heißt die stetige Pflege eines Baumes beziehungsweise eine längerfristige Nutzung zum Beispiel seiner Früchte, eine ähnliche Symbolkraft haben bzw. sie kann auch aus einer Baumpflanzung hervorgehen.

Eine Patenschaft übernehmen

Eine Patenschaft bedeutet, die Fürsorge für jemanden oder etwas zu übernehmen. Genau das hattest du vor: Du wolltest Verantwortung für dein Baby übernehmen. Du tust genau das, aber leider in einer völlig anderen Form, als du es dir gedacht und erwünscht hast. Vielleicht ist es ein schönes Gefühl, ein Stück der tätigen Fürsorge auf dieser Welt jemandem oder etwas anderem zukommen zu lassen.

Unter den vielfältigen Möglichkeiten – manche sind auch als einmalige Spende statt als Patenschaft möglich – sind zum Beispiel: Bank- / Sitz-, Baum-, Kind-, Stern- oder Tierpatenschaften.

Judith[M] erzählt dazu die Geschichte ihrer Baumpatenschaft:

„Wir haben uns durch eine Baumpatenschaft auf einem in der Nähe gelegenen Spielplatz einen weiteren Erinnerungsort geschaffen. Dort ist an einer neu gepflanzten Linde auch ein kleines Schild unserer Tochter zu Ehren angebracht, und häufig führen uns Spaziergänge am Wochenende zu ihrem Baum. So haben wir neben dem Grab noch einen vollkommen positiv besetzten Erinnerungsort, an dem etwas in die Zukunft wächst und immer viel Trubel und Leben herrscht. Auch die Organisation der Baumpatenschaft vom ersten Kontakt zum entsprechenden Amt der Stadt über die Auswahl des Standorts, die Pflanzung und die Einweihung des Spielplatzes waren wichtige Teile der Trauerarbeit. Und nun hat der Baum auch noch eine weitere und gar nicht eingeplante Bedeutung bekommen, indem er die Kommunikation in der Familie erleichtert. Ich werde kaum noch auf meinen Trauerprozess angesprochen, aber es besteht in der Familie eine Art Verantwortungsbewusstsein für den Baum, und ich werde gefragt, ob denn der Baum in der sommerlichen Trockenheit genug Wasser bekommt, und dann fahren wirklich Familienmitglieder mit Wasserkanistern zum Baum, obwohl wir keinerlei Verpflichtung zur Unterhaltung des Baumes haben. Das amüsiert und berührt mich sehr."

Einen ähnlichen Zweck könnte es auch erfüllen, in anderer Art und Weise symbolträchtige Geschenke zu machen. So weiß ich beispielsweise von Eltern, die der Frühgeborenenintensivstation, auf der ihre Tochter gestorben war, ein wichtiges medizinisches Gerät schenkten.

Andere übergeben jährlich Weihnachtsgeschenke für traumatisierte Kinder in einem Frauenhaus. Es gibt viele Möglichkeiten, das Bedürfnis nach Fürsorge ein wenig zu stillen.

Weitere Rituale finden

* Bereits im letzten Kapitel war von der hohen Bedeutung von Ritualen die Rede. Dies müssen nicht immer umfangreiche Handlungen sein, sondern auch kleine Verbindungen mit dem Sternenkind können Ritualcharakter haben.

So senden manche Familien täglich einen Gruß in den Himmel, andere integrieren das verstorbene Baby in Fürbitten oder (Abend)Gebete, und wieder andere entzünden regelmäßig oder ab und zu eine Kerze für ihr Sternenkind.

So meint Judith[M]:

„Solange ich arbeiten war, habe ich beim Aufschließen meines Büros ihr Bild begrüßt und mich zum Feierabend von ihr verabschiedet."

Astrid[S] erzählt:

„Derzeit ist es ein Mobile mit Wolken, Sonne, Mond und Sternen, das wir mit unserem Erdenkind abends anstoßen, um jedem Himmelswesen ‚Gute Nacht' zu sagen. Ein Stern ist Klara."

Lisa sagt:

„Zu Hause haben wir immer wieder Kerzchen angezündet und uns vorgestellt, er könnte das Licht von da oben sehen."

Und Nicole[G] berichtet:

„Irgendwann kam mir dann, durch eine amerikanische Homepage inspiriert, die Idee, den Namen mei-

nes Sohnes in den Sand zu schreiben und mit dem Wasser im Hintergrund ein Bild zu machen. Es hat eine besondere Symbolik für mich, weil ich gerne am Meer bin, dort bin ich zu Hause oder auch angekommen. Ich hatte dann Freunde gefragt, ob sie das, wenn sie irgendwo am Meer sind, für mich machen können. Es haben einige gemacht. Mittlerweile war Paul in Südengland, auf Usedom, Hiddensee, in Lubmin und in San Francisco."

So kannst du dich erinnern und gleichzeitig die Unterstützung durch sichtbare Symbole für ein ganz besonderes Baby spüren. Die Möglichkeiten sind hierbei unbegrenzt.

Heilung

Nach dem Tod meiner Tochter begann ich recht bald eine Kunsttherapie. Und ohne dass ich mir so recht Gedanken darüber machte, entstand mit der Zeit ein Bild aus unregelmäßigen Formen.

In mein Tagebuch schrieb ich: „Dein Bild ist immer noch nicht fertig. Aber es ist eben nicht einfach nur malen, sondern eine neue Wirklichkeit auf dem Blatt entstehen lassen." Mit, in und vor diesem kleinen Bild fing ich an zu heilen.

* Heilung hat viel mit Trauer und mit der Erinnerung zu tun. Aber einen eigenen Platz erhält sie hier, weil sie nicht die Vergangenheit wie das Trauern, nicht die Gegenwart wie das Erinnern, sondern die Zukunft in den Mittelpunkt rückt. Heilung bedeutet für mich, das Geschehene so weit zu überwinden, dass man sich wieder ganz fühlt. Das ist auch der Fall, wenn mit dem Baby immer ein wesentlicher Teil des Lebens fehlt.

Helen drückt für die meisten von uns ein erstes Grundgefühl der Heilung aus:

„Sie ging nicht so schnell voran, wie ich es erwartet hätte."

Heilung kann ein quälend langer Prozess sein, denn man kann nicht einfach all jene belastenden und oft überfordernden Gedanken und Gefühle überspringen, um gleich zur aktiven, selbstbestimmten Heilung überzugehen. Vielmehr beginnt auch das Heilen oft mit großer Verzweiflung und vor allem mit – geweinten oder ungeweinten – Tränen.

Weinen und Klagen

Unsere Kultur steht dem Weinen und erst recht dem Klagen, zumal in der Öffentlichkeit, skeptisch bis ablehnend gegenüber. Der deutsche Dichter Friedrich Rückert aber betont in seinen ‚Kindertodtenliedern' den tiefen Sinn der Klage, denn: „Du lebst in meiner Klage und stirbst im Herzen nicht."

* Während früher die laute Klage um einen Toten als Ausdruck von Verzweiflung und Trauer sehr üblich war, ist dies heute nicht mehr der Fall. Die Emotionen bleiben verschlossener, und nicht von ungefähr fühlen sich viele Eltern wie zugeschnürt. Die befreiende Wirkung des Weinens kennt jeder von uns. Trauer und Tränen müssen schließlich einen Weg finden.

Als mich meine ältere Tochter einige Zeit nach dem Verlust einmal fragte, ob ich denn schon wieder weinen würde, da sagte ich ihr, dass ich 1000 Tränen hätte, und die müssten geweint werden. Ich könnte das jetzt tun oder auch verschieben. Aber weinen müsste ich sie.

Genauso empfindet es Alina:

„Weinen, weinen, weinen – es kommt mir manchmal vor wie ein nicht endenwollender Fluss von Tränen. Und trotzdem ist da auch das Gefühl, dass sie alle geweint werden wollen."

Während also am Anfang Klage und Weinen unvermittelt und nicht zurückzuhalten sind, wirst du später in eine Phase eintreten, in der die Tränen nicht mehr so leicht fließen. Oftmals gibt es dann Situationen, in denen es auch ratsam ist, die Tränen zurückzuhalten. Doch stets darfst du dich daran erinnern, dass deine Tränen geweint werden müssen. Wenn nicht jetzt, dann zu einem anderen Zeitpunkt.

Falls du fühlst, dass die Tränen zwar schon fast in deine Augen steigen, aber nicht fließen wollen, dann kann es dir Erleichterung bedeuten, sie zu „locken". Vielleicht möchtest du Musik hören, die dich an dein Baby erinnert, Fotos von ihm ansehen oder dich an einen geschützten Ort zurückziehen, wo du dich deinem Sternenkind besonders nahe fühlst.

Das Weinen mag sich zunächst ungewohnt anfühlen, aber Antje[M] bestätigt:

„Geweint, geweint, geweint und geweint. In meinem ganzen Leben habe ich noch nie so viele Tränen ver-

gossen, ich habe das Gefühl, unendlich viele Tränen zu haben. Teilweise kann ich es selber nicht fassen, aber jedes Mal nach einem ‚Weinkrampf' fühle ich mich besser. Heute weine ich zwar nicht mehr ganz so viel wie früher, doch es ist nach wie vor gut für meine Seele. Ich fühle mich einfach wie eine Regentonne: Wenn sie voll ist, läuft es über. Auf jeden Fall ist und war das Weinen sehr gut für die Trauer und die Heilung, und man sollte es nicht verdrängen, sondern rauslassen."

Körperlich heilen

Bei der körperlichen Heilung geht es zunächst um die Umstellung von Schwangerschaft auf Nichtschwangerschaft sowie um das Heilen von eventuellen Geburtsverletzungen. Nur auf diesen letzten Punkt bezogen sagen viele Mütter, dass alles „problemlos" (Carolin), „schnell" (Nicole[G]) und „komplikationslos" (Trudi) verlief.

Das steht oft im krassen Gegensatz zur seelischen Verfassung. Manchmal ist die Diskrepanz nahezu unerträglich, wie auch Melanie meint:

„Mein Körper heilte sehr schnell. Mein Zyklus war regelmäßig mit 28 Tagen. Dies empfand ich zu dieser Zeit als Hohn. Während es in meinem Inneren tobte, ich völlig aus der Bahn geschmissen war, machte mein Körper auf Normalität. Damit konnte ich nicht umgehen. Ich hätte mich sicher freuen sollen, doch in diesem Moment war ich sauer auf meinen Körper, der so vorbildlich funktionierte, während ich mich zu nichts fähig fühlte."

✳ Ob es dir gut oder schlecht geht, du hast nach der Geburt in jedem Fall Anspruch auf Nachsorge durch eine Hebamme. Dabei spielt es keine Rolle, wie weit die Schwangerschaft fortgeschritten war. Gerade weil – insbesondere bei Fehlgeburten – von ärztlicher Seite oft nur der medizinische Bereich ausgefüllt wird, ist es wichtig, sich eine Person zu suchen, die dir eine ganzheitliche Begleitung anbietet.

Andere Frauen berichten allerdings auch von körperlichen Problemen. Diese sind eventuell durch die Geburt bedingt, können aber auch als Zeichen der Trauer entstehen.

So spürte ich selbst: „Ich habe ständig Bauchschmerzen und mir fallen unheimlich viele Haare aus."

Martina sagt:

„Anfangs hatte ich wenig Zeit und auch gar keine Lust, an meinen Körper zu denken. Die ersten Tage fühlte ich mich wie verprügelt. Ich fühlte mich die ersten Wochen nach der Geburt schrecklich und hatte viele Beschwerden und Schmerzen, wie ich sie nach den anderen Geburten nicht kannte."

Astrid berichtet:

„Meine Kaiserschnittnarbe entzündete sich, die innere Narbe heilte schwer und tut noch heute manchmal weh."

Judith erinnert sich:

„Dann war nach vier Wochen die erste Periode fällig, und ich hatte eine Woche lang richtig schlimme, krampfartige Schmerzen, aber keine Blutung. Die Frauenärztin musste meinen verklebten Muttermund sondieren, damit das Blut abfließen konnte. Das war körperlich kein Problem, aber es hat mich psychisch etwas zurückgeworfen."

Gerade weil du seelisch große Schwierigkeiten zu bewältigen hast, mögen die körperlichen Nachwirkungen von Schwangerschaft und Geburt in den Hintergrund treten. Doch wenn du dich dazu in der Lage fühlst, solltest du die große Leistung deines Körpers anerkennen, der einige Wochen oder Monate ein Kind genährt hat. Er braucht Zuwendung und Fürsorge, sei es durch „Frauenmanteltee" (Melanie), „Rückbildungsgymnastik" (Lisa[M]), „Yoga" (Heike), „Schlaf" (Sandra) oder andere der in den folgenden Abschnitten aufgezählten Möglichkeiten.

Sich im Glauben neu orientieren

✳ Manche mögen diesen Abschnitt gleich überspringen wollen. Doch Glaubensdinge haben nicht zwingend mit Religion zu tun. Glaubensdinge betreffen alle Menschen, die in einer Art von spirituellem Zugang mehr als das Sichtbare und Beweisbare in und hinter ihrem Verlust suchen. Man braucht kein ganzes religiöses Gebäude, um sich Fragen zu öffnen, die in Dimensionen weisen, die du vielleicht noch nie näher betrachtet hast.

Doch zurück zum engeren Sinn: Religiöse Formen des Umgangs mit Trauer können eine hilfreiche Form sein, um mit dem Erlebten zurechtzukommen. Es werden nicht nur so manche Fragen beantwortet, sondern die klaren Regeln der „Ausführung" ermöglichen auch Kommunikation. So sagt Trudi:

„Jeden Abend beten wir auch für Aaron."

Melanie meint:

„An meinem Nominationsarmband [einem Armband, dessen Glieder einzeln austauschbar sind, Anm. H.W.] trage ich die Initialen der beiden."

Und Claudia rundet ab:

„Was mir aber am meisten geholfen hat und immer noch hilft, ist mein Glaube."

Aber auch der Zweifel an Gott und das Hadern sind typische, sinnvolle Begleiterscheinungen eines solch schwerwiegenden Verlusts. Klaus Schäfer schreibt in seinem Buch „Ein Stern, der nicht leuchten konnte": „Es gibt fünf Gebetsformen, Hadern ist eine davon." Hadern und Infragestellen, warum einem ein solches Trauma zugemutet wird, sind berechtigt. Erst nach der Phase des Selbstmitleids und Fühlens der Ungerechtigkeit kann es andere Zeiten geben.

Das Hadern ist ganz allgemein Ausdruck des schrittweisen Akzeptierens. So schrieb der Schriftsteller Albert Camus in „Fragen der Zeit": „Und ich werde mich bis in den Tod hinein weigern, die Schöpfung zu lieben, in der Kinder gemartert werden."

Aus dem Hadern und Abwenden kann aber auch schrittweise ein Fragen nach jenem Gott werden, der nicht mehr der ist, an den man glaubte. Für mich hieß das, mich zu fragen: „Was bedeutet mir die Bibel? Was jener Satz: ‚Wer mir nachfolgt, der wird nicht im Dunkeln sein'?"

Und schließlich kann aus diesen Fragen auch eine Antwort werden. Meine Antwort war meine eigene(?) Taufe. „Diese Erkenntnis war so befreiend, und plötzlich spielte mein ständiges Zweifeln an Gott gar keine Rolle. Ich konnte mir Zeit lassen, meinen Glauben neu zu justieren."

✳ Wenn du nicht gläubig bist, dann nenne es ein philosophisches Nachdenken über Leben, Tod und Universum. In jedem Fall können spirituelle Erfahrungen ein wichtiger Quell persönlicher Entlastung sein. Konkrete Vorstellungen über das Geschehene, über unsere Kinder und unser Leben helfen uns, den eigenen Platz zu bestimmen und Ängste über das Unsichtbare zu kontrollieren.

Dass viele Menschen sich genau danach sehnen, zeigt die weite Verbreitung eigentlich religiöser Symbole. Viele Eltern haben Engelsfiguren oder -bilder für ihr Sternenkind. Selbst für nicht religiöse Menschen verbindet sich mit dem Engel die Erfahrung von kindlicher Unschuld, Reinheit, Güte und Flüchtigkeit.

Ich selbst erhielt einen Engel als Geschenk, den ich fortan von einer „Lebensstation" meiner Tochter zur nächsten trug: von zu Hause in den Kindergarten, von dort in die Grundschule. Überall zierte er als eine Art „Schutzengel" die Wand. An unserem Auto klebt ein Aufkleber mit einem frechen Lausbubenengel, darunter steht „Angels welcome", und im letzten Jahr erhielt ich einen Engel mit Schultüte für meine Tochter.

Bereits in einem der vorhergehenden Abschnitte waren Zeichen angesprochen, von denen viele Eltern berichten. Vielleicht hast auch du dich schon einmal bei einem prächtigen Regenbogen, beim Auftauchen eines Schmetterlings, bei einem besonders hellen Stern oder gar einer Sternschnuppe, bei bestimmten Wolkenformationen oder ähnlichen Naturerscheinungen gefragt, ob dies die Zeichen deines Sternenkindes sind.

Eine Antwort braucht es darauf nicht. Nur den Glauben an alle Dinge, die uns gut tun.

Gespräche / Gesprächstherapie wahrnehmen

Internetforen für verwaiste Eltern haben großen Zulauf. Oft lese ich: „Nur hier kann ich das erzählen." oder „Danke, dass ihr mir zuhört."

Gerade in der Trauer brauchen die meisten von uns Ansprechpartner. Nicht solche, die uns schnell vertrösten wollen, sondern jene, die bereit sind, zuzuhören, mitzufühlen und den tiefen Schmerz einfach mit uns auszuhalten. Heike meint:

„Ganz nach dem Motto, (mit)geteiltes Leid ist halbes Leid."

Eine gute Begleitung im Schweigen und im Gespräch kann die Last, die du durch deinen Verlust spürst, wesentlich verringern. Wo du deine Gesprächspartner findest, ist dabei egal.

Viele haben im privaten Umfeld Menschen, mit denen sie sich gut austauschen können. Andere suchen – auch ergänzend – eine Beratungsstelle, einen

Psychologen, einen Seelsorger oder den Pfarrer auf. Wieder andere finden Halt in einer Selbsthilfegruppe. Astrid[S] beispielsweise meint:

„Die Gesprächstherapie hat mir sehr geholfen. Mir wurden andere Denkweisen und Relationen aufgezeigt, die das Erlebte für mich ‚ertragbarer' gemacht haben. Ich habe sehr viel über mich selber gelernt und bin mir sehr nah gekommen – dank Klara!"

Auch wenn sich nur die medizinische Form „Therapie" nennt, so haben doch im besten Fall alle diese Angebote therapeutischen Charakter. Im Gespräch ist es möglich, deinen Verlust zu bearbeiten und ihn in dein zukünftiges Leben und in deine Lebensgeschichte zu integrieren.

Das Schreiben als Alternative ist eine verzögerte, reflektiertere Form des Sprechens. Hilfreich ist sie ebenso.

Wie hast du deine Erfahrungen kommuniziert?

Briefe und Emails an Begleiter

Gespräche mit anderen Betroffenen

Einträge im Forum

Telefonate mit Freunden

Gesprächstherapie

Gespräche in der Selbsthilfegruppe

mit der Hebamme gesprochen

Vorstellung im Forum

Blogeinträge

mit Freunden reden

Erzählungen über mein Sternenkind im Alltag

Forentreffen

Selbstgespräche

Traumreisen

Rückbildungskurs „Leere Wiege"

Erfahrungsbericht, um anderen Eltern zu helfen

mit meinem Mann sprechen

alles für das Krankenhaus noch einmal aufgeschrieben

Dinge kreativ gestalten / Gestalttherapie

Kreatives Gestalten hat viele heilsame Wirkungen: Es lässt uns Erinnerungen symbolischer Art schaffen, es sorgt dafür, dass wir uns als gestaltend und formgebend wahrnehmen, und es beschäftigt uns. Viele Eltern erzählen, wie viel ihnen diese Tätigkeiten bedeuten. Carolin beispielsweise weiß:

„Ich habe sehr viel für Emily gebastelt und gestaltet, das liegt mir irgendwie. Ich mache gerne kreative Dinge."

∗ Kreatives Werken ist an vielen Stellen möglich: zu Hause oder in einer Gruppe, im Kontext des Verlusts aber auch völlig unabhängig davon, im Rahmen einer Therapie oder einfach nur so. Gemeinsam ist allen Formen, dass das händische Tun oft große Beruhigung ausstrahlt. Astrid[S] erzählt:

„Rückblickend war die Gestaltungstherapie für mich das wichtigste Mittel. Ich habe einen Weg zu meinem innersten gefunden und eine Möglichkeit, mich außer mit Worten auszudrücken. Ich habe meine verloren geglaubte Kreativität wiederentdeckt – dank Klara!"

Das Töpfern, Zeichnen und die Bildhauerei waren bereits kurz angesprochen, nun sollen noch Stricken, Nähen und Quilten dazukommen. Natürlich gibt es noch viel mehr Formen kreativen Gestaltens, doch gerade die genannten drei verbindet man gedanklich häufig mit Babys. Da werden für einen Neuankömmling kleine Söckchen oder Jäckchen gestrickt oder gehäkelt, es werden Einschlagtücher genäht oder Babydecken gequiltet.

Ganz wichtig ist auch das Arbeiten mit Papier, auch in Form von Fotos, anderen Bildern und Ähnlichem. Alina, deren Collage auch auf Seite 57 in diesem Buch abgedruckt ist, erzählt darüber:

„Ich habe über Wochen eine riesige Collage gemacht, in der symbolhaft alles drin ist, was in die Zeit mit Emil gehört. Alles Schreckliche (hier vor allem die Erfahrungen im Krankenhaus, aber auch das Unfassbare, dass wir unser Kind beim Sterben begleitet haben), alle schmerzhaften Erfahrungen, aber auch alle Sonnenmomente mit ihm. Als das Bild fertig war, war es so gut zu sehen, dass das Positive eindeutig überwiegt, und dass das Wertvolle viel größer und strahlender ist als die düsteren Momente. Es war plötzlich

ein Gefühl von Vollständigkeit und Gesamtheit da, wo vorher immer nur entweder das eine oder das andere zur gleichen Zeit gefühlt werden konnte."

Viele Eltern gestalten auch eigene Kerzen, wie zum Beispiel Antje[M]:

„Für Moritz bastele ich immer schöne Kerzen mit lustigen Bildern. Normale Kerzen für den Friedhof sind einfach langweilig. Moritz war ein kleines Kind, und ich bin mir sicher, er findet diese Kerzen ebenfalls viel schöner. Das ist noch eines der wenigen Dinge, die ich für meinen Sohn tun kann, und mir geht es gut dabei."

∗ Auch wenn dein Kind diese Dinge nicht zwingend braucht, eignen sie sich dennoch hervorragend dazu, um deine Liebe symbolisch zum Ausdruck zu bringen und die individuelle Persönlichkeit deines Babys zu betonen.

Außerdem lässt sich – gegebenenfalls in einer Gruppe – oft neben der handwerklichen Arbeit wunderbar erzählen oder nachdenken.

Alternative Behandlungsformen ausprobieren

Bereits im Zusammenhang mit der körperlichen Heilung klangen einige alternative Behandlungsformen an. Damit sind solche gemeint, die ergänzend oder alternativ zu wissenschaftlich begründeten, schulmedizinischen Behandlungsweisen stehen.

Nicht immer ist ihr Nutzen empirisch belegt, selbst wenn viele Menschen diesem Vorgehen vertrauen. Wichtig ist allein, dass du selbst das Gefühl hast, die ausgewählte Methode ist dir hilfreich. Das ist häufig auch ein Prozess des Ausprobierens, wie Antje festgestellt hat:

„Ich habe Fruchtbarkeitsmassage versucht und autogenes Training, ebenso ein wenig Homöopathie, auch eine Klangmassage. Ich hätte gern sehr viel mehr versucht wie zum Beispiel Akupunktur, Gesprächstherapie u.Ä., was aber am Geld scheitert, weil die Kinderwunschbehandlungen schon so teuer sind."

Auch wenn alternativmedizinische Methoden häufig auf frei verkäufliche Mittel zurückgreifen, heißt das nicht, dass jedermann ihre korrekte Anwendung beherrscht. Du solltest daher stets einen ausgebildeten Spezialisten zu Rate ziehen.

∗ Es ist nicht möglich, hier alle Optionen aufzulisten, weshalb nur einige gängige und von den Eltern in diesem Buch genannte in alphabtischer Reihenfolge näher beleuchtet werden. Der Hinweis auf fehlende wissenschaftliche Belege soll dabei keine negative Wertung, sondern eine Sachbeschreibung sein.

Akupunktur. Seit Jahrtausenden wird diese Nadeltherapie in China als wirksame Hilfe bei Schmerzen, funktionellen und seelischen Erkrankungen sowie zur Harmonisierung des Immunsystems angewendet. Mittlerweile ist sie auch in Deutschland weithin anerkannt. Die Akupunktur geht von der Voraussetzung aus, dass im Menschen Energie auf bestimmten Bahnen fließt. Wenn diese blockiert sind, zum Beispiel durch einen Verlust, dann kommt es zu Disharmonien, die durch das Setzen der Nadeln aufgehoben werden können.

Aromatherapie. Bei der Anwendung von Aromastoffen werden ätherische Öle eingesetzt, um bestimmte Beschwerden zu lindern. Natürliche Öle können beispielsweise entspannend, beruhigend und harmonisierend wirken, was im Trauerfall hilfreich empfunden werden kann.

Bachblütentherapie. Sie basiert auf der Ansicht, dass bestimmte Pflanzenessenzen seelische Störungen heilen können. Die Methode ist wissenschaftlich nicht plausibel. In der Behandlung geht es darum, eine neue seelische Harmonie zu erreichen, und auch in Trauerfällen wird diese Wirkung angestrebt. Vielen Menschen sind die aus der Bachblütentherapie bekannten Notfalltropfen bekannt, die als Akutmittel in Schocksituationen helfen sollen.

Craniosacralbehandlung. Diese Form von Therapie ist wissenschaftlich in ihrer Wirksamkeit nicht bewiesen, wird aber von den meisten Menschen als äußerst wohltuend wahrgenommen. Durch das Umfassen des Kopfes und das Ausführen kleinster Massagebewegungen sollen Hirn- und Rückenmarksflüssigkeit in einem bestimmten Rhythmus pulsieren. Ist dieser Rhythmus gestört, was offenbar auch durch Traumata geschehen kann, fühlt sich der Betroffene unwohl und krank – so die theoretische Erklärung dieser Therapieform.

EMDR. Das Eye Movement Desensitization and Reprocessing ist eine traumaauflösende Psychotherapiemaßnahme. Es funktioniert über bestimmte Auslöser – Augenbewegungen, Töne oder Berührungen – zur Behandlung von posttraumatischen Belastungsstörungen, die beispielsweise durch den Verlust eines Kindes entstehen können.

Emotionelle Erste Hilfe. Dieses körperorientierte Verfahren ist ein Beratungsangebot, in dem Atmung, Körperwahrnehmung und Vorstellungskraft eine zentrale Rolle einnehmen. Eine Trauma-Begleitung, das heißt der Umgang mit belastenden Schwangerschafts-, Geburts- und Elternerfahrungen, ist Teil der EEH.

Familienaufstellung. Diese Form der Systemaufstellung geht von der Voraussetzung aus, dass familiäre Bindungen unser Leben intensiv beeinflussen. Durch Stellvertreter werden Personen in Familien dargestellt, wobei auch gestorbene Menschen einen Platz erhalten. Sie äußern Gefühle und Gedanken der dargestellten Person und helfen so, Lösungen für familieninterne Konflikte zu finden. Verstorbene Kinder nehmen einen von außen nicht sichtbaren Platz in der Familie ein. Ihn zu bestimmen und seine Wirkung auf alle anderen Familienmitglieder zu erkennen, kann beispielsweise für Geschwisterkinder bedeutsam sein.

Homöopathie. Die anerkannte alternativmedizinische Lehre basiert auf der Überzeugung, Ähnliches sei mit Ähnlichem zu heilen. Das Arzneimittelbild soll daher dem Krankheitsbild möglichst ähneln. Dabei gilt die Trauer nach dem Verlust eines Kindes beispielsweise nicht als ein Krankheitsbild, sondern aus ihr können ganz verschiedene Beschwerden erwachsen, die dann eine homöopathische Behandlung erfahren.

Hypnose. Der Wert der Hypnose in der Trauersituation liegt unter anderem in ihrer entspannenden Wirkung. Zudem wird in der Hypnotherapie das Unbewusste angesprochen und kann gezielt beeinflusst werden, beispielsweise um depressive Verstimmungen zu behandeln.

Meditation. Auch die Meditation zielt auf eine Entspannung des Körpers. Sie wird allerdings nicht von einer dritten Person ausgeführt, sondern vom Betroffenen selbst, der diese Technik (in der Gruppe) erlernen kann. Es geht bei der Meditation um Achtsamkeit und Konzentration, das heißt, um die Fähigkeit, seine Gedanken zu sammeln und zu ordnen. Gerade nach Verlusten fällt es schwer, die oft widersprüchlichen Gefühle und Überlegungen zusammenzubringen.

Dabei kann Meditation helfen. Auf ähnlicher Ebene wirkt Yoga, das viele meditative Elemente besitzt und damit der Erdung und der ganzheitlichen Kräftigung von Physis und Psyche dient, was letztlich die Heilung im Trauerfall unterstützt.

Osteopathie. Bereits in der Beschreibung der Craniosacralbehandlung klangen osteopathische Überzeugungen an. Da Leben Bewegung bedeutet, wird die Blockade von Bewegungen mit Krankheiten assoziiert. Der Osteopath versucht, mit einer Art Massagebehandlung Bewegungseinschränkungen und Spannungen der Knochen aufzuheben und dadurch Entlastungen zu schaffen, die oft als wohltuend wahrgenommen werden.

Auch wenn einige der Methoden als wissenschaftlich nicht erklärbar oder laut medizinischen Studien als unwirksam gelten, so wirst du immer wieder Menschen begegnen, die berichten, ihnen hätten diese Anwendungen geholfen. Möglicherweise beruht dies vor allem auf dem sogenannten Placebo-Effekt, der positiven Veränderung des subjektiven Befindens durch eine von der Behandlung erwartete Wirkung.

✱ Zudem ist in der Trauer die ganzheitliche Betrachtung von Körper und Seele des Trauernden durch den Therapeuten tatsächlich sehr wirksam, denn gegen die Trauer helfen das Anerkennen des Verlusts, Anteilnahme, Trost und aufmerksames Zuhören. Angela macht dies zwischen den Zeilen deutlich:

„Mein ehemaliger Chef ist zufällig ein sehr erfahrener Homöopath. Nach wie vor gehe ich regelmäßig zu ihm und unterhalte mich mit ihm. Es ist fast wie eine Gesprächstherapie. Oft nimmt er sich über eine Stunde Zeit für mich. Und das tut verdammt gut."

Massagen / Wärmeanwendungen
genießen

Die bereits genannten Anwendungen der Osteopathie und Craniosacraltherapie sind besondere Formen der Massage. Mit anderen Massagetechniken ist ihnen gemeinsam, dass sie förderlich sein sollen, um den Körper zu heilen und Blockaden aufzulösen. Häufig wird im Massagebereich unterstützend mit Aromaölen gearbeitet, um die angenehme, entspannende Wirkung zu verstärken. Auch Heike empfand das so:

„Ich habe mir regelmäßig Massagen gegönnt und Aromatherapie."

Gerade nach einem Verlust, der auch das Vertrauen in den eigenen Körper nachhaltig erschüttern kann, sind Massagen eine Möglichkeit, sich selbst wieder zu spüren. Da sie oft mit Wärmeanwendungen kombiniert werden bzw. die Massage selbst zu einer Erwärmung der Haut führt, finden viele Menschen Massagen gegen eine innerliche Kälte wirksam.

Wenn du bemerkst, dass dir insbesondere die Wärme guttut, kannst du durch Fango- oder Moorpackungen, Sauna- oder Dampfbadbesuche die Wirkung verstärken. Judith[M] bestätigt:

„Als es auf den Herbst zuging und ich immer noch im Mutterschutz war, hatte ich ein ausgesprochenes Wärmebedürfnis und bin häufig in die Sauna gegangen. Die Ruhe, die Hitze und die Entspannungsmöglichkeiten habe ich gleichermaßen wohltuend für Körper und Seele empfunden."

Eine besondere Form der Massage ist die Klangmassage, die nicht mit Berührungen, sondern über Töne und Schwingungen arbeitet.

Yoga, Tanz und Sport
für sich entdecken

Bewegung, egal in welcher Form, hat positive Auswirkungen auf unseren Gemütszustand. Das weiß man auch aus dem Alltag, denn es ist nichts, was speziell der Trauersituation vorbehalten ist. Hier aber erfüllt die Bewegung noch weitere Aufgaben: Sie kann helfen, körperlich zu heilen und / oder wieder fit zu werden, das Vertrauen in den eigenen Körper wiederzugewinnen, und sie kann Ausdruck der Gefühle sein.

Trotzdem ist es oft schwer, nach einem solchen Verlust zu irgendeiner Art von Bewegung zu finden. Das Geschehene kann einen förmlich zu Boden ziehen, antriebs- und lustlos machen.

✱ Sport aber kann helfen, das Gewicht aus der Schwangerschaft zu verlieren, und das kann entlastend empfunden werden. Besonders angenehm können Sportarten sein, in denen man allein mit seinen Gedanken und Gefühlen ist und durch eine gleichförmige Bewegung wenig Konzentration braucht, sondern sich treiben lassen kann.

Jogging, Walken, Schwimmen, aber auch einfaches Spazierengehen sind beispielsweise Möglichkeiten, sich leicht zu betätigen. Judith ist ganz sicher:

„Sport hilft!"

Martina empfindet ihren Sport zwiespältig:

„Ich habe wieder angefangen, meine Pferde zu reiten. Das entspannt mich eigentlich sehr gut, wenn ich reite, dreht sich das Gedankenkarussell nicht mehr. Andererseits macht es viel weniger Spaß als früher, weil ich reite, statt Elias zu versorgen. Fast wie ein schlechtes Gewissen."

Susanne meint:

„Laufen, Radfahren – alles, was ich früher geliebt hatte, war jetzt unwichtig. Yoga allerdings war eine große Bereicherung, körperlich wie mental."

Yoga gilt – ähnlich der Meditation – als Möglichkeit, sich zu sammeln und durch die Konzentration auf bestimmte Bewegungsabläufe Kontrolle zu gewinnen. Trudi meint:

„Zwei Monate später bin ich wieder zum Yoga gegangen, um mich körperlich und seelisch zu heilen."

Und Alina findet:

„Auf dem Rückweg vom Yoga war ich immer so weich und offen, dass ich fast nicht mehr aufhören konnte zu weinen."

Tanz hingegen ist oft mit einem intensiven Gefühlsausdruck verbunden. In der Wahrnehmung des eigenen Körpers, des Raumes und der Ausdrucksvielfalt kann großes Wohlbefinden entstehen. Astrid entschied sich beispielsweise:

„Ich fing mit einem Bauchtanzkurs an und mache es auch noch heute."

Auch das Bewegtwerden ist eine Möglichkeit, sich selbst zu spüren. Ich habe Floating ausprobiert, eine Entspannungstechnik, bei der man auf einem stark salzhaltigen Wasser in einer speziellen Wanne getragen wird. Man schwebt und ist in diesem Bereich von allen Außenreizen abgeschirmt.

Die heilende Wirkung von Musik spüren

Musik ist ein Ausdruck von Gefühlen in bestimmten Tönen und in einem besonderen Rhythmus. Ralf resümiert:

„Ich habe eine Sammlung von Musikstücken. Damit beschäftige ich mich, wenn ich traurig werde – oder wenn ich mich bewusst an die Kleinen erinnern möchte."

Musik ist ein universales Ausdrucksmittel, und Trauermusik verschiedener Kulturen wird oft allgemein als solche erkannt. Auch bestimmte Instrumente – beispielsweise Harfen – werden als besonders passend in der Trauersituation wahrgenommen.

Die Musik kann textlich unterstützt sein, wodurch die Passgenauigkeit mit der eigenen Stimmungslage noch erhöht werden kann. Bereits im Unterkapitel zur Beerdigung wurden Musiktitel angesprochen, die die Situation verwaister Eltern aufnehmen.

Nicht nur in der unmittelbaren Verlustsituation, sondern auch im weiteren Verlauf von Trauer und Heilung kannst du die Wirkung von Musik spüren. Heike erzählt dazu:

„Es gab Musikstücke, die mir geholfen haben, zu weinen, und Musikstücke, die mir geholfen haben, nach vorne zu gehen. Auch heute noch verfehlen diese Titel nicht ihre Wirkung."

Und Claudia bestätigt:

„Bei manchen Liedern denke ich sehr stark an Josh, und dann kommen auch wieder die Trauer und die Tränen."

Eigene Erfahrungen aufschreiben

Schreiben bedeutet, das eigene Denken wertvoll zu machen. Indem du deinen Gedanken und Gefühlen schriftlich Ausdruck verleihst, erkennst du sie als wirklich und beachtenswert an. Viele Menschen empfinden daher das Schreiben als wichtigen Teil ihrer selbst. Daran hat auch die Tatsache nichts geändert, dass heute weniger in Tagebüchern oder in Briefen geschrieben wird, als vielmehr häufiger in Foren, Blogs und sozialen Netzwerken.

✳ Schreiben hat aber auch noch eine andere Wirkung. Der Volksmund sagt: „Papier ist geduldig" und „Was du schwarz auf weiß hast, kannst du getrost nach Hause tragen". Papier hält die Trauer einfach aus, und es bewahrt sie als besonderes Erinnerungsstück an dein Sternenkind.

Das ahnte ich selbst schon sehr früh nach dem Verlust meiner Tochter, denn ich notierte: „Ich werde mich einfach durch alle Traurigkeit hindurchschreiben. Das ist vielleicht mein Weg. Ich könnte die ganze Zeit nichts anderes tun, als alle Gedanken so hin- und herzudrehen."

Es gibt viele Möglichkeiten, dich schreibend deines Lebens und deiner Geschichte zu vergewissern. Du kannst für dich schreiben oder für andere, öffentlich oder privat, in kunstvoller Form oder „wie dir der Schnabel gewachsen ist".

* Meine Bücher sind der Beweis, dass das Schreiben auch therapeutische Wirkung haben kann. All das, was ich an Hilfe erfahren wollte, habe ich mir im Schreiben selber als Hilfe erschlossen. Und zudem ist die Tatsache, dass ich mit meinem Schreiben anderen Eltern helfe – wie es beispielsweise auch in vielen Forenbeiträgen von Eltern der Fall ist –, eine Form der Sinngebung.

Das Schreiben für andere kann beispielsweise auch in einer Internetseite Ausdruck finden, wie bei Carolin:

„Ich habe eine Internetseite für Sterneneltern samt Forum eingerichtet."

Andere Eltern schreiben Gedichte und folgen damit der Erkenntnis von Robert Frost, der einmal gesagt hat, Gedichte seien eine Möglichkeit, das Leben an der Kehle zu packen. Alinas Gedichte zeugen davon:

> *Emil,*
> *fünf Minuten eigenes Leben –*
> *das warst du.*
> *Vier Monate auferlegtes Leben*
> *hast du ausgehalten –*
> *in Liebe, Verbundenheit, Nähe.*
> *Und doch: Wie hätte ich dir vorenthalten können,*
> *was du bist?*

Und auch das Tagebuch, eine Schreibform mit langer Tradition, findet sich immer wieder als Bewältigungsstrategie. Melanie sagt:

„Ich habe zum ersten Mal in meinem Leben Tagebuch geführt."

Antje[M] erklärt:

„Früher fand ich Tagebücher blöd, heute gehören sie zu meinem Leben. Was nach dem Tod ganz wichtig für mich geworden ist, ist das Schreiben. Ich habe in meinem ganzen Leben noch nie so viel geschrieben wie jetzt. Ich habe seine Geschichte aufgeschrieben, gleich kurz nach seinem Tod. Ich schreibe jeden Tag eine Art ‚Tagebuch'. Ich kommuniziere über dieses Buch mit Moritz. Alle meine Gedanken und Wünsche

schreibe ich darin für ihn auf. Es hilft mir unglaublich und beruhigt mich."

Das Erinnerungsalbum ist eine Form des Tagebuchs, in dem du angeleitet schreiben kannst. Anja meint:

„Ich habe ein Erinnerungsalbum gefüllt. Es ist nur wenig darin enthalten, da es nichts weiter vom Baby gibt, leider."

Die Teilnehmer in diesem Buch beschreiben aber auch seltenere Formen des Schreibens:

„Ich habe für die Zeitschrift ‚emotion' etwas von mir preisgegeben, da ging es aber eher darum, ob Not zusammenschweißt." (Nicole[G])

„Dass ich heute diesen Fragebogen ausfülle, hätte ich mir vor dem Verlust nicht vorstellen können." (Antje[M])

„Ich habe Briefe an Begleiter geschrieben." (Lisa[M])

„Ich habe viel nachgedacht, auch über ein Buch – doch will das wirklich jemand lesen?" (Susanne)

„Fotos der Tonfiguren und Texte, die in den ersten Monaten der Trauer entstanden sind, habe ich zu einem Fotobuch verarbeitet. Nur für mich und meine Familie. Doch Freunde machten mir Mut, damit weiter an die Öffentlichkeit zu gehen. Dann ist ein ‚richtiges Buch' über einen Verlag entstanden: ‚Unendlich Klara'. Die Arbeit an dem Buch und die Kontakte, die danach über das Buch und bei Lesungen entstanden sind, haben mich auf meinem Weg stark vorangebracht. Das Wichtigste war und ist dabei für mich, dass es ein ‚Raum' für Klara ist. Es ist eine Zeit und eine Möglichkeit, in der ich über sie sprechen kann und darf." (Astrid[S])

Ein Trauerseminar besuchen

Mittlerweile bieten immer mehr Beratungsstellen für verwaiste Eltern sogenannte Trauerseminare an. Im geschützten Rahmen (zum Beispiel auch über das Wochenende) besteht dabei die Möglichkeit, sich mit anderen Betroffenen zusammen kennenzulernen, einander zuzuhören, von den verstorbenen Kindern zu sprechen, zu klagen, sich zu erinnern und neue Hoffnungen zu schöpfen, wie es der Verein Verwaiste Eltern und Geschwister Hamburg formuliert. Maike weiß zu berichten:

„Unsere Klinik bietet jedes halbe Jahr ein Seminar für verwaiste Eltern an. Daran haben mein Mann und ich teilgenommen. Auch das Seminar war unheimlich hilfreich. Wir haben andere Eltern mit dem gleichen Schicksal kennengelernt und fühlten uns nicht mehr ganz so alleine. Leider weiß ich, dass das Seminar nur durch das Ehrenamt von zwei tollen Frauen stattfindet. Die Klinik bezahlt nichts, sondern stellt lediglich den Raum zur Verfügung. Schade."

Am öffentlichen Leben teilnehmen

Vielleicht ist es dir auch schon einmal so gegangen, dass dir aus deiner Umwelt vermittelt wurde, deine Trauer müsse doch weniger werden und du solltest wieder (mehr) am öffentlichen Leben teilnehmen.

Oft werden solche Wünsche bereits im ersten halben Jahr nach deinem Verlust an dich herangetragen. Diese Erwartungshaltung kann deinem eigenen Empfinden diametral gegenüberstehen und du kannst sie als starke Überforderung empfinden.

Vielleicht aber wünschst du dir selber Pausen in der Trauer und bist froh um eine zeitweise Ablenkung.

Die Ambivalenz, die du möglicherweise öfter spürst, bewog Melanie, die ihre Söhne in der 22. Schwangerschaftswoche still geboren hat, zu folgender Erkenntnis:

„Mit unseren toten Babies im Bauch müssen wir uns im Kreißsaal melden. Ich sitze und warte auf einen Arzt. Das Erste, was ich sehe, ist ein Neugeborenes, das von seinem Papa im Bettchen über den Flur geschoben wird. Die Hebamme entschuldigt sich dafür, doch in dem Moment kommt mir über die Lippen: ,Das ist wohl das ganz normale Leben!' Doch das ganz normale Leben war es letztendlich auch, was mich wieder geheilt hat und woran ich wieder teilhaben wollte."

✱ Wichtig ist, dass du gut auf deinen Körper und deine Seele hörst. Trauern ist anstrengend, und vielleicht spürst du, dass du einfach nicht so leistungsfähig bist wie vor deinem Verlust, und dich rasch erschöpft fühlst.

Ich merkte selbst rasch: „Wir sind im Zoo gewesen. Ich bin völlig erschöpft. Einerseits froh, weil ich es gewagt habe, andererseits entmutigt, weil ich doch mit diesem Tempo nie den normalen Alltag schaffen werde."

Gerade wenn du bereits lebende Kinder hast, wird von dir schnell ein gewisses Maß an Normalität erwartet, denn deine Kinder brauchen dich in dieser Zeit ganz besonders.

Du darfst und solltest dir in diesem Fall möglichst viel Hilfe von außen gestatten, um nicht nur deiner Familie, sondern auch dir und deiner Trauer gerecht zu werden.

„Dinge" loslassen

Manche Dinge für das Baby begleiten es vielleicht auf seiner Sternenreise. Susanne etwa erinnert sich:

„Einige besondere Dinge wählten wir gemeinsam aus, sie sollten Stella in ihr kleines Grab begleiten. Darunter waren ein Teddy, ein extra geschenkter Strampler und kleine Mitbringsel."

✱ Irgendwann aber drängt sich die Frage auf, was mit den anderen Dingen geschehen soll, die du bereits für dein Kind vorbereitet hast. Möchtest du sie wegräumen, stehenlassen oder sogar weggeben? Oftmals verbindet sich damit auch die Frage, was mit dem Raum geschehen soll, der als Kinderzimmer vorgesehen war. Jasmin sagt:

„Das Kinderzimmer bleibt nach wie vor und es ist im Moment ein Raum, wo ich mich zurückziehen kann, und wo ich denke, sie ist ganz nah bei mir."

Natalie findet:

„Alles in eine Kiste und ab in den Schrank, Schwangerschaftsklamotten zurück zu den verleihenden Freundinnen, Creme für den Bauch ab in die Schublade."

Dies ist keine Entscheidung, die du sofort treffen musst. Antje[M] findet sogar:

„Anfangs wollte ich alle Sachen weggeben und das Zimmer leerräumen. Meine Eltern haben mich bzw. uns davon abgehalten. Sie meinten, wir sollten erstmal das Zimmer schließen und einfach so lassen, wie es ist. Ja nicht überstürzt handeln ... und das war richtig. Heute bin ich froh, alles aufgehoben zu haben. Wir haben zwischenzeitlich das Zimmer etwas umgeräumt, dass es nicht mehr so sehr nach ,Baby' aussieht, und die Kleidung usw. in Schränken verstaut. Zwischenzeitlich glaube ich auch, Moritz hätte nichts dagegen, ,seine' Sachen mit einem Geschwisterchen zu teilen."

Doch häufig kündigt sich mit diesen Überlegungen ein neuer Schritt in der Trauer an. Martina meint:

„Die gesamte Babyausstattung blieb fünf Wochen unberührt hier stehen. Dann habe ich unter Tränen die Dinge weggeräumt, von denen ich mich leicht trennen konnte, also alle Dinge, die von den größeren Geschwistern waren. Im Wickeltisch, der noch steht, liegen alle die Dinge, die wir speziell für Elias gekauft haben."

✳ Der Umgang mit dem zumindest momentan nicht mehr Gebrauchten kann anzeigen, dass du akzeptierst, dass dein Sternenkind nicht zurückkehren wird. Bei mir dauerte es fünf Monate, bis ich notieren konnte:

„Wir haben heute Deine Sachen in die Sternentruhe getan. Den Stubenwagen konnten wir doch noch nicht wegräumen. Zu sehr hätte ich das Gefühl, Du verschwindest. Trotz Grab, trotz Gedenkecke. Das sind eben alles Totensachen, ein Stubenwagen aber ist Leben, Hoffnung, Erinnerung an das, was hätte sein sollen."

Und Heike meint:

„Das war ein sehr schwieriges Thema. Ich habe sehr lange gebraucht, um das Zimmer zu betreten, und noch viel länger, um seine Sachen wegzuräumen. Es hat sehr viel Kraft gekostet, jedes Stück wieder in die Hand zu nehmen, und ich habe viele Tränen geweint. Aber nach einem Jahr war dann alles weggeräumt und teilweise verkauft."

Oftmals bedeutet das Wegräumen auch eher ein Umräumen, wie bei Lisa:

„Wir hatten noch nicht viel gekauft. Diese Sachen haben wir dann auf die Kommode gelegt oder in sie hineinsortiert. Es ist ein Platz für ihn."

Manches Mal bringt auch ein Folgekind die Frage auf, was mit den Sachen des verstorbenen Geschwisterchens geschehen soll. Carolin erzählt dazu:

„Was ich an Babyausstattung schon hatte, was aber wenig war, hat mein Folgekind geerbt."

Aber auch das Gegenteil ist möglich, wie bei Judith[M]:

„Als im Krankenhaus die schrecklichen Ereignisse über uns hereinbrachen, war mein erster Gedanke, diese Dinge auf den Dachboden zu räumen. Aber bereits auf dem Weg von der Klinik nach Hause überkam mich eine Art Trotzreaktion und ich meinte, der Stu-

benwagen bleibt stehen – er bleibt zur Erinnerung an unsere Tochter stehen, und er bleibt so lange stehen, bis wir ein lebendes Kind hineinlegen können. Und so steht er bis heute unverändert an seinem Platz."

Manchmal aber versuchen der Partner oder andere nahestehende Menschen, den Schock zu lindern, indem bereits bei der Heimkehr aus dem Krankenhaus alles weggeräumt ist. Es kann sein, dass du dies als entlastend empfindest, aber möglicherweise auch als Leugnung deines Verlusts. Trudi berichtet:

„Mein Mann hat alles weggeräumt, als ich noch im Krankenhaus war. Bis heute kann ich mir die Sachen nicht wirklich ansehen."

Und Frank erinnert sich:

„Ich wollte eigentlich alle Erinnerungen an diese Schwangerschaft zurückgeben, aber meine Frau wollte die Sachen behalten."

✳ Ein besonders heikles Problem ist das Verschenken von Sachen: Auch wenn du es selbst als besondere Symbolik siehst, beispielsweise einer Freundin etwas von deinem Kind zu überlassen, so kann es dennoch passieren, dass sie verhalten reagiert oder sich sogar scheut, Dinge eines toten Menschen anzunehmen. Diese Zurückweisung kann unheimlich schmerzen, und ich habe die Erfahrung gemacht, dass in der Regel nur selbst Betroffene nachempfinden können, dass diese Gaben ganz besondere Geschenke und Vertrauensbeweise sind. Jasmin erzählt:

„Die Windeln haben wir einer Freundin geschenkt, die ein Kind erwartet. Es war kein leichter Weg, dies zu tun, aber sie kann die Windeln wohl besser gebrauchen."

Es ist auch möglich, sich von einzelnen Dingen in einem Ritual zu verabschieden, wie es beispielsweise Nicole[G] gemacht hat:

„Ich hatte das Mamiöl, und das habe ich irgendwo vergraben."

Mit verpassten Chancen umgehen

Verpasste Chancen sollte man betrauern. Das betrifft einerseits Dinge, die man nicht getan hat, aber andererseits auch all jene Hoffnungen und Wünsche, die man zu einer Zukunft mit dem Baby hegte.

Für Ersteres gilt: Sei nachsichtig mit dir. Erinnere dich daran, dass du dich in einer absoluten Ausnahmesituation befunden hast. Es ist nicht verwunderlich, dass du nicht an alles gedacht hast, was dir vielleicht im Nachhinein als wichtig erscheint.

Zudem hast du dich auf ein ganzes Leben mit deinem Baby gefreut. Was auch immer du also getan hättest, es wird nie genug sein. Perfektionismus ist sicher nicht angebracht, um dich auf dem Weg der Heilung voranzubringen. Ich kenne aber das Gefühl, Zentrales versäumt zu haben.

So schrieb ich in mein Tagebuch: „Wie konnte ich nur vergessen, Deine Augenlider anzuheben und Dir in die Augen zu schauen? Ich kann mir einfach nicht verzeihen, diesen unwiederbringlichen Moment nicht wahrgenommen zu haben. Ich hätte zu gern gewusst, welche Augenfarbe Du hast."

Es hat Jahre gedauert, bis ich mir innerlich verziehen habe. Obwohl die Chance sehr groß ist, dass ihre Augen, wie die der meisten Babys, blau gewesen sind. Trotzdem: Ich weiß es nicht sicher. Doch heute kann ich sagen: Ich habe es so gut wie möglich gemacht. Auch Antje[M] erinnert sich:

„Mir wurde die Möglichkeit gegeben, Moritz zu waschen und anzuziehen. Das konnte ich in diesem Moment nicht, ich war total überfordert und habe einfach Angst davor gehabt. Heute bereue ich zutiefst, dass mir die Kraft fehlte."

Und Nicole berichtet:

„Mir fällt ein, dass ich ein Bauchbild gemacht habe. Als ich das Bild auf den PC laden wollte, war es weg. Niemals zuvor ist mir das passiert. Und nun ist sie tot!"

Für Letzteres, die Zukunftsvorstellungen, gilt: Die Trauer um das Verpasste sind der Beweis, dass die Heilung ein lebenslanger Prozess ist.

Oder, wie Patricia MacLachlan in ihrem wunderbaren Buch „Schere, Stein, Papier" sagt: „Die Erinnerungen kamen jetzt immer, drängten herein, füllten ihr den Kopf. Sie kamen als Nebel und als Wolken und gaben beinahe den Blick frei auf das, was hinter ihnen verborgen war."

✱ Gerade, wenn es bereits Geschwister gibt oder Folgekinder geboren werden, die in deiner Familie aufwachsen, kann es sein, dass du immer wieder die große Lücke in ganz konkreten Situationen spürst, so wie auch ich es empfinde: „Ich bin glücklich, Dein Bruder kann Fahrrad fahren. Gleichzeitig laufen die Tränen, denn niemals werden wir Dir das beibringen können. So unzählige verpasste Chancen." oder „Deine Fotos sind wunderschön. Das Schlimme ist nur: Es wird nie wieder neue geben und nie wieder Neuigkeiten, die man dazu erzählen kann."

Viele Jahre sind vergangen. Mittlerweile ist es nicht mehr Verzweiflung über die verpassten Chancen, die mich hinterrücks überfällt. Was aber bleibt, ist eine leise Wehmut über unsere getrennten Leben.

Das Sternenkind entidealisieren

Verpasste Chancen gibt es auch in anderer Hinsicht. Mit Sternenkindern verpassen wir nämlich die Chance, das Kind im Laufe der Zeit mit allen seinen Stärken und Schwächen, seinen Liebenswürdigkeiten und also auch im Unangenehmen kennenzulernen. Wir haben keine Chance, aus dem blütenweißen, idealen Blatt und dem Kind unserer Träume eine reale Person werden zu lassen. Sternenkinder sind daher oft idealisierte Kinder, mit denen das Leben so kunterbunt und fröhlich wäre, wie es nach dem Verlust trist und dunkel ist.

Besonders für lebende Geschwister – die sich durch ihr Verhalten uns gegenüber ständig „entidealisieren" – ist es aber immens wichtig, nicht ein perfektes, unerreichbares Vorbild um sich zu wissen. Wenn Eltern stets das vermisste, tote Kind im Mittelpunkt ihrer Sehnsüchte und Wünsche sehen, dann kann jeder andere lebende Mensch an diesem in der Realität unerfüllbaren Anspruch nur scheitern.

✱ Du kannst dir sicher sein: Auch dein Sternenkind hätte seine Macken und Ungezogenheiten gehabt, und auch mit ihm hätte es unerfreuliche Konflikte gegeben – von Trotzphase bis Pubertät wäre ganz bestimmt viel Platz gewesen, um ganz normal zu sein und dich fallweise auch auf die Palme zu bringen.

Pläne für die Zukunft machen

Ich gebe es zu: Ich bin der Listentyp. Mein Leben ist angefüllt mit verschiedensten Aufzählungen all jener Dinge, die ich dringend oder weniger eilig, wichtigerweise oder aber auch nur bei Gelegenheit machen müsste, sollte oder möchte. Planen ist ein Teil meiner Mentalität. Als meine Tochter starb, hatte ich das Gefühl, ich könnte nichts mehr planen. Erstens hatte ich gar keine Kraft, irgendetwas in die Tat umzusetzen, und zweitens waren alle meine Pläne schließlich nutzlos, wenn das Schicksal binnen Stunden alle Lebenspläne zunichtemachen konnte. Bald aber holte mich mein bekannter Charakter wieder ein.

Falls es dir genauso geht, dann kannst du dir das Bedürfnis nach Planung und Kontrolle zunutze machen.

Zunächst nicht, um die Trauer beiseite zu wischen und Normalität einziehen zu lassen, sondern um eine Liste von entspannenden Dingen anzulegen. Du brauchst Zeit, um deinen Verlust zu integrieren. Nicht nur zum Nachdenken, sondern auch, um deine innere Mitte wiederzufinden.

* Kurzzeitziele könnten sein, das Bett zu verlassen, einer Tätigkeit im Haushalt nachzugehen, ein Fotoalbum zu gestalten oder

---

Meine Gedanken / Das möchte ich schaffen:

Diese Woche:

_____

_____

_____

_____

Diesen Monat:

_____

_____

_____

_____

Binnen eines Jahres:

_____

_____

_____

_____

eine Rechnung zu bezahlen. In der Anfangszeit sind auch zwingend nötige Erledigungen im Zusammenhang mit Beerdigung und Behörden und natürlich eine grundlegende Versorgung deiner lebenden Kinder, sofern vorhanden, oftmals bestimmend.

Erst danach hast du ausreichend Raum, um dich um deine Trauer und Heilung zu kümmern. Doch schrittweise kannst du auch langfristige Ziele planen. Diese Aussicht auf Schönes in der Zukunft kann dir helfen, neuen Sinn zu finden und eine positive Aussicht auf dein Leben zu entwickeln.

Sich Zeit nehmen

„Jenseits des Meeres der Tränen gibt es ein Land des Lachens", schreibt der Seelsorger Klaus Schäfer in einem seiner Bücher. Ein häufig zitierter Psalm aus der Bibel heißt: „Alles hat seine Zeit."

Zeit ist, was du am dringendsten benötigst in der Heilung, doch sie ist auch das, was dir am ehesten versagt bleibt. Unsere Gesellschaft ist durch große Schnelligkeit und oft auch Hektik geprägt.

Verwaiste Eltern allerdings fühlen sich oft aus der Zeit gehoben. Sie empfinden Stillstand und Leere – oder Unwirklichkeit, so wie ich: „Nun ist Dein Geburtsmonat vorbei. Kein Sommer-August, sondern ein Herbst-September. Deine Geburt erscheint mir heute weit weg. Zu viel hat sich seitdem verändert." Trauernde Menschen behindern andere im schnellen Voranschreiten. Wo früher Trauerzeit, Trauerort, Trauerkleidung und Trauerjahr ritualisiert festlegten, dass der Trauernde sich in ein neues Leben erst integrieren musste, steht heute oft Unverständnis. Dieses resultiert nicht immer aus schlichtem Unmut, sondern häufig ist es als Aufforderung oder Ermutigung zum Weiterleben gemeint.

Vielleicht spürst du, dass die Zeit nicht alle Wunden heilt, wie der Volksmund sagt. Zeit ermöglicht vielmehr nach und nach, mit dem Unbegreiflichen leben zu lernen. So heißt es im Rundbrief 13 des Bundesverbandes Verwaiste Eltern in Deutschland aus dem Jahr 2009.

* Trotzdem spüren viele Eltern einen qualitativen Unterschied in der Trauer, oft etwa ab einem Jahr nach dem Verlust. Wenn man einen ganzen Jahreszyklus ohne das Kind erlebt hat, wenn manches vergessen ist und wenn sich anderes in plastische Erinnerung verwandelt hat, dann spürt man vielleicht, dass es dieses Land des Lachens wirklich gibt, auch wenn es trotzdem nicht das Land ist, aus dem man kam.

Platz für Gedanken:

_____

_____

_____

_____

_____

_____

_____

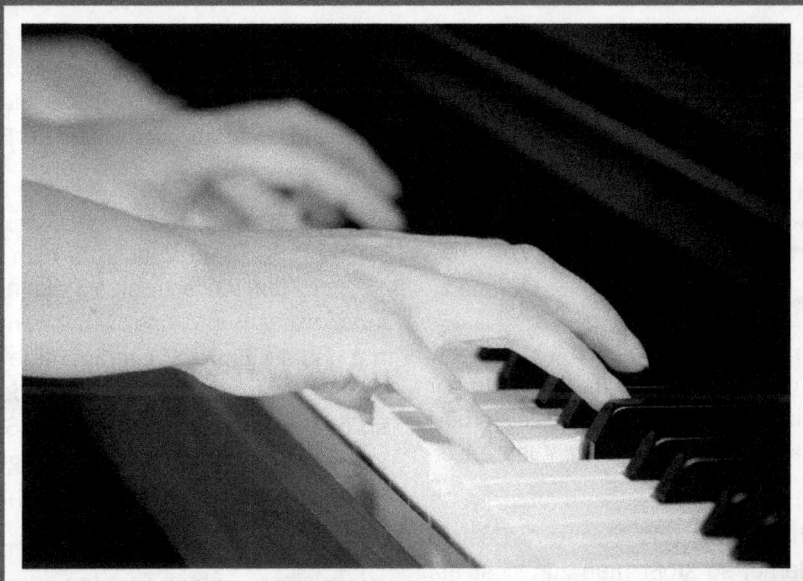

Weiterleben

In meiner Trauer entdeckte ich Mascha Kaléko (1907-1975). Sie schrieb als Lyrikerin Gedichte, die all das behandelten, was jeden betrifft: Liebe, Einsamkeit, Sehnsucht und Traurigkeit. Als aber Kalékos Sohn mit nur 22 Jahren starb, gewannen ihre Gedichte eine Dimension, die verwaisten Eltern wohl auch heute sehr nahegeht. Ganz intensiv nahmen mich ihre Verse aus dem Gedicht „Memento" im Gedichtband „An den Wind geschrieben" gefangen: „Den eigenen Tod, den stirbt man nur, doch mit dem Tod der andern muss man leben."

Dieses Leben ist das Schwierige. Am Anfang scheint es das Unmögliche zu sein. Doch Weiterleben bedeutet eben nicht Weiterexistieren, sondern in der Tat Weiterleben. Es geht darum, so lernte ich erst kürzlich, vom Zustand des Verlusts des Gehabten zum Zustand des Hebens des Verlorenen zu kommen.

Die versteckte Trauer

Der Ausdruck von Trauer ist stark kulturabhängig. So lassen sich in der Bestattungs- und Trauerkultur tiefgreifende Entwicklungen ausmachen, wie Norbert Fischer, ein Volkskundler, in den letzten Jahren erforscht hat.

Er sagt in „Zwischen Ritual und Identität": Besieht man nur die Moderne, so stößt man zunächst auf eine Individualisierung des Todes. Viel Wert wurde darauf gelegt, beispielsweise in der Bestattung ein individuelles Leben zu reflektieren. Dadurch entstand auch eine spezielle Feierkultur anlässlich des Todes, die auf christlichen Traditionen, privater Emotionalität und gesellschaftlichem Prestigedenken beruhte. Als Orte der Trauer wurden das Aufbahrungszimmer im Zuhause des Toten, die Kirche und die Grabstätte bestimmt.

Eine Trauersymbolik aus Blumenschmuck und Ähnlichem begleitete dies. Das Bedürfnis nach Trost in der Trauer wurde zudem nicht mehr nur durch die Kirchen befriedigt, sondern zunehmend durch professionelle Trauerbegleitung abgelöst. Besonders im 20. Jahrhundert aber waren eine Verdrängung des Todes aus dem öffentlichen Raum und eine kalte Routine zu spüren. Lediglich der Friedhof blieb als angemessener Ort der Trauer bestehen. Erst in den letzten Jahren findet ein Umdenken statt: Es haben sich „neue Muster im Umgang mit dem Tod entwickelt".

Ähnlich vielschichtig ist die Entwicklung der Trauerkultur. Trauer war lange Zeit in einem festgefügten Rahmen zu bewältigen, der einen Schutzraum, aber auch ein Korsett um den Trauernden bildete. Lange Zeit – insbesondere bezüglich toter Kinder und bedingt durch die hohe Kindersterblichkeit vergangener Jahrhunderte – wurde zwar getrauert, doch galt der Tod als selbstverständlicher Bestandteil des Lebenszyklus.

Erst später, als das Sterben ins Unsichtbare verlagert und auch im Gespräch vermieden wurde, fand auch die Trauer keinen öffentlichen Raum mehr. Erst seit Kurzem erobert sich die Trauer Platz zurück, indem klar wird, welch schwerwiegende Folgen verdrängte Trauer haben kann.

✳ Vielleicht möchtest du erwägen, (fast vergessene) Rituale für dich zu nutzen: Ist dir danach, schwarze Kleidung zu tragen? Oder lebst du das Bunte, das die Schwangerschaft geprägt hat und die Babyzeit geprägt hätte? Möchtest du dir Zeit für ein Trauerjahr nehmen? Oder magst du lieber so bald wie möglich in vertraute Strukturen zurückkehren? Willst du eine Traueranzeige aufgeben? Oder im Stillen Kennenlernen und Abschied begehen?

Für die Heilung ist es gesund, der Trauer Ausdruck zu verleihen – ob im Privaten oder in der Öffentlichkeit. So soll es nicht sein, weiß Pieter Frans Thomése, der selbst ein Kind verloren hat, in „Schattenkind": „So auch das Sterben. Verborgen in schützenden Konstellationen, sicher verwahrt in beruhigenden Kontexten, ruht es gewöhnlich sanft und in Frieden. Man sieht es nur, wo man es sehen soll." Sondern so muss es seiner Meinung nach schmerzlich erfahren werden: „Auf einmal kommt es aus dem Verborgenen zum Vorschein. [...] Alles, was ich gelernt habe, ist auf einen Schlag ungültig geworden. Erfahrung verfällt. Nichts, was ich für wichtig hielt, zählt noch." Das ist beängstigend, aber es ist der erste Schritt auf dem Weg der Heilung.

Der Welt begegnen

„Für alle anderen dreht sich die Welt weiter", schreibt Natalie. Viel Einsamkeit und auch Bedauern steckt in diesen Worten. Denn dass für einen selbst die Welt stehengeblieben ist, ist kein selbst gewähltes Schicksal.

Auf Dauer ist es wichtig, der Welt wieder zu begegnen. Doch das kann schwer sein. Als Erstes musst du dazu wissen, wie du als neuer Mensch in deiner Welt bist. Die anderen sollten dich in dieser Phase des Suchens aushalten und respektieren. Später müssen dich die anderen als diesen neuen Menschen erneut kennenlernen. All das braucht vor allem eines: Zeit.

Im Kapitel „Mitmenschen" wird noch intensiver auf diesen Umgang mit deiner Umwelt eingegangen, doch auch im Kontext des Heilens ist die Begegnung mit der Welt wichtig. Das Leben in der Familie, sofern du schon Kinder hast, bzw. mit deinem Partner verlangt von dir ein erstes Einstellen auf andere. Auch auf andere Arten der Trauer und den Umgang mit dem Verlust. Deine Kinder brauchen dich. Und dein Partner braucht dich auch.

Mir waren die Begegnungen im Kindergarten eine große Hilfe. Diese Einrichtung war die erste, zu der ich jeden Tag quasi gehen musste. Schließlich brauchten meine lebenden Kinder diesen Platz. Dieser „Zwang" und die Tatsache, dass mein Kummer dort verstanden wurde, ermutigten mich zu weiteren Schritten.

Das Zusammensein mit deiner engsten Familie – Eltern, eigenen Geschwistern – kann dich tragen, aber auch eine Herausforderung sein. Du wirst kaum vermeiden können, Nachbarn, Bekannte und Freunde zu treffen, mit denen du schrittweise ausprobieren kannst, was in deiner neuen Welt bereits möglich ist und was du dir noch nicht zutraust. Mit der Zeit aber wirst du den Supermarkt besuchen, zum Bäcker gehen, einen Termin wahrnehmen. Alles in dem Gefühl des ersten Mals „danach". Irgendwann steht vielleicht der erste Arbeitstag bevor. Die Kollegen erscheinen dir vertraut, doch wie aus einer anderen Welt, zu der du – nicht mehr oder noch nicht – gehörst.

Ein vielleicht gefürchteter Moment ist das erste Zusammentreffen mit einer Schwangeren oder einer Familie mit neugeborenem Baby. Wenn du diesen Moment geschafft hast, darfst du stolz auf dich sein.

* Der Welt zu begegnen, ist anfangs eine tägliche Herausforderung. Überstürze nichts und nimm dir Zeit für deine Eindrücke. Erlaube dir, gegebenenfalls auch ein paar Schritte zurückzutreten, wenn du das Gefühl hast, von der Welt überfordert zu sein. Aber behalte deine neue Welt im Blick, denn das Ziel deines Heilwerdens ist, in ihr zu stehen und dich darin ganz und auch auf Dauer wohl zu fühlen.

Schwangeren und Babys begegnen

Die Begegnung mit Schwangeren oder Babys kann anfangs sehr aufwühlend sein. Oft reicht sogar schon die Nachricht, diese oder jene Freundin oder Bekannte sei schwanger oder habe ihr Kind bekommen. Auf der einen Seite atmest du vermutlich innerlich auf und freust dich für ihre Zukunft oder darüber, dass alles gut gegangen ist. Auf der anderen Seite drängt sich damit die Frage in den Vordergrund: Warum nicht ich?

* Es ist oft ein merkwürdiges Gefühlskarussell aus Freude, Neid, Traurigkeit, aber auch Angst, diese glücklichen Momente selbst nie wieder erleben zu dürfen. Das betrifft nicht nur verwaiste Eltern, die noch mitten in der tiefsten Trauer stecken. Auch nach vielen Jahren ist der Schmerz spürbar. Ganz besonders dann natürlich, wenn auch die weitere Familienplanung nicht so verlaufen ist, wie erträumt.

Zum Gefühl des „Warum nicht ich?" gesellt sich manchmal der Unmut darüber, wie andere Menschen mit der Tatsache der Schwangerschaft oder mit dem Baby umgehen. In ihrer Unbefangenheit achten sie vielleicht weniger auf Dinge, die dir – in dem Wissen um einen möglichen Verlust – sehr bedeutsam erscheinen. Vielleicht kannst du daher versuchen, dich in die Zeit vor deinem Verlust zurückzuversetzen und somit auch erkennen, dass du ähnlich unbeschwert gelebt und gehandelt hast wie die Menschen, denen du nun begegnest. Ramona denkt:

„In meinem Beruf treffe ich oft auf junge Mädchen/ Frauen, die ungewollt schwanger sind, und auch da macht sich oft ganz viel Eifersucht breit, besonders, wenn ich sehe, wie ‚verantwortungslos' (in meinen Augen) sie mit der Schwangerschaft umgehen. Meine Gedanken werden dann oft sehr gemein, und ich spreche mich abends mit meinem Mann aus."

Heilend kann es – trotz des schweren ersten Moments – sein, ein Baby halten zu dürfen. Ich hatte das Glück, dass mir eine Freundin genau das wenige Wochen nach Lillys Tod ermöglichte. Einerseits spürte ich tiefste Trauer, und der Verlust wog nochmals ungeheuer schwer in meinen Händen – sogar im Wortsinn. Doch andererseits lernte ich dabei Folgendes: Ich sehnte mich nicht einfach nach irgendeinem Baby, das ja nun in meinem Arm lag. Ich suchte vielmehr meine Tochter – mit ihrem Aussehen, ihrem Charakter und ihren ganz besonderen Eigenheiten.

Vielleicht geht es dir auch wie mir, und in deiner engen Nachbarschaft lebt ein Kind, das (in etwa) das gleiche Alter, womöglich auch das gleiche Geschlecht wie dein Sternenkind hat. Diese Situation fühlt sich anfangs eventuell als besonderer Hohn an. Täglich wird dir auch noch vor Augen geführt, was du verloren hast. Mit der Zeit kannst du dies aber möglicherweise als Geschenk sehen.

So ging es jedenfalls mir: Mittlerweile fühle ich bei jeder Begegnung mit dem kleinen Mädchen zwar erst einen kurzen Stich im Herzen, dann jedoch freue ich mich, dass es ihr gut geht, und ich bin dankbar, dass ich mir so etwas leichter vorstellen kann, welche Schritte meine Tochter im Leben gerade machen würde.

Ins Arbeitsleben zurückkehren

Wahrscheinlich hast du dich ab dem Zeitpunkt, an dem du von der Schwangerschaft erfahren hast, darauf gefreut, Mutterschutz und Elternzeit zu genießen. Erst danach, vielleicht aber auch überhaupt nicht, wolltest du in deinen Beruf und an deinen Arbeitsplatz zurückkehren.

Hoffentlich haben die Kollegen dich wohlwollend durch die Wochen deiner Schwangerschaft begleitet, unter Umständen hat es aber auch Konflikte gegeben. Als dein Kind gestorben ist, haben sich möglicherweise einige Kollegen bei dir gemeldet, es kann aber auch sein, dass alle schweigen und niemand den Kontakt hält.

* All diese zwischenmenschlichen Beziehungen sind neben deiner eigenen Einstellung ausschlaggebend dafür, wie du mit der Tatsache umgehen kannst, dass du nun eher als erwartet in deinen Beruf zurückkehren wirst. Wann das genau sein wird und soll, ist schwierig zu beantworten, denn dazu gibt es verschiedene Ansichten.

Viele verwaiste Väter, aber auch einige Mütter, tendieren dazu, so schnell wie möglich ihre erwerbstätige (bzw. berufliche) Arbeit wieder aufzunehmen. Sie versuchen, dem Tag eine Struktur und einen Sinn zu geben – und damit ein wenig Normalität einkehren zu lassen.

Mütter nach einer Fehlgeburt haben im rechtlichen Sinne derzeit leider nicht einmal Anspruch auf eine offizielle Auszeit. Während die Ziele „Struktur" und „Sinn" oft erreicht werden, kann es hingegen sein,

dass sich schnell ein Gefühl von Überforderung und Erschöpfung einstellt.

Trauern ist eine Arbeit – und keine leichte. Nebenbei noch eine andere zu erledigen, ist viel verlangt.

Nicole[G], eine Erzieherin, berichtet:

„Ich sehe auch meine Arbeit als Heilung an. Dort fiel es mir weiß Gott nicht leicht. Erst jetzt kann ich sagen, dass ich mich dort einigermaßen wohlfühle. Aber alle KollegInnen waren an meinem Prozess beteiligt, mit positiven als auch negativen Ereignissen. Alles hatte seinen Sinn! Irgendwie hat mir die Arbeit mit Kindern gutgetan. Viele fragten, ob das nicht ein großes Problem für mich sei. Nein, problematisch waren und sind die schwangeren Mamas. Aber das ist so ... lange darüber nachdenken kann ich auf Arbeit sowieso nicht."

Nach der Geburt eines Babys mit mehr als 500 Gramm Gewicht steht dir der Mutterschutz zu – je nach den Umständen deines Verlusts sind das 8, 12 oder noch mehr Wochen. Nach frühestens zwei Wochen darfst du weiterbeschäftigt werden, wenn du das wünschst. Die meisten Mütter berichten aber, dass sie die Zeit dringend benötigt haben, um damit anzufangen, ihren Verlust zu verarbeiten. Ramona erzählt:

„Ich wollte nach vier Wochen wieder arbeiten gehen. Nein, eigentlich wollte ich natürlich gar nicht mehr arbeiten gehen. Denn ich hatte bereits mit meiner Arbeit abgeschlossen, und nach der Geburt von Johann im Sommer wollte ich eigentlich zwei Jahre zu Hause bleiben und mir eine neue Arbeitsstelle als Erzieherin – meinem absoluten Traumberuf – suchen. Und jetzt musste ich auf unbestimmte Zeit wieder in meinen alten Beruf zurück. Da ich gerade einen Festvertrag hatte und es im sozialen Bereich nicht sofort einen solchen gibt, wollte ich jetzt auch nicht wechseln, denn schließlich planten wir ja immer noch, so schnell wie möglich wieder ein Kind zu bekommen. Daher habe ich mich entschieden, meine Stunden zu reduzieren und nur noch vier Tage in der Woche zu arbeiten. Da ich mich nach vier Wochen noch nicht bereit gefühlt habe, habe ich mich weitere zwei Wochen krankschreiben lassen. Und da ich kein Krankengeld beziehen wollte, bin ich dann auch wieder arbeiten gegangen. Es war nicht einfach, ich hatte Angst, wie man mit mir umgehen würde. Aber es war viel leichter als gedacht. Ich wurde freundlich empfangen, und man hat mir sehr viel Ruhe und Zeit zur Eingewöhnung gelassen."

* Nach Fehlgeburten, nach denen kein Mutterschutz besteht, ist auch eine (weitere) Krankschreibung durch den Arzt möglich. In bestimmten Fällen kann dir eine schrittweise Wiedereingliederung ins Berufsleben zustehen. Auch wenn der Arbeitgeber signalisiert, dass ihm dieses Vorgehen nicht gelegen kommt, solltest du unbedingt vorrangig auf dich selbst achten. Bist du nämlich erst wieder am Arbeitsplatz, wird dort noch weniger die Möglichkeit bestehen, mit eingeschränkter Kraft und Motivation zu arbeiten.

Neben gesetzlichen Vorgaben und Möglichkeiten kommt es also darauf an – und das im besten Falle zweiseitig und im offenen Gespräch –, zwischen deiner Verantwortung für den Arbeitgeber und seinem Verständnis für dich als Arbeitnehmerin abzuwägen.

Ein besonderer Moment wird für dich der erste Arbeitstag nach dem Verlust sein. Eigentlich beginnt er oft schon Wochen zuvor, wenn nämlich der Termin für ihn feststeht. Viele Gedanken kreisen um diesen Moment. Und viele Fragen: Wie soll ich den Kollegen begegnen? Was werden die anderen sagen? Was geschieht, wenn ich in Tränen ausbreche? Werde ich meine Arbeit schaffen? Was tue ich, wenn es mir einmal sehr schlecht geht?

Judith[M] erinnert sich:

„Es gab eine Phase, die sehr einschneidend war – die Rückkehr an den Arbeitsplatz. In dieser Zeit war neben der Trauer vor allem die Angst ein beherrschender Faktor. Da war die Angst vor dem ersten persönlichen Kontakt zu den Kollegen, vor dem Umgang mit dem Verlust im Arbeitsumfeld, vor den Erwartungen der Kollegen und Chefs, aber viel präsenter war noch die Angst vor der Rückkehr in ein Leben, das es eigentlich nicht mehr geben sollte, und die Angst vor dem Rückfall in den alten Trott. In meinem Fall hieß das, sich erneut auf eine Pendel- und teilweise Fernbeziehung einzulassen mit allein verbrachten Abenden in einer anderen Stadt. Und ich hatte große Angst, nun viel weniger Zeit für mein Kind zu haben und mein eben erst geschaffenes Umfeld mit anderen Betroffenen – kurzum, all die neuen wichtigen Dinge, die mich am Leben erhalten hatten – nicht mehr in der Intensität weiterleben zu können."

Meist wirst du all diese Fragen nicht klären können, sondern die Antworten darauf einfach schrittweise erleben.

An deinem ersten Arbeitstag zeigt sich dann, wie andere Menschen mit Verlusten umgehen, wie das Klima zwischen den Kollegen ist, aber auch, wie sich dein Arbeitgeber in solchen Ausnahmesituationen verhält. Antje[M] hatte dahingehend Glück:

„Ich hatte unheimliche Angst, wieder zu arbeiten und auf meine KollegInnen zu treffen. Ich sollte doch daheim sein und Windeln wechseln und nicht wieder ins Büro gehen. Mit meiner Arbeit hatte ich irgendwie schon abgeschlossen, das war wirklich schwierig für mich. Sie haben sich aber bemüht und sich ebenfalls auf den ersten Tag vorbereitet. Im Büro haben mich Blumen erwartet, und alle waren sehr lieb zu mir. Wobei ich von den wenigsten auf Moritz angesprochen wurde. Es hat sich teilweise so angefühlt, als wenn ich nach längerer Krankheit wieder da bin. Einige wenige hatten den Mut, mit mir darüber zu sprechen. Im Grunde wollte mich wohl keiner daran erinnern, oder sie wussten nicht, wie sie mit mir umgehen sollten. Ich war zwar ein bisschen enttäuscht, aber nehme es ihnen nicht übel. Meine unmittelbare Vorgesetzte ist noch immer jederzeit für mich da und fragt in regelmäßigen Abständen nach, wie es mir geht. Ich fühle mich bei ihr wirklich verstanden."

Auch Ramona war positiv überrascht:

„Meine Auszubildenden, die ich betreue, haben mir eine Karte und einen Schutzengel geschenkt. Darüber habe ich mich sehr gefreut, und als sie mich gefragt haben, wie es mir ginge und was genau passiert sei, war ich sehr stolz auf sie. Denn sie haben sich nicht abschrecken lassen, sie waren einfach so, wie sie sind, und ich habe ihnen Johanns Geschichte erzählt. Das tat sehr gut."

Agathe hingegen empfindet:

„Ich bin nach ca. 12 Wochen wieder arbeiten gegangen. Doch bis heute fühle ich mich nicht wohl. Ich habe dort das Gefühl, dass Hanna nie existiert hätte. Nicht viele Kollegen sprechen mit mir über unseren Verlust, nicht über unsere Tochter. Das ist schwer und tut sehr weh."

Manche Eltern suchen sich nach ihrem Verlust auch eine neue Tätigkeit, dieser Wandel ist Teil ihres neuen Selbstverständnisses, so wie bei Lisa[M], die jetzt Bereichsleiterin in einer Behinderteneinrichtung arbeitet:

„Ich habe mir endlich einen Job gesucht, der mich erfüllt und der mir Sinn gibt, ohne mich dabei zu zermürben."

Besonders schlechte Tage hat jeder von uns einmal. Ich erinnere mich noch genau – ich war bereits ein knappes halbes Jahr Referendarin an der Schule –, dass ich kurz vor Lillys erstem Todestag in meiner Klasse stand und merkte, dass ich diese Stunde nicht schaffen würde.

✳ Eine Schülerin in dieser Klasse hieß zufälligerweise auch Lilly, und jedes Mal, wenn ich sie aufrief oder ansah, dann stiegen mir die Tränen in die Augen. Ich musste einfach gehen – und: Die Schüler blieben ganz ruhig sitzen. Meine Betreuungslehrerin kam kurz zu mir und übernahm dann den Unterricht. Die Welt ging nicht unter. Im Gegenteil: Ich hatte diese Situation überstanden, und es geschah nie wieder. Manchmal ist selbst Aufgeben eine Lösung.

In einer veränderten Familie leben

Eine Familie – als Zusammenfassung aus Eltern und Kind(ern) – ist wie ein Windspiel. Fein abgestimmt stellt jedes Familienmitglied einen Faden mit Anhänger an diesem Spiel dar. Wenn nun ein Faden abgeschnitten wird, gerät alles in Schieflage. Bis du am Windspiel deiner Familie nach dem Verlust alles wieder so austariert hast, dass es in einem neuen Gleichgewicht ist, dauert es einige Zeit. Zuerst wird geklärt werden, wer nun welche Position einnehmen soll, darf und will. Systemische Veränderungen erfordern viele Gedanken, denn die Bedürfnisse der „Teilnehmer" sind vielfältig und vielleicht sogar widersprüchlich.

Anfangs ist es – besonders, wenn weitere (lebende) Kinder zum Haushalt gehören – wichtig, einen Alltag zu ermöglichen. Der braucht lediglich die Minimalanforderungen zu erfüllen und sollte keine ständige Überforderung für dich darstellen. Er bietet aber auch die große Chance, sich gebraucht und nützlich zu fühlen und einen Sinn zu schaffen, für den es sich lohnt, täglich aufzustehen.

Hast du das Gefühl, deinen Alltag (noch) nicht zu schaffen, dann organisiere dir Hilfe. Kochen, Putzen, mit den Kindern einen Ausflug machen – das können auch Oma, Opa, Freunde oder auch eine professionelle (bezahlte) Hilfe. Wichtig ist nur, dass du selbst deinen Rückzug als vorübergehend einstufst und dich bemühst, kleine Schritte nach vorn zu machen.

Vor allem, wenn das erste Kind gestorben ist, kann die familiäre Situation besonders schwierig sein. Dein Elternsein ist in Frage gestellt, und zu Hause

herrscht – ganz anders als erwartet – gespenstische Stille. Keine Aufgabe, die du dir bereits plastisch ausgemalt hast, soll nun erledigt werden.

Eine besondere Herausforderung können Familienfeiern sein. Vielleicht gibt es andere Babys und Kinder bei solchen Festen oder irgendjemand fragt dich, wann es denn bei dir mit dem Nachwuchs endlich so weit ist. In der Familie wird diesbezüglich mit Ratschlägen und Hinweisen oft kein Blatt vor den Mund genommen, aber auch mit der Darstellung der eigenen Einstellung zum Leben und Sterben wird nicht gegeizt. Das kann unerträglich sein, so wie in Antjes Fall:

„Diverse Familienfeiern. Unsere Eltern als stolze, strahlende Großeltern den zahlreichen Kindern unserer Geschwister ... aber nicht als Großeltern unserer Kinder ... Familienfeste, bei denen ein ums andere Mal ein neuer Erdenbürger begrüßt wird ... nur nicht unserer ... wo sich alles um die Kinder dreht ... nur nicht um unsere ..."

Aufgaben – zwischen Ablenkung, Sinngebung und Überforderung

Vielleicht geht es dir so, wie es mir anfänglich gegangen ist: In einer Minute verspürte ich Tatendrang, dann wieder grenzenlose Erschöpfung, ich war mutlos und fand alles sinnlos. Manchmal wechselten die Stimmungen sogar mehrmals täglich.

✳ Ablenkung im Sinne einer Trauerpause kann sehr hilfreich sein. Sie ermöglicht dir, neue Kraft zu sammeln. Als Trauerersatz aber ist sie gefährlich, denn sonst wirst du nach und nach die Gefangene deiner Trauer. Permanente Ablenkung, um sich nicht mit der Geschehenen auseinanderzusetzen, bedeutet nämlich, dass man nicht aufhören darf, zu werkeln.

Günstig sind überschaubare Aufgaben, die sich auf Gegenwart oder unmittelbare Zukunft beziehen. Mit der Zeit wird von selbst das Gefühl zurückkehren, auch vertrauensvoll in das weitere Leben zu schauen.

Gerade in den ersten Wochen nach dem Verlust ist es ratsam, möglichst keine weitreichenden Entscheidungen zu treffen. Zu sehr sind die eigenen Handlungen und Wünsche von der traumatischen Situation beeinflusst. Umzüge, Berufswechsel oder Ähnliches können sich später als Scheinlösung erweisen. Aber wie so oft: Kein Beispiel ohne Gegenbeispiel.

Ich selbst habe mich nur wenige Wochen nach dem Tod meiner Tochter für das Referendariat im Schuldienst, Dienstbeginn ein halbes Jahr später, beworben. Ich war der Meinung, unter Menschen zu gehören. Zuvor hatte ich nie den Lehrerberuf ergreifen wollen. Nachdem ich begonnen hatte, fragte ich mich, wie ich so lange verkennen konnte, was mir wirklich Spaß macht. Genauso gut hätte sich jedoch auch zeigen können, dass der Wunsch, nicht allein zu sein, zwar anfangs stark war, dann aber meinen anderen beruflichen Zielen entgegengestanden hätte. Entscheiden wirst du am Ende selbst.

Planungen ohne das Sternenkind wagen

Deine Schwangerschaft ist nicht im luftleeren Raum vor sich gegangen. Wahrscheinlich hast du einiges für die Zeit mit dem Baby bereits konkret geplant. Vielleicht war bereits ein Urlaub gebucht, Verabredungen waren getroffen oder der Kinderkrippenplatz beantragt. Du musst dich nun entscheiden, ob Absage, Durchführung oder Veränderung deiner Planungen nötig oder gewollt sind.

Wir hatten unseren Kindern einen Urlaub mit Baby in einem Familienpark versprochen – leichthin, denn so schrieb ich in mein Tagebuch: „Ich habe solche Angst vor dem Urlaub. Ich möchte so gern, dass wir Abstand und Ruhe finden, aber ich fühle mich zurückversetzt. Ich hatte so viele Gedanken und Träume über diesen ersten Urlaub zu fünft. Und nun soll ich, sollen wir, ohne Dich fahren. Ich weiß, dass ich es tun muss, damit ich begreife, dass das nun Wirklichkeit ist. Aber das macht es kaum einfacher." Und als wir dann ankamen: „Wir sind da – am baby- und kinderfreundlichen Urlaubsort. Ersteres brauchen wir nun nicht mehr. Alles nutzlos. Aber wir müssen das wahrnehmen, um zu verstehen, dass unser Leben ohne Dich weitergeht. Wir hören Deine Geschwister lachen und wissen, dass Du als Dritte im Bunde glucksen würdest. Also freue ich mich und bin gleichzeitig traurig."

* Wichtig erscheint mir im Nachhinein vor allem, dass wir aktiv entschieden haben, wie wir mit dieser Situation umgehen. Meine Seele schrie ihr Nein, doch ich wusste mit meinem Verstand, dass die ersten Male ohne mein Baby wichtig sein würden.

Der Trauer Raum geben

Irgendwann wirst du feststellen, dass dich die Trauer nicht mehr in jeder Minute gefangen nimmt. Du gehst ins Kino und kannst dem Film folgen; du führst ein Gespräch, das nicht dein Baby betrifft; jemand erzählt einen Witz, und du kannst befreit darüber lachen. Das bedeutet nicht, dass du nicht mehr trauerst, sondern dass es Lebens- und Trauerzeiten gibt.

Ihr Verhältnis wird sich von nun an wandeln, bis die Trauer irgendwann so verborgen ist, dass es richtig gut tun kann, Trauerzeiten festzulegen und dir zu gestatten, das Geschehene bewusst in deine Gedanken und Gefühle zurückzuholen. Bisweilen ergeben sich solche Zeiten auch von alleine. Nach einigen Jahren kann es sein, dass dir manchmal gar nicht bewusst ist, warum dir eine bestimmte Zeit schwer erscheint, bis du den Zusammenhang zu deinem Verlust erkennst.

Rituale nach langer Zeit ausüben

In Ritualen Trost und Kraft zu finden ist nichts, was auf die erste Zeit nach dem Verlust beschränkt bleiben muss. Die positive Wirkung von Ritualen entsteht oft durch die Tatsache, dass es vertraute, wiederholbare Handlungsabläufe sind. Das Positive an Ritualen ist, dass sie ressourcenorientiert sind. Das heißt, sie aktivieren dich und ermöglichen es dir, dich als selbstwirksam zu erleben. Durch dein eigenes Handeln geht es dir besser.

* Du kannst mit Ritualen auch nach langer Zeit symbolisch Verpasstes nachholen, du kannst Themen rund um deinen Verlust wieder aufgreifen und dich aktiv daran erinnern. Das alles kannst du für dich selbst tun, aber auch für andere, beispielsweise für deine lebenden Kinder.

Viele Teilnehmer dieses Buches nutzen die positive Wirkung von Ritualen. Sie tun dies in ganz unterschiedlicher Form, und der Phantasie sind dabei keine Grenzen gesetzt:

„Meine Mutter hat ein ‚Sternentelefon' aufs Grab gestellt. Ein Windrad, und wenn es sich dreht, dann telefoniert Johann mit uns. Meine Schwester hat uns eines für zu Hause geschenkt, und es steht dort, wo wir es immer sehen können. Selbst mein Mann, der mit bildlichen Dingen nur schwer umgehen kann, freut sich jedes Mal, wenn es sich dreht." (Ramona)

„Mehr als zwei Jahre nach der zweiten Fehlgeburt hatte ich noch einmal eine sehr schwierige Phase, in der die Trauer um die verlorenen Kinder stark erwacht ist. Ich habe mir dann überlegt, dass ich gern einen Ort zum Erinnern finden möchte. Diesen Ort haben wir gesucht, nicht weit von zu Hause in der Natur in den Bergen auf einer Wiese hoch oben an einem alten Baum, der eigentlich aus zwei verschie-

denen Bäumen besteht. Es ist ein magischer Ort, und ich möchte dorthin zurückkehren, wann immer ich die Trauer herauslassen möchte. Ein vielleicht zukünftiges Ritual wird sein, unseren Erinnerungsbaum zu besuchen, wann immer die Sehnsucht zu groß wird." (Antje)

„Bei uns im Wohnzimmer brennt jeden Tag eine Kerze für Lena. Ich gestalte sie mit Wachsfarbstiften. Immer anders." (Angela)

„In der Anfangszeit habe ich etwas Tagebuch geschrieben, in Form von Briefen an Emily." (Carolin)

„Auf unserem Grundstück, wir sind zwischenzeitlich umgezogen, werde ich noch zwei Bäume pflanzen, für jede Tochter einen." (Claudia)

„Wir spielen jeden Abend an seinem Grab seine Spieluhr." (Sandra)

„An der Stelle, an der sie in ihrer Kiste lag, stehen immer frische rosa oder weiße Blumen." (Natalie)

„Ich fahre, sooft ich kann, zum Friedhof, um Elias' Grab zu besuchen, und spreche ein paar Worte, küsse zweimal die kleine Windmühle, einen Kuss von mir und einen von der Mama." (Christian)

„Wenn ich zum Himmel schaue, dann sehe ich meine kleine Tochter in jedem Stern." (Susanne)

„Wir senden Tim-Luca oft einen Luftkuss." (Lisa)

Alles in allem geht es darum, dass du dich durch Rituale als selbstwirksam erfährst. Du hattest nicht in der Hand, was mit deinem Baby geschehen ist, doch durch deine Rituale hast du in der Hand, wie du dich erinnerst und dein geliebtes Kind nah und erlebbar machst.

Ein neuer Mensch sein

Die meisten verwaisten Eltern empfinden ihre Lebenszeit deutlich getrennt in ein Davor und Danach.

Selbst ohne großen Schmerz merke ich noch heute, nach vielen Jahren: Geschehnisse betrachte ich oftmals in der Weise, ob sie vor oder nach der Geburt meiner Tochter passierten. Ich glaube, der Verlust verändert unser Denken, Fühlen und Handeln oft so sehr, dass sich die Zeit nach dem Verlust wie ein anderes Leben anfühlt.

Entsprechend umfangreich waren die Antworten der Teilnehmer auf die Frage, ob sie sich nach dem Tod ihres Kindes dauerhaft verändert fühlen. Die meisten bestätigten das, aber aus ganz verschiedenen Gründen.

„Ja, mit Sicherheit. Ich bin jetzt eine Mami." (Yvonne)

„Für immer verändert – das klingt so groß … Ich habe auf jeden Fall etwas verloren. Einen Teil meiner Unbeschwertheit, meiner Unbekümmertheit dem Leben gegenüber. Auch ein Stück Realität. Ich hoffe auch, dass diese Tragödie auch etwas Positives bewirkt." (Susanne)

„Ich habe gelernt, dass es nicht den einen Weg für alle gibt, sondern dass jeder seinen Weg geht." (Heike)

„Mir ist manchmal das, was mir früher wichtig erschien, nicht mehr so wichtig." (Florian, und fast wortwörtlich auch Dietmar)

„Ich stand an einem Abgrund und hatte den Tod im Arm. Ich kann mir kaum etwas Schlimmeres vorstellen, als das eigene Kind zu begraben. Dadurch verändert sich alles." (Judith[M])

„Ich erlebe mich ganz anders – aufrechter, besser im Kontakt. Ich fühle mich durch Emils Da-Sein wie veredelt. Vieles hat seine Bedrohlichkeit verloren." (Alina)

„Dieses Gefühl von Sicherheit habe ich verloren. Ich habe durch den Verlust meiner Tochter gelernt, dass ein Leben in nur einem einzigen Augenblick anders verlaufen kann. Ohne Vorhersage. Eine Garantie gibt es nicht." (Angela)

„Ich sehe ein Kind nicht mehr als selbstverständlich an, sondern als Geschenk Gottes." (Claudia[N])

„Ich sehe das Leben nun aus einem anderen Blickwinkel." (Nadine)

„Ich habe irgendwie mein Urvertrauen verloren." (Natalie)

„Ich fühle mich anders. Stärker. Lebendiger. Differenzierter." (Astrid[S])

„Mein tiefster Wunsch ist es, irgendwann Frieden zu schließen mit dem, was passiert ist, und mit meiner Tochter im Herzen weiterzuleben, so gut es mir möglich ist." (Lisa[M])

„Mir fehlen jetzt oft die richtigen Worte." (Natascha)

„Ich habe das Gefühl, an dem schlimmen Verlust gewachsen zu sein." (Lisa)

Dieses Wachsen wird in vielen Fragebögen, wenn auch oft zwischen den Zeilen, überaus deutlich. Viele verwaiste Eltern geben ihrem Leben eine neue Perspektive und orientieren sich neu. Manche müssen das, beispielsweise dann, wenn sich die gewünschte Lebens- oder Familienplanung nicht mehr verwirklichen lässt. Sie lernen auf schmerzlichtse Art und Weise, was Dietrich Bonhoeffer schon 1944 schrieb: „Es gibt erfülltes Leben trotz vieler unerfüllter Wünsche."

In den Interviews für dieses Buch habe ich auch nach jenen Werten gefragt, die aus Sicht der Eltern wichtiger geworden sind (links), und nach solchen, die nun als unwichtiger eingestuft werden (rechts). Folgendes kam dabei heraus:

Freundschaft

Familie Freude Zuwendung Liebe
Wertschätzung
Zuhören
Mitgefühl Toleranz
Glaube Mut

Zusammenhalt

Tiefsinnigkeit Vertrauen

Genuss Zufriedenheit
Natur Gedenken Offenheit

Gelassenheit

Gefühlsausdruck
Vorurteilsfreiheit

Annehmen

Ruhe

Ehrlichkeit

Gesundheit

Glück

Harmonie
Zuverlässigkeit

Geld
Schönheitsideal

Publicity

Besitz

Beruf/Karriere

Äußerlichkeiten

Perfektionismus

Zielstrebigkeit

Kontrolle

Streit

Oberflächlichkeit

Erfolg

was andere denken

Einige verwaiste Eltern werden aus diesem neuen Wertegefüge heraus für andere Betroffene aktiv. Sie arbeiten beispielsweise an einem Film mit, wie die Darsteller in der Dokumentation „Stille Geburt – Vater, Mutter und kein Kind", oder sie sprechen offen über ihre Erlebnisse in öffentlichen Gesprächsrunden, so wie Anja und Marcus Kuno dies Anfang 2012 in der Sendung „Stern TV" getan haben, als sie vor einem großen TV-Publikum vom Tod ihrer Töchter nach der viel zu frühen Geburt berichtet haben.

Mittlerweile nehmen sich auch immer mehr Zeitungen und Zeitschriften des Themas verwaiste Eltern an. So habe ich selbst zum Beispiel bereits in der Zeitschrift „Baby und Familie" und für das Internetportal „Liliput-Lounge" Interviews gegeben.

Wieder andere Eltern – in diesem Fall Carolin – sind federführend an Initiativen für verwaiste Eltern wie beispielsweise der „Klinikaktion für Schmetterlingskinder" beteiligt. Dabei werden deutsche Entbindungskliniken kostenfrei mit einer Grundausstattung für den Abschied von verstorbenen Babys versorgt, in denen sich unter anderem Kleidung für sehr kleine Kinder und Infomaterialien befinden.

✱ Ebenfalls von Eltern werden immer wieder Rechtsinitiativen eingebracht, so zum Beispiel die im Mai 2012 erfolgreiche Petition von Barbara und Mario Martin an den deutschen Bundestag, in der es um eine Eintragung von Kindern mit weniger als 500 Gramm Geburtsgewicht ins Personenstandsregister ging. Viele der Teilnehmer in diesem Buch haben die Eingabe der beiden Eltern durch ihre elektronische Unterschrift unterstützt.

Einige Mütter werden auch mit viel Engagement als Gruppenleiterinnen in Selbsthilfegruppen aktiv. Astrid meint dazu:

„Ich bin für mich zu der Erkenntnis gekommen, dass Lenes Tod vollkommen sinnlos war und ich selbst dafür sorgen muss, dass ihr Tod nicht sinnlos bleibt. Das äußert sich in meiner ehrenamtlichen Tätigkeit als Selbsthilfegruppenleiterin."

Manchmal entsteht durch den Verlust auch eine neue berufliche Orientierung, wie für Carolin, die uns erzählt:

„Ich gestalte kleine und größere Andenken für andere Sternenkinder. Ich habe mich also auch beruflich etwas in diese Richtung orientiert."

Andere Eltern sind andere Wege gegangen. So berichtet Frank:

„Ich unterstütze im Krankenhaus die Initiative „Leere Wiege" mit Flyern, Plakaten und Internetseiten."

Sandra und ihr Mann engagieren sich wie folgt:

„Mein Mann und ich sammeln Bücher zum Thema Fehl- und Totgeburt und spenden sie dem Krankenhaus, in dem wir selbst waren. Diese Bücher sollen dann an Betroffene weitergegeben werden und auch den Hebammen und Ärzten zur Verfügung stehen."

Ralf versucht Folgendes:

„Mit meiner Webseite will ich Hilfe und Orientierung anbieten."

Antje erzählt:

„Als Apothekerin versuche ich, anderen Kinderwunschpatientinnen mit Rat zu helfen und ihnen bei der Therapie beizustehen."

Judith[M] schreibt:

„Derzeit versucht die Frühchen-Intensivstation, auf der unsere Tochter behandelt wurde, mithilfe von Fragebögen und Gesprächen die Betreuung für jene Eltern zu verbessern, deren Kinder dort verstorben sind. Ich bringe mich gern mit vielen Ideen und Vorschlägen ein, weil ich die Bemühungen sehr schätze und weiß, dass sie ernst gemeint sind. Im Moment des Aufenthalts auf der Station habe ich alles als sehr liebevoll und angemessen empfunden, mit etwas Abstand und mehr Kenntnissen hätte ich mir noch anderes gewünscht. Mein Engagement dort ist für mich auch der richtige Ort, um ein klein wenig etwas für andere zu bewirken."

* Und nicht vergessen werden darf, dass jede Mutter und jeder Vater dieses Buches mit ihrer bzw. seiner Geschichte dazu beigetragen hat, es für alle anderen Eltern so aussagekräftig wie möglich zu machen.

Platz für Gedanken:

_____

_____

_____

_____

_____

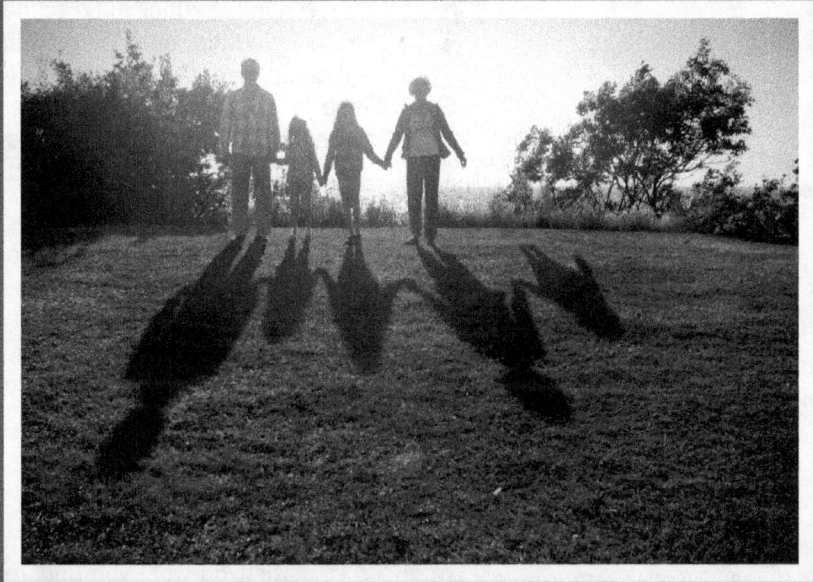

Noch einmal sprechen ...

... von Dir

Mindestens in der Anfangszeit nach dem Verlust spüren viele Eltern ein großes Bedürfnis, von ihrem verstorbenen Kind zu sprechen. Auf offenere Ohren stoßen sie dabei nicht immer. Die Konfrontation mit dem Tod, zumal eines Babys, fällt schwer.

Astrid empfand sogar für sich selbst, dass das Sprechen auch ein Sprechenlernen ist, denn:

„Es fiel mir lange schwer, Lenes Namen auszusprechen, Daher habe ich immer wieder versucht, ihn auszusprechen. Nach einem halben Jahr war es schon etwas einfacher."

✱ Je weiter der Verlust zurückliegt, umso schwerer wird es, Anknüpfungspunkte für ein Gespräch zu finden. Dabei machen Erzählungen das Baby existent und versichern den verwaisten Eltern, dass ihr Kind nicht vergessen ist, sondern dass ihre Trauer anerkannt wird.

Vielleicht merkst du aber auch selbst, dass sich deine Offenheit mit der Zeit wandelt. Während am Anfang oft beinahe in jedem Gespräch das Geschehene zum Thema wird, weil es einfach lebensbestimmend ist, entstehen mit der Zeit immer weniger solche Situationen.

Wie gut sie tun, wenn sie doch einmal eintreten, habe ich selbst erst vor Kurzem wieder erfahren. Als ich mit einer Freundin beim Tee zusammensaß, kam das Gespräch auf Lilly. Sie fragte vorsichtig, ob sie das Fotoalbum sehen dürfe. Ich war zuerst unsicher, wie sie reagieren würde, doch beim Anschauen und gemeinsamen Weinen merkte ich, wie sehr mir das offensichtliche Mitgefühl auch jetzt noch half – über elf Jahre nach Lillys Tod.

Ich bin der festen Überzeugung: Manches muss zur Heilung immer und immer wieder erzählt werden.

... mit Begleitern

Meist haben nur wenige Menschen dein Baby gekannt, oft vor allem medizinische Fachpersonen. Sie sind deshalb wichtige Gesprächspartner für dich, und du kannst ruhig um ein Gespräch bitten, wenn du das Gefühl hast, dass es dir helfen könnte.

Begleiter können das Geschehene aus ihrer Sicht schildern und damit eine neue Perspektive ermöglichen, aber auch dazu beitragen, mögliche Erinne-rungslücken zu schließen. Du kannst im Gespräch mit ihnen Fragen stellen, aber durch Offenheit und Ehrlichkeit auch seelische Verletzungen aus dem Weg räumen. All das trägt zu deiner Heilung bei.

✱ Wenn du das Gefühl hast, ein Gespräch nicht durchstehen zu können, dann ist es möglich, dich im Brief zu äußern. Meinem Tagebuch in Briefen an meine Tochter vertraute ich einige Wochen nach meinem Verlust an: „Was sagst Du zu dem Brief? Darin habe ich endlich einmal alle Enttäuschung darüber aufgeschrieben, dass wir so hintenan sind. Ich habe selbst formuliert, dass das wohl daran läge, dass der Tod nicht dringend sei. Er bliebe ja unverändert – für immer. Doch eigentlich ist das Unsinn, denn er ist sogar dringender als das Leben. Man muss alles vor ihm retten: Erinnerungen, sich selbst, andere."

Wie wichtig solche Gespräche sind, das stellte ich auch fest, als ich mich vor einiger Zeit mit meiner Hebamme traf. Auch meine nicht immer einfachen Kontakte mit der Friedhofsverwaltung – selbst wenn sie schriftlich waren – setzen sozusagen ein gegenseitiges Verstehen in Gang.

... mit anderen Betroffenen

✱ Am meisten Verständnis für deine Situation wirst du wohl von anderen Betroffenen erfahren. Ihnen wirst du vermutlich auch am ehesten „abnehmen", dass sie genau wissen, wie es dir geht. Selbst, wenn die konkreten Erlebnisse und Umstände der Verluste im Detail verschieden sind, ähneln sich die Schicksale dennoch in Grundlegendem. Alina findet beispielsweise:

„Christian und ich sind in einer Gruppe der Verwaisten Eltern in Hamburg e.V. – das ist eine Runde, die gut tut. Gerade, weil man niemandem in der Runde irgendetwas erklären muss. Manchmal habe ich fast das Gefühl, dass man dadurch, dass alle etwas so Trauriges teilen und wissen, wie es ist, viel leichter auch einmal zusammen lachen kann als mit anderen Menschen. Ich habe in den ersten Monaten nach Emils Tod vielen Menschen noch einmal in Ruhe seine und unsere Geschichte erzählt. Das tut noch heute gut, auch wenn das Bedürfnis kleiner geworden ist als am Anfang."

Außerdem leisten andere Betroffene oft besonders gut das wortlose Verstehen. Sie wissen, dass es in vielerlei Hinsicht momentan für dich keinen Trost gibt. Oft gelingt es ihnen, Floskeln zu vermeiden.

Und trotzdem sind Betroffene so vielfältig in ihren Einstellungen, in ihren Sichtweisen und in ihrem Verhalten, dass du dich – wenn überhaupt – nur anfänglich an jede zugewandte Person wie „an einen Strohhalm klammerst" und darüber hinaus recht schnell feststellen wirst, dass dir manche Betroffene eher liegen als andere.

Wie auch immer du empfinden magst: Es gilt, Respekt vor jedem Verlust und jeder Lebenssicht zu zeigen. Das ist angesichts der großen Verletzlichkeit der Eltern, die sich öffnen, eine zentrale Erkenntnis.

... mit der Familie und Freunden

Mit dem Partner, den eigenen Kindern sowie den eigenen Eltern über das Baby sprechen zu können, ist für die meisten von uns sehr wichtig. Deshalb sind diesen Gesprächen in den entsprechenden Kapiteln über „Väter", „Geschwister" und „Großeltern" eigene Abschnitte gewidmet.

Hier ist vorrangig der Umgang mit der weiteren Familie und mit Freunden gemeint. Viele Eltern berichten, dass sich in den Wochen und Monaten nach dem Tod ihres Kindes die „Spreu vom Weizen" getrennt habe. Es habe sich erwiesen, wer tatsächlich und auch in einer krisenhaften Ausnahmesituation zugewandt gewesen sei und wer nicht.

Innerhalb der eigenen Familie spielt es dabei eine große Rolle, ob auch das Sternenkind als Teil des Familiensystems angesehen wird und ob es seinen Platz im Kreis der Verwandten einnehmen darf – oder nicht. Aber auch im Freundeskreis ist es wesentlich, ob dir Raum und Gelegenheit gegeben wird, dich als Familie vorzustellen, auch wenn dein Kind für andere nicht sichtbar ist.

* Vielleicht gelingt es dir, offen deine eigenen Bedürfnisse zu formulieren, denn die Zurückhaltung, die auch in der Familie und bei Freunden zu spüren ist, resultiert häufig nicht aus einer direkten Ablehnung heraus, sondern aus der Angst, sich möglicherweise falsch oder unpassend zu verhalten.

... mit Kollegen

Kollegen sind Menschen, mit denen man oft die meiste Zeit des Tages verbringt. Umso wichtiger ist es, hier einen guten Umgang mit dem Thema des Verlusts zu finden. Ist das nicht gewährleistet, wird das meist als unheimlich belastend empfunden.

Manchmal jedoch ist der eigene Verlust ein Auslöser vieler Gespräche, und du erfährst, dass viele andere Menschen ebenfalls von – manchmal ähnlichen, oft aber auch ganz anderen – Verlusten betroffen sind. Bevor ich meine Tochter verlor, hatte ich kaum je von Fehl- und Totgeburten gehört. Danach jedoch kamen immer wieder einmal verschiedene Kollegen auf mich zu, die von solchen Erlebnissen erzählt haben oder mich um Rat fragten, wenn sie mittelbar mit dem Geschehen konfrontiert worden sind.

Im Kollegenkreis ist es ratsam, die (vermuteten) Auswirkungen deines Verlusts auf die Arbeit zu besprechen. Das beginnt damit, dass du vielleicht an einen Arbeitsplatz zurückkehrst, der zwischenzeitlich mit einer Vertretung besetzt wurde, die möglicherweise nicht glücklich über deine (frühe) Rückkehr ist.

* Es geht weiterhin darum, offen deine Belastungsgrenzen auszumachen. Gegebenenfalls muss bei konkreten Abläufen überlegt werden, wie für beide Seiten eine gute Zusammenarbeit aussehen kann, wenn du beispielsweise noch nicht voll belastbar bist.

Auch hier ist es angebracht, deine eigenen Bedürfnisse ehrlich zu formulieren.

... im weiteren Umfeld

In deiner weiteren Umgebung stellt sich die Frage, ob du dein Kind erwähnen oder sogar tiefergehend über es sprechen möchtest. In vielen Fällen, insbesondere wenn die Schwangerschaft schon weiter vorangeschritten war oder dein Kind erst nach der Geburt verstorben ist, wird sich das gar nicht vermeiden lassen. Oft wirst du dann aktiv gefragt werden, ob denn das Kind jetzt schon da sei oder Ähnliches. Dietmar meint:

„Ich habe von Anfang an sehr viel über Luis gesprochen, eigentlich mit jedem, der es hören wollte."

Judith, die die Wahl hatte, da nur ein Teil der Menschen um sie herum von der Schwangerschaft wusste, bemerkte viele unausgesprochene Überzeugungen ihrer Mitmenschen und fühlte, wie sie selbst als Mutter gesehen werden wollte:

„Ich habe mit vielen Leuten darüber gesprochen. Gezwungenermaßen musste ich es ja allen, die schon von der Schwangerschaft wussten, erzählen. Ich habe aber gemerkt, dass ich sogar gerne davon spreche. Es ist doch ein Zeichen dafür, dass es dieses Kind gab, wenn man von ihm sprechen kann. Ich finde es seltsam, dass man normalerweise so wenig von Fehlgeburten hört! Sobald ich es jemandem erzähle, höre ich im Gegenzug lauter Geschichten über andere Frauen aus der Bekanntschaft oder Familie meines Gesprächspartners, die eine oder mehrere Fehlgeburten hatten. Meine Schwester sagte sehr treffend: ,Man fragt ja nicht, wenn man jemanden kennenlernt, wie viele tote Kinder gibt´s in deiner Familie?'"

... mit der Öffentlichkeit

In einem bestimmten Alter von uns Frauen sind die Kinder- und Familiensituation bzw. ihre Planung ein typisches Thema nahezu jeder Kaffeeklatschrunde. Dieser Umstand kann dich in größere Konflikte stürzen. Du möchtest vielleicht dein verstorbenes Kind nicht „unterschlagen", aber auch nicht mit jedermann Details deiner Lebensgeschichte teilen. Vielleicht willst du manches Erleben für dich behalten, und vielleicht fürchtest du, kein Wort ohne Tränen herauszubringen. Manches Mal ist auch nur die Situation schlicht und ergreifend unpassend.

✱ Es gibt wohl keine wirklich passende Lösung für dieses Problem, und vermutlich nicht einmal eine, die für dich stets passt. Tue einfach, was dir gerade gut tut. Wer fragt, muss damit rechnen, dass er nicht zwangsläufig die unkomplizierte, fröhliche, unbeschwerte Antwort bekommt, die er erwartet hat.

Mir persönlich hilft es, offen zu sein. Erstens, weil ich meine Tochter gewürdigt wissen will. Und zweitens, weil ich der Meinung bin, dass es unserer Gesellschaft guttut, verwaiste Eltern zu erleben, die ihr Schicksal selbstverständlich ansprechen. Ich habe mir aber ein inneres Repertoire von Antworten zurechtgelegt, das ich je nach Situation und eigener Befindlichkeit verwende. Ich kann beispielsweise sagen: „Ich habe fünf Kinder."

Fragt jemand näher nach, erfährt er, dass eines nicht mehr lebt. Ich kann antworten: „Ich habe vier lebende Kinder." Dann weiß derjenige genauer, worauf er sich einlässt, wenn er nun detaillierter fragt. Oder ich formuliere: „Ich habe vier Kinder." Dann möchte ich nichts Näheres zu meinem Verlust erzählen. Du aber wirst deine eigene(n) Antwort(en) finden.

Wenn ich meine Tochter nicht erwähne, dann sage ich ihr innerlich, dass ich sie nicht vergessen habe.

... im Internet

Für die meisten von uns ist ein Leben ohne das Internet heute kaum noch vorstellbar. In einer Verlustsituation, wie du sie erlebt hast, kann das Internet eine große Stütze sein.

Ich selbst habe meine Tochter durch eine sehr seltene Komplikation verloren. Wäre ich nur zehn Jahre früher betroffen gewesen, hätte ich wohl nie eine Person getroffen, der Gleiches passiert ist. So aber bekomme ich Halt in einem Forum, in dem alle Frauen eine Uterusruptur erlitten haben. Ich fühle ich dadurch nicht so allein und ich erhalte auch fachliche Antworten.

✱ Betroffene finden sich also im Internet zu bestimmten Spezialthemen zusammen, aber auch und vor allem in jenen Foren, die verwaisten Eltern sowie an diesem Thema Interessierten und Angehörigen verwaister Eltern offenstehen. Dort erfahren sie alle Trost und Zuspruch bzw. einfach ein offenes Ohr.

Mittlerweile kommen konkrete Hilfsangebote hinzu. Der Begriff „Internettherapie" beschreibt beispielsweise ein Konzept, in dem sogenannte internetbasierte Gesundheits-Interventionen vorgenommen werden. Dadurch kann erreicht werden, dass die psychische Gesundheit wirksam gefördert wird und die Lebensqualität verwaister Eltern spürbar zunimmt. In der Gruppe der Teilnehmer an diesem Buch haben Nicole und Antje eine solche Therapie gemacht. Nicole schrieb dabei zu vorgegebenen Themen Gedanken auf und schickte sie an ihre Therapeutin. Es entstand eine Art Briefwechsel. Antje berichtet:

„Ich habe an einer Studie zum Thema psychologische Betreuung bei unerfülltem Kinderwunsch via Internet teilgenommen und darüber meine Erfahrungen auch den anderen Studienteilnehmern mitgeteilt."

Für einen Austausch im Internet sprechen viele Dinge. Zunächst einmal ist die Vernetzung möglich, um schrittweise aus seiner Höhle zu kriechen, ohne gleich das Haus zu verlassen. Damit stellt der Internetaustausch eine erste Möglichkeit dar, dosiert wieder am Leben teilzunehmen. Trudi ergänzt:

„Ich stoße im Internetforum auf viel Verständnis, tausche mich aus und habe schon eine sehr gute Freundin gefunden."

Judith[M] empfindet es als positiv, dass sie:

„anderen aus meinem Erleben heraus Ratschläge geben kann."

Sie erzählt aber auch:

„Einen Monat nach dem Tod meiner Tochter habe ich über ein Internetforum eine Frau kennengelernt, die am gleichen Tag ihre Tochter mit gleichem Namen und etwa gleicher Lebenszeit verloren hatte. Das war eine Art Fügung. Binnen weniger Tage begann ein sehr intensiver und umfangreicher E-Mail-Austausch, der bis heute – über ein Jahr danach – anhält. Wir sind den Weg durch die Trauer gemeinsam gegangen, auch wenn jede unterschiedliche Erlebnisse und Wahrnehmungen hatte und Höhen und Tiefen anders gemeistert hat."

Und Helen weiß:

„Man wird getröstet, wenn man Trost braucht, und kann auch andere trösten, wenn man die Kraft dazu hat. Mir hilft dieses Forum sehr."

Aber man kann auch nicht verschweigen, dass das Internet im Allgemeinen und Foren im Besonderen einige Nachteile haben (können). Antje findet ganz allgemein:

„Allerdings habe ich noch nie direkt mit selbst Betroffenen in einem Internetforum kommuniziert. Das, was man in solchen Foren meist liest, kommt mir meist viel zu platt und oberflächlich vor, und ich habe nicht das Gefühl, dass mir diese Art der Kommunikation helfen könnte."

Hinter dieser Aussage verbirgt sich auch das Bewusstsein, von jedem Internetnutzer nur einen Ausschnitt seiner Persönlichkeit zu sehen und in der Anonymität des Internets darauf vertrauen zu müssen, dass sich dieser unverstellt und authentisch präsentiert.

Nur sehr selten hört man von Extrembeispielen, doch selbst in einem so sensiblen Thema gibt es Fakes, also Menschen, die eine erfundene Geschichte als die ihre darstellen, obwohl sie diese nicht selbst so erlebt haben.

Ich musste selbst die Erfahrung machen, wie nachhaltig es das mühsam wiedergewonnene Vertrauen in Menschen und in die Welt erschüttern kann, wenn das Gegenüber nicht das ist, was es vorgab, zu sein.

Ebenso stellt sich die Frage, was du selbst von dir preisgeben möchtest. Bei der Beantwortung solltest du daran denken, dass viele Informationen im Internet dauerhaft verfügbar bleiben, selbst wenn du meinst, sie gelöscht zu haben.

✳ Ein überlegter, eventuell aus deiner Sicht anonymisierter Gebrauch der Möglichkeiten im Netz kann aber eine wertvolle Hilfe auf deinem Weg zurück ins Leben sein.

Platz für Gedanken:

_____

_____

_____

_____

Platz für Gedanken:

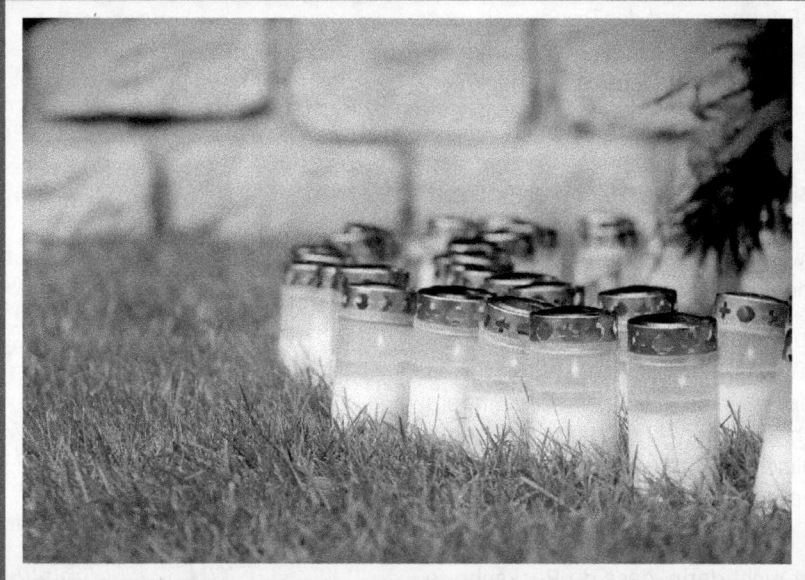

Gedenken

Meilensteine

„Ich halte diese Tage in erster Linie aus. Ich rede darüber, hole mir Hilfe. Dann schreibe ich alles auf und halte innere Dialoge mit meiner Tochter. Manchmal weine ich, wenn mir danach ist. Ich gehe spazieren, zum Grab, spiele Klavierstücke, die ich in der Schwangerschaft spielte. Aber vor allem durchlebe ich diese Tage", schreibt Lisa[M].

Egal, wie du diese besonderen Tage verbringst, vor allem durchlebst du sie. Auch nach vielen Jahren kann dies eine Zeit des Erinnerns und der Trauer sein, und du spürst, dass es auf deinem Leben noch immer einen Schatten gibt, der dich wohl lebenslang begleiten wird.

Gedenken kannst und wirst du deines Babys in den verschiedensten Situationen. Nach längerer Zeit aber wirst du feststellen, dass sich das intensive Erinnern vor allem auf die wichtigen Tage im Jahreslauf bezogen auf dein Sternenkind fokussiert.

Weihnachten, Geburtstage, Familienfeste, entscheidende Termine während der Schwangerschaft – all das sind Tage, die wahrscheinlich eine besondere Bedeutung für dich gewinnen. Aber auch an anderen – vielleicht symbolischen – Tagen spürst du dein verstorbenes Kind eventuell deutlicher als sonst.

✱ Dass es dir an solchen Tagen schlechter geht, liegt nicht darin, dass du Rückschritte in der Verarbeitung deines Verlusts und in der Heilung machst. Im Gegenteil: Durch die intensiven Gefühle kannst du weitergehen. Diese Tage sind Meilensteine, die du bewusst als solche annehmen solltest.

Am errechneten Entbindungstermin

Wenn dein Kind nicht rund um den sowieso ausgerechneten Entbindungstermin geboren oder erst nach der Geburt verstorben ist, ist dieser errechnete Termin häufig ein erster Meilenstein innerhalb der „Gedenktage".

Auch wenn nur etwa 4 Prozent aller Kinder an diesem rechnerisch vorhergesagten Datum geboren werden und damit höchst fraglich ist, ob sich dein Baby just an diesem Tag auf den Weg in diese Welt gemacht hätte, hat der errechnete Geburtstermin für viele Eltern eine große Bedeutung. Schließlich ist dieser Tag geradezu prädestiniert, sich das „Was wäre, wenn?" vorzustellen, wie auch Frank bestätigt:

„Es ist ein für mich sehr schwerer Termin. Ich habe gedacht, wie es jetzt wäre, wenn es ‚normal' abgelaufen wäre."

Viele Mütter formulieren, dass dieser Tag für sie ein besonderer ist:

„Da ich leidenschaftliche Taucherin bin, werde ich im Urlaub sein und unter Wasser an meine Tochter denken. Denn Wasser ist Leben, und aus dem Wasser kommt das Leben. Was kann es Schöneres geben, als ihr so zu gedenken? Trotzdem habe ich schon große Angst vor dem Tag!" (Natalie)

„Am errechneten Entbindungstermin überrollten mich meine Emotionen. Ich war wieder schwanger mit Zwillingen in der 12. SSW. Und eigentlich hätten spätestens heute unsere Söhne geboren werden sollen. Ich trauere und hoffe gleichzeitig, dass diesmal alles gut wird." (Melanie)

„Zum errechneten Termin waren wir in einem Restaurant essen, in dem wir auch in der Schwangerschaft gern waren, und haben auf unsere Tochter angestoßen." (Judith[M])

„Der eigentliche Entbindungstermin war sehr schlimm für mich und ich hatte Angst vor diesem Tag. Als Geschenk habe ich ihr zu ihrem Grab einen kleinen Engel gebracht, der in einem Mond liegt." (Jasmin)

„Am errechneten Entbindungstermin habe ich mir einen Krankenschein geholt. Ich war alleine zu Hause, da mein Mann arbeiten wollte. Aber es ging mir doch relativ gut. Ich war traurig, dass Johann nicht bei uns sein konnte, aber der Tag war viel einfacher, als ich mir vorher gedacht habe. Die Angst vor dem Tag war größer als die Trauer." (Ramona)

„Der Entbindungstermin war das absolute Angstdatum. Aber an diesem Tag ging es mir verhältnismäßig gut. Mein Mann und ich hatten uns darauf vorbereitet. Wir hatten einen Baum gekauft und an diesem Tag in unseren Garten gepflanzt. Außerdem haben wir mit Helium gefüllte Herzballons in den Himmel steigen lassen, und einen haben wir an sein Grab gebunden. Das hat gut getan." (Sandra)

An den Wochen-, Monats- und Halbjahrestagen

Ebenso gibt es sehr rasch Wochen- und Monatstage, die bestimmte Erinnerungen besonders hervorrufen, wie beispielsweise bei Angela, die schreibt:

„Im Grunde achte ich viel mehr auf jeden Montag und Dienstag. Und mir fällt auf, dass an diesen beiden Tagen immer die Sonne geschienen hat."

Trudi meint:

„An den Monatstagen geht es mir meistens schlechter, dann kann es schon vorkommen, dass ich mich weinend im Bett verkrieche."

Maike hat erkannt:

„Es ist nun gerade ein halbes Jahr her, dass Lotta gestorben ist. Ich dachte immer, dass ich an solchen Tagen nicht mehr trauern werde als sonst, aber da habe ich mich mal wieder geirrt. Ich befinde mich gerade in einem schlimmen Tief. Die Erinnerungen an meine Tochter sind plötzlich wieder sehr präsent. Leider auch die schlimmen. Ich gehe daher wieder täglich zu ihrem Grab und rede mit ihr. Ansonsten schreibe ich ihr Briefe oder kaufe ihr kleine Spielsachen, die ich ihr ans Grab legen kann. Das alles hilft mir, besser mit der Trauer umzugehen."

✳ Gerade der Halbjahrestag ist manches Mal sehr schwierig, denn er fällt etwa in eine Zeit, in der von deiner Umgebung erwartet wird, dass es jetzt endlich besser werden würde mit deiner Trauer. Viele Betroffene machen hingegen genau jene Erfahrung, die auch Maike schildert: Es geht ihnen deutlich schlechter. Die Erwartungshaltung von außen sorgt zusätzlich dafür, sich noch unverstandener und unglücklicher zu fühlen.

Am Geburtstag des Sterrnenkindes

Ein ganz besonderes Datum ist für die meisten Eltern der Geburtstag ihres Babys, der manchmal mit seinem Todestag zusammenfällt. Insbesondere, wenn sich der Geburtstag zum ersten Mal jährt, kann das eine erneute intensive Trauerphase in dir hervorrufen. Aber auch nach vielen Jahren markiert der Geburtstag häufig eine angespannte Phase. Astrid erlebt das so:

„Lenes Geburtstag macht mir sehr zu schaffen. Es fängt ungefähr vier Wochen vorher an. Ich bin gereizt, fahrig, weine häufig aus manchmal unerfindlichen Gründen. Ihr Geburtstag selbst ist manchmal schwer, manchmal aber auch schön, es kommt darauf an, was ich geplant habe. Ihr dritter Geburtstag war bisher der schlimmste."

Hilfreich ist es, den Tag bewusst zu erleben, und vielleicht sogar ein wenig zu planen. Alina rät:

„Ich finde es wichtig, in die Jahrestage nicht einfach hineinzustolpern."

✳ Viele Eltern haben genaue Vorstellungen, was sie an diesem Tag tun möchten. Manche haben Traditionen entwickelt, um diesen Tag zu überstehen oder sogar Freude und Dankbarkeit in der Erinnerung zu finden. Manchmal existieren all diese Gefühle nebeneinander. Der Geburtstag ist und bleibt ein bittersüßes Datum.

„Die Luftballons werden wir an jedem Geburtstag fliegen lassen." (Sandra)

„Wir haben Kuchen gebacken, sind zum Grab gegangen, haben dort eine Kerze angezündet und auch mal Engelchen oder Spielzeug hingestellt." (Lisa)

„Am Geburtstag der beiden gehen wir in den Friedwald." (Melanie)

„An Emils Geburtstag selbst werden wir mit allen, die uns zu seinem Sterben dort begleitet haben, zu Kaffee und Kuchen ins Kinderhospiz gehen. Wir werden dort sein Licht anzünden und im Raum der Stille, in dem er fünf Tage lag, auch ein Licht anzünden. Einen Tag später haben wir ganz viele Menschen zu Kaffee und Kuchen zu uns nach Hause eingeladen. Wir werden eine große, wuselige Runde sein, dabei auch viele Menschen, die wir erst in der Zeit mit Emil kennengelernt haben, und viele Eltern, die auch ein Kind verloren haben." (Alina)

„Ich durfte am ersten Sternengeburtstag von Josh wieder positiv testen." (Claudia)

Die Erfahrung, die Natascha macht, ist leider typisch:

„Erster Geburtstag: Tiefe Trauer. Mittags waren unsere Eltern da, und wir haben Kuchen gegessen. Zweiter Geburtstag: Meine Schwester hat ein Gesteck machen lassen. Dritter Geburtstag: Raphael gerät mehr und mehr in Vergessenheit."

Ich habe mir für Lillys Geburtstag immer gewünscht, auch von anderen Menschen kleine Geschenke oder Geburtstagskarten für sie zu erhalten. Das Schönste war und ist es für mich, wenn ich merke, dass meine Tochter nicht vergessen ist. Leider berücksichtigen das intuitiv nur sehr wenige Menschen. Ich selbst achte aber seit meinem Verlust darauf, anderen Betroffenen ab und zu ein solches Zeichen zukommen zu lassen. Diese Zuwendung kannst übrigens auch du anderen Eltern zuteil werden lassen.

Am Todestag des Sterrnenkindes

Wenn Geburtstag und Sterbetag nicht auf ein und denselben Termin fallen, scheint es eher so zu sein, dass der Geburtstag als positives Datum erlebt wird, der Todestag aber besonders viel Kraft von dir abverlangt. Dazu erzählt Claudia[N]:

„Ihr Todestag macht mich sehr traurig. Ich vermisse dann einfach mein Baby und sehe den kleinen Sarg in diesem tiefen Grab vor mir, und es zerreißt mich fast, dass ich sie nicht mehr beschützen kann. In dieser Zeit möchte ich oft über Mera reden, es ist aber schwierig, an dieses Thema ranzugehen."

Judith[M] aber sagt:

„Ihren Todestag habe ich weitgehend zu ignorieren versucht, war aber an diesem Tag auf der Sternenkinderwiese auf einem anderen Friedhof."

Und Astrid meint:

„Am Sterbedatum sind meine Gedanken sehr stark bei ihr."

Eine besondere Herausforderung ist es, wenn an einem Zwillingsgeburtstag ein lebendes Kind feiert und ein gestorbenes betrauert wird. Claudia[N] drückt das so aus:

„Es ist ein widersprüchlicher Tag, der Geburtstag meiner Töchter. Zum einen freue ich mich sehr, meine Tochter groß werden zu sehen und ihre Freude an diesem Tag mitzuerleben, gleichzeitig vermisse ich Mera und stelle mir vor, wie sie heute wohl aussehen würde und was für ein Mensch sie wäre."

Am eigenen Geburtstag

Der eigene Geburtstag markiert das Älterwerden, Wünsche für ein neues, aber auch den Rückblick auf ein vergangenes Lebensjahr. Nach echtem Feiern ist einem, vor allem im ersten Jahr nach dem Verlust, wohl eher nicht zumute. Ich schrieb in mein Tagebuch: „Bald wirst Du vier Monate, ich am selben Tag 29 Jahre. Kann man sich vorstellen, dass man in diesem Alter schon jemanden – gar sein eigenes Kind – begraben hat? Ich muss, obwohl ich nicht kann." und „Gestern haben wir über meinen Geburtstag gesprochen. Aber das will und kann ich nicht. Was soll ich schon für Wünsche haben? Meiner wird mir sowieso niemals erfüllt. Ich will Dich, und alles andere ist bedeutungslos."

✱ Besonders schwierig ist der eigene Geburtstag, wenn er wieder und wieder, Jahr um Jahr vor Augen führt, dass der tiefste eigene Wunsch nicht in Erfüllung geht. Auch Antje leidet sehr darunter:

„Von Jahr zu Jahr, seit der ersten Fehlgeburt, erscheint mir die Zeit vor und um meinen Geburtstag immer schwerer zu ertragen. Am liebsten möchte ich ihn ganz ignorieren, schon gar nicht feiern, denn er markiert ein weiteres verpasstes Jahr, und ich spüre die Angst vor der ablaufenden Sanduhr meiner eigenen Fruchtbarkeit. Schon im Vorfeld baut sich in mir eine gewisse Depression auf, die ich schwer verhindern kann. Am ehesten hilft noch, wegzufahren und den Alltag hinter mir zu lassen. Einen schönen Tag in der Natur mit meinem Mann zusammmen zu verbringen, ist meist ganz heilsam. Geschenke und Glückwünsche zum Geburtstag erfüllen mich nicht mehr, denn meinen innigsten Wunsch kann doch niemand erfüllen."

Am Namenstag

Nur in einigen Gegenden Deutschlands ist der Namenstag bedeutsam. In Bayern wird er allerdings häufig sogar intensiver wahrgenommen als der Geburtstag.

Ich habe den ersten Namenstag meiner Tochter, der ja einen religiösen Hintergrund hat, genutzt, um ihr ein besonderes Andenken zu widmen: „Heute ist Dein Namenstag. Da Du ihn nicht erleben wirst, haben wir uns etwas ausgedacht: eine Gedenkseite mit Fotos und folgendem Spruch, den wir Dir mitgeben wollen: ‚Ein Jegliches hat seine Zeit, und alles Vorhaben unter dem Himmel hat seine Stunde: geboren werden hat seine Zeit, sterben hat seine Zeit.' Das stimmt, doch alles in mir kämpft gegen diese Einsicht und gegen den Lauf der Welt."

Den gewählten Spruch hätte ich mit Blick auf die Zukunft auch weiterführen können, denn – so sagt das Prediger-Buch im Alten Testament: „Weinen und lachen, klagen und tanzen, Steine zerstreuen und Steine sammeln, herzen und ferne sein von Herzen, suchen und verlieren, behalten und wegwerfen, zerreißen und zunähen, schweigen und reden, lieben und hassen, Streit und Friede hat seine Zeit." All das begegnete mir noch in der Zeit von Trauer und Heilung.

Zu Weihnachten

Weihnachten ist die Feier einer Geburt. Einer glücklichen und richtungsweisenden Geburt. Auch die Geburt deines Kindes ist richtungsweisend, doch leider im traurigen Sinn. In einer Kirche erinnert dich vielleicht alles daran, dass dir eine solch freudige Geburt und/oder die Zeit danach mit deinem Baby verwehrt geblieben ist. Mir war das am ersten Weihnachtsabend ohne meine Tochter sehr bewusst: „Weihnachten erinnert uns an eine glücklichere Geburt, aber auch daran, dass nach dem Sterben noch etwas Wunderbares kommt. Ich bin glücklich, dass ich Dich kennenlernen durfte. Vom ersten Tag an hast Du mir immer das Gefühl gegeben, dass Du unbedingt zu unserer Familie wolltest."

* Familiär gesehen ist Weihnachten für viele von uns das wichtigste Fest im Jahreslauf. Das Zusammentreffen mit der (erweiterten) Familie, das Schenken oder Beschenktwerden, die Stimmung des Heiligen Abends – all das sind besondere Herausforderungen. Antje bedauert:

„Was wirklich jedes Jahr gefühlsmäßig schwierig für mich ist, das ist Weihnachten. Das Fest der Familie … nur nicht unserer kleinen Familie."

Martina meint:

„Jetzt geht es auf Weihnachten zu, und ich hatte mir auch schon vorgestellt, wie wir mit Baby Weihnachten feiern. Das nimmt mich alles sehr mit und ich habe oft das Gefühl, ich bin die Einzige, die sich das alles vorab so vorgestellt hat und die nun diesen Vorstellungen nachtrauert."

Judith lässt offen, was sie empfindet:

„Die Vorstellung, dass wir zu Weihnachten ein zwei Wochen altes Baby gehabt hätten …"

Am kritischen Tag, in der kritischen Woche bei einer Folgeschwangerschaft

* In einer Folgeschwangerschaft mögen zudem der Tag oder die Woche bedeutsam sein, in der dein Verlust geschehen ist. Es ist ein zu überwindender Punkt, an dem sich oft eine größere Ruhe einstellt. Ramona erinnert sich:

„Für einen Tag vor dem Zeitpunkt der Schwangerschaft, an dem wir Johann verloren haben, hatten wir einen Termin im Krankenhaus für einen Ultraschall ausgemacht. Der Termin war sehr schön, denn wir haben gesehen, dass es unserem Kind, das wir be-

kommen werden, gut geht. Es ist putzmunter und es geht ihm wunderbar, absolut kein Grund zur Sorge."

Es kann aber auch sein – so wie bei mir, da ich in keiner meiner Folgeschwangerschaften auch nur annähernd wieder in die 42. Schwangerschaftswoche gelangte –, dass du diesen besonderen Zeitpunkt nicht noch einmal überschreitest und du dich erst nach der Geburt etwas entlastet fühlst.

Noch später wird dies der Fall sein, wenn dein Kind nach einiger Zeit als Säugling gestorben ist und du zunächst den von dir als kritisch empfundenen Lebenszeitraum überwinden musst.

An anderen wichtigen Tagen

Die Eltern in diesem Buch nannten darüber hinaus noch weitere Tage, die eine besondere Bedeutung für sie haben, und vielleicht hast auch du noch weitere Anlässe im Kopf, die du mit deinem Sternenkind verbindest und bewusst begehen möchtest.

Für Alina etwa war noch der Diagnosetag von großer Wichtigkeit:

„Gejährt hat sich zum ersten Mal, dass wir die Diagnosen in der 32. Woche bekommen haben. Ich war um diesen Zeitpunkt herum viel traurig, und die Bilder aus dieser Zeit sind wieder aufgestiegen. Ich war an dem Wochenende, an dem es sich gejährt hat, jeden Tag an Emils Grab, habe ein Licht angezündet. Das tat gut."

Martina erinnert sich an das Laternenfest im Kindergarten:

„Ich war sehr traurig, weil ich mir schon im Sommer vorgestellt hatte, dass wir mit Kinderwagen oder Tragetuch am Laternenfest teilnehmen und Elias auch eine Laterne bekommt. Da schmerzten die Kinderwagen der anderen Eltern umso mehr. Als Abschlusslied sollte vor dem Ende des Laternenfestes das Lied ‚Weißt du, wie viel Sternlein stehen' gesungen werden. Wir sind zum Glück eher gegangen, denn es war eins der zwei Lieder, welche wir auf Elias' Beerdigung gespielt haben."

Sandra sagt:

„Ich hatte eine Babyparty geplant. Dieses Datum war schrecklich."

Susanne erzählt von positiver Erinnerung:

„In unserer Selbsthilfegruppe markierten wir die einzelnen wichtigen Daten unserer Kinder durch besondere Abende. Jeder bekam ein bisschen eigene Zeit und durfte sein Kind ganz persönlich vorstellen: mit Musik, Fotos, Tagebucheinträgen oder Erinnerungsstücken. Das forderte natürlich viel Kraft, beim Vortragen wie beim Zuhören. Aber es rief unsere Kinder hervor, und es rief unsere Erinnerungen hervor. Die wir bis zu diesem Zeitpunkt vielleicht nicht mehr angerührt hatten. Als ich in meinem Stella-Tagebuch zum ersten Mal las, konnte ich vor den anderen zum ersten Mal weinen. Das war hart, aber auch befreiend.“ Und: *„Zu Silvester wollten wir bei unserer Tochter sein, nichts anderes konnten wir uns vorstellen. So aßen wir mit lieben Freunden im kleinen Kreis, und gegen 23 Uhr marschierten wir Richtung Friedhof. Durch diesen gingen wir, mit Wunderkerzen, kleinen Raketen und einer kleinen Flasche Sekt ausgerüstet, und liefen im straffen Marsch 20 Minuten durch die absolute Dunkelheit zu unserer Tochter. Wir entzündeten Kerzen, Raketen und ‚feierten‘ mit ihr. Es fühlte sich gut und richtig an. Anschließend gingen wir zurück zu unseren Freunden und hatten noch einige Stunden im Warmen.“*

Nadine berichtet:

„Eine Woche nach der Beerdigung war in Luxemburg Muttertag. Ich fühlte mich einfach nur leer und ausgelaugt. Wer hatte bloß diesen Tag erfunden? Musste das jetzt sein? Überall diese Muttertagswerbungen … Ich wusste nicht, wie ich diesen Tag überstehen sollte. Mein Mann hat mir an diesem Tag einen schönen großen Blumenstrauß geschenkt. Ich wusste nicht, ob ich mich freuen oder weinen sollte?!?“

Und Alina schreibt:

„Vor ein paar Monaten gab es noch eine Zeit, als mir bewusst wurde, dass Emil nun länger tot ist, als er je gelebt hat. Das war schwer zu ertragen, weil die kurze Zeitspanne noch einmal so spürbar wurde.“

Zu Gedenkgottesdiensten

Mittlerweile wird an vielen Orten, zeitlich abseits der unmittelbaren Trauerfeierlichkeiten – beispielsweise einmal jährlich –, ein Gedenkgottesdienst für verstorbene Kinder angeboten. Nicht nur für Christen, sondern für alle verwaisten Eltern ist das eine ritualisierte Möglichkeit der alljährlichen Erinnerung. Damit kannst du der Trauer und Erinnerung Raum geben.

✳ Auch verwaiste Geschwister können daran teilnehmen. Sollte der Gedenkgottesdienst in jenem Krankenhaus stattfinden, wo dein Kind geboren und gestorben ist, kehrst du so auch an den eigentlichen Ort des Geschehens zurück.

Die Liturgie der Feier ist meist sehr einfach gehalten, die Lieder sind allgemein bekannt, und die Predigt orientiert sich sehr eng am Erleben verwaister Eltern. Meinen ersten Gedenkgottesdienst erlebte ich so: „Es ging um Noah und die Arche, und dass das Trauern wie diese Fahrt sei: ungewiss, isoliert, und doch hoffend. Alle Eltern haben einen Ölzweig als Symbol bekommen. Papa hat eine wundervolle Erinnerungsseite für Dich gestaltet, die wir in das Gedenkbuch der Krankenhauskirche geheftet haben.“

Mit den Compassionate Friends im Dezember

Oftmals ist der Gedenktag für verstorbene Kinder der Initiative Compassionate Friends (Mitfühlende Freunde) kombiniert mit Gedenkgottesdiensten. Diese Initiative hat es sich zum Ziel gesetzt, verwaiste Eltern zu unterstützen. Als Symbol der Liebe ist ein jährliches Ritual entstanden, das Worldwide Candle Lighting (Weltweites Kerzenentzünden). In jeder Zeitzone und überall auf der Welt sind Menschen eingeladen, Punkt 19 Uhr am zweiten Sonntag im Dezember eine Kerze anzuzünden, um aller verstorbenen Kinder zu gedenken – damit ihr Licht immer scheinen wird. Wenn die Kerzen in der einen Zeitzone verlöschen, werden sie in der nächsten entzündet. So wird 24 Stunden lang der Sternenkinder gedacht, indem ein großes Kerzenlichtermeer um den Globus wandert.

Rituale für besondere Tage

Es gibt unzählige Möglichkeiten, an für dich besonderen Tagen auch Besonderes zu tun. Die Mütter und Väter in diesem Buch erwähnten schon das Backen eines Kuchens, den Besuch auf dem Friedhof, kleine Geschenke, die Rückkehr zum Ort des Geschehens, die Suche nach einem symbolhaften Ort, Musik, das Essengehen, das Pflanzen eines Baumes, Steigenlassen von Ballons, Briefe, Kerzen, Blumen und eine kleine Feier. Wenn du deine Gedanken schweifen lässt, werden dir bestimmt viele weitere Möglichkeiten einfallen, wie du deinem Sternenkind an bestimmten Tagen ganz nah sein kannst.

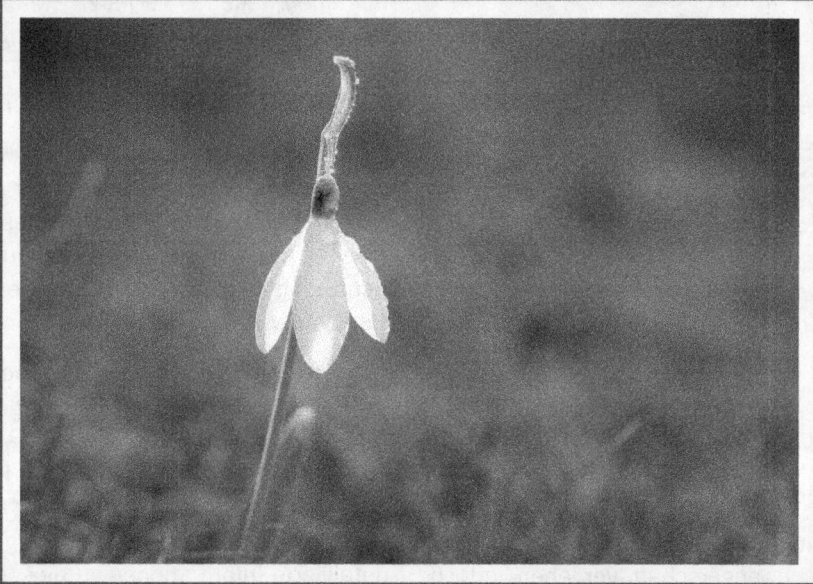

Folgeschwangerschaft

Häufig entsteht schon unmittelbar nach dem Verlust der tiefe Wunsch, wieder ein Baby zu bekommen. Das bedeutet nicht, das verstorbene Kind nicht ausreichend wertzuschätzen oder es ersetzen zu wollen, sondern drückt die Sehnsucht danach aus, die Elternrolle auch für ein lebendes Kind einnehmen zu wollen. Trotzdem sagt Angela:

„Ich schäme mich dafür, dass ich bereits 14 Tage nach Lenas stiller Geburt an ein weiteres Baby gedacht habe. Es macht mir ein schlechtes Gewissen."

Lisa^M findet dazu:

„Ich habe schnell an eine erneute Schwangerschaft gedacht. Der erste Wunsch war aber wohl eher ein Wunsch danach, unser erstes Kind wieder bei uns zu haben und die erste Schwangerschaft fortzusetzen. Ich will jetzt emotional erst mal einigermaßen klarhaben, dass es sich dann um ein zweites, anderes Kind handeln wird."

Und Helen meint:

„Den ersten Gedanken an ein Folgekind hatten wir schon in der Zeit, als wir auf Luis' Geburt warteten. Mein Mann und ich haben zum selben Zeitpunkt daran gedacht, uns angesehen und einander und auch Luis versprochen, dass er ein großer Bruder wird."

Von diesem unmittelbaren Gefühl bis zu einer tatsächlichen Folgeschwangerschaft vergehen jedoch oft viele Monate, die allerdings manchmal auch notwendig sind, um der Trauer ausreichend Platz einzuräumen. Eine Folgeschwangerschaft braucht Hoffnung, Zuversicht und Lebensvertrauen, das nach einem solch schwerwiegenden Verlust erst wieder entstehen möchte.

Vielleicht aber geht es dir so wie Antje^M. Sie konnte sich anfangs nämlich überhaupt keine weitere Schwangerschaft vorstellen:

„Unmittelbar nach dem Tod von Moritz war für mich klar, dass ich nie wieder Kinder haben wollte. Ich konnte mir einfach nicht vorstellen, dass mein Herz jemals ein anders Kind so lieben könnte wie ihn. So nach ca. drei Monaten habe ich darüber schon wieder anders gedacht. Wieso sollten wir eigentlich nicht doch nochmal ein Kind bekommen? Moritz hätte sich vielleicht ein Geschwisterchen gewünscht. In dieser Zeit fing der erste Wunsch nach einer neuen Schwangerschaft so langsam an zu wachsen. Auch bei meinem Mann wuchs der Wunsch so nach und
nach, doch er wollte auf jeden Fall noch etwas Zeit vergehen lassen. Seiner Meinung nach musste ich erst noch ein bisschen stabiler im Bezug auf meine Trauer werden. Der Wunsch wuchs, und nach fünf Monaten war er wieder weg. Ich wollte in dieser Zeit zwar ein Baby, konnte aber zwischen dem Wunsch auf die Rückkehr von Moritz und dem nach einer neuen Folgeschwangerschaft nicht unterscheiden. Dazu gesellten sich Gedanken und Gefühle, ich würde Moritz verraten. Nach sechs Monaten suchte ich mir einen neuen Frauenarzt. Mit ihm habe ich über Moritz und eine erneute Schwangerschaft gesprochen. Er war sehr verständnisvoll und sich sicher, dass wir es nochmal versuchen sollten."*

Lange, bevor ich dieses Buch begonnen habe, ist eines entstanden, das sich enger mit Folgeschwangerschaften befasst. Ich schrieb es in meiner ersten eigenen Folgeschwangerschaft aus der Erkenntnis heraus, dass es einen entsprechenden Ratgeber in Deutschland noch nicht gibt.

* In diesem Buch hier gehe ich daher nur in kürzerer Form auf Folgeschwangerschaften ein. In „Meine Folgeschwangerschaft. Begleitbuch für Schwangere, ihre Partner und Fachpersonen nach Fehlgeburt, stiller Geburt oder Neugeborenentod" (edition riedenburg) findest du noch detaillierte Informationen zu diesem sehr speziellen Thema

Noch ein Kind? Die Entscheidung treffen

„Dürfen wir das? Noch einmal ein Baby der Gefahr aussetzen, zu sterben, bevor es richtig leben durfte? Riskieren, dass ich sterben könnte? Oder dürfen wir unseren Wunsch nach weiteren Kindern voranstellen? Wird ein neues Baby Dich verdrängen? – Für unsere Umwelt ist diese letzte Frage wohl schon heute mit einem ‚Ja' zu beantworten. Dürfen wir Dir das antun?" – Das fragte ich mich einen Monat, nachdem unsere Tochter gestorben war.

Ich warf damit viele Fragen auf, die vielleicht auch dich bewegen, wenn du darüber nachdenkst, ob du eine Folgeschwangerschaft wagen möchtest. Es können aber auch ganz andere Überlegungen sein, die du vielleicht durchdenken und mit deinem Partner besprechen möchtest, zum Beispiel:

- Wie weit bin ich in meiner Trauer um mein gestorbenes Kind?
- Könnte ich mit einem erneuten Verlust umgehen?
- Erlaubt meine körperliche Heilung bereits eine Folgeschwangerschaft?
- Wünsche ich mir ein Folgekind oder einen Ersatz?
- Kann ich die Belastungen einer neuen Schwangerschaft (er-)tragen?
- Wie steht mein Partner zu einer neuen Schwangerschaft?
- Spielt mein Alter eine Rolle?
- Gibt es ein Wiederholungsrisiko?
- Welche Fragen oder Gedanken die Eltern bewegen, schildern sie selbst:

„Wir wollen es möglichst schnell mit einer neuen Schwangerschaft probieren. Ich habe einige Frauen kennengelernt, die eine Fehlgeburt hatten und danach auch sehr, sehr traurig waren, aber durch eine Folgeschwangerschaft wieder aus der Depression herausfinden konnten. Ich möchte auch keinen allzu großen Abstand zwischen meinen Kindern haben. Ich glaube, dass meine Angst jetzt nicht größer ist, als sie es in ein oder zwei Jahren wäre. Medizinisch habe ich sowieso grünes Licht." (Judith)

„Das Jahr bis zu Emils erstem Geburtstag soll nur ihm gehören, und vielleicht sogar das Jahr bis zu seinem ersten Todestag. Außerdem brauche ich ein wenig Ruhe und Verschnaufpause, bevor ich mich traue, mich mit der Intensität einer neuen Schwangerschaft wieder ins Leben zu wagen. Aber wir wissen, dass wir uns noch weitere Kinder neben Emil wünschen." (Alina)

„Ich wünsche mir ein Baby in meinen Arm, das Ähnlichkeit mit Elias hat. Ich möchte Christian so gerne einen Sohn schenken, der lebt, und mit dem er das Glück und die Liebe erfahren kann, wie er es jetzt bei seinem ersten Sohn nicht konnte. Dieses Thema wurde zwischen uns allerdings noch gar nicht angesprochen und berührt, weil ich sehr große Angst habe, dass Christian das Thema komplett ablehnt. Ich weiß nicht, wie ich damit umgehen soll." (Martina)

Vielleicht möchtest du auch gar nicht planen und einfach der Natur ihren Lauf lassen, wie Gunnar:

„Wir planen es nicht, wir verhüten einfach nicht, und wenn es passiert, dann soll es so sein."

Melanie erklärt:

„Wir haben uns nicht bewusst für eine neue Schwangerschaft entschieden, aber auch nicht verhütet. Zehn Wochen nach der stillen Geburt, am Tag unserer standesamtlichen Hochzeit, erfuhren wir, dass ich wieder schwanger bin. Ich wurde von der Schwangerschaft völlig überrumpelt. Damit hätten wir nicht gerechnet, denn ich dachte, dass mein Kopf, meine Seele und die Trauer neues Leben verhindern würden."

Und Claudia berichtet:

„Anfang Mai beschlossen wir dann, den Kinderwunsch doch erst mal wieder auf Eis zu legen und uns um meinen TSH-Wert [Hormonwert, der Aussage über die Schilddrüsenfunktion gibt, Anm. H.W.] zu kümmern. Doch das Leben lässt sich nicht planen, schon gar nicht, wenn man ein Sternenkind hat. So kam es dann, dass ich genau am ersten Sternengeburtstag positiv testen durfte. Und ich musste feststellen, dass es keinen richtigen Zeitpunkt für eine Schwangerschaft gibt, sondern, weil ein Kind unterwegs ist, ist der Zeitpunkt richtig."

Den „richtigen" Zeitpunkt für eine Folgeschwangerschaft gibt es wohl tatsächlich nicht. Einzig und allein du bist der Gradmesser dafür, wann der für dich passende Zeitpunkt gekommen ist, um es noch einmal zu versuchen. Dazu meint Sandra:

„Es war richtig für mich, direkt wieder schwanger zu werden. Wenn man sich so sehr ein Kind wünscht, warum dann mit aller Gewalt verhindern? Mir hatten einzelne Personen abgeraten, gleich wieder schwanger zu werden. Wir haben es so für uns entschieden und es dem Zufall überlassen. Da die meisten anderen nicht wissen, wie wir uns fühlen, können sie auch nicht über uns urteilen und denken, sie wüssten, was für uns besser ist."

Und Trudi findet:

„Für uns war es klar, dass wir nicht verhüten würden, denn schließlich wünschten wir uns ein Kind, daher war Verhütung für uns widersinnig. Ich wurde schon nach 2 Monaten wieder schwanger – anfangs ein echter Schock. Dass mein Körper so schnell wieder funktionieren würde wie ‚eine Maschine', war doch ziemlich erschreckend. Aber trotzdem war es gut so. Ich glaube, die Folgeschwangerschaft hat mir auch sehr auf meinem Weg der Trauer geholfen."

Es kann aber auch sein, dass eine neue Schwangerschaft lange auf sich warten lässt. Dietmar erzählt:

„Wenn es nach uns gegangen wäre, wäre die erneute Schwangerschaft so schnell wie möglich passiert. Es hat aber, Gott sei Dank muss ich sagen, ein halbes Jahr gedauert, bis meine Frau wieder schwanger wurde. Diese Zeit haben wir beide gebraucht, um vieles zu verarbeiten und uns ganz auf die Trauer um Luis konzentrieren zu können."

Deine Gefühle zu diesen neun Monaten werden sich oft wandeln. Maike weiß:

„An manchen Tagen wünsche ich mir nichts sehnlicher, als wieder schwanger zu sein. An anderen Tagen möchte ich kein Folgekind mehr und ekle mich sogar vor einer Schwangerschaft. Vielleicht ist das die Angst, ich weiß es nicht. Ich denke, ich werde merken, wann der richtige Zeitpunkt gekommen ist."

✳ Das ist es, was eine Folgeschwangerschaft von anderen Schwangerschaften meist unterscheidet: Medizinisch mögen sie normal und unauffällig sein, doch emotional sind sie ein stetes Wandeln zwischen widersprüchlichen Empfindungen.

Wieder ein Kind zu erwarten bedeutet jedenfalls ganz gewiss nicht, dass du nicht mehr trauerst. Vielleicht zieht sich die Trauer ein wenig zurück, doch sie wird nicht verschwinden. Die Phasen der Trauer wirst du auch in jenen Monaten und selbst nach der Geburt des Folgekindes weiter durchleben. Du kannst durch eine neue Schwangerschaft Licht und Zuversicht in dein Leben bringen, aber abkürzen kannst du die Trauer nicht.

Auf der Suche nach Begleitern

Hoffentlich hast du auf deinem bisherigen Weg der Trauer Hilfe und Unterstützung von außen erfahren. Genau diese Personen – und vielleicht einige weitere – wirst du nämlich auch in einer Folgeschwangerschaft brauchen.

In medizinischer Hinsicht sind dein Gynäkologe und deine Hebamme vermutlich die ersten und wichtigsten Ansprechpartner, aber auch darüber hinaus kannst du Menschen aktivieren, bei denen du das Gefühl hast, gut aufgehoben zu sein.

Oftmals wirst du jenen vertrauten Personen wiederbegegnen (wollen), die auch in der Schwangerschaft deines Verlusts für dich da waren. Doch es kann auch sein, dass du dich nicht gut betreut gefühlt hast. Dann solltest du dich nicht scheuen, dir neue Begleiter zu suchen.

✳ Dein Partner kann deine wichtigste Begleitung sein, denn er kennt dich. Er hat euren Verlust ebenso erlebt und wünscht sich – genau wie du – ein Baby. Als Ansprechpartner zu Hause ist er abseits der Fachpersonen die entscheidende, vor allem emotionale Unterstützung. Hinzu kommen Familie und Freunde, die dir den nötigen Halt geben können.

Vielleicht möchtest du aber auch weitere Hilfen erwägen, beispielsweise durch eine Selbsthilfegruppe und Internetforen, durch eine therapeutische Begleitung, oder zur Geburt durch eine Doula.

Mögliche vorbereitende Untersuchungen

Nach deinem Verlust willst du verständlicherweise alles dafür tun, dass deine Folgeschwangerschaft mit einem lebenden, gesunden Baby endet. Dieser Wunsch steht zwar bei weitem nicht immer in deiner Macht, aber es gibt Möglichkeiten der günstigen Vorbereitung. Lisa[M] bestätigt:

„Medizinisch haben wir ein paar Untersuchungen gemacht. Inzwischen sind wir aber auch an dem Punkt, dass wir wissen, dass man nicht alles untersuchen und ausschließen kann. Es braucht vor allem Urvertrauen."

Wichtig sind für dich zum einen jene Verhaltensweisen der gesunden Lebensführung, die allen werdenden Eltern empfohlen werden – und die du vermutlich auch in der vorhergehenden Schwangerschaft beachtet hast.

Zudem kann gegebenenfalls – vor allem, wenn eine klare Verlustursache definiert oder vermutet wurde – durch bestimmte Untersuchungen und Verhaltensregeln das Wiederholungsrisiko als Grund für den Verlust bestimmt oder sogar minimiert werden, es können möglicherweise Medikamente verabreicht werden, die gewisse Komplikationen verhindern, oder es sind andere Maßnahmen möglich, um dein Folgekind zu schützen.

Wenn es nicht klappen will

In Deutschland hat mittlerweile jedes siebente Paar Probleme, schwanger zu werden. Verwaiste Eltern berichten noch häufiger davon, weil die Fruchtbarkeit auch durch das Trauma des Verlusts beeinflusst werden kann. Insbesondere, weil der Folgeschwangerschaft eine belastende und traurige Zeit vorausgeht, treten rasch intensive negative Gefühle auf, wenn „es nicht klappen will".

✱ Neid, Trauer und Wut vermischen sich vielleicht, und die bereits bekannte Frage „Warum gerade ich?" stellt sich schon wieder und wird immer lauter. Glücklicherweise erleben jedoch viele Eltern – und so hoffentlich auch du – eine weitere Schwangerschaft, zumal dann, wenn vor dem Verlust keinerlei Fertilitätsprobleme existiert haben.

Wenn das verstorbene Kind allerdings bereits erst mithilfe einer längeren medizinischen Behandlung entstanden ist, kann sich das als doppelte Bestrafung anfühlen. Du hast vielleicht gemeinsam mit deinem Partner viele Jahre auf das Baby gewartet, es ersehnt und erwünscht und strapaziöse wie teure Behandlungen auf dich genommen.

Nun fühlst du nicht nur den Verlust deines Babys, sondern verspürst wahrscheinlich auch die Angst vor einer neuerlichen, beschwerlichen Behandlung, und vielleicht sogar vor der Aussicht, nie ein eigenes lebendiges Baby im Arm halten zu können.

Eine gute Begleitung, die nicht nur die medizinischen Aspekte der Kinderwunschbehandlung in den Fokus rückt, sondern auch deine seelische Verfassung in den Blick nimmt, ist für dich besonders wichtig. Claudia[N] schreibt dazu:

„Momentan sind wir in einer sehr schweren Situation, die Chancen stehen sehr schlecht, noch einmal das Wunder einer Schwangerschaft zu erleben. Ich unterziehe mich gerade wieder einer 3-monatigen Behandlung für unseren letzten IVF-Versuch, und dieses Mal ist es körperlich und psychisch das anstrengendste und belastendste Mal für mich."

Und Yvonne meint:

„Ich bin nicht schwanger und werde es wohl auch nicht mehr werden. Auf Tim und Lukas haben wir 13 Jahre gewartet. Das Thema stellt sich wohl nicht wirklich."

Verantwortung für einen anderen Menschen zu übernehmen und ihm Begleiter zu sein, ist aber nicht nur durch (biologische) Elternschaft möglich. Falls für dich auch andere Wege eine Option sind, kann dir der Abschnitt „Eine Folgeschwangerschaft – nicht der einzige Weg" weitere Gedanken mit auf den Weg geben.

Wieder schwanger!

Wenn du feststellst, dass du erneut schwanger bist, wird dies hoffentlich Freude auslösen. Den meisten Eltern geht es aber so, dass schnell Angst und Sorge hinzukommen. Selten gibt es eine konkrete Begründung dafür, und vielmehr resultieren diese Gefühle aus der Erfahrung des Verlusts. Angela erzählt:

„Viele widersprüchliche Gefühle schwirrten mir im Kopf herum. Es ist traurig, dass ich niemals mehr so unbeschwert in eine neue Schwangerschaft gehen kann. Wenn ich so überlege, wünsche ich mir oftmals, mein Baby einfach fertig in den Arm gelegt zu bekommen."

Deshalb fallen dir vielleicht plötzlich Entscheidungen schwer, die du in der vorhergehenden Schwangerschaft kaum als problematisch empfunden hast: Wem möchtest du wann mitteilen, dass du wieder schwanger bist? Welche Vorsorgeuntersuchungen möchtest du wahrnehmen? Welche zusätzlichen Tests machen?

Zudem achtest du wahrscheinlich viel mehr auf Gefahrenzeichen und fühlst dich ab und zu beunruhigt. Schließlich hast du in der Zeit nach deinem Verlust andere Eltern mit anderen Geschichten kennengelernt und bist gut darüber informiert, welche Komplikationen auftreten könnten. Allerdings ist es wichtig, dass du dabei nicht den Blick dafür verlierst, dass der Tod deines Kindes eine tragische Ausnahme ist.

✱ Versuche daher, so weit wie möglich Tag für Tag zu leben. Der Blick auf viele Wochen und Monate kann manches Mal ganz schön beängstigend sein, aber du wirst diese Hürden alle nehmen können.

Es gibt viele Dinge, die dir helfen können, und die Aussagen anderer Eltern in deiner Situation beinhalten vielleicht einige Ideen zur Nachahmung:

„Ab der 18. SSW hatte ich kleine Motivationszettel am Kühlschrank hängen, von denen ich nach jeder geschafften SSW einen wegwerfen konnte." (Melanie)

„Vor der 17. SSW hatte ich große Angst. Mein Frauenarzt bot an, einen Extra-Ultraschall zu machen, auch meine Hebamme kam vorbei." (Lisa)

„Den ersten Sterbetag am Anfang der Folgeschwangerschaft haben wir genutzt, um an diesem schweren Tag der Familie auch eine freudige Nachricht zu überbringen." (Natascha)

„Ich habe angefangen, zu stricken, was für mich wie eine Therapie war." (Trudi)

„Ich kann jederzeit jemanden erreichen, meine Frauenärztin sogar privat." (Claudia)

„Ich war sehr früh im Krankenhaus, um den Geburtsmodus zu besprechen. Es war mir wichtig, dass sie dort über mich Bescheid wissen." (Astrid)

„Wenn ich mal wieder fern jeglicher Realität in irgendwelchen abstrusen Hirngespinsten versunken war, holte mich mein Mann mit seiner realistischen Sichtweise immer wieder zurück. Aber er nahm mich und meine Empfindungen auch stets ernst." (Ramona)

Besonders wichtig sind für dich voraussichtlich jene Meilensteine in der Schwangerschaft, die dir sagen, dass deine Zuversicht berechtigt ist.

Wenn du das erste Mal das Herz schlagen siehst, wenn eventuelle pränataldiagnostische Untersuchungen einen günstigen Befund liefern, wenn bestimmte Keime nicht auftauchen, wenn die ersten Tritte zu spüren sind, wenn die Grenze der Lebensfähigkeit erreicht ist, wenn die Geburt vorüber ist, unter Umständen auch erst, wenn das erste Lebensjahr vergangen ist: Je nachdem, wann und durch welche Ursache du deinen Verlust erlebt hast, gibt es Momente, die Besonderes für dich anzeigen. Judith[M] empfand das so:

„Es gab Zeiten sehr großer Anspannung und Nervosität, gepaart mit häufigen Kopfschmerzen und Schlafschwierigkeiten. Es passte genau mit bestimmten Zeiträumen zusammen und wurde danach auch wieder besser. Diese spannungsreiche Zeit war besonders um den ersten Geburts- und Todestag unserer Tochter sowie in der 23./24. SSW, als ich im Jahr zuvor mit dem Rettungswagen in die Klinik eingeliefert worden war und es nach einer Woche zur Geburt kam. In der 21. SSW erlebte ich einmal eine schlaflose Nacht mit beängstigenden Gedanken, da ich mir einbildete, einen Blasensprung gehabt zu haben. Das war vollkommen unbegründet, aber es kam ein immer schlimmer werdendes Gedankenkarussell in Gang. Ich malte mir die nun folgende Geburt aus,

überlegte ernsthaft, wo wir das Kind begraben sollten und war froh, dass wir schon einen Namen gefunden hatten. Nach der 24. SSW wurde ich wirklich ruhiger. Zum einen war der Zeitpunkt meines traumatischen Erlebnisses aus dem Vorjahr verstrichen, und zum anderen wusste ich ja genau, dass nun die Chancen für das Kind von Woche zu Woche stiegen. Trotz allem Grundoptimismus haben wir erst sehr spät mit zaghaften Einkäufen für unser zweites Kind angefangen. Über größere Anschaffungen haben wir uns erst nach der 30. SSW Gedanken gemacht."

Häufig werden Schwangerschaften nach einem Verlust als Risikoschwangerschaften eingestuft. Das muss jedoch nicht zwangsläufig bedeuten, dass du oder dein Baby besonders gefährdet seid, sondern es erlaubt dem Arzt und auch der Hebamme eine engmaschigere Kontrolle. Ob diese hilfreich und sinnvoll ist, sei dahingestellt.

✳ Es hängt nun stark von deiner persönlichen Einstellung ab, ob du dich durch häufiger durchgeführte (medizinische) Untersuchungen sicherer fühlst, oder Vertrauen dahingehend hast, dass diese Schwangerschaft positiv enden wird. In den Fällen, wo tatsächlich besondere Gefahren vorliegen oder deine emotionale Lage instabil ist, wird dein Gynäkologe eventuell ein Beschäftigungsverbot erwägen. Falls das der Fall sein sollte, kannst du das vielleicht als Chance sehen, diese Zeit gut für dich zu nutzen.

Die zurückblickenden Einschätzungen decken sich bei allen Eltern. Melanie formuliert stellvertretend:

„Für sie war es wert, jeden beschwerlichen [vielleicht aber auch „nur" herausfordernden, Anm. H.W.] Weg zu gehen."

Reaktionen der Umwelt auf die Folgeschwangerschaft

Nicht immer löst die Mitteilung, dass du wieder ein Kind erwartest, bei den Menschen in deiner Umgebung nur Freude aus.

Ich wünsche dir aber, dass du vor allem Unterstützendes erfährst. Viele Mütter in diesem Buch berichten, wie hilfreich zuversichtliche Mitmenschen waren, wie Familie und Freunde praktische Hilfe geleistet haben, und wie von vielen Seiten ermutigende Worte kamen. Trudi notiert:

„Alle haben sich dann sehr gefreut und waren zuver-sichtlich, dass alles gut gehen würde. Unsere Eltern und Geschwister haben sich rührend um uns gekümmert."

Und Natascha resümiert:

„Sie haben sich mit uns gefreut, gebangt, gezittert und gehofft."

Für Judith[M] wurde auch ihre verstorbene Tochter wieder präsenter, denn:

„Der Optimismus war zwar manchmal etwas an-strengend, aber die häufigen und ehrlich gemeinten Fragen, wie es einem gehe, habe ich benutzt, um offen über meine Ängste und Sorgen zu sprechen. Ich habe auch immer wieder auf Parallelen oder Er-lebnisse aus der ersten Schwangerschaft verwiesen. Insofern war auch unsere verstorbene Tochter durch die Folgeschwangerschaft in meinem Umfeld wieder präsenter. Das empfand ich als sehr schön, denn nach einem Jahr fragt im Bekanntenkreis kaum noch jemand, wie es einem geht, oder meint mit dieser Frage nicht die Trauer um das verlorene Kind."

Melanie schreibt ohne Hinweis darauf, ob sie dies als hilfreiche Fürsorge oder als belastende Erinnerung an ihren Verlust empfunden hat:

„Ich spürte die Hilflosigkeit und wurde behütet wie ein rohes Ei. Nach einer Untersuchung mussten wir Familie und Freunden immer schnell eine SMS schi-cken, dass alles okay war."

* Wenn du ablehnende Haltungen verspürst, dann versuche, diesen Menschen ein Stück weit aus dem Weg zu gehen. Vergegenwär-tige dir, dass vor allem eigene Lebensthemen der entsprechenden Person, die Angst vor einem neuerli-chen Verlust, vor deiner Trauer und eventuell die Sor-ge um deine Gesundheit dazu führen, dass jemand nicht positiv gegenüber deiner neuen Schwanger-schaft eingestellt ist. Lisa berichtet dazu:

„Meine Schwester machte mir große Vorwürfe, was wir uns nur gedacht hätten und was Tim-Luca darü-ber sagen würde, und dass ich den Verlust noch nicht verarbeitet hätte. Sie freute sich mit keinem Stück. Die Reaktion von ihr damals verletzt mich bis heute."

Ramona erzählt:

„Meine Mutter ist noch ziemlich ängstlich. Sie war sich lange unsicher, ob es so gut ist, dass ich schnell wieder schwanger geworden bin. Sie hat Angst, dass ich wieder einen Verlust erleben muss, und will mich vor diesem Leid schützen."

Heike weiß noch:

„Einmal sagte ein Familienmitglied: ‚Wieso bist du nochmal schwanger, noch einmal stehe ich so einen Verlust nicht durch.' Da fragte ich mich wirklich ... ich war sprachlos."

Versuche, dich vor allem mit jenen Mitmenschen zu umgeben, die deinen Wunsch respektieren und beja-hen, die für dich da sind und mit dir durch die Höhen und Tiefen der folgenden Monate gehen.

Die Geburt des Folgekindes

Die Geburt eines Kindes ist stets ein magischer Moment. Noch mehr, wenn du zuvor ein Kind ver-loren hast. Wenn dein Kind mit offenen Augen und vielleicht lauthals die Welt begrüßt, lösen sich viele Ängste in Luft auf.

Du fieberst diesem Moment wahrscheinlich beson-ders entgegen und überlegst dir, wie die Geburt sein wird. Oft ist bei verwaisten Eltern zu beobachten, dass sie das Gefühl haben, mit der Geburt noch ein-mal einen besonders gefährlichen Punkt überwinden zu müssen.

* Möglicherweise tendierst auch du dazu, nun nichts mehr dem Lauf der Dinge zu überlas-sen. Statistisch gesehen entscheiden sich verwaiste Eltern in einer Folgeschwangerschaft häu-figer für eine medikamentöse Geburtseinleitung oder einen primären Kaiserschnitt. Nur in wenigen Fällen ist dies jedoch medizinisch notwendig und ratsam.

Wenn du durch einen Kaiserschnitt entbinden musst oder möchtest, kannst du diese Situation aktiv mitge-stalten, um trotzdem vom ersten Augenblick an eine intensive Zeit mit deinem Baby zu haben. Natascha meint:

„Wir haben uns für einen geplanten Kaiserschnitt entschieden, weil wir unser Folgekind so schnell wie möglich bei uns haben wollten. Die Minuten bis zum ersten Schrei waren endlos."

Astrid erzählt:

„Ich bin zu einem Regeltermin ins Krankenhaus bei 30+1 SSW. Es ging mir das Wochenende davor sehr schlecht, so dass ich beschlossen hatte, den Rest

der Schwangerschaft im Krankenhaus zu bleiben. Als ich das meiner Ärztin sagte, wurde sie hellhörig und hat mich sofort untersucht. Ich hatte Wehen, und der Muttermund war schon etwas geöffnet. Im Laufe des Vormittags wurde klar, dass meine Kaiserschnittnarbe vielleicht nicht halten wird und man die beiden noch am gleichen Tag holt. Seitdem habe ich nur geweint und den totalen Flashback erlebt. Man hat versucht, es mir so leicht wie möglich zu machen, aber meine Angst war sehr groß. Als ich langsam wieder zu mir kam, hörte ich die Stimme meines Mannes und er sagte: ‚Den Kleinen geht es gut.' Dafür werde ich ihm ewig dankbar sein."

Und Heike erklärt:

„Die Geburt meiner Tochter per geplantem Kaiserschnitt war für mich eine seelische Folter. Ich hatte große Angst, dass sie uns doch noch irgendwie entwischt. Mithilfe von spezieller Yogaatmung schaffte ich es aber, mich ruhig zu halten und das Baby nicht unnötig zu stressen. Als sie mir dann direkt nach der Geburt an die Wange gehalten wurde und ich sie sah, bekam ich einen riesigen Schreck. Sie sah aus wie mein Engel Elias, doch sie lebte und teilte das auch lautstark mit. Das machte mich wahnsinnig glücklich."

Eine Geburt kann dich mit Vielem versöhnen, wie Judith[M] ausdrückt:

„Obwohl die Geburt meines Folgekindes im gleichen Kreißsaal stattfand wie die erste, gab es keine Parallelen und es kamen auch keine widerstreitenden Gefühle auf. Da der Moment der Geburt des ersten Kindes zu den wenigen glücklichen Augenblicken gehörte, bin ich gern wieder in diesen Kreißsaal gegangen. Die Situation war aber eine vollkommen andere."

Trudi berichtet:

„Als sie endlich geboren war, konnte ich nur noch rufen: ‚Sie lebt, sie lebt!'"

Melanie meint:

„Die Geburt unserer Folgezwillinge erlebte ich als ein Ereignis voll Kraft und Stärke. Ich fühlte mich sehr gut und wusste, dass dies der Weg zu unseren Kindern ist. Das war meine Motivation. Ich wollte das schaffen, ich wollte diese Zwillinge spontan entbinden, ich wollte ihren ersten Schrei bewusst wahrnehmen, und dann wollte ich nur noch Mama sein."

✱ Es ist eine schwierige Gratwanderung zwischen dem Versuch, so viel Kontrolle auszuüben wie möglich, und andererseits ausreichend Vertrauen zu haben, dass der natürliche Weg der beste ist. Ein Geburtsplan könnte dir helfen, genauer zu durchdenken, was deine Wünsche und Vorstellungen sind, und wie sich diese in deinem Sinne und mit Blick auf die Bedürfnisse deines Babys am besten verwirklichen lassen.

Mit dem Baby leben

Vielleicht stellst du nach der Geburt deines Folgekindes verwundert fest, dass nicht alle deine Ängste verschwunden sind. Durch deinen Verlust bist du allgemein sensibilisiert und weißt, dass das Leben manchmal nicht berechenbar ist. Du spürst jetzt eventuell, dass du nur schlecht loslassen kannst, nachdem sich dein sehnlichster Wunsch endlich erfüllt hat. Lisa erzählt:

„Ich hatte gehofft, die Angst hätte ein Ende mit der Schwangerschaft, doch natürlich ging es nach der Geburt weiter. Ich hatte immer panische Angst um mein Folgekind, aus heutiger Sicht kann ich jedoch nicht sagen, ob es die natürliche Angst war oder durch den Verlust bedingt. Ich hatte vor allem Angst vor dem plötzlichen Kindstod."

Natascha berichtet:

„Die ersten Tage verflogen nur so. Ich musste mein Folgebaby immerzu ansehen und habe seine Atmung ‚überwacht'. Auch war es anfangs sehr schwierig für mich, da mein Sohn unserem verstorbenen Raphael sehr geähnelt hat. Und die Gedanken kreisten erst recht – was würde Raphael jetzt schon alles können? Wie wäre die Zeit mit ihm verlaufen?"

Wenn tatsächlich Anlass zur Sorge gegeben ist, wie bei Astrid, kann das als Retraumatisierung wirken:

„Die erste Zeit nach der Geburt war die Hölle. Unser Sohn hatte Startschwierigkeiten, und die Angst, noch ein Kind zu verlieren, hat mich schier verrückt gemacht. Es fühlte sich teilweise viel schlimmer an als Lenes Verlust."

Außerdem bemerkst du möglicherweise, dass die Trauer noch einmal verstärkt zurückkehrt. Kein Wunder, denn dein Folgekind führt dir tagtäglich vor Augen, was du mit deinem Sternenkind alles verpasst (hast). Nimm dir daher ausreichend viel Zeit, um jene

Erinnerungen, die Schwangerschaft, Geburt und die erste Zeit mit dem Baby begleiten, offen zu durchleben.

✳ Es ist vielleicht eine eigene, ganz besondere Trauerphase, die du durchmachst, während du in großen Schritten durch einen Heilungsprozess schreitest, der von einem lebenden Kind ausgelöst wird. Trudi meint dazu:

„Mit der Geburt unseres Folgekindes sind wir in unserer Trauer einen großen Schritt weitergekommen, obwohl der Schmerz an manchen Tagen noch so tief sitzt wie am ersten Tag. Aber das wird wohl immer so bleiben ...“

Judith[M] ergänzt:

„Eines Abends, als ich allein im Krankenzimmer war, haben mich aber meine Gefühle übermannt. Es war so eine große Sehnsucht vorhanden, und auch wieder die längst schon zurückgedrängte Frage, warum sie nicht leben durfte und wie sie jetzt wohl sein würde.“

Und Carolin sagt:

„Ich denke, dass mein Folgekind einen großen Beitrag zur Heilung geleistet hat. Ich fühle mich wirklich versöhnt.“

Es kann aber auch gut sein, dass sich deine Vermutungen hinsichtlich deiner Gefühle nicht bestätigen, wie es Trudi erlebt hat:

„Ich dachte immer, ich würde alles vergleichen, mir würde mit dem ‚neuen‘ Baby erst so richtig bewusst werden, was ich verloren habe. Aber es war/ist nicht so.“

Es kann zudem sein, dass deine Umwelt sehr deutlich macht, dass nun doch „alles gut“ sein müsse. Vielleicht fühlst du dich aber gar nicht so. Carolin erzählt:

„Sie reagierten nach dem Motto: Ach super, jetzt ist dann alles wieder gut!“

In einer Geburtsanzeige kannst du beispielsweise verdeutlichen, dass auch dein Sternenkind zur Familie gehört. Judith[M] hat

„durch einen Spruch und eine namentliche Erwähnung in der Geburtsanzeige direkt auf unser Sternenkind verwiesen. Bei einigen wenigen Glückwünschen wurde darauf auch Bezug genommen.“

Solltest du große Schwierigkeiten im Umgang mit deinem Baby haben, dann scheue dich nicht, professionelle Hilfe anzunehmen, wie auch Lisa:

„Vieles kam nach der Geburt von unserem Folgekind wieder hoch. Ich bekam Wochenbettdepressionen, ich hatte große Schwierigkeiten, Bela zu lieben und anzunehmen, und gleichzeitig diese riesige Angst, ihm könnte etwas passieren. Vielleicht wollte ich mich genau deshalb nicht binden. Jedenfalls fing ich etwa ein halbes Jahr nach der Geburt noch eine Therapie an, die bis heute andauert.“

Ein besonderes Kind – Das Folgekind

Spätestens mit der Ankunft deines Folgebabys wird dir auch deutlich bewusst, dass dies ein vollkommen neues Kind ist. Es ist nicht dein Sternenkind, sondern eine kleine Schwester oder ein kleiner Bruder. Es bringt sein eigenes Aussehen, seine eigene Persönlichkeit und seine eigenen Herausforderungen mit.

✳ Mit dieser Erkenntnis verbindet sich oft auch die Einsicht, dass dein Leben trotz alledem von dem Gefühl begleitet werden wird, dass du ein Kind zu wenig hast. Dein Sternenkind wird immer fehlen, auch wenn sich diese Empfindung vielleicht von großer Verzweiflung in stille Wehmut wandelt. Trudi beschreibt:

„Natürlich denke ich immer an Aaron und wie es mit ihm gewesen wäre, aber unser Folgekind ist ein Mädchen, was schon vieles anders macht, und ein eigenständiger Mensch – einzigartig.“

Und Melanie sagt:

„Immer mal wieder schießen mir zwischendurch Gedanken an unsere Sternenkinder durch den Kopf, und was ich fühle, ist auch Wehmut, denn das, was ich gerade mit meinen Folgekindern erlebe, habe ich nie mit meinen Sternenkindern erleben können. Ich betrauere, dass ich sie nicht kennen lernen durfte, und freue mich an den Kindern, die bei uns leben dürfen.“

Manche Eltern sind überzeugt, dass es zwischen ihrem Folgekind und dem Sternenkind eine besondere Verbindung gibt. Ob du das glaubst oder nicht, sicher ist, dass sich mit einem Folgekind viele Erwartungen und Hoffnungen verbinden und es gewissermaßen die Kraft des Lebens symbolisiert. Astrid berichtet:

„Meine Zwillinge sind für mich ein wahres Wunder.“

Auch dein Sternenkind kann mit der Folgeschwangerschaft sozusagen eine neue „Aufgabe" erhalten, wie es beispielsweise bei Lisa der Fall ist:

„Tim-Luca wurde für uns immer mehr zum Beschützer-Engel."

Und wenn man Judith[M] und Astrid[S] glauben darf, dann hast auch du eine neue Aufgabe erhalten – egal wie du sie interpretierst –, denn:

„Meine Entscheidung für zwei Jahre Elternzeit ist eine ganz bewusste Reaktion auf den Tod unserer Tochter. Ich fühle mich dieser einmaligen und kostbaren Zeit einmal beraubt und möchte sie jetzt umso intensiver erleben."

„Das Entscheidende ist für mich, dass ich mit meinem Folgekind nun ganz sicher anders umgehe, als ich es mit Klara getan hätte, wenn sie gelebt hätte. Ich habe mich verändert. Und davon profitiert auch mein Erdenkind."

Das Schlimmste geschieht – erneuter Verlust

Es gibt nichts Schlimmeres als den Verlust eines Kindes. Durchaus zu Recht sagen das Eltern, deren Kind gestorben ist. Doch ohne dieses unfassbaren Erleben abwerten zu wollen: Den Verlust mehrerer Kinder stelle ich mir noch katastrophaler vor.

In diesem Kapitel soll nicht neuerlich beleuchtet werden, was geschieht, wenn Eltern Mehrlinge verlieren.

Hier geht es vielmehr um ein Nacheinander des Verlusts. Was, wenn die erhoffte Folgeschwangerschaft eben nicht gut ausgeht? Was, wenn sich das Baby in einer frühen Schwangerschaftswoche nicht weiterentwickelt? Was, wenn eine genetische Störung erneut festgestellt wird? Was, wenn der eigene Körper dem Baby (erneut) keine schützende Hülle bietet?

✱ Dieses Buch ist als Unterstützung für verwaiste Eltern gedacht. Dich mit der Möglichkeit zu konfrontieren, einen neuen Verlust zu erleben, mag dir daher grausam vorkommen. Und in der Tat wirst du es mit großer Wahrscheinlichkeit nicht noch einmal erleben, dass dein Baby stirbt. Aber ich empfinde es als unglaubwürdig und für die Betroffenen als sehr verletzend, nicht anzusprechen, dass es keine Garantie auf ein lebendes, gesundes Kind gibt.

Und natürlich ist es wichtig und richtig, dass du in einer neuen Schwangerschaft Zuversicht verspürst und die Hoffnung mächtiger ist als die Furcht. Doch im Falle des Falles soll dir dieses Buch auch in dieser Situation ein wertvoller Begleiter sein.

Nur wenige Eltern in diesem Buch berichten von einem erneuten Verlust. Diese geringe Anzahl ist beruhigend. Doch dadurch wirst du dich als Betroffene mit mehreren Verlusten beim Lesen dieses Buches manches Mal vielleicht nicht angemessen wiederfinden. Es gibt nur wenige Zitate, die deutlich machen, wie die wenigen Betroffenen in diesem Buch selbst empfinden. In meinem Vorgängerbuch „Meine Folgeschwangerschaft" gibt es ein ausführlicheres Kapitel dazu.

Ob ein erneuter Verlust eher wahrscheinlich ist oder nicht, hängt ganz entscheidend davon ab, welche Ursache der Tod deines Babys hatte. Wenn es keine systematische Ursache gegeben hat, ist anzunehmen, dass dein Baby lebend geboren werden wird.

Solltest du dein Kind durch eine Fehlgeburt verloren haben, bleibt abzuwarten, was in einer weiteren Schwangerschaft geschieht, denn zumindest statistisch gesehen steigt mit jeder Fehlgeburt das Risiko für Störungen in einer weiteren Schwangerschaft. Und wenn ein definiertes Wiederholungsrisiko besteht für genau die Komplikation, die sich bereits früher einmal ergeben hat, dann weißt du, dass dich Wochen der Ungewissheit erwarten.

✱ Um dich auf eine neue Schwangerschaft einlassen zu können, brauchst du Hoffnung und Zuversicht. Wenn eine schöne Zukunft nicht das Ziel wäre, würdest du dich wohl nicht der emotionalen Belastung einer neuen Schwangerschaft und der Gefahr, wieder einen Verlust zu erleben, aussetzen.

Wenn diese Hoffnung mit einem neuen Verlust jedoch jäh zerstört wird, dann kann das bedeuten, gänzlich das Vertrauen in das Leben und in eine positive Zukunft zu verlieren. Antje erinnert sich:

„Beim zweiten Mal war alles anders. Die Sonne war sozusagen schon über den Horizont gestiegen. Wir haben unsere Zukunft als Familie auf dem Ultraschallmonitor ahnen können."

Wenn in dieser Situation die Begleiter nicht angemessen reagieren, kann das starke negative Gefühle erzeugen. Hilflosigkeit und Ohnmacht suchen sich ihren

Weg, und für eine schützende Maske in der Öffentlichkeit ist meist keine Kraft mehr da. Antje weiß noch:

„Ich war so wütend auf den Arzt, weil er uns so im Ungewissen gelassen hat. Ich hatte das Gefühl, dass er es schon beim ersten Termin wusste und uns reinen Wein hätte einschenken müssen, statt uns etwas vorzumachen. Die Woche bis zum zweiten Ultraschall war ich natürlich extrem angespannt und habe stark geschwankt zwischen Hoffen und Bangen. Ich kann diese Woche nicht mehr so richtig rekapitulieren, aber ich glaube, ich hatte das Kind bereits aufgegeben."

Vielleicht fühlst du dich jedoch auch weniger hilflos und weißt besser, was du in der traumatischen Situation benötigst. Heike beispielsweise meint:

„In der neunten Woche stellten die Ärzte fest, dass kein Herzschlag da war. Ins Krankenhaus wollte ich nicht, ich stehe auf dem Standpunkt, die Natur macht das schon. Ich wurde bei diesem nicht ganz einfachen Weg wieder von meiner Hebamme begleitet. In der 12. SSW ging das Würmchen nach einem schönen Schlittenbergtag von alleine zu Hause ab. Diesen Weg habe ich bewusst gewählt, um Abschied von diesem kleinen Wunder zu nehmen."

Mehr noch als bei deinem ersten Verlust kommt es nun darauf an, Hilfe von außen zu erhalten, um dich gut zu stützen. Aber es ist auch wichtig, dass du eigene Kraftquellen aktivierst.

Du hast im Umgang mit deinem ersten Verlust sicher vieles gelernt, was nun dafür wichtig ist, dass du dir möglichst viel von dem zukommen lässt, was sich für deinen Weg durch die Trauer als unterstützend erwiesen hat.

Ich wünsche dir, dass du auch nach einem weiteren Verlust den Weg findest, zu heilen und zuversichtlich auf dein weiteres Leben zu schauen.

Eine Folgeschwangerschaft – nicht der einzige Weg

Nicole, die vier lebende Kinder hat, schreibt:

„Mich kann erst eine erfolgreiche Folgeschwangerschaft heilen, das weiß ich. Ich hätte gern einen guten Abschluss meines Kinderwunsches. Mit dem Tod eines Kindes darf ‚es' nicht enden."

Astrid berichtet nach der Geburt ihrer Folgezwillinge:

„Ich arbeite noch daran, mich von einem weiteren Kinderwunsch zu verabschieden, es fällt mir nicht leicht."

Und Antje, die kein lebendes Kind hat, meint:

„Sich die Zukunft ohne Kinder auch schön vorstellen zu können und ein gleichzeitiges bejahendes Hoffen, nein Urvertrauen, in den Erfolg der Kinderwunschtherapie zu setzen und innerlich ganz an die mögliche Schwangerschaft vom ersten Moment an zu glauben, das finde ich richtig schwer und fast unvereinbar."

Die Hoffnung auf ein Kind aufgeben oder aufgeben zu müssen, ist ein schwerer Schritt – zumal nach dem Verlust eines oder mehrerer Kinder.

✳ Die Aussagen der drei betroffenen Frauen sind gleichermaßen emotional, auch wenn ihre Lebenssituationen verschieden sind. Ob man Folgekinder hat oder nicht, schon lebende Kinder in der Familie vorhanden sind oder nicht, der Schmerz all dieser Frauen ist groß. Eine Wertung von Fachpersonen, Familie oder anderen Personen darüber, ob sie diesen Schmerz als berechtigt empfinden, ist anmaßend.

Antje schreibt von einem wesentlichen Schritt: sich das Leben ohne Kinder (bzw. ohne dieses erhoffte, erwartete Kind) als schön vorstellen können. Und sie schreibt weiter:

„Genauso versuche ich, mir immer mehr ein Leben ohne Kind vorzustellen und mich mit diesem Gedanken zu versöhnen. Es gibt Situationen, wo ich sogar froh bin, dass wir keine Kinder haben, weil wir dadurch so viel freier und unabhängiger sind, weil uns gewisse Sorgen und Probleme erspart bleiben. Ich finde diese Gedanken nicht schlimm, sondern sie machen es leichter, sich ein Leben ohne Kinder vorzustellen."

Dahin zu gelangen, ist sicher nicht einfach. Es bedeutet nämlich, einen weiteren Verlust annehmen zu können: den der eigenen Fruchtbarkeit, der eigenen Möglichkeiten oder gar der Mutterschaft überhaupt. Es ist ein Verlust der erträumten Lebensplanung. Wie schwer und zwiespältig diese Trauerzeit zu gestalten ist, zeigen wiederum Antjes Gedanken:

„Da ist ein ständiges Schwanken zwischen Hoffnung und Bangen, Verlust und Resignation, und wieder Hoffen ... Dann ist da auch Angst vor einer neuen Schwangerschaft und einem wiederholten Verlust.

Ich möchte mir eigentlich viel Zeit nehmen, das alles zu verarbeiten, Schritt für Schritt zuzulassen, neue Wege zu gehen, um vielleicht schwanger zu werden, oder vielleicht andere Wege wie eine Adoption anzugehen. Aber die biologische Uhr tickt eben zu schnell für diesen Prozess."

Die Übernahme einer Pflegschaft oder eine Adoption kann, aber muss keine passende Chance sein, mit deinem Partner eine Familie zu gründen. Antje erzählt dazu:

"Es gibt seitens der Familie immer mehr erlebte Ungeduld hinsichtlich unserer weiteren Anstrengungen, unser Schicksal ‚selbst in die Hand zu nehmen'. Dass eine Adoption zum Beispiel kein gleichwertiger Ersatz für ein eigenes Kind für uns ist bzw. dass wir uns für die Entscheidung dafür oder dagegen sehr viel Zeit lassen wollen, ist mitunter für andere schwer nachvollziehbar."

In Deutschland gibt es einen großen Bedarf an Pflegefamilien, hingegen nur wenige Kinder, die adoptiert werden können. Es werden immer passende Eltern zu einem Kind gesucht, nicht andersherum.

* Ob der Weg der Pflege oder Adoption der richtige für euch ist, will sehr gut überlegt sein. Ein Ersatz für ein verstorbenes Baby darf auch ein angenommenes Kind nicht sein. Für beide Wege gibt es institutionelle Unterstützung. Pflege- und Adoptionsvermittlungsstellen existieren in allen deutschsprachigen Kreisen und Städten.

Eine gezielte Beratung, in der die Karten – sprich Vorstellungen, Hoffnungen, Erwartungen, Herausforderungen und Chancen – offen auf dem Tisch liegen, ist hier möglich. Spezielle Literatur gibt in diese Prozesse tiefere Einblicke.

Solltest du allerdings kinderlos bleiben, braucht es einen (ritualisierten) Abschied vom Kinderwunsch und ein Ankommen in der (ungewollten) Kinderlosigkeit (bzw. in dem Fehlen des noch erwünschten Kindes). Ebenso, wie die Trauer um ein verstorbenes Baby die Voraussetzung für eine wirkliche Heilung ist, kannst du nur nach einer angemessenen Trauerzeit um (weitere) Kinder in einem neuen Lebensabschnitt wieder heil werden.

Platz für Gedanken:

_____

_____

_____

_____

_____

_____

_____

_____

_____

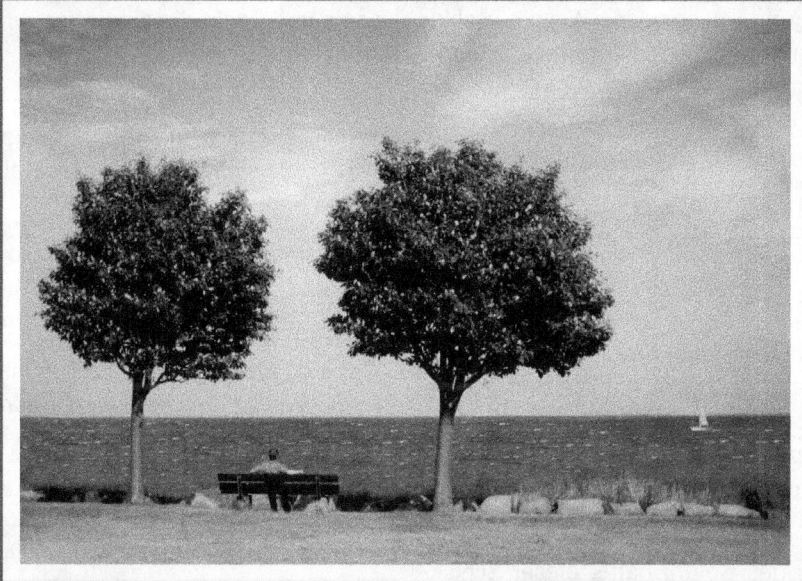

Väter – und Partnerschaften

Selbstverständlich sind auch alle anderen Kapitel dieses Buches für Väter relevant, und in den meisten Kapiteln kommen auch Väter selbst zu Wort. Trotzdem gibt es diesen besonderen Abschnitt. Ich will damit deutlich machen, dass es trotz aller individuellen Unterschiede Grundsätzliches gibt, in dem sich die Wahrnehmung von Verlust, die Trauer und die Heilung von Vätern und Müttern unterscheiden.

* Nicht nur, weil sie verschiedenen Geschlechtern angehören und aus eigener Überzeugung verschiedene Wege einschlagen, sondern auch, weil die Gesellschaft ganz unterschiedliche Erwartungen an verwaiste Mütter und Väter hat. Wie stark diese Prägungen sind, zeigt Ralfs Aussage:

„Ich halte unseren ‚Fall' nicht für repräsentativ, da es mir an vielen Stellen so vorkommt, als hätten wir die Rollen getauscht."

Die daraus resultierenden Besonderheiten und unterschiedlichen Sichtweisen auf das Leben brauchen einen eigenen Platz. In dieses Kapitel sind zudem Fragen der Paarbeziehung integriert, es geht um Partnerschaftsvorstellungen und -erwartungen und um die Sexualität nach dem Verlust eines Kindes.

Mir selbst ging es so, dass ich nach dem Tod unserer Tochter einerseits das Gefühl hatte, dieser Schicksalsschlag würde meinen Mann und mich noch enger zusammenschweißen, andererseits fühlte ich starke Zweifel, wie sich die Liebe meines Mannes zu mir verändern würde.

Die unterschiedlichen Wege, die wir in der Verarbeitung von Lillys Tod einschlugen, waren eine der größten Herausforderungen, die ich in unserer Beziehung jemals gespürt habe. Rückblickend habe ich daraus viel darüber gelernt, was im Leben und in der Liebe wirklich wichtig ist, doch in der Situation selbst war ich manchmal sehr verzweifelt, denn ich fühlte mich unendlich allein in meinem Kummer.

Dieses Kapitel beginnt also mit meinen Erfahrungen – den Erfahrungen einer Frau. Auch der nächste Abschnitt schildert noch einmal die Außensicht - von Frauen auf ihre Partner.

Danach aber sprechen diejenigen, die aus der Innensicht darstellen können, wie Väter durch den Tod ihres Kindes berührt sind.

Frauen über ihre Männer

Selbst in dem Teil des Fragebogens, der sich explizit dem Erleben von Männern widmete - das heißt nahezu allen Seiten des Väterfragebogens und einer einzigen Seite des Mütterfragebogens -, zeigten sich die Teilnehmerinnen schon rein quantitativ weit gesprächiger. Sie sprachen über ihre Partner, und manchmal auch für sie. Noch immer - ich schließe mich ein - hat sich wenig geändert: Für das Emotionale und Seelische sind offenbar eher Frauen „zuständig".

Wir verpassen damit jedoch einen wichtigen Teil der männlichen Sicht auf die Welt, die ebenso differenziert und gefühlsbetont ist, was aber seltener nach außen deutlich wird, denn

„es ist mir schwer gefallen, mich so zu ‚öffnen'" (Gunnar) und „ich habe doch Probleme, meine Gefühle hier einfach niederzuschreiben" (Jochen).

Was also meinten die Frauen in diesem Buch zu der Frage „Wie ist dein Partner mit eurem Verlust umgegangen?"

„Mein Mann ist meine größte Stütze. Wir haben beide einen eigenen Trauerweg gesucht und gefunden. Diese Wege sind sehr unterschiedlich, doch wir lassen dem anderen den benötigten Freiraum." (Agathe)

„Mein Partner hat immer ein offenes Ohr und einen starken Arm für mich." (Heike)

„Ich glaube, die beiden Fehlgeburten waren noch zu wenig greifbar und der Verlust gar nicht so spürbar, aber für meinen Mann war es in erster Linie sehr schwierig, mich so traurig und verzweifelt zu erleben und gar nicht richtig helfen zu können." (Antje)

„Jetzt – nach vier Monaten – sehe ich meinen Mann als stolzen Vater vor mir." (Nadine)

„Mein Mann und ich wollten zu einem Therapeuten gehen. Mein Mann ist nur mir zuliebe mitgegangen." (Ramona)

„Mein Partner hat alles eher mit sich ausgemacht und seine Gefühle weniger nach außen getragen." (Carolin)

„Mein Mann hat schnell wieder gearbeitet. Er möchte aber in diesem Jahr ein paar Monate nicht arbei-

ten, und ich denke, dass dann auch noch ein großes Stück Trauerarbeit stattfindet." (Alina)

„Mein Mann hat viel geweint und die Trauer in jeder Hinsicht zugelassen." (Helen)

„Mein Mann hat sehr stark getrauert, aber für sich und in sich gekehrt." (Claudia[N])

„Die Situation zu Hause ist leider nicht ganz so, wie ich es mir wünschen würde, da mein Mann ganz anders trauert, als ich es tue. Das macht es schwierig, zu kommunizieren, und so leben wir im Moment eher nebeneinander, als uns gegenseitig eine Stütze zu sein. Aber es lohnt sich allemal, dafür zu kämpfen, dass wir uns nicht gänzlich verlieren." (Angela)

„Für ihn war es sicher in den ersten Monaten nicht einfach. Im Beruf musste er seinen ‚Mann' stehen, und daheim hatte er eine trauernde Partnerin, für die er sich verantwortlich gefühlt hat." (Antje[M])

„Ich denke, das macht ihm zu schaffen, dass er immer für mich da sein muss wegen der Panikattacken. Doch anders kann ich mein Leben noch nicht bewältigen." (Agathe)

„Inzwischen denkt er nicht mehr viel daran. Für ihn war es noch kein richtiges Baby. Zum Glück ist er relativ geduldig, wenn ich ab und zu von meiner Trauer reden muss." (Judith)

„Die Dinge, die Elias betreffen, macht er immer mit." (Martina)

„Wenn ich jemandem immer alles erzählen konnte und kann, dann ist das mein Mann." (Melanie)

„Manchmal schlucke ich meine Trauer auch runter, wenn ich sehe, dass es meinem Mann gerade gutgeht, damit ich ihn nicht gleich wieder runterziehe." (Maike)

„Nach zwei Wochen wollte mein Mann wieder am Leben teilnehmen und sich ablenken." (Sandra)

„Männer und Frauen trauern unterschiedlich. Man darf nicht den Fehler machen, die Trauer zu vergleichen und gegeneinander aufzuwiegen." (Natalie)

„Mit meinen Schuldgefühlen kann mein Partner nicht so gut umgehen – er hat zum Glück keine." (Lisa[M])

„Wir haben viel über Aaron gesprochen." (Trudi)

„Wir haben in kurzer Zeit viel durchgemacht. An dieser Zeit und der gegenseitigen Unterstützung messe ich die Stärke unserer Beziehung, nicht an den Jahren." (Lisa)

„Introvertiert; zurückgezogen; rational; geklärt; der starke Mann, der für seine Frau eine Stütze sein will; maschinenhaft, um alles Wichtige erledigt zu bekommen; abgetrennt von jeglichen Gefühlsregungen; ein normales/ähnliches Leben wie ‚früher' versuchend zu leben; emotionslos; verschlossen gegenüber den Gefühlen anderer, damit sie ihn emotional nicht ‚umhauen'. Das sind die ersten Attribute, die mir zu meinem Mann einfallen. Aber er war auch anders: zerbrechlich; zerstört; unendlich traurig; eine Ungerechtigkeit empfindend; emotional offener als jemals zuvor; offen über seine Gefühle redend; Angst um seine Frau habend, da ich mich mehr und mehr meiner Trauer und den Schicksalen anderer hingegeben habe; wütend; weinend; gefangen in seinen Gefühlen, da er sie nicht zu deuten und zu äußern wusste." (Ramona)

✳ Männer und Frauen trauern verschieden. Aber auch Mann ist nicht gleich Mann. Jeder Vater lebt seine ganz individuelle Trauer. Sich dem unterschiedlichen Erleben zu öffnen, kann ein großer Gewinn sein. Abschließend soll dazu noch einmal Ramona zu Wort kommen, die nach ihrer detaillierten Aufzählung ihr Erleben auch als eine neue Chance zusammenfasste:

„Wir haben abends im Bett oft und viel geredet, und ich habe meinen Mann von einer ganz anderen Seite kennen und lieben gelernt."

Männer über sich selbst

Vom Vaterwerden

Auch wenn häufig davon gesprochen wird, dass eher wir Frauen dazu in der Lage sind, eine enge Bindung zu jenem Baby aufzubauen, das in unserem Bauch heranwächst, erzählen die Geschichten der Väter in diesem Buch doch auch etwas anderes. Indem die Teilnehmer berichten, wie sie die Schwangerschaft erlebt haben, bevor der Verlust eintrat oder ihnen bewusst wurde, dass es Komplikationen gibt, zeigen sie, dass auch das Vaterwerden ein intensiver Prozess ist:

„Ich habe mich sehr gefreut, als meine Frau mir sagte, dass sie schwanger ist. Wir beide wünschten uns eine Tochter. Ich war überglücklich, als dies auch bestätigt worden ist. Die Schwangerschaft habe ich leider nicht so erleben können, wie ich eigentlich wollte, da ich als Soldat oft keine Zeit hatte. Während der Schwangerschaft habe ich jedoch sehr genossen, meine Kleine zu spüren, wenn ich meine Hand auf den Bauch meiner Frau legte. Es war eine echt schöne Zeit!" (Gunnar)

„Nie hätte ich von meinem Lebenslauf her und jenseits der 40 noch daran geglaubt, Vater zu werden. Umso erstaunter war ich, als meine Lebensgefährtin mir genau das sagte ... da war das Baby etwa 13 Wochen alt. Es hatte einige Zeit gedauert, die Gedanken zu ordnen; und ich erinnere mich noch genau, dass es zunächst vor allem ‚praktische' Gedanken waren. Später dann sah ich mich auch mal mit einem kleinen Kind an der Hand durch den Garten gehen. Ich habe Briefe an mein ungeborenes Kind geschrieben." (Ralf)

„Die Schwangerschaft hat mich mit großem Glück, Stolz und Freude erfüllt. Ich habe nicht daran gedacht, dass irgendwas passieren könnte. Die Planungen waren in vollem Gange." (Frank)

„Meine ältere Tochter und ich haben drei Wochen vor dem Entbindungstermin den Bauch angemalt, was uns beiden gefallen hat. Was mich sehr berührt hat, war, dass unsere Tochter immer ihrer Schwester im Bauch erzählt hat, es war immer ihre ‚Lina' und ist es immer noch." (Florian)

„Ich habe damals leider keinen Kontakt zu meinem Sohn im Bauch aufgenommen. Wir waren zu abweisend zueinander, und die Situation an sich war sehr befremdlich. Leider habe ich auch keine ärztlichen Untersuchungen miterlebt. All das würde ich sofort rückgängig machen, wenn ich könnte." (Martin)

„Die Schwangerschaft war für alle sehr schwierig, weil es viele Probleme gab und der tägliche Ablauf bewältigt werden musste. Dennoch haben wir alles Erdenkliche getan, um die Schwangerschaft so gut wie möglich für uns und auch für Elias zu gestalten." (Christian)

„Die ersten Wochen der Schwangerschaft konnten meine Frau und ich nicht so wirklich genießen. Meine Frau hatte mit starker Übelkeit zu kämpfen, und ich habe ganz schön mitgelitten. Je weniger ‚Nebenwir-kungen' auftraten, umso stärker wurde die Freude. So richtig angenommen, dass ich Vater werde, habe ich eigentlich, als ich Luis das erste Mal im Ultraschall sehen konnte. Wir waren voller Neugierde und Vorfreude." (Dietmar)

„Ich fühlte eine große Vorfreude, stolz bald Papa zu sein. Ich wollte gleich nach der Geburt einen Monat zu Hause bleiben, einen weiteren ein Jahr später. Wirklich Sorgen, es könnte etwas passieren, habe ich mir nie gemacht." (Jochen)

Trotz dieser mehrfach geäußerten Umstellung in den Monaten bis zur Geburt haben doch viele Väter das Gefühl, unvermittelt in ihre neue Rolle zu geraten – sei es als Vater eines lebenden Kindes, aber auch als Vater eines Sternenkindes. Mehr noch als viele Frauen trauern sie daher oft vielen verpassten Situationen nach.

Als Mann sein Kind verlieren

Zu verstehen, dass das eigene Kind gestorben ist, ist etwas, was sich jeder Beschreibung entzieht. Du hast als Vater wahrscheinlich dein Baby, abgesehen vielleicht von einem Ultraschallbild, noch nicht einmal gesehen, es nicht – wie deine Partnerin – innerlich, sondern höchstens von außen gespürt. Und nun soll eure gemeinsame Zeit schon wieder vorbei sein?

Zugleich fragst du dich vielleicht, wie du deiner Partnerin zur Seite stehen kannst, die nun, nachdem die Diagnose gestellt, der Tod bestätigt oder alle Hoffnungen auf einen guten Ausgang der Probleme zerstört sind, am Boden ist. Gunnar erzählt dazu:

„Ich wollte nur, dass es meiner Frau so gut wie möglich geht und ich wollte es ihr so ‚angenehm' wie möglich machen. Was genauso schlimm war wie der Verlust selbst, war, meine Frau so zu sehen und ihr nicht helfen zu können."

Mit einer chirurgischen Ausschabung, der stillen Geburt oder dem letzten Atemzug deines Kindes erreichst du einen ersten Meilenstein des Abschieds. Christian meint:

„Die Gedanken, die mir durch den Kopf gingen, kann man nicht wirklich beschreiben."

Jochen sagt:

„Ich konnte [meine Frau, Anm. H.W.] Sandra mit Worten und meiner Nähe gut unterstützen."

Gunnar denkt:

„Die Spontangeburt war die beste Variante, so hatten wir doch die Möglichkeit, direkt danach noch lange bei unserer Kleinen zu bleiben."

Und Ralf findet:

„Dass ich die eigentliche Geburt nicht gesehen habe, weil man mich rausgeschickt hat, habe ich bisher nicht verwunden. Als ich wieder aus dem Warteraum geholt wurde, kam mir die Hebamme mit einem Bündel entgegen."

∗ Es ist ein Zustand, in dem du dich vielleicht so hilflos und ohnmächtig fühlst wie nie zuvor in deinem Leben. Und auch körperlich wirst du wahrscheinlich spüren, wie dich die Last des Verlusts drückt. Die Väter in diesem Buch beschreiben sich als „kraftlos" (Florian), „leer, mit Kopf- und Bauchschmerzen" (Frank), „frei zugänglich für alle Krankheitserreger" (Christian), „erschöpft, matt, traurig und ausgelaugt" (Gunnar) und „so, als ginge ich in Zeitlupe und durch einen Tunnel" (Ralf).

Wenn du mit deiner Partnerin nicht verheiratet bist, dann könnt ihr überlegen – sofern ihr dies nicht schon vorbereitet habt –, dich offiziell als Vater mit einem Sorgerecht eintragen zu lassen. Es mag vielleicht kaum praktische Auswirkungen haben, doch bestätigt und unterstützt es dich in deiner Rolle als Vater, der du auch dann bist, wenn dein Kind gestorben ist.

Erwartungen an sich selbst und von anderen: Seinen Mann stehen

Die öffentliche Erwartungshaltung ist ganz klar. Du als Mann sollst „deinen Mann stehen". Zwar stimmt das in einer solchen Verlustsituation nicht so ganz, und viele Menschen können sich vorstellen, dass dies weder dich noch deine Partnerin unberührt lässt, doch trotzdem bleibt die grundsätzliche Lebenseinstellung dieselbe.

Oft ergeben sich unter Männern daher kaum Gesprächsanlässe. Noch mehr als unter Frauen ist das Thema „tote Kinder" tabuisiert, und du spürst eventuell, dass du dich mit niemandem so richtig gut und ehrlich austauschen kannst. Vielleicht geht es dir auch so, dass diese langfristig gelernte Haltung dazu führt, dass du selbst dir nicht erlauben kannst,

Schwäche und Verletzlichkeit zu zeigen und / oder diese zu kommunizieren.

∗ Es ist schwierig, zuzulassen, die Kontrolle zu verlieren, wenn man fürchten muss, nicht verstanden zu werden. Jochen und Florian haben mit niemandem über ihren Verlust gesprochen, und Frank findet:

„In der Gesellschaft ist es ein Tabuthema. Es kann nicht jeder wirklich gut damit umgehen. Und mir ist stark aufgefallen, dass viele nur fragen, wie es meiner Frau geht, aber keine hat mich gefragt, wie es mir geht. Ich habe doch auch ein Kind verloren!"

Gunnar erzählt:

„Ich habe mich intensiv mit einigen Kameraden darüber unterhalten."

Ralf ist sogar

„recht aktiv gewesen. Ich schrieb regelmäßig in einem Internetforum, verfasste eine eigene Internetseite und schrieb viele Gedichte, die schließlich als Buch erschienen sind."

Christian hingegen meint:

„Ich teile meine Erfahrungen meist mit mir selbst, und nur in seltenen Fällen mit anderen."

Und er wünscht sich:

„Es ist nicht wichtig, viel zu sagen. Ein kleiner Gruß, ein Kopfnicken, ein Schulterklopfen und ein kleines Gebet reichen aus. Das Schlimmste ist, die Straßenseite zu wechseln und wegzuschauen."

Die Teilnehmer dieses Buches berichten von vielfältigen Folgen, und weitere lassen sich hinzufügen: Männer schweigen über den Schmerz ihres Verlusts; sie verheimlichen die körperlichen und seelischen Verletzungen und die Sehnsucht nach ihrem Baby; sie stürzen sich in vielfältige Aktivitäten, um ihren Schmerz zu betäuben; sie spüren Ärger und Wut, die nirgends ein Ventil finden, sie betäuben sich vielleicht sogar – mit Alkohol, Sex, Drogen oder übertriebenem Sport. Kurzum, sie versuchen alles, um die Angst zu bedecken, die es auslöst, wenn einem mit dem Tod des eigenen Kindes das Leben aus den Händen zu gleiten scheint.

Vielleicht hast du selbst schon einige dieser Folgen an dir bemerkt. Eventuell ist dir sogar klar, dass sie für den eigentlichen Trauerprozess kontraproduktiv sind, aber weißt nicht, wie du den Spagat zwischen den an dich gestellten Anforderungen und deiner eigenen emotionalen Verfassung meistern sollst. Oder aber das Gegenteil ist der Fall und du möchtest in deiner Art der Trauer einfach so akzeptiert werden, wie du bist, anstatt dich krampfhaft ändern zu müssen.

Selbst, wenn es dir anfangs befremdlich erscheint: Überlege, ob dir nicht doch ab und zu danach ist, zu weinen und den Tod deines Babys damit zu beklagen. Es ist verständlich, wenn du das nicht öffentlich tun möchtest. Aber Weinen ist als Ausdruck deiner Trauer heilsam.

✳ Suche dir, wenn dir danach ist, einen ungestörten Platz – auch vor deiner Partnerin – und weine. Falls du Angst davor hast, nicht mehr aufhören zu können, wenn du dir einmal erlaubst, deinem ganzen Kummer nachzugeben, dann sei versichert, dass noch niemand für immer geweint hat. Du wirst ganz sicher wieder aufhören können. Wenn es dir schwerfällt, die Tränen fließen zu lassen, dann hilft dir vielleicht ein Bild deines Sternenkindes, eine bestimmte Musik oder ein Film.

Ohnmacht und Trauer begegnen

Gerade weil du als Mann noch mehr daran gewöhnt bist, das Leben aktiv anzupacken, erscheinen dir möglicherweise die Trauer und Ohnmacht, die du angesichts des großen Verlusts fühlst, als besonders bedrohlich.

Florian fühlt „manchmal eine innere Leere", Gunnar bedauert, dass er „teilweise echt ein ‚Arsch' gegenüber seiner Frau ist und ich weiß nicht, warum und das erschreckt mich" und Christian meint:

„Ich kann nicht mal sagen, wo ich mich in der Trauer sehe."

Du fühlst dich hilf- und machtlos und das kann schwer auszuhalten sein. Viele Männer sehen sich selbst als handlungs- und lösungsorientiert und empfinden sich nur dann stark, wenn sie in einer Situation „etwas tun können".

✳ In der Trauer kommt es aber genau auf das Gegenteil an, nämlich auf das Sicheinlassen- und das Annehmen-Können. Beides sind Verhaltensweisen, die du eventuell erst einüben und lernen möchtest.

Erste Schritte für Väter

Ein ganzes Kapitel dieses Buches ist den „ersten Schritten" gewidmet. Nahezu alle treffen für dich genauso zu, und du kannst in den entsprechenden Abschnitten ab Seite 111 Näheres nachlesen. Da es aber für Männer zudem besondere erste Schritte und – unmittelbar im Zusammenhang mit dem Verlust – auch besondere typische Herausforderungen gibt, mögen die folgenden Zeilen Anregungen nur für dich sein:

Zuallererst: Sei geduldig mit dir selbst. Auf den Tod seines Kindes ist niemand vorbereitet, und übliche Verhaltensregeln passen auch nicht auf diese Situation. Du kannst dich deshalb nicht nach einem bekannten Schema verhalten und das Geschehene rasch überwinden. Du brauchst jetzt vielmehr eines ganz besonders: Zeit.

Lasse deine eigene Trauer zu. Das klingt einfach und selbstverständlich. Dein Umfeld erwartet jedoch meist – oft auch unausgesprochen – von dir, dass du nun für deine Partnerin da bist. Doch wie sollst du ihr ein guter Begleiter sein, wenn du nicht deine eigenen Ressourcen beachtest und deine eigenen Bedürfnisse spürst?

Sei, wenn du die Kraft dazu hast, ein Sprachrohr für deine Frau. Insbesondere während und nach der Geburt kann eine solche Unterstützung wichtig sein, um klar zu machen, welche konkreten Wünsche ihr für die nächsten Stunden und Tage habt.

Weine, wenn dir danach ist.

Benachrichtige eure lebenden Kinder, eure Familien, und führe andere notwendige Telefonate, wenn deine Frau sich dazu nicht in der Lage fühlt und du hingegen die Kraft dafür hast! Bitte ansonsten andere (Fach)Personen, die wichtigsten Benachrichtigungen für dich zu übernehmen.

Denke darüber nach, ob du bei einer stillen Geburt die Nabelschnur durchschneiden möchtest.

Nimm dir Zeit mit deinem Kind. Sieh es an, berühre es, rieche es! Deine kurzen Erfahrungen mit diesem kleinen Wesen müssen für ein ganzes Leben reichen.

Mache selbst Bilder und lasse, beispielsweise von der Hebamme oder deiner Partnerin, Vater-Kind-Bilder machen.

Suche etwas für dein Kind aus, zum Beispiel Kleidung oder ein Einschlagtuch.

Überlege, ob du deinem Kind auf seinem letzten Weg etwas Persönliches mitgeben möchtest.

Triff keine voreiligen Entscheidungen und besprich dich zu allem, was euer Kind betrifft, auch mit deiner Partnerin. Es mag dir entlastend erscheinen, das Kinderzimmer komplett auszuräumen, aber vielleicht möchte deine Partnerin das (noch) nicht.

Antworte auf die Frage „Wie geht's?" nicht mit „Gut!", wenn es dir nicht wirklich gut geht, und auch nicht nur mit „Meiner Frau geht's ...", wenn jemand nach deinem Befinden fragt! Du hast ein Recht auf deine eigenen Gefühle und Stimmungen.

Nimm Hilfe von Begleitern an, seien es Fachpersonen, Familie oder Freunde. Du musst diese schwierige Zeit nicht allein durchstehen. Sag ihnen ehrlich, was du brauchst.

* Versuche, deine Gefühle auszudrücken. Das brauchen nicht bloß Worte zu sein. Wenn du nämlich beispielsweise eine Collage am Computer erstellst, ein Kreuz für das Grab schreinerst oder zum Friedhof gehst, gestehst du dir dadurch auch selbst zu, dass dich das Geschehene beschäftigt.

Ins Leben zurückkehren

Oft wird Männern nur eine kurze Auszeit nach dem Tod ihres Babys gewährt und / oder sie erlauben sich selbst nur eine kurze Pause, bevor sie wieder ihrer Arbeit nachgehen und versuchen, das Leben so „normal" wie möglich zu gestalten.

Falls du spürst, dass dich diese Erwartung überfordert, solltest du dich vetrauensvoll mit deinem Hausarzt besprechen und kannst gegebenenfalls eine Krankschreibung erwirken, um dich so weit zu stabilisieren, dass du dich wieder angemessen belastbar fühlst.

Da dir, im Gegensatz zu deiner Partnerin, kein Mutterschutz und keine Wiedereingliederung zusteht, bist du vom Wohlwollen deines Arbeitgebers abhängig, wenn es darum geht, dass du in die Arbeit zurückkehren möchtest, aber noch nicht voll leistungsfähig bist. Es kann dir passieren, dass du schmerzhafte Ablehnung spürst und der Tod eines Kindes für unwichtig erachtet wird. Hoffentlich jedoch erfährst du Verständnis. Eine positive Rückkehr an deine Arbeitsstelle kannst du unterstützen, indem du deinen Chef bittest, die Kollegen vorab über das Geschehene zu informieren.

* Wenn du dich nach einiger Zeit wieder gut eingegliedert fühlst, kannst du dich für die gute Begleitung bedanken. Falls es nicht so gelaufen sein sollte wie erhofft, dann ergibt sich bei Gelegenheit wohl eine Möglichkeit für dich, um anzumerken, was besser sein könnte.

Versuche, die Erwartungen an dich selbst herunterzuschrauben. Trauern ist eine anstrengende Tätigkeit. Vielleicht erlebst du dich also als zerstreut, vergesslich und / oder unmotiviert. Das sind typische Trauerreaktionen, die du als solche annehmen solltest. Du kannst mit deiner Arbeit zwar für Ablenkung sorgen, aber umgehen kannst du die Trauer nicht. Jochen meint:

„Ich habe durch die Arbeit wieder viel Ablenkung, aber die Trauer kommt wieder in starken und kleinen Wellen."

Solltest du das Gefühl haben, dass es dir stets gelingt, nicht an den Verlust zu denken, dann verdrängst du die Trauer. Für deinen Heilungsprozess ist das ungünstig, und die Trauer wird sich irgendwann ihren Weg suchen. Gunnar erklärt beispielsweise:

„Ich bin in keiner Trauerphase. Ich glaube, dass ich da etwas verdränge. Ich bin ,leider' durch meinen Beruf gewohnt, in extremen Situationen einfach nur zu funktionieren, ohne tiefgründig darüber nachzudenken."

Für unpassende Bemerkungen solltest du dir ein Repertoire an Reaktionen bereitlegen. Du kannst sie gegebenenfalls ignorieren, aber auch auf deine Situation hinweisen. Wenn sich Kollegen oder Freunde gar nicht nach deinem Befinden erkundigen, kannst du das Thema selbst anschneiden. Falls sie sich stets nur nach deiner Partnerin erkundigen, könntest du auf deine eigenen Gefühle hinweisen, wenn dir danach ist.

Viele Männer sehnen sich nach einem Stück Normalität. Sie würden gern zum Sport gehen, mit Freunden unterwegs sein, oder einen Film sehen. Nur, weil deine Partnerin sich all dies momentan nicht vorstellen kann, musst du nicht deine Art der Verarbeitung völlig unterdrücken. Genauso, wie du aber in deinem Verhalten akzeptiert werden möchtest, wünscht sie sich Ähnliches. Hier ist viel gegenseitige Toleranz gefragt.

Wenn du dir Sorgen machst, ob und wie deine Partnerin – während deiner Arbeitszeit oder in der Freizeit – zu Hause alleine zurechtkommt, so kannst du sie vielleicht in regelmäßigen Abständen anrufen, anderweitig Kontakt halten oder eine Begleitung für sie organisieren.

Falls du spüren solltest, dass du mehr Alkohol trinkst, als akzeptabel ist, verstärkt Zigaretten rauchst, depressiv bist oder dich anderweitig in einer Weise veränderst, die dir nicht angemessen erscheint, dann beobachte dieses Verhalten kritisch und suche dir gegebenenfalls professionelle Hilfe. Ralf berichtet:

„Ich habe nicht gedacht, dass ich in meiner Trauer steckenbleibe, aber mein Umfeld hat manchmal entsprechende Gedanken gehabt."

Und Gunnar resümiert:

„Ich bin aggressiver geworden, was jetzt langsam wieder besser wird. Aber ich bin sehr lustlos geworden, ich mache kaum noch Sport und habe keinen Antrieb mehr privat. Ich habe direkt wieder angefangen, sehr viel zu rauchen, was ich bis heute nicht in den Griff bekommen habe."

Mittlerweile gibt es Trauerseminare für Eltern mit eigenen Angeboten für Männer, aber auch Beratungen speziell für verwaiste Väter. Auch in Selbsthilfegruppen haben Männer einen festen Platz gefunden. Bei Bedarf erhältst du über das Internet – beispielsweise der Internetseite zum Buch „Die vergessene Trauer der Väter" – entsprechende Adressen und Ansprechpartner.

✱ Männer trauern anders. Vielleicht möchtest du nicht reden, aber stattdessen ein Buch lesen, Schreiben, das Grab besuchen, Musik hören, Holz oder Stein bearbeiten, Gärtnern, Sport machen oder aber etwas ganz anderes tun. Fühle dem nach, was dir hilfreich erscheint, und verteidige deinen eigenen Umgang mit dem Verlust. Jochen hat „viel gelesen". Frank meint:

„Die Selbsthilfegruppe hat mir viel gebracht. Und wenn es mir mal schlecht ging, habe ich mich in mein Büro zurückgezogen und Musik gehört."

Gunnar sagt:

„Ich sehe mir morgens oft unsere [Gedenk-]Ecke an, bevor ich zum Dienst gehe."

Dietmar berichtet

„An meinem linken Unterarm habe ich ein Tattoo mit Luis' Namen."

Auch Florian möchte sich den Namen seiner Tochter tätowieren lassen, und Gunnar hat ebenfalls ein Tattoo geplant. Er erzählt zudem:

„Ich habe mein Lieblingsfoto als PC-Hintergrund, auch wenn es banal wirkt, aber so sehe ich das Baby öfter."

Alles in allem findest du dich als Mensch vermutlich ebenso verändert wie deine Partnerin, denn du denkst nun vielleicht mehr über „den Umgang mit Leben und Tod" (Christian) nach, bist „nicht mehr so unbedarft als zuvor" und „bewusster" (Jochen).

Dein Sternenkind verändert dich, und seine große Wirkung in deinem Leben bemisst sich nicht bloß an der nur kurzen Zeit, die ihr gemeinsam hattet.

Partnerschaft

Bevor ihr Eltern geworden seid, wart ihr Freunde und ein Liebespaar. Wenn ein Kind stirbt, gerät diese Erkenntnis in den Hintergrund. Schließlich habt ihr euch gedanklich und – mit dem Beginn der Schwangerschaft – auch praktisch darauf eingerichtet, (wieder) Eltern zu werden.

Die Rolle als Mutter oder Vater (dieses Kindes) ist nun nicht ausgefüllt. Eure Partnerschaft als Mann und Frau aber gibt es, und sie will gerade in einer solch traumatischen Situation gepflegt werden.

Die Trauer um euer Sternenkind macht euch unverstellter. Die Kraft wird – mindestens am Anfang – kaum reichen, um eine Maske aufzusetzen, damit eure Partnerschaft nicht belastet wird. Vielleicht seht ihr euch in einem ganz neuen Licht.

✱ Trauer bedeutet auch oft, dass ihr euch phasenweise sehr verbunden und durch den Schicksalsschlag geeint fühlen werdet, und phasenweise deutlich mehr Konflikte als zuvor spüren werdet. Ihr wollt gemeinsam überleben – das ist das Ziel. Doch dazu müsst ihr akzeptieren, dass ihr dieses Ziel unterschiedlich erreicht – das ist der Weg.

Verschiedene Trauerwege von Männern und Frauen

Für das gemeinsame Überleben braucht es viel Toleranz. Ihr solltet darauf vertrauen können, dass jeder sein Bestes gibt, damit ihr zusammen aus dieser Erfahrung hervorgeht, ohne dass sich einer von euch verstellen muss. Mit gegenseitiger Aufmerksamkeit wird es euch gelingen, die Entscheidungen und Verhaltensweisen des jeweils anderen nicht in Frage zu stellen. Das bedarf oft einiger Zeit, denn so verletzlich wie jetzt habt ihr euch in eurem Leben wohl nie zuvor gefühlt.

Auch wenn es euch so vorkommt, als sei die Geschwindigkeit eurer Heilungsprozesse verschieden, so ist es doch meist ein wechselseitiges Voranschreiten oder Verharren, bei dem jeder von euch Wertvolles zu geben hat. Die intensive Trauer ist oft wechselseitig zu beobachten, weil die Notwendigkeiten des Alltags nichts anderes zulassen, und weil es stärkend sein kann, sich selbst als helfend zu erleben, um später auch wieder Hilfe annehmen zu können.

* Im Laufe der Zeit werdet ihr merken, wie für euch beide die guten Phasen länger und die schlechten kürzer werden, wie die Täler weniger tief erscheinen und die gangbaren Passagen häufiger werden.

Sich miteinander verbunden fühlen

„Noch nie habe ich jemanden so schluchzen hören wie Deinen Papa. Alles in mir schrie: Ich will weg hier, wir haben dieses Leid nicht verdient. Aber ich wusste, ich muss dableiben und ihn festhalten. Das habe ich gemacht. Es kam mir vor wie eine Ewigkeit, aber wir haben diesen Zusammenbruch miteinander überlebt."

Noch mehr als meine eigene Trauer machte mir nach dem Tod meiner Tochter unsagbare Angst, meinen Mann hilflos zu sehen. Andererseits habe ich mich nie näher mit ihm verbunden gefühlt.

Diese Verbundenheit ist es, was viele Eltern nach dem Verlust als Grundlage für eine tiefe Festigung ihrer Partnerschaft sehen. Sie haben intuitiv wichtige

Regeln beachtet, die es euch erlauben, Kraft aus eurer Partnerschaft zu schöpfen. Nämlich:

- Teile mit! Deine Gefühle, Gedanken und die eigenen Wünsche.
- Akzeptiere, dass dein Partner / deine Partnerin andere Gefühle, Gedanken und Wünsche hat als du!
- Bestärke den anderen in seinem Umgang mit dem Verlust! Du schenkst dadurch einen Liebesbeweis und drückst Zuneigung aus. Du nimmst dem anderen gegebenenfalls auch die Angst vor dem nächsten Verlust durch eine Trennung. Du nimmst dem anderen mögliche Schuldgefühle.
- Toleriere! Die neuen Wege, die dein Partner / deine Partnerin geht. Manche Menschen finden angesichts eines Verlusts zu Gott, anderer verlieren ihren Glauben. Manche Menschen finden eine neue Perspektive gegenüber dem Leben! Manche Menschen suchen einen neuen Beruf oder gleich ein neues Selbstgefühl. Manche Menschen verändern ihre Einstellung zu Sexualität und Intimität. Manche Menschen beschließen, ihre Kinder ganz anders zu erziehen – jetzt oder in Zukunft. Manche Menschen erzählen ihre Geschichte in der Öffentlichkeit, und andere möchten sie als Schatz für sich bewahren. Viele Menschen zeigen in einer solch traumatischen Situation ausgeprägte, auch unangenehme Stressreaktionen. Und alle Menschen haben ihren ganz individuellen Trauerweg.

Sexualität nach einem Verlust neu entdecken

Sexualität ist in jeder Beziehung ein sensibles Thema, denn es rührt an ureigene Vorstellungen, wie sich Zusammensein in einer Beziehung gestaltet und wie ihr Gefühle füreinander ausdrücken möchtet. Meist bildet sich im Laufe der Zeit ein fein austariertes Gleichgewicht zwischen unterschiedlichen Bedürfnissen, Erwartungen und Wünschen.

Mit dem Verlust eines Kindes kann dieses Gleichgewicht ins Wanken geraten. Ein Stück davon ist Normalität, wie sie auch nach der Geburt eines lebenden Kindes erfahren wird.

Mütter erholen sich zunächst von Schwangerschaft und Geburt, sie erleben körperliche Nachwirkungen und hormonelle Umstellungen, und die Versorgung des Kindes erfordert viel Kraft. Väter machen ebenfalls eine intensive Wandlung durch, die körperlichen

Veränderungen und Belastungen sind jedoch geringer. Wenn ihr Eltern eines Sternenkindes geworden seid, dann braucht leider kein lebendes Kind eure Liebe und Fürsorge. Dafür aber euer Trauerkind (siehe Seite 227). Wie viel Platz neben diesem fordernden Kind für eure Paarbeziehung ist, darüber solltet ihr reden, um ein neues Gleichgewicht zu finden.

✱ Während ihr körperlich und vor allem seelisch langsam heilt, kann Intimität eine wunderbare Unterstützung sein – wenn ihr beide sie wollt. Vielleicht gilt es, neue Formen zu finden, euch nahe zu sein, damit ihr eine gemeinsame Basis habt.

Im schlimmsten Fall empfindet ihr beide große Verunsicherung und fühlt euch einander gar nicht nah. Es kann beispielsweise sein, dass einer von euch Sexualität als Zumutung empfindet, während der andere sie als „Lebensversicherung" spürt. Sich gegenseitig zu spüren und sich fallenzulassen kann dazu führen, dass du dich deinem Kind gegenüber schuldig fühlst, weil du Spaß hast, obwohl es gestorben ist.

Geschlechtsverkehr mag dich daran erinnern, dass dies zur Schwangerschaft geführt hat oder zu einer neuen führen könnte. Und vielleicht fühlst du dich – vor allem als Frau – einfach noch ganz offen und verletzlich. Oder aber du spürst durch die sexuelle Begegnung angenehm, dass du trotz aller Trauer, der Taubheit und der großen Verzweiflung lebst.

Denkt an die Verhütung, wenn ihr keine sofortige neue Schwangerschaft wollt, (siehe Seite 280). Es mag euch furchtbar widersinnig erscheinen, zu verhüten, wenn ihr euch doch nach nichts mehr sehnt als nach einem Baby. Doch nach bestimmten Eingriffen, Schwangerschaftsverläufen, durch die Ungewissheit der Todesursache oder in der Gewissheit, Raum für die Trauer zu brauchen, ist es bisweilen durchaus ratsam, eine Zeit vergehen zu lassen bis zur nächsten Schwangerschaft.

Wenn es euer dringender Wunsch ist, möglichst bald eine neue Schwangerschaft zu erleben, dann braucht ihr euch keine Gedanken um Verhütung zu machen. Doch versucht, euch zusätzlich zur großen Trauer nicht noch mit einer starken Erwartungshaltung zu belasten. Sex nach Kalender ist im Auf und Ab der tiefgreifenden Emotionen nach dem Verlust eines Kindes eine recht ungünstige Lösung.

Ihr helft euch gegenseitig, wenn ihr keine zu hohen Erwartungen habt.

✱ Was heute als angenehm empfunden wird, kann morgen schon wieder zu viel oder zu wenig sein. Seid offen zueinander und versucht, darüber zu sprechen, was euch bewegt und was euch gut tun würde. Findet Kompromisse, die es euch erlauben, ein gutes Miteinander zu finden. In eurer Sexualität, wie auch ganz allgemein in eurer Beziehung.

Platz für Gedanken:

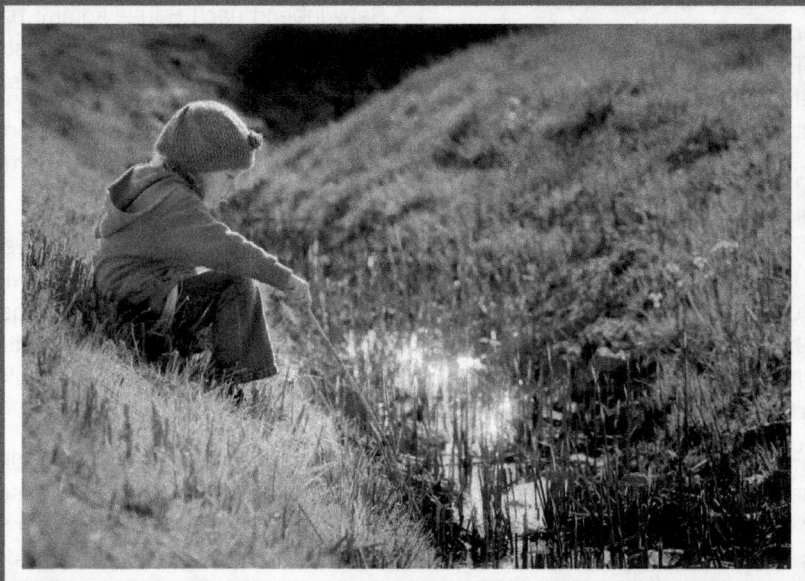

Geschwister

Die vergessenen Trauernden

Kinder werden häufig als die „vergessenen Trauernden" bezeichnet, denn nach dem Verlust eines Babys gilt oft alle Sorge den verwaisten Eltern. Manchmal werden Kinder auch als „doppelte Trauernde" beschrieben, denn sie trauern sowohl um ihre Schwester oder ihren Bruder als auch um das Familienleben, das nun – meist plötzlich und unerwartet – so ganz anders ist.

✳ Wenn du bereits ein lebendes Kind hast, dann merkst du, wie schwierig es ist, deiner eigenen Trauer und deinem Kind gerecht zu werden. Aus deiner Perspektive nimmst du wahr, was sich verändert hat.

Ich notierte schon wenige Tage nach unserem Verlust, dass mir klar war, wie einschneidend das Geschehene auch für unsere lebenden Kinder sein musste: „Und wie ist das für deine Geschwister? Sie leiden unter uns, und doch kann ich keine Normalität herstellen. Ich bin unvermittelt todtraurig, und sie müssen es aushalten. Andere geben ihnen zwar ein Stück unbeschwerten Tag, doch sollten nicht wir den bieten? Ich bin doch ihre Mama."

Was ich spürte und was du vielleicht auch bemerkst, ist, dass du in der ersten Zeit deiner eigenen Rollenerwartung an das Mutter- und Vatersein nicht mehr gerecht werden kannst. Der Verlust deines Babys mag so überwältigend sein, dass du dich momentan nicht mehr in der Lage siehst, ganz auf dein lebendes Kind einzugehen.

Wichtig ist, dass du einen Alltag für sie aufrechterhalten kannst und / oder dir Hilfe suchst, damit auch dein Kind genügend Ansprechpartner in der Trauer hat. Aber es sollte auch in seinem Wunsch unterstützt werden, Normalität zu erfahren.

Eine der ersten großen Herausforderungen kann es sein, deinem Kind mitzuteilen, dass der erwartete Bruder, die ersehnte Schwester im Bauch verstorben ist, dass Komplikationen bei der Geburt oder eine schwere Krankheit es nicht möglich gemacht haben, dass das Baby lebend nach Hause kommt bzw. überlebt. Oder aber das Baby lebt noch, du musst dein Kind jedoch darauf vorbereiten, dass es bald sterben wird.

All das geschieht in einer Situation, in der du selbst verzweifelt bist und vielleicht kaum einen klaren Gedanken hast.

Wichtig wäre es – sofern du mehrere Kinder hast –, mit jedem einzeln über diese schwierige Situation zu sprechen, um altersgerechte Formen zu finden. Vielleicht ist das in der ersten Situation nicht möglich, doch zu einem späteren Zeitpunkt kannst du das nachholen.

Es gibt sehr unterschiedliche Möglichkeiten, mit deinem Kind über den Tod seines Geschwisters zu sprechen. Abhängig vom Fortschritt der Schwangerschaft, vom Alter deines größeren Kindes, von seinem Charakter und deinen eigenen Möglichkeiten, wirst du unterschiedliche Worte und Gesten finden (müssen), um dein Kind wissen zu lassen, dass es eine Sternenschwester oder einen Sternenbruder hat.

Folgende Informationen sind – in altersgerechter Form – immer wichtig, wenn es darum geht, einem Kind vom Tod seines Bruders / seiner Schwester zu erzählen:

- Wie heißt das Baby?
- Was ist mit ihm geschehen?
- Bei Bedarf: Was bedeutet Totsein? (Bitte auf Todesvorstellungen in unterschiedlichem Alter achten. – siehe auch entsprechenden Abschnitt auf der nächsten Seite)
- Was passiert nun?
- Wo ist Mama / Papa? (sofern sie nicht anwesend sind)
- Begleite das Kind in seinen weiteren Fragen!
- Biete ihm an, das Geschwisterkind zu sehen, sofern das möglich ist!
- Ermutige das Kind, seinen Gefühlen freien Lauf zu lassen!

Auf einige Situationen gehe ich näher ein, weil es besondere Situationen sind:

Wenn dein Kind noch nicht weiß, dass du schwanger bist / warst, ist es oft trotzdem ratsam, ihm dennoch von dem Verlust zu erzählen. Kinder spüren intuitiv sehr sensibel, wenn etwas nicht stimmt. Eine allgemeine Antwort auf ihre Frage danach, zum Beispiel mit dem Satz „Mir geht's nicht gut." können Kinder leicht auf sich beziehen. Sie fühlen sich dann als Ursache für dein Unwohlsein. Eine Begründung für den Verlust darf auch allgemein bleiben, z.B. „Das Baby war sehr krank."

Wenn du eine Diagnose erhältst, aufgrund derer du dich zu einem Schwangerschaftsabbruch oder zum Abbruch einer medizinischen Behandlung entscheidest, solltest du deinem Kind in vereinfachter Form erklären, was geschehen ist / geschieht. Die komplexen ethischen Dimensionen dieser Entscheidung können Kinder noch nicht nachvollziehen.

✱ Für ein kleines Kind vor und im Kindergartenalter reicht die Information, dass das Baby zu krank war, um weiterzuleben. Für ein größeres Kind / einen Jugendlichen muss klarwerden, dass das Baby an der Krankheit, und nicht am Unwillen der Eltern gestorben ist.

Es sollte deinem Kind mit dieser klaren Aussage auch die Angst genommen werden, dass man es sterben ließe, wenn es sehr krank wäre. Man kann Kindern auch erklären, dass Ärzte nicht alles heilen können. Vielleicht möchtest du auch betonen, dass das Baby nicht leiden sollte. Wenn Kinder tatsächlich alt genug sind, um den ethischen Zwiespalt solcher Entscheidungen zu ermessen, dann werden sie von sich aus danach fragen.

Kleine Kinder können die Dimensionen des Verlusts häufig noch nicht in der Art erfassen, dass sie das Sternenkind und seinen Tod klar in eine Beziehung zu sich setzen können. Sie erleben vor allem die Veränderung der Eltern als beunruhigend. Wenn du anhand deines Schicksals über den Tod sprechen möchtest, gibt es als Hilfestellung einige Bücher, die einen Gesprächsanlass bilden können.

Für Kinder bis etwa 10 Jahre beispielsweise habe ich schon vor einigen Jahren das Buch „Lilly ist ein Sternenkind" (edition riedenburg) verfasst (Illustrationen von Regina Masaracchia).

✱ Falsch ist es in jedem Fall, das verstorbene Kind zu verschweigen. Ich persönlich bin überzeugt, dass Kinder eine unvollständige Familienkonstellation von sich aus wahrnehmen. Die Offenheit tut daher jedem gut: dem Kind, das sich nicht fragen muss, wer im Leben der Eltern einen unausgesprochenen, aber wichtigen Platz einnimmt; den Eltern, die sich nicht verstellen müssen; den Mitmenschen, die durch unsere Kinder mit dem Tod konfrontiert werden und sich mit ihm auseinandersetzen müssen.

Wie tief die Verzweiflung eines Kindes sein kann, das bemerkt, dass es jahrelang nicht in die elterliche Trauer mit einbezogen wurde, schildert Patricia McLachlan in ihrem Buch „Schere, Stein, Papier":

„Ich machte die Tür auf und ging rein und sah Mama [...] Ich gab ihr das Buch, schlug das Gedicht auf, und die Wut kam endlich raus. ‚Ich habe das Baby nie gesehen!', sagte ich leise. ‚Und ihr habt ihm überhaupt keinen Namen gegeben!' Ich fing an zu weinen. Meine Stimme wurde lauter. ‚Und ihr habt mir nie von ihm erzählt!' Die Tränen liefen mir übers Gesicht, und Mama nahm mich in den Arm. Das Buch fiel zu Boden. ‚Larkin, Larkin', sagte sie immer wieder. ‚Das hab ich nicht gewusst.' ‚Du hättest es wissen müssen', sagte ich und meine Stimme wurde gedämpft von ihrer Schulter. ‚Du bist meine Mutter.'"

Kindliche Vorstellungen vom Tod

Die Erfahrung lehrt, dass Kinder eine „natürliche Fähigkeit" haben, mit dem Tod umzugehen. Öfter hört man nämlich von Eltern, dass ihr Kind / ihre Kinder weit unbefangener mit dem Thema umgehen als andere Menschen in ihrer Umgebung. So berichtet auch Ramona:

„Als wir gut einen Monat nach dem Verlust von Johann wieder zum Bruder meines Mannes gefahren sind, habe ich mich mit meiner Schwägerin unterhalten. Sie sagte mir Folgendes: ‚Unser Sohn kam heute Morgen zu mir und sagte: ‚Ramona bekommt ja jetzt doch kein Baby mehr. Ob sie noch sehr traurig sind?'' Ich fand das so schön und tröstlich, dass ein Junge in dem Alter, von dem ich nicht wusste, wie verständlich es für ihn ist, dass wir um ein Kind trauern, das noch nicht auf der Welt ist, so sensibel damit umgeht. Es gibt so viel Erwachsene, die unsere Trauer nicht verstehen können. Und dann kommt unser Neffe und versteht unsere Trauer."

Grundsätzlich darfst du davon ausgehen, dass jedes Kind solch einen Verlust „versteht", wobei dieses Wort ganz verschiedene Bedeutungen haben kann. Damit ist nämlich gemeint, dass jedes Kind spürt, dass etwas Wichtiges geschehen sein muss. Und weiter spüren Kinder – in Abstufungen ab etwa dem dritten Lebensjahr –, dass Sterben und Tod Aspekte sind, die irgendwie zum Leben gehören, aber andererseits merken sie auch, dass offensichtlich die erlebte Situation mit dem Sternengeschwisterkind nicht gewöhnlich ist.

Diese Situation zu integrieren, „lernt" ein Kind erst, so wie Angela ausführlich beschreibt:

„Unser Sohn ist sechs Jahre alt. Er war sehr stolz, als er seine Schwester sehen konnte. Er streichelte sie und gab ihr ein Küsschen. ‚Wie eine kleine Puppe', sagte er zu ihr. Zu Hause war er traurig, dass mein Bauch jetzt weg ist – sein Schmusebauch. Den hat er sehr geliebt. Leider mag er nur selten mit zum Friedhof gehen. Da sei es langweilig, sagt er. Das kann ich ja auch verstehen. Ich versuche, ihn mit einzubinden. So durfte er eine Kerze für sie gestalten, die jeden Tag brennt; auf dem Friedhof Blumen gießen und Blätter aufsammeln. Er war erst traurig, dass er ja nun kein großer Bruder sei, aber ich habe ihm versichert, dass er trotzdem großer Bruder sei, seine Schwester nur leider im Himmel wohne. Seitdem erzählt er das auch. Er redet generell auch mit den anderen Kindern über seine Schwester. Es sind dann ganz fröhliche Kindergespräche. So, als sei es das Normalste auf der Welt für ihn, dass seine Schwester gestorben ist. Und genauso sagt er das auch. Noch im Krankenhaus, als Lena noch in meinem Bauch war, sagte er: ‚Schade, dass sie tot ist. Aber wir können doch noch ein Baby haben – aber dann einen Bruder.' Den Tod und seine Bedeutung zu begreifen, ist einem Sechsjährigen sicherlich nicht möglich."

Im Baby- und Kleinkindalter haben Kinder zunächst noch keine Vorstellung vom Tod. Wenn sie auf den Tod des (Zwillings-)Geschwisters reagieren, dann deshalb, weil die Eltern sich in ihrem Verhalten verändern. Später verstehen Kinder zunächst auf einer unbewussten, emotionalen Ebene, was Trauer ist. Sie begreifen, dass man traurig ist, weil etwas nicht mehr da ist. Sie sehen den Tod aber als etwas Vorübergehendes, so wie unser damals zweijähriger Nachbarsjunge, der auf dem Friedhof zu mir sagte: „Lilly dahinten heia." Auch Trudi bestätigt:

„Der große Bruder war zu diesem Zeitpunkt zwei Jahre alt. Er hat noch nicht richtig verstanden, was passiert ist. Aber er spürte, dass wir sehr traurig waren, und hat uns immer wieder geküsst und umarmt."

Auch im Kindergartenalter wird der Tod noch als etwas Unbeständiges gesehen. Man kann Kindern aber in diesem Alter schon konkret erklären, was das Totsein bedeutet. Kinder sind nun eventuell schon neugierig bezüglich bestimmter Details oder versuchen, das Geschehene in einen größeren Kontext zu setzen.

Mein Sohn beispielsweise – damals fünf – bekam mit, dass mein Mann mir zur Geburt unserer Tochter eine Kette mit zwei übereinanderliegenden Kreuzen geschenkt hatte. Für ihn war diese Motivdoppelung sehr bedeutsam, sein Schluss für mich erschreckend: „Lilly braucht auch ein Kreuz, denn Jesus brauchte auch eines zum Drangenageltwerden."

✳ Erst im Grundschulalter verstehen die meisten Kinder, dass das Geschwisterchen nicht mehr zurückkommen wird. Sie begreifen auch, dass der Tod jeden betrifft – sie selbst, die Eltern. Für sie ist es besonders bedeutsam, dass du erklärst, dass es drei Gründe für das Sterben gibt: schwere Verletzungen, Krankheiten, oder ein hohes Alter. Damit beugst du einer ständigen Angst vor dem eigenen möglichen Tod vor.

Mit neun bis zwölf Jahren versteht ein Kind den Tod abstrakt. Es ist neugierig auf biologische Aspekte des Todes und auf Einzelheiten der Beerdigung.

Ist dein Kind älter, kannst du davon ausgehen, dass es den Tod auf ähnliche Art wie ein Erwachsener versteht. Es ist dann vor allem wichtig, das Thema nicht zu komplex zu erklären, sondern auf das Verständnis deines Kindes abzustimmen. All diese Angaben sind natürlich nur Erfahrungswerte, die beispielsweise von Psychologen ermittelt wurden. Stets kommt es darauf an, dich deinem Kind und seiner Sichtweise zu öffnen.

Auch wenn der Tod eines Geschwisterkindes eine große Belastung für ein Kind sein kann und definitiv eine Herausforderung in seinem Leben darstellt, so lernt es dabei dennoch für sein ganzes restliches Leben. Hoffentlich unter anderem, dass es trauernden Menschen offen und mitfühlend gegenübertritt, und dass auch ein ganz kleines Leben wertgeschätzt werden sollte.

Wenn Kinder nach dem Sterben fragen:

- Überlege, welchen Hintergrund die Frage deines Kindes hat.

- Erkläre so viel wie nötig, aber nicht mehr als das.

- Ermögliche deinem Kind, seine eigenen Gedanken zu formulieren, indem du offen antwortest. Frage zum Beispiel: Was meinst du denn?

- Beende das Gespräch, wenn du merkst, dass dein Kind zufrieden mit deiner Antwort ist. Es braucht dann wahrscheinlich Zeit, um die erhaltene(n) Information(en) erst einmal zu verarbeiten.

- Sei in deiner Antwort genau, aber behalte die Todesvorstellungen von Kindern im Blick, um keine Unsicherheit zu schüren.

- Wenn Fragen zur Todesursache entstehen: Erkläre – altersabhängig – möglichst einfach, zum Beispiel, dass das Baby sehr krank war. Betone, dass das Kind selbst nicht sterben wird (bzw. erst im hohen Alter).

- Schildere das Sterben nicht als bedrohlichen Prozess, sondern als natürlichen Vorgang, vor dem man keine Angst zu haben braucht.

- Bemühe dich, die Zukunft trotz der Erfahrung, dass sich dein Leben soeben eventuell in kurzer Zeit von Grund auf geändert hat, als berechenbar darzustellen. So kannst du deinem Kind die Sorge nehmen, dass auch du in Kürze sterben könntest.

- Und vor allem: Sei ehrlich! (Das heißt aber trotzdem nicht, dass du deinem Kind jetzt sofort alles sagen musst.)

Sternenkinder – die unvollständige Geschwisterfolge

Spätestens dann, wenn dich eine Schwangerschaft vor vollendete Tatsachen stellt, meist aber schon früher – wenn du eine Familie mit deinem Partner planst oder auch einfach nur in deine Zukunft schaust –, hast du Vorstellungen davon, wie dein Leben einmal aussehen soll in Bezug auf Kinder: Wie viele Kinder möchte ich haben? In welchem Alter würde ich gern Mutter oder Vater werden? Welchen Abstand sollen mehrere Kinder untereinander haben?

Auch ohne einen solch schwerwiegenden Verlust hält das Leben viele Überraschungen bereit, und nicht immer erfüllen sich deine Wünsche – aus den unterschiedlichsten Gründen.

✳ Wenn also auch andere Menschen deine Familie sehen und sich gegebenenfalls Gedanken über deine / eure Familienverhältnisse machen, siehst du wahrscheinlich eine Lücke. Entweder fehlt das erste Kind, eines in der Mitte ist durch eine Alterslücke symbolisiert, ein Einzelkind ist unfreiwillig eines geblieben, oder ganz andere Konstellationen. Für dich selbst wird deutlich: Hier fehlt (mir) jemand.

Für mich selbst hat sich das Bild meiner Familie viele Jahre irgendwie „falsch" angefühlt. Mittlerweile ist dieses Gefühl nicht mehr vorherrschend. Aber unsere sechs Kinder sind eigentlich in einer gleichmäßigen Reihe geboren – mit Ausnahme unserer Nachzüglerin. Unser drittes Kind fehlt allerdings, und bleibt somit unsichtbar für jeden, der unsere Geschichte nicht näher kennt.

Ein Kind zu verlieren, das bedeutet im System Familie, einen leeren Platz zu haben. Wenn du dir einen Tisch mit Stühlen vorstellst, dann wird eben nicht ein Stuhl herausgenommen, sondern er steht nach wie vor am Tisch. Nur leider bleibt er leer.

Stell dir nun vor, du hast deinen lebenden Kindern erklärt, dass an euren Tisch in wenigen Monaten ein besonderer Stuhl gehört – für das Baby. Du hast vielleicht einem älteren Kleinkind gesagt, dass es den Hochstuhl freimachen soll für sein jüngeres Geschwisterkind. Dass es nun schon groß ist und auf einem „richtigen" Stuhl sitzen kann etc. Du hast ihm seinen neuen Platz schmackhaft gemacht.

Und eines Tages musst du ihm sagen, dass der Hochstuhl leerbleiben wird. Eigentlich kann es ihn nun wieder zurückhaben. Eigentlich fand es ihn auch sehr gemütlich und sehnt sich ein bisschen danach. Und eigentlich hat es auch gehört und gespürt, dass Großsein eine tolle Sache ist.

Ungefähr so ging es meiner Tochter, die nach dem Tod ihrer Schwester nicht mehr wusste, auf welchem Platz sie sitzen wollte, sollte und konnte. Sie und wir mussten uns am Tisch neu sortieren.

Wie eine Frau zur Mutter wird, ein Mann zum Vater, und deine Eltern und Schwiegereltern zu Großeltern, so werden Kinder zu Geschwistern. Das Sternengeschwisterkind nimmt seinen Platz am Tisch der Familie ein, sofern es nicht verschwiegen wird (und selbst dann sitzt es in eurer Mitte).

* Ähnliches gilt für Folgekinder: Sie sind Geschwisterkinder einer toten Person, die aber trotzdem ihren Platz am Tisch hat. Du als Mutter oder Vater eines Sternenkindes bist durch den Tod deines Kindes für dein Leben beeinflusst und verändert. In gewisser Weise erleben viele Folgekinder auch eine indirekte Trauersituation, weil sich mit ihrer Geburt viele Ängste, Hoffnungen und Wünsche verbinden und vielen Eltern klar wird, was mit ihrem gestorbenen Kind nicht möglich war.

Zudem sind Folgekinder dem Wissen nach Geschwister, wenn ihre Eltern offen mit dem Thema „Sternenkind" umgehen. Sie erfahren sich über Bilder und Erzählungen als Geschwisterkind und bauen über die emotionale Beziehung zu ihren Eltern (und deren Trauer) auch eine Bindung zu ihrem verstorbenen Geschwisterkind auf.

Erste Schritte für Geschwisterkinder

Wirkliche erste Schritte für Geschwisterkinder eines Sternenkindes werden hier als Möglichkeiten gesehen, sich aktiv mit dem Geschehenen auseinanderzusetzen. Dafür brauchen die Kinder ein Mindestalter – etwa zwei Jahre.

* Du solltest aber unbedingt je nach Charakter deines Kindes und seinem Alter entsprechend die genannten Vorschläge anpassen, denn nur du kennst dein Kind am besten und wirst gute Möglichkeiten finden, es teilhaben zu lassen.

Nimm die Fragen und Wünsche deines Kindes ernst. Falls du Einwände hast, überlege, woraus deine Bedenken resultieren könnten, bevor du etwas ablehnst.

Versuche, deinem Kind möglichst viele Wünsche bezüglich seines Sternengeschwisters zu erfüllen.

Lasse dein Kind – soweit möglich – sein verstorbenes Geschwisterkind kennenlernen, damit es den Verlust als real wahrnehmen kann.

Ermögliche deinem Kind, sich – mit deiner Hilfe – eigene Erinnerungen / Erinnerungsstücke zu schaffen. Das kann beispielsweise ein Foto mit dem Baby sein, eine Haarlocke, ein Fußabdruck oder Ähnliches. Falls diese Möglichkeiten nicht in Frage kommen, kannst du deinem Kind bei Bedarf anbieten, eine Collage zu gestalten. Vielen Kindern gefallen auch symbolische Verbindungsstücke zu ihrer Schwester / ihrem Bruder, beispielsweise eine Engelsfigur oder ein Sternenkissen.

Beteilige dein Kind an Ritualen für dein Sternenkind, zum Beispiel an der Segnung oder Taufe, der Aufnahme eines Familienfotos oder etwa der Gestaltung von Geburts- oder Todesanzeige.

Lasse dein Kind selbst tätig werden, um sich zu verabschieden. Ein Brief, ein selbstgemaltes Bild oder eine selbst verzierte Kerze können das Sternengeschwisterchen begleiten.

Sofern religiöse Handlungen für dich bedeutsam sind: Lasse dein Kind eine Kerze anzünden und / oder für das Sternenkind beten.

Ermögliche deinem Kind, an allem teilzuhaben, was mit dem Sternenkind zu tun hat, wenn es das selbst möchte und du damit zurechtkommst: Selbst kleine Kinder können das Geschwisterkind sehen und dabei sein, wenn das verstorbene Kind gewaschen und angezogen wird. Sie können helfen, einen Sarg zu zimmern und / oder zu bemalen, sie können Blumenschmuck mit auswählen, ein Gedicht vorlesen oder vortragen oder etwas (mit-)singen. Später möchten sie vielleicht dabei mithelfen, das Grab zu pflegen.

Erlaube deinem Kind, ein eigenes kleines Geschenk für das Baby auszusuchen.

Ermutige dein Kind auch, die Beerdigung mitzuerleben, wenn eine Person bereitsteht, die das Kind in dieser Situation auffangen und gegebenenfalls mit ihm den Ort verlassen oder sich zurückziehen kann.

Die Gefühle der Trauer zulassen

Kinder trauern, wie wir Erwachsenen, individuell. Das erkennt man am Beispiel von Martinas Familie. Sie erzählt:

„Die Großen hat es wieder ein Stück aus der Bahn geworfen, auch wenn das nicht so ganz offensichtlich zu sehen ist. Der Älteste sagte mir kurz nach Elias' Tod, wie schrecklich er das alles findet, weil er dachte, jetzt würde alles gut werden. In den Kindern steckt noch immer der Verlust von vor drei Jahren, als mein Mann plötzlich starb. Und dann stirbt unser Baby, was ein Symbol eines neuen Anfangs war. Die großen Jungs tragen es nicht so nach außen, wie sie sich fühlen, sprechen da weniger und sehr vorsichtig drüber, wohl deshalb, weil sie Angst haben, mich zum Weinen zu bringen.

Der Älteste geht manchmal zum Friedhof. Die drei Kleinen sprechen offener über Elias' Tod, stellen Fragen oder erzählen, wie sie sich das vorstellen, dass Elias auf einem Stern wohnt, bei Frank (ihrem verstorbenen Vater), und dass Frank auf ihn aufpassen würde. Das ist für die Kinder wohl ein tröstlicher Gedanke. Sie malen auch sehr viel für Elias, machen ihm Geschenke und denken viel an ihn.

Als der Mittlere seinen Kindergeburtstag vor 14 Tagen feierte, haben wir Luftballons mit dem restlichen Helium von der Beerdigung steigen lassen, und die Mädchen haben erst mal Elias Luftballons hochgeschickt. Die Ältere malte ein Herz für Elias und komischerweise unseren Fernsehtisch mit Fernseher auf den Ballon, damit Elias im Himmel auch fernsehen kann.

Die Kinder sind traurig, aber sprechen offen darüber. Die Ältere ist manchmal auch sehr traurig und braucht dann eine extra Kuschelstunde in meinem Arm oder in meinem Bett, weil sie an Elias denkt und ihn wieder haben will."

Aber Kinder trauern auch typisch als Kind, und darin kollektiv anders als Erwachsene: oft unmittelbarer und unverstellter. Ihre Eltern sind ihnen Vorbilder im Leben, aber auch in der Trauer. Diese Gedanken hat auch Nicole:

„Wer weiß, ob unsere Kinder später nicht auch von einer stillen Geburt betroffen sind, und da sollen sie nicht denken, dass das Thema totgeschwiegen wird.

Sie sollen verstehen, dass auch ein totes Kind immer das Kind seiner Eltern sein wird."

So gerne wir unsere Kinder vor Leid bewahren möchten: Das Leiden am Tod (eines Geschwisterkindes) ist auch ein sehr wichtiger Lernprozess. Dabei spürt das Kind, wie sehr der Verlust eines Menschen weh tun kann. Es bemerkt, dass das Weinen sehr hilfreich sein kann, und dass es gut tut, im Kummer mit anderen Menschen, die einen auffangen, zusammen zu sein. Das Kind erfährt, dass es hilft, etwas Konkretes zu tun – für sich, und für andere. Und es lernt, dass es hilft, über das Geschehene zu erzählen.

All das tun Kinder aber weit weniger stetig als Erwachsene. Kinder können in einer Minute unsagbar traurig über den Tod von Bruder oder Schwester sein, und im nächsten Moment spielen oder einen Joghurt essen wollen. Das hat nichts mit geringer Trauer zu tun, sondern mit einem gesunden Abschotten. Kinder verschaffen sich so erholsame Trauerpausen und kleine Inseln im Chaos des Verlusts.

✱ Um die kindliche Verarbeitung der Trauer zu unterstützen, gibt es einige Bücher. Zusätzlich könntest du aber beispielsweise deinem Kind auch ein eigenes kleines Fotoalbum gestalten, oder es kann selbst ein Erinnerungsalbum anlegen. Kinder möchten sich erinnern, wie auch Claudia[N] bestätigt:

„Unsere Tochter hat eine Zeitlang jeden Tag mit mir zusammen auf eigenen Wunsch das Fotoalbum angeschaut. Sie sieht nur das Positive, und das hilft mir oft weiter."

Und Christian erzählt:

„Die Kinder denken an Elias, sprechen über ihn oder malen Bilder für ihn."

Im Kindergarten- und Grundschulalter verarbeiten Kinder vieles, was in ihrem Leben geschieht, in Rollenspielen. Darin können nach dem Verlust auch die Erlebnisse rund um das Sterben und den Tod des Geschwisterchens vorkommen – manchmal in Form von Phantasiegestalten.

Meine Tochter beispielsweise spielte nach dem Verlust intensiv ein bestimmtes Rollenspiel, das ich in einem Brief so beschrieb: „Zehn Tage nach dem Tod ist auch die Lilly unserer großen Tochter gestorben. Sie hatte sich in der Schwangerschaft eine eigene kleine Schwester ‚angeschafft'. Diese Lilly wollte dann zunächst nicht aus dem Krankenhaus heimkommen. Unsere große Tochter hat jeden Tag Milch in dieses Krankenhaus gebracht, und Sonntagnacht ist diese Phantasie-Lilly ,gestorben und begraben worden'."

✱ Manche Kinder entwickeln sich nach dem Verlust eines Geschwisterkindes – scheinbar – für eine Zeitlang zurück. Sie haben Trotzanfälle, Konzentrations- und/oder Leistungsschwächen, zeigen eine plötzliche ungewohnte Anhänglichkeit, aggressives Verhalten oder Stressreaktionen (Nägelkauen, Daumenlutschen, Einnässen), benötigen (wieder) einen Nuckel oder schlafen nur noch im Elternbett.

Dies sind häufige Begleiter einer solchen familiären Krisensituation, aber es gibt auch andere. Wichtig ist es, dass du deinem Kind vermittelst, dass seine Reaktionen vorübergehend normal sind, und dass du es geduldig und liebevoll begleiten wirst, damit es seine Mitte wieder findet. Insbesondere in der Anfangszeit kann das für dich sehr schwer sein, weil du selbst in großer Trauer gefangen bist. Vielleicht möchtest du andere, dir nahestehende Personen bitten, dich zu unterstützen.

Eine Therapie ist meist nicht nötig, aber für den Fall, dass du dir professionelle Begleitung für dein Kind wünschst, gibt es mittlerweile in großen Städten einige Möglichkeiten speziell für verwaiste Geschwister sowie Online-Angebote.

Auch nach vielen Jahren kann es noch zu Trauerreaktionen kommen. Mit zunehmendem Alter verändern sich das Verstehen deines Kindes und auch seine Bedürfnisse, die eigene Familiengeschichte zu vervollständigen. In deinen Reaktionen und Angeboten kannst du nachholen, was dir in der akuten Trauersituation nicht möglich war, aber auch Neues thematisieren.

Im Gespräch und in rituellen Handlungen könnt ihr gemeinsam Erinnerungen an das Baby aufleben lassen. Ein Fotoalbum, ein Besuch am Grab oder einem anderen persönlichen Gedenkort, eine Sternenkind-Geburtstagsfeier oder ähnliche Anlässe können Ausgangspunkt dieses Hinterfragens des eigenen Lebens sein. Wenn dein Kind weiß, dass es jederzeit Fragen stellen darf, wird es das viele Male tun, um das – vielleicht nur indirekt – Erfahrene zu integrieren. So erzählt Heike:

„Mein Sohn fragt heute noch ab und zu und hat auch damals ab und zu gefragt. Ich habe dann immer versucht, so ehrlich wie möglich zu antworten. Er vermisst seinen Bruder sehr, und doch geht auch sein Leben weiter."

Eventuell geht es dir wie mir: Meine Kinder haben verinnerlicht, dass ihre Sternenschwester ein Teil ihrer Lebensgeschichte ist, und erzählen manchmal auch recht stolz in der Öffentlichkeit: „Wir sind zu viert, aber eigentlich wären wir fünf."

Kindliche Gefühle in der Trauer

Kinder, auch kleinere, trauern um ihr gestorbenes Geschwisterkind und um die familiäre Ordnung, die mit einem solchen Verlust ins Wanken gerät. All das, was du im Grundsatz für dich in der Trauer als gefühlsmäßig angenehm empfindest, kann auch für dein Kind gelten. Lasse es also weinen, ohne den Versuch zu unternehmen, etwas gut oder heil zu machen.

Es gibt keinen wirklichen Trost, und es ist eine wichtige Erfahrung, dass man sich mit der Zeit einfach nur durch das Weinen besser fühlt.

✱ Zuallererst fühlen sich Kinder meist verunsichert, denn der Tod führt zu einer unbekannten, als höchst bedrohlich erlebten Situation. Hinzu kommt, dass dein Kind vielleicht plötzlich tiefe Ängste verspürt: vor dem eigenen Tod, vor dem Tod der Eltern, oder aber vor Verlusten im Allgemeinen.

Andererseits kann sich die Verunsicherung auch in Ärger und Aggression zeigen. Dann kann es passieren, dass sich dein Kind ablehnend dir gegenüber verhält. Eventuell, weil es spürt, dass du momentan nicht so für es da sein kannst, wie es das gewohnt ist. Es kann auch sein, dass sich dein Kind zurückzieht, allein sein will, sich antriebslos fühlt oder nicht mehr mit anderen Kindern zusammen sein oder spielen mag. Oft fühlen sich – wie wir Erwachsenen auch – verwaiste Geschwister sehr einsam, weil ihre Spielkameraden und Freunde ihre Erfahrungen nicht teilen und möglicherweise nicht verstehen können.

Dazu erzählen mehrere Eltern in diesem Buch:

„Nach Aarons Tod hatte sein Bruder eine ziemlich aggressive Zeit, wir glauben, dass das seine Art der Trauerbewältigung war." (Trudi)

„Mein Sohn war sehr traurig. Er fragte mehrmals: ‚Wieso ist das passiert?‘, auch kurz vor dem Einschlafen am ersten Tag mussten wir noch darüber sprechen. Danach hat er nur noch einmal einem Freund von uns davon erzählt. Seitdem erwähnt er es nicht mehr. Ab und zu fragt er zwar: ‚Warum haben wir kein Baby?‘, aber wahrscheinlich nur, weil alle seine Freundinnen schon ein Geschwisterchen haben.“ (Judith)

„Unsere große Tochter war besonders betroffen. Ich habe sie oft weinend in ihrem Bett gefunden, sie hat das Ultraschallbild ihrer Schwester in ihrer Schreibmappe und sie fragt ständig nach einer ‚neuen‘ Schwester.“ (Nicole)

✳ Zentral ist es, deinem Kind mögliche Schuldgefühle zu nehmen. Je jünger ein Kind ist, desto mehr sieht es sich selbst im Zentrum der Welt. Diese Selbstbezüglichkeit ist sehr sinnvoll, wenn es darum geht, schrittweise die Welt zu erobern und unabhängig zu werden. Sie kann aber dazu führen, dass dein Kind meint, es sei schuldig am Tod seiner Schwester oder seines Bruders.

Die kindliche Begründung dafür muss übrigens nicht offensichtlich sein. Beispielsweise kann es für dein Kind ausschlaggebend sein, dass es sich innerlich gewünscht hat, seine Spielsachen nicht zu teilen oder Mama lieber für sich zu haben. Es ist also wichtig, auch ohne äußeren Anlass deinem Kind zu versichern, dass das Baby ganz sicher nicht wegen seiner Worte oder Gedanken gestorben ist.

Kinder zeigen aber nicht nur Trauerreaktionen, sondern oft geschieht auch das Gegenteil: Schon kurz nach dem Verlust sprühen sie vor Lebenslust und empfinden tiefe Freude für den Moment. Das mag dich als verzweifelten Erwachsenen befremden, aber es ist eine natürliche Fähigkeit, die Trauer portionsweise zu verarbeiten und dazwischen gesunde Trauerpausen einzulegen.

Manchmal versuchen Kinder, in ihrer ganz eigenen Logik rational und emotional mit dem Tod ihres Bruders oder ihrer Schwester fertig zu werden. Sie bemühen sich, ihre verschiedenen Gefühle in ihr Weltbild einzuordnen und die Herausforderungen des Verlusts zu bewältigen. Dabei entstehen manchmal eigenwillige Situationen, wie in meinem folgenden Beispiel:

Als sich unsere lebenden Kinder über die Spieluhr einigen sollten, die meine Eltern zur Beerdigung kaufen wollten, sagte unser großer Sohn – wohl diplomatisch – zu unserer Tochter: „Ich will das Zebra nicht. Das nehmen wir dann eben, wenn das nächste Baby stirbt.“

✳ Für Kinder ist der Tod ein Teil des Lebens, viel mehr als für uns Erwachsene. Mein Sohn sprach aus, was seiner inneren „Wahrscheinlichkeitsrechnung“ nach gut passieren konnte. Seine Unmittelbarkeit war in dieser Situation zwar erschreckend, aber seine Offenheit auch irgendwie hilfreich.

Wenn es um dein lebendes Kind geht, dann solltest du eines stets beachten: Dieses Kind darf Anker, Hilfe und Strukturgeber sein, während du dich durch die schwierige Zeit der Trauer arbeitest. Eine Stellvertreterfunktion sollte es jedoch keinesfalls einnehmen. Jedes Kind ist überfordert, wenn es dauerhaft zum aktiven und womöglich einzigen Tröster werden soll. Das darf dein Kind sein durch sein Da-Sein, seine Lebendigkeit und Unbeschwertheit, mehr jedoch nicht. So positiv erlebt es Jasmin:

„Meine Tochter gibt mir immer wieder neuen Mut, um weiterzumachen, um nicht aufzugeben. Sie bringt mich zum Lachen, obwohl mir nicht zum Lachen ist.“

Aus eigener Erfahrung weiß ich aber auch, dass Kinder nach einiger Zeit aber auch bemerken können, dass sie mit der Trauer viel Aufmerksamkeit erfahren und sich dies zunutze machen. Daraus sollte keinesfalls folgen, Kinder in ihrer Trauer nicht ernst zu nehmen, sondern gerade im Gegenteil, sich nicht nur dann intensiver mit ihnen zu beschäftigen, wenn sie traurig, verletzt und betroffen sind, sondern gerade auch, wenn es ihnen gut geht.

Eltern für verwaiste Geschwister sein

Als Mutter oder Vater bist du die engste Bezugsperson deines Kindes und dir gegenüber wird es sein Sternengeschwisterkind am ehesten thematisieren. Deshalb ist eine gute Kommunikation zwischen euch besonders wichtig. Den meisten Menschen fällt es aber sehr schwer, über Sterben und Tod zu reden. Wenn es dich selbst betrifft, dann wohl noch mehr.

Wenn dir die Worte fehlen, gibt es vielleicht Bücher, die einen Gesprächsanlass geben und dir helfen können, das Unaussprechliche zu formulieren. Finde aber auch deine eigenen Begriffe und Erklärungen, denn Echtheit ist das Wichtigste, was du deinem Kind mitgeben kannst.

✱ Einiges, was man gemeinhin sagt – gängige Begrifflichkeiten also –, können allerdings problematisch sein, und es ist gut, wenn du ihre Bedeutung zuvor durchdenkst.

- „Wir haben das Baby verloren." – Etwas Verlorenes kann man wiederfinden.
- „Das Baby ist eingeschlafen." – Nach dem Schlaf erwacht man wieder. Da das Baby aber offensichtlich nicht wieder erwacht, können Kinder annehmen, das Schlafengehen sei etwas Gefährliches.
- „Gott hat das Baby zu sich geholt." – Es kann passieren, dass dein Kind Angst entwickelt, ob es selbst auch von seinen Eltern weg zu Gott geholt wird.
- „Das Baby ist/war krank." – Diese Aussage ist nur in ihrer Pauschalität ungünstig. Bedeutsam ist es, deinem Kind klarzumachen, dass mit einer solchen Beschreibung weder sein Husten noch sein Schnupfen oder das Fieber von letzter Woche gemeint sind, sondern seltene schwerste Erkrankungen.
- „Dafür bist du noch zu klein." – Da kein Kind zu klein ist, um nicht gegebenenfalls Angehöriger eines verstorbenen Kindes und damit direkt betroffene Person zu sein, kann es auch nicht zu klein sein, um mitzuerleben, was dieser unzeitgemäße Tod auslöst.

Nach dem Tod eines Kindes fühlen sich viele Eltern in ihrer Eltern-Rolle grundsätzlich stark verunsichert. Zu erfahren, dass das eigene Kind, für das man doch so gerne sorgen wollte, gestorben ist, kann dazu führen, dass du das Leben insgesamt plötzlich als bedrohlich und unberechenbar wahrnimmst. Vielleicht möchtest du dabei dein lebendes Kind besonders schützen und behüten.

Ich schrieb dazu in mein Tagebuch: „Muss ich Angst um deine Geschwister haben? Würdest Du uns ein Zeichen geben (können), wenn etwas nicht stimmt?" und „Gestern hat Deine Schwester gehustet. Und ich habe gleich geträumt, sie würde ebenso sterben wie Du. Es ist, als wäre alles im Leben ganz zerbrechlich." oder „Papa und ich streiten, weil ich mit Deinen Geschwistern zu sanft und nachgiebig bin. Doch Dein Tod hat mir gezeigt, dass ein so sicher geglaubtes Morgen nicht immer kommt. Das macht es schwer, Unmut, Wut und Ärger der beiden auszuhalten. Was wäre, wenn solch ein Moment unser letzter wäre?"

Es ist nur verständlich, wenn du so ähnlich fühlst. Doch vielleicht gelingt es dir, nicht unbedingt danach zu handeln. Du darfst davon ausgehen, dass du auch bisher sehr verantwortungsvoll als Mutter oder Vater warst. Daher ist es wahrscheinlicher, dass dein zusätzliches Bemühen eine Überbehütung ist. Diese ist zwar nicht schädigend, aber längerfristig nimmt sie deinem Kind viele Erfahrungen, die für seine gesunde Entwicklung notwendig sind.

✱ Hast du jedoch das Gefühl, dein lebendes Kind zu vernachlässigen, beispielsweise weil deine Trauer es nicht zulässt, dich intensiver um es zu kümmern, dann ist es verantwortungsvoll, wenn du Hilfe suchst. Das können Familienmitglieder oder Freunde, aber auch eine professionelle Begleitung und Unterstützung sein.

Hilfreich ist es außerdem oft, Erzieher / Lehrer, Paten, oder auch den Kinderarzt einzubeziehen, wenn dies Menschen sind, die deine Situation positiv unterstützen können und dir deine Trauer nicht absprechen.

Einen ungewohnten (Trauer)Alltag leben

Kinder, die ein Geschwisterkind verloren haben, brauchen vor allem vertraute Abläufe, um ein Mindestmaß an entlastender Normalität zu erleben. Vielleicht fühlst du dich in der Lage, Typisches zu ermöglichen, und eventuell sogar besondere Tage, die im Laufe der Wochen und Monate auf dich zukommen, mit ihnen zu erleben. Das kann beispielsweise eine Geburtstagsfeier, ein Kinobesuch oder Ähnliches sein.

Wir haben drei Monate nach dem Tod unserer Tochter „sechs Kinder zu einer Halloween-Party eingeladen. Ich glaube, es hat allen gut gefallen. Hoffentlich bekommen Deine Geschwister mit, dass wir versuchen, etwas Schönes zu machen, obwohl wir oft sehr traurig sind." Wenn dir dies alles als Überforderung erscheint, kannst du andere Möglichkeiten finden, deinem Kind solche „Auszeiten" zu bieten.

✱ Damit dein Kind auch vom weiteren Umfeld gut betreut und begleitet ist, solltest du außerdem Kindergarten oder Schule informieren, mit ihnen in Kontakt bleiben und dadurch gegebenenfalls noch zusätzliche Unterstützung erfahren.

In allem darfst du gewiss sein, dass dein Kind auch eine schwierige Zeit, in der du anders bist als sonst – selbst verunsichert, traurig, weniger aufmerksam – meistern wird und ihr daran wachsen könnt. Das größte Geschenk, das du ihm dazu machen kannst, ist, dich selbst und deine Belastbarkeit realistisch einzuschätzen und gegebenenfalls andere um Hilfe für dich und für euch zu bitten.

Wenn du selbst das Geschwisterkind bist

Hallo du,

wenn du diese Seite schon allein lesen kannst, dann bist du schon ziemlich groß, und dir ist klar, was passiert ist. Von deinen Eltern oder anderen Menschen in deinem Leben hast du erst erfahren, dass du ein Geschwisterkind bekommen wirst. Und dann ist deine Schwester oder dein Bruder nur ganz kurz bei euch gewesen.

Vielleicht hast du sie oder ihn noch nicht einmal gesehen, und doch verändert ihr oder sein Tod offenbar ganz viel in deiner Familie. Deine Eltern sind wahrscheinlich ganz anders als sonst, du siehst sie eventuell öfter weinen, und sie wirken meist sehr traurig.

Dir geht es wahrscheinlich manchmal ziemlich schlecht, weil du dich auf deine Schwester oder deinen Bruder wohl schon gefreut hast. Aber du wünschst dir sicher auch, dich wieder glücklich zu fühlen, willst spielen, dich mit Freunden treffen, und am liebsten vergessen, was Schreckliches geschehen ist.

Du bist nicht alleine, selbst wenn du noch nie gehört hast, dass ein anderes Kind eine Sternenschwester oder einen Sternenbruder hat.

Wenn du das Gefühl hast, dass du gern andere Kinder mit einer ähnlichen Geschichte kennenlernen willst, dann gibt es einige Seiten im Internet, wo du Gleichgesinnte findest:

www.sternenkinder-geschwister.ch

www.leben-ohne-dich.de/geschw/

Oder du möchtest ein passendes Buch lesen, zum Beispiel:

„Die Brüder Löwenherz" (Tod nach Unfall)

„Lilly ist ein Sternenkind" (Tod vor der Geburt)

„Max, mein Bruder" (Tod eines Zwillings nach Krankheit)

Für dich habe ich auch ein Erinnerungsalbum gestaltet, das dir helfen kann, nichts zu vergessen, was dich an deine Schwester oder deinen Bruder erinnert, und wo du all das einschreiben kannst, was du vielleicht niemandem erzählen möchtest. Es heißt:

„Erinnerungen sind kleine Sterne"

Platz für dich:

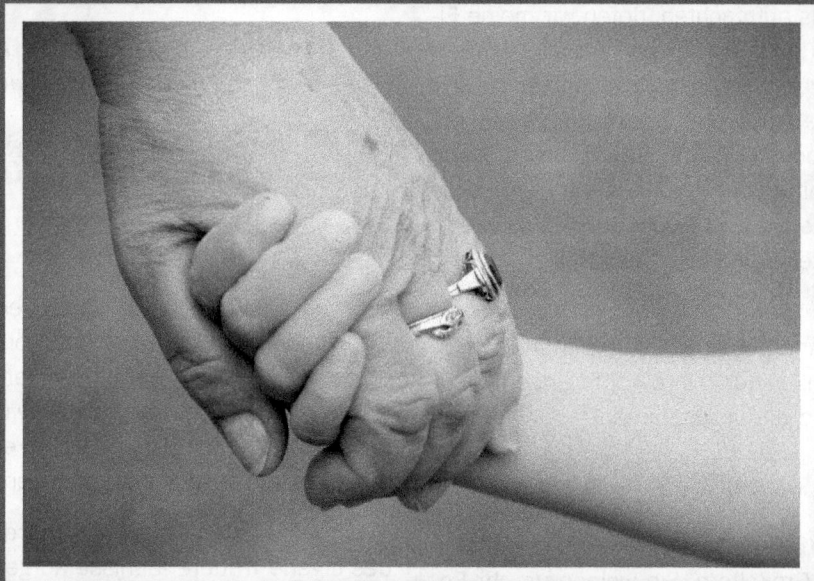

Großeltern

„Lasst einander nicht allein, wenn die Stürme des Lebens kommen", schreibt eine verwaiste Großmutter auf ihrer Schweizer Homepage Sternenkinder-Grosseltern.ch. Sie hat 2010 ihren Enkelsohn verloren.

Wen rufst du an, wenn du eine wichtige Frage hast? Wen, wenn mal wieder „Not am Mann" ist? Und wen, wenn deine Welt zusammenzubrechen droht? Für viele von uns lautet die Antwort: Meine Eltern.

Als mein Mann und ich uns – noch voller Zuversicht – ins Krankenhaus aufmachten, riefen wir meine Eltern an. Das war lange vorher geplant: Sie würden sich ins Auto setzen und die 450 Kilometer zu uns fahren, um unsere größeren Kinder zu betreuen, bis wir mit unserer Tochter im Arm zurückkämen. Nach zwei Stunden – mitten auf der Autobahn – erreichte mein Mann sie wieder: Und erzählte ihnen stockend vom Tod ihrer Enkelin. Und auch, dass ich auf der Intensivstation läge.

Ich kann nur erahnen, welche Gefühle in ihnen tobten, welche Gedanken durch ihre Köpfe gingen. Nicht nur für uns brach die Welt zusammen.

Von der doppelten Trauer

✳ So, wie Kinder doppelt Trauernde sind, sind es auch Großeltern. Sie weinen um ihr Enkelkind, und sie ertragen nur schwer die Verzweiflung ihres eigenen, leidenden Kindes. Antje[M] bestätigt:

„Für meine Eltern ist es sicher ebenfalls sehr schwer. Auf der einen Seite haben sie sich wahnsinnig auf ihren Enkel gefreut und betrauern den Verlust nun unheimlich. Auf der anderen Seite haben sie eine Tochter, die so unglücklich ist. Ich denke, das ist ein riesiger Spagat, der von ihnen abverlangt wird."

Und sie sind auch im Stillen Trauernde, denn in allererster Linie sind sie oft Helfer. Die Eltern in diesem Buch berichten von der vielfältigen Unterstützung, die sie durch ihre eigenen Eltern und die Schwiegereltern erfahren haben:

„Es waren die einfachen Dinge, die meine Mutter für uns getan hat. Sie war einfach da und hat uns abgelenkt und hat zugehört, wenn wir reden wollten." (Ramona)

„Ich bin dankbar und sehr froh, dass meine Mutter jeden Abend eine Kerze für meine Söhne ansteckt." (Melanie)

„Meine Eltern haben sehr, sehr getrauert. Erst nach langer Zeit wurde mir klar, welchen Verlust auch sie erlitten, welche Ängste sie verspürt hatten. Für sie ist es ihre erste Enkeltochter. Es ist unersetzlich für mich, dass unsere Tochter so viel Liebe auch von Oma und Opa erfährt und anerkannt wird, dass sie Teil der Familie ist." (Lisa[M])

„Ich schenkte meinem Vater ein Bild von Tim-Luca, was bei ihm einen Ehrenplatz bekam." (Lisa)

„Die ganze Familie hat uns die ganze Zeit den Rücken gestärkt." (Florian)

„Ich habe mich von meiner Familie sehr aufgefangen und geliebt gefühlt." (Astrid)

Oft sind die Beziehungen zwischen Großeltern und Enkelkindern unbeschwert und fröhlich, intensiv und beidseitig erfüllend. Ganz unvorbereitet wird Großeltern mit dem Tod des Babys dieses wunderbare Zusammensein – und sei es auch bisher ein nur gedachtes, erhofftes und ausgemaltes gewesen – genommen.

Eventuell werden aber auch mit dem Tod des Kindes eigene Trauererlebnisse aufgefrischt. Viel mehr Menschen, als wir gemeinhin denken, haben selbst den Verlust eines oder mehrerer Kinder erlitten. Doch erst seit wenigen Jahren werden Eltern ermutigt, ihr Kind kennenzulernen und es auch ihrer Familie vorzustellen.

Wenn nun durch die schlimme Nachricht eigene Verluste bewusst werden, dann ist das eine zusätzliche Trauer, die bewältigt werden will. So berichtet Lisa:

„Die Mutter von Martin hatte selber eine Fehlgeburt, sie hat unsere Trauer anfangs schon verstanden, hat Martin getröstet, aber auch sie kommt aus der Zeit, als man es noch ‚verschwieg', und das Leben danach eben weiter lebte. Dennoch waren sie eine Stütze für uns, wir haben auch nie etwas Negatives gehört."

Und Judith sagt:

„Sowohl meine Mutter als auch meine Schwiegermutter hatten selbst einmal eine Fehlgeburt und haben dann von ihren eigenen Erlebnissen erzählt."

Hilfe geben, Hilfe erfahren

Meine Eltern machten nach der Nachricht über den Tod ihrer Enkelin eine kurze Pause auf dem Weg zu uns, dann fuhren sie weiter – einer gänzlich unerwarteten, beängstigenden, heraus- und überfordernden Situation entgegen. Mein Vater eilte sofort zu mir ins Krankenhaus, meine Mutter versuchte, unseren größeren Kindern behutsam beizubringen, was passiert war. Später lernten sie Lilly kennen – für wenige Stunden nur, die für ein ganzes Leben reichen mussten.

Währenddessen nahmen sie alles Praktische in die Hand: Haushalt und Kochen, Anrufe, Besprechungen mit dem Bestatter, Trösten und Dasein in alle Richtungen. Kein Wunder, dass sie nach ihrer Abreise eine Woche später krank wurden.

Viele Wochen und Monate kamen sie immer wieder, vor allem, um Ansprechpartner für ihre Enkel zu sein. Großeltern sind Menschen, die beides im Blick haben: ihr Kind und dessen Partner – und die Enkelkinder. Durch diesen Perspektivenwechsel hatten sie eine natürliche Vermittlerposition.

Ihre eigene Trauer war in den Hintergrund gerückt angesichts des Versuchs, Halt und Orientierung zu geben in einer Zeit, in der nichts mehr funktionierte. Bereits in den vorherigen Kapiteln aber wurde klar, dass sich die Trauer nicht umgehen lässt. Weder für die Eltern und die Geschwister, noch für die Großeltern.

Natürlich ist es möglich, eine Zeitlang als „Fels in der Brandung" uneigennützig Hilfe zu leisten, doch ebenso sollten Großeltern Hilfe annehmen können, um selbst zu heilen.

Bisher war, aus meinem persönlichen Blickwinkel heraus, von Großeltern die Rede, die für die bereits lebenden Kinder in der Familie, ihre Enkel also, da sind. Doch bezüglich des Helfens und Helfenlassens – diesen zwei Seiten einer Medaille – trifft im Grundsatz Gleiches zu, wenn das erste Kind von Sohn oder Tochter gestorben ist.

* Sollte das erste Enkel ein Sternenkind sein, dann kommt hinzu, seine eigene vorgehabte Großelternrolle noch einmal aufgeben zu müssen. Vielleicht hat sich die Oma bereits Kindersachen strickend gesehen oder sie wollte mit ihrem Enkelkind regelmäßig einen Omanachmittag verbringen. Vielleicht hat sich der Opa bereits vorgenommen, das alte Dreirad endlich wieder startklar zu

machen, wollte eine Spielzeugeisenbahn anschaffen oder Ausflüge unternehmen. Alle Wünsche und Träume zerplatzen nun unerwartet.

Und nicht zuletzt mögen sich einige Großeltern – noch ein Stück weiter in ihrer Lebenszeit vorangeschritten als die Eltern – dasselbe fragen wie auch jene vorhin zitierte Großmutter, die mittlerweile ein Netzwerk für Großeltern gegründet hat: „Du bist 61, du hattest ein gutes Leben, deine zwei Kinder sind selbstständig. Warum muss jetzt so ein Kleiner vor dir gehen? Das ist einfach unfair."

Erste Schritte für Großeltern

Wenn du, der Leser / die Leserin, selber der Opa oder die Oma eines Sternenkindes bist, dann findest du in diesem Abschnitt erste Schritte auch für dich, die dir helfen sollen, mit dem schmerzlichen Verlust zurechtzukommen. Überlege, was davon du für dich annehmen kannst.

Lass das Gefühl zu, dass du Oma / Opa bist. Auch, wenn dein Sternenenkelkind nicht in dieser Welt ist.

Weine, wenn dir danach ist, denn ein unfassbarer Verlust hat deine Familie aus dem gewohnten Leben gerissen. Alles fühlt sich ungewiss und wankend an.

Fühle, wie viel Hilfe du geben kannst. Du wirst gebraucht, wie vielleicht noch nie in deinem Leben. Aber du hast auch deine Grenzen.

Öffne dich dem Schmerz, den der Tod deines Enkelkindes in dir auslöst.

Erlebe, dass auch dein Sternenkind seinen Platz in der Familie einnimmt, wenn auch nicht unbedingt nach außen sichtbar.

Erinnere dich an andere Verluste in deinem Leben. Betrauere sie, wenn du das bisher nicht getan hast oder nicht tun durftest.

Vertraue den verwaisten Eltern – deinem Kind und seinem Partner / seiner Partnerin –, deren Verzweiflung sich nicht daraus bemisst, wie kurz dieses Baby da war, sondern daran, wie lange es ihnen fehlen wird.

Suche Rituale und Erinnerungsstücke, die dir helfen, zu heilen.

Finde eigene Ansprechpartner, mit denen du deine Gedanken, Gefühle und Erlebnisse teilen kannst.

Sich fragen: Wie funktioniert Familie?

Während viele Familien enger zusammenrücken, führt der Verlust eines Babys in anderen Familienverbänden zu großen Spannungen. Sogar beides nebeneinander ist möglich. Der Tod wirft eben jeden von uns sehr stark auf sich selbst, ureigenste Gefühle, Bedürfnisse und Lebenshaltungen zurück.

✳ Gerade am Anfang gibt es daher wenig Kraft, anderen Vorstellungen gegenüber wohlwollend zu sein. Die Teilnehmer in diesem Buch erzählen von unterschiedlichen verletzenden Reaktionen, die sie erfahren haben:

„Meine Schwester und meine Mutter waren schnell der Meinung, es müsse alles wieder gut sein, nur ein paar Monate später." (Lisa)

„Mein Vater hatte und hat sehr viele Vorurteile." (Claudia[N])

„Insgesamt herrschte bei uns große Sprachlosigkeit, und wir haben wenig Unterstützung erfahren." (Carolin)

„Das Mitgefühl seiner Mutter, seines Stiefvaters und seines Bruders hält sich sehr in Grenzen, und für sie ist es einfach schon vergessen. Sie haben sich nach der Beerdigung nicht einmal bei uns gemeldet und nachgefragt, wie es uns geht. Das Grab haben sie überhaupt nicht mehr aufgesucht." (Antje[M])

„Ich habe keinen wirklichen Ansprechpartner in meiner Familie gefunden." (Frank)

Es wird – ebenso wie mit anderen Mitmenschen in deinem Umfeld – im Umgang mit den Großeltern klar, dass jeder Mensch andere Vorstellungen vom Trauern hat. Das ist sowohl individuell gemeint, als auch generationell. In der Kindheit und der Elternzeit deiner Eltern wurde mit Trauer eventuell ganz anders umgegangen, als dies heute der Fall ist.

Ich vertraute meinem Tagebuch nach einer Unterhaltung an: „Mit Oma habe ich darüber gesprochen, ob man Selbstmitleid haben darf. Das gilt immer als unschicklich, aber es ist doch ein schreckliches Leiden. Leiden daran, dass sich die Welt so ungewollt und komplett geändert hat. Leiden daran, dass man das nicht verhindern konnte. Leiden daran, dass man nicht mehr man selbst ist. Eben Selbstmitleid."

Als ich nach längerer Zeit wieder an Lösungen, daran also, was mir gut tun würde, denken konnte, da beschloss ich – egal, wie meine Familie das fände –, kleine Zeichen für mein Sternenkind zu setzen. Vielleicht möchtest du Ähnliches tun oder für dich tun lassen.

Wir verschicken seitdem an jedem Geburtstag eine E-Mail mit einem passenden Gedicht, Lied oder einem anderen Text in Erinnerung an meine Tochter. Wir haben einen Baumschmuck für Weihnachten, der uns an sie erinnert, und sie bekommt ihr eigenes kleines Päckchen zu diesem Anlass. All das vor den Augen unserer Familie, die darauf nicht reagieren muss, aber bemerkt, wie sehr wir uns wünschen, dass auch unser Sternenkind Teil der Familie ist. Ähnliches tut Angela, denn:

„Für meine Eltern, Schwiegereltern und meine Schwester gestaltete ich jeweils eine weiße Stumpenkerze mit weißen Perlen und einen weißen Bilderrahmen, in den Ecken jeweils 3 weiße Perlen, und am Rand kleine Engelsflügel."

Aber auch Großeltern können kleine Zeichen setzen. Meine Eltern schreiben eine Geburtstags-SMS an Lilly, und zu einem gemeinsamen Weihnachtsfest bekamen nicht nur unsere lebenden Kinder eine kleine Maus als Kuscheltier, sondern auch unsere verstorbene Tochter.

Was solch eine Unterstützung bedeutet, drückt beispielsweise ein Lied aus, das Nicole[G] ihren Eltern als kleines Dankeschön „geschenkt" hat. Es stammt von der Band „Rivo Drei":

Ihr wart immer für mich da,
von der ersten Sekunde, dem
ersten Tag, dem ersten Jahr,
ihr wart immer für mich da,
und wenn ich zum Mars flieg, und
wenn ich am Boden lieg,
wenn ich mich in allem und jedem täusch,
zu Hause ist immer bei euch.

✳ Sollte es keine oder nur zu wenige Möglichkeiten geben, miteinander zu sprechen, dann hoffe ich, dass du einen Weg findest, damit umzugehen. Vielleicht kannst du die Gedanken loslassen, dass dieses Unvermögen, mitzutrauern, an dir und deinem Sternenkind läge. Gib die Verantwortung dafür ab. Es sind Lebensthemen und Lebenseinstellungen deiner Mutter, deines Vaters, die es ihnen wohl unmöglich machen, sich dem Schmerz des Verlusts zu öffnen. Martina erzählt:

„Bei meiner Mutter brachen ihre Erfahrungen hervor, die, wie damals in den 1970er Jahren wohl üblich, komplett verdrängt waren. Meine Mutter hatte, als ich etwa vier oder fünf Jahre alt war, ein Baby bekommen, das nicht lebensfähig war und etwa 1,5 Stunden nach der Geburt verstarb. Die ersten Worte meiner Mutter waren: ‚Musst du mir alles nachmachen!?' Das war, als wir bei ihr auf dem Flur standen und ihr sagten, dass das Baby in meinem Bauch nicht mehr lebt."

Antje denkt:

„Später dann waren Gespräche seltener. Oft denke ich, dass sich die anderen kaum trauen, das Thema anzusprechen, aus Angst, uns zu verletzen. Dabei ist es manchmal viel verletzender, wenn es totgeschwiegen wird. Natürlich ist unser Verlust auch nicht so ständig präsent in den Köpfen anderer wie für uns bzw. ist der Verlust in seiner Tragweite nicht immer so nachvollziehbar für andere. Letztendich waren es doch „nur" zwei Fehlgeburten ganz am Anfang. Wie sollen andere das nachvollziehen, etwas zu vermissen, was noch gar nicht da war?"

Angela überlegt:

„Traurig fand ich, dass unsere Eltern unser Mädchen nicht sehen wollten oder konnten. Es gibt mir das Gefühl, etwas Abstoßendes geboren zu haben. Das wird mir lange nachhängen. Ihre Entscheidung zu akzeptieren wird noch eine Weile dauern. Ich denke, sie haben etwas ganz Wichtiges verpasst. Den einzigen Moment mit ihrer ersten Enkelin."

Und Claudia weiß:

„Mein Vater hat alles in sich hineingefressen und meinem Mann und mir die Schuld für seine Schmerzen und seine Trauer gegeben."

Vielleicht aber ist deine Familie nur sehr unsicher und du gibst ihnen einmal dieses Buch zum Lesen...

Ich wünsche dir, dass du mit deiner Familie und besonders mit den Großeltern deines Sternenkindes eigene Rituale und Gesten findest, um deinem Baby seinen Platz zu geben.

Platz für Gedanken:

_____

_____

_____

_____

_____

_____

_____

_____

Platz für Gedanken:

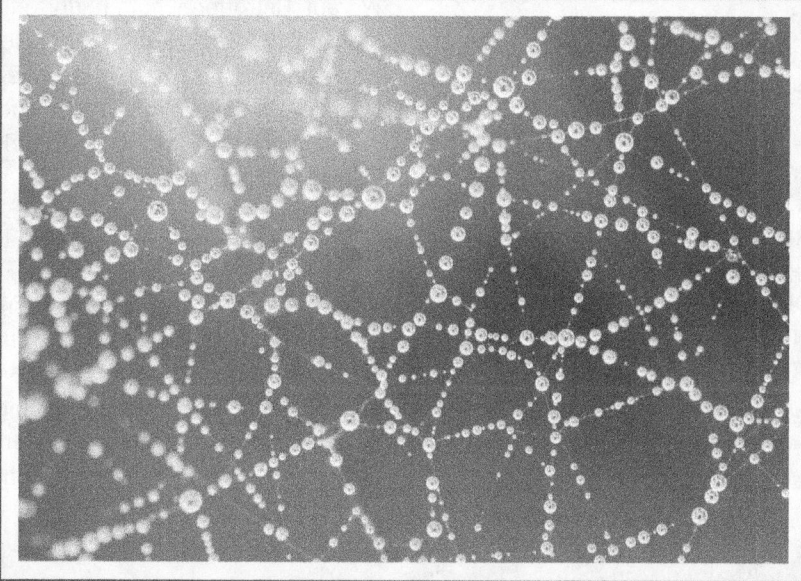

Mitmenschen

Vielleicht geht es dir wie mir: Monatelang haderte ich nicht nur mit meinem Schicksal, sondern auch mit der Tatsache, dass es nur so wenige Menschen gab, die in meinen Augen halbwegs passend auf unseren Verlust reagierten. Auch viele Mütter und Väter in diesem Buch berichten davon:

„Schlecht war das Getuschel entfernterer Menschen, das Wegsehen, Weggehen und die vielsagenden Blicke." (Martina)

„Leider mussten wir uns mit ein paar Tratschtanten herumschlagen, die das Gerücht in die Welt setzten, Aaron habe Leukämie gehabt. Und das, noch bevor wir überhaupt die Obduktionsergebnisse kannten." (Trudi)

Wenn, dann waren es vor allem andere Betroffene, die ich rasch über das Internet kennenlernte. Heute sehe ich die Reaktion der meisten Nichtbetroffenen anders: Natürlich gab es unsensible Menschen, doch sie waren die absolute Ausnahme. Die meisten waren wohl einfach überfordert und unsicher. Das bestätigt auch Martina:

„Manchmal wurden dumme Dinge gesagt, aber ich nehme den Leuten das nicht übel, denn sie wussten meistens nicht, was sie zu mir sagen sollten oder wie sie mir überhaupt begegnen sollten. Eine Freundin erzählte mir, dass eine Frau, ihr gesagt habe, dass sie froh sei, dass Christian im Moment die Kinder in den Kindergarten bringe, weil sie mir nicht begegnen möchte. Sie wüsste nicht, wie sie mit mir umgehen solle und was sie zu mir sagen könne. Dass es vielen so geht, merke ich auch daran, dass sich manche Leute, wenn ich mich nähere, mit ihren Fußspitzen beschäftigen, weggucken oder in eine andere Richtung gehen. Das tut mir natürlich irgendwie weh, aber ich kann es auch verstehen."

✳ Theoretisch weiß jeder, der selbst einmal einen lieben Menschen verloren hat, was gut tut: anerkennen, was sich verändert hat; einfach da sein; zuhören; keinen billigen Trost oder Scheinlösungen anbringen. Schon die Bibel weiß im Buch Hiob zu erzählen: „Und sie setzten sich zu ihm auf die Erde sieben Tage und sieben Nächte lang, ohne dass einer ein Wort zu ihm redete; denn sie sahen, dass der Schmerz sehr groß war."

Vielen Menschen fällt aber dieses Passivsein schwer, und so versuchen sie, Gutes zu tun, während sie oft Schlechtes erreichen. Auch viele der verletzenden Sprüche (siehe dazu auch Seite 322) gegenüber verwaisten Eltern sind vor allem Ausdruck großer Hilflosigkeit.

Es ist ein schmaler Grat, den alle – auch wir Betroffenen – im Umgang mit verwaisten Eltern wandeln. Der Tod ist in unserer Gesellschaft verdrängt, abgeschoben in Pflegeheime, Krankenhäuser, Nicht-Orte. Wir sind alle ungeübt im Umgang mit dem Tod als Zustand und mit dem Sterben als Prozess.

Worauf Betroffene hoffen dürfen und was sie als Wunsch an ihre Umwelt formulieren sollten, sind wenigstens einige Menschen, die einfach da sind, die aber in der großen Trauer auch ein Nein ertragen können und trotzdem wiederkommen, um den schwierigen Weg mitzugehen.

Reaktionen der privaten Umwelt

Verständnis aus der eigenen Familie kann dich tragen. Unverständnis tut in der eigenen Familie jedoch noch mehr weh, als wenn es von anderen Menschen auf dich trifft. Die Erwartungshaltung an deine Eltern, Großeltern, Geschwister oder auch entferntere Verwandte ist meist deutlich höher als an „Fremde". Häufig zeigt sich in Verlustsituationen, wie Familien(verbände) „funktionieren".

Es geht um Fragen und vermeintliche Gewissheiten, wie man sich verhält, was man zu wesentlichen Themen im Leben glaubt, und Ähnliches.

✳ Zu deiner näheren Umwelt gehören auch deine Freunde. Die meisten Eltern in diesem Buch berichten, dass sich angesichts ihres Verlusts „die Spreu vom Weizen trennte". Manch enge Freunde zeigten Verständnis und Fürsorge, und andere – weiter entfernte, von denen sie es nicht erwartet hatten – ebenso. Astrid[s] meint:

„Ich habe gemerkt, wie viele Freunde ich wirklich habe. Und ich hatte das Glück, immer den richtigen Menschen mit seiner ganz eigenen Art im richtigen Moment um mich zu haben."

Jedoch trennten sich – manchmal unerwartet – auch Wege. Das kann sehr schmerzhaft sein. Es ist dies dann ein anderer Verlust, der im Zuge des ersten Verlusts eintritt und den du mit verarbeiten musst. So geht es auch Ramona:

„Meiner besten Freundin habe ich eine SMS aus dem Krankenhaus geschrieben, was passiert ist, und sie hat mich dort auch angerufen. Doch danach war lange Ruhe. Bei unserem ersten Treffen hat es fast drei Stunden gedauert, bis sie uns gefragt hat, wie es uns geht. Dann hat sie einen Aufhänger gefunden und wieder von sich erzählt ... Diese Freundschaft steht kurz vor ihrem Ende."

Einen besonderen Fall stellt die eigene Mutter dar. Dazu kannst du auch im Kapitel „Großeltern" einiges nachlesen. Hier jedoch geht es zunächst um grundlegende Erwartungen: Die Haltung der eigenen Mutter ist besonders bedeutsam für dich, weil sie einerseits oft die wichtigste Bezugsperson im Familiären ist.

Andererseits hat sie dich geboren und dein Leben lang begleitet. Meist führt das dazu, dass auch in der Trauer um dein gestorbenes Baby deine Mutter eine deiner größten Stützen ist. Sie versteht intuitiv, was für dich dieser Verlust bedeutet. Sie ist aber auch eine zentrale Hilfsperson im praktischen Sinne. Verhält sie sich jedoch – in deinen Augen – unangemessen in Bezug auf deinen Schmerz und deine Trauer, stellt sich dann für dich nicht auch die Frage, ob sie ähnlich unangebracht reagiert hätte, wenn sie selbst die Betroffene gewesen wäre?

Hätte sie beispielsweise, wenn du als ihr eigenes Kind gestorben wärst, ebenso leichthin gesagt: „Es war doch noch kein richtiger Mensch"?

Reaktionen anderer Betroffener

Niemand weiß besser, wie es dir mit deiner Trauer um dein verstorbenes Kind geht, als selbst Betroffene. Lisa[M] sagt:

„Mein früherer Chef war sehr verständnisvoll, er ist selbst verwaister Vater."

Trotzdem sind auch das Menschen mit unterschiedlichem Charakter, unterschiedlichen Lebensansichten und unterschiedlichen Verlusten. Mit der Zeit wirst du spüren, dass auch nicht jede andere verwaiste Mutter, nicht jeder andere verwaiste Vater „auf deiner Wellenlänge" liegt. Doch mindestens am Anfang herrscht oft ein Gefühl wortlosen Verstehens.

In der Tat haben viele verwaiste Eltern ein feines Gespür für die Bedürfnisse anderer verwaister Eltern und lernen durch ihren Verlust eine große Toleranz gegenüber verschiedenen Ansichten und Handlungen. Sie wissen, dass es kein Patentrezept gibt, um den Verlust zu verarbeiten.

Vielleicht geht es dir selbst so, dass durch den Tod deines Babys Menschen in dein Leben getreten sind, die du sonst vermutlich nie kennengelernt hättest. Sie eröffnen dir neue Sichtweisen und geben dir mit ihrem Zuspruch oft emotionale Stabilität in einer stürmischen Zeit, in der du dich manchmal selbst nicht mehr kennst.

✳ Zurückblickend kann ich sagen, dass mir niemand so viel geholfen hat wie drei Freundinnen, die ebenfalls verwaiste Mütter sind. Eine kannte ich oberflächlich über die öffentlichen Beiträge aus einem Forum für Schwangere – aus einer Zeit, in der alles in Ordnung war und ich keine Sekunde glaubte, mein Baby könne sterben.

Nach Lillys Tod schrieb sie mir eine persönliche Nachricht und es stellte sich heraus, dass sie nur zu gut wusste, was ich gerade durchmachte. Anfänglich schrieben wir oft jeden Tag, und sie geleitete mich durch die ersten Tage und Wochen. Vor allem aber gab sie mir das Gefühl, normal zu sein. Die nächste Freundin lernte ich einige Wochen später kennen. Ihr Sohn war durch die gleiche Komplikation gestorben. Nicht nur war sie mir in ihrer Trauer ein Stück voraus, mit ihr konnte ich auch oft über die Schuldfrage sprechen, über ein Schicksal, bei dem ich mich auch als „statistisches Opfer" fühlte. Sie strahlte eine ungeheure Lebenslust aus.

Und schließlich lernte ich einige Jahre später wieder eine verwaiste Mutter kennen, die neue Sichtweisen in mein Leben brachte. Bei ihr war ich diejenige, die schon ein Stück weiter auf dem Trauerweg gegangen war, und ihre innere Ruhe und wie sie das kurze Leben ihrer Tochter in sichtbare Zeichen (auch für mich) übersetzte, ließen mich oft hinterfragen, wie es mir in den ersten Wochen und Monaten gegangen war.

Was ich damit sagen möchte? Auf deinem Weg werden dir Menschen begegnen, die du nicht mehr missen möchtest. Es fühlt sich immer ein wenig eigenwillig an, zu wissen, dass man diese Person ohne das Schreckliche, was geschehen ist, wohl niemals kennengelernt hätte. Aber solche wohltuenden Begegnungen – mit Betroffenen, aber auch Nichtbetroffenen – darfst du annehmen als Grundprinzip im Leben: Gutes ist nicht nur gut, und Schlechtes nicht nur schlecht.

Diese Erkenntnis hat viele Jahre gebraucht, denn lange habe ich geglaubt, durch dieses Eingeständnis würde mein schlimmer Verlust geschmälert. Dem ist nicht so.

Gute Erfahrungen und passende Begleitung

Viele Eltern dürfen in ihrer Trauer, manchmal auch unerwartet, viel Unterstützung erleben. Von Kollegen, aus der Öffentlichkeit, im Freundes- und Familienkreis erleben sie, was gut tut. Hier erzählen sie davon:

„Viele meiner Kollegen kamen auf unsere Einladung hin zur Beerdigung. Das war für mich überraschend und anrührend." (Susanne)

„In den ersten Tagen und Wochen erhielten wir viel Besuch, Karten, Blumen und auch Nervennahrung." (Natascha)

„Jeder hat mir Hilfe angeboten. Ich war froh, dass sie mir so geholfen haben, indem ich meine Geschichte erzählen konnte." (Jasmin)

„Kolleginnen signalisierten, dass sie für mich da sind. Es hat sich immer einmal die Woche eine von ihnen bei mir gemeldet, wollte wissen, ob es mir gut geht und ob sie etwas tun können." (Sandra)

„Manche Erzieherinnen im Kindergarten meines Sohnes fragen mich zum Glück auch heute noch, wie es mir geht." (Judith)

„Ich habe mich riesig gefreut, als meine Frauenärztin ein Foto von Lena behalten wollte." (Angela)

„Nachbarn und Kollegen haben in Beileidskarten schöne Worte oder Geschichten geschrieben." (Nadine)

„Ich habe von einigen alten Frauen erzählt bekommen, dass sie selbst ein Kind während oder nach dem Krieg verloren haben und es bis heute nicht überwinden konnten." (Claudia[N])

„Zwei Freunde wussten nicht, wie sie mit uns umgehen sollten, und schrieben uns einen herzzerreißenden Brief. Über ein halbes Jahr später konnten wir über alles reden. Ich brauchte die Zeit, und die beiden auch." (Nicole[G])

„Ganz liebe Leute aus einem anderen Forum haben Geld für uns gesammelt und uns ein wunderbares Rosenherz am Tag der Beerdigung übergeben." (Yvonne)

Oftmals, so zeigen es die Erinnerungen, sind es kleine Dinge, Gesten und Worte, die einen großen Unterschied gemacht haben. Wenn Mitmenschen in sich hineinfühlen, dann merken sie oft deutlich, was sie spontan tun würden. Oft sind diese unmittelbaren Reaktionen und das ehrliche Benennen der eigenen Gefühle richtig.

Schmerzliche Erfahrungen und unpassende Begleitung

„Ich habe nochmal überlegt, warum das Schweigen und die Sprüche wie ‚Nun wird es ja sicher wieder' so weh tun. Beides respektiert die Bedeutung Deines Lebens nicht, und auch nicht die Gedanken, Wünsche und Hoffnungen, die wir mit Dir und für Dich hatten. Die Reaktionen mögen Hilflosigkeit oder Unwissen sein, doch bedauerlicherweise hilft mir diese Erkenntnis nicht in meinem Kummer", notierte ich zwei Monate nach dem Tod meiner Tochter in mein Tagebuch.

✳ Wahrscheinlich machst auch du ab und zu die Erfahrung, dass sich Menschen zu deinem Verlust in einer Weise äußern, die dir den Atem stocken lässt. In ihrer Unerfahrenheit oder Unsensibilität bagatellisieren sie den Tod deines Babys.

Was die meisten sagen wollen, ist dies: Ich weiß nicht, was ich sagen soll. Ich fühle mich hilflos. Ich möchte, dass es dir besser geht. Ich wünsche dir Hoffnung / Zuversicht. Ich kann nicht ermessen, wie schlimm das ist. Und vielleicht sogar: Ich habe es selbst erlebt, aber ich habe selbst keine Betreuung erfahren.

Nur wenige sagen genau dies. Stattdessen begegnen verwaisten Eltern oft folgende Ansichten, die anderes meinen – siehe oben – als das, was schnell dahingesagt ist. Was also möchten verwaiste Eltern nicht hören? Und was wäre ihre Antwort?

- „Zum Glück war es noch so klein." – Zum ersten ist es nicht es, sondern mein Kind. Zum zweiten bemisst sich meine Trauer nicht an der kurzen Lebensdauer (ab Entstehen), sondern an der fehlenden Lebensdauer meines Babys.

- „Seien Sie froh, dass es tot geboren ist, meines ist am Plötzlichen Kindstod gestorben." – Verluste abzustufen, ist völlig unangemessen. Es sind einfach unterschiedliche Verlustarten. Gerade weil mein Baby tot geboren wurde, habe ich keine – auch schönen – Erinnerungen an mein lebendes Kind, sondern nur unerfüllte Wünsche und Zukunftsvorstellungen.

- „Es war doch noch gar kein richtiger Mensch." – Ein Mensch ist ein Mensch vom Zeitpunkt der Befruchtung an. Alles an ihm ist bereits vorgedacht. Mein Baby ist ein Mensch, selbst wenn es noch zu klein war, als dass man das mit freiem Auge erkennen hätte können. / Mein Baby ist ein Mensch, auch wenn es keinen Atemzug getan hat.

- „Ihr seid doch noch jung." / „Dann macht ihr eben ein neues." / „Ihr könnt doch noch viele Kinder kriegen." – Unter Umständen erhalten wir dadurch die Möglichkeit, ein weiteres Kind zu haben, das Licht in unser Elternleben bringt, weil wir auf dieser Erde für es sorgen dürfen. Aber es ist die Schwester / der Bruder unseres Sternenkindes, das uns immer fehlen wird.

- „Wer weiß, wofür es gut war." – Wofür sollte der Tod meines Babys gut sein? Ich bin nicht gefragt worden, ob ich diesen Verlust erleiden möchte.

- „Wer weiß, was euch und dem Kind erspart geblieben ist." – Eben, wer weiß das schon? In jedem Fall ist uns unsere gemeinsame Zeit nicht erspart, sondern genommen worden.

- „Vielleicht war es besser so." – Niemand kann das einschätzen.

- „Ich weiß genau, wie du dich fühlst." (von Nichtbetroffenen) – Es ist unvorstellbar, mit nichts zu vergleichen.

- „Sei froh, dass du wenigstens schwanger werden kannst." – Kein Kind bekommen zu können ist unvorstellbar schwer. Es ist wohl ein Verlust, jeden Monat aufs Neue. Doch das ist nicht vergleichbar. Du trauerst ebenso wie ich – du um das Elternsein an sich, und ich um mein Kind.

- „Wenigstens ist es gestorben, als du noch nicht so weit warst in der Schwangerschaft." – In dem Moment, als ich wusste, dass ich schwanger bin, habe ich mit meinem Partner Pläne geschmiedet, Vorstellungen über die Zukunft gehabt und mich selbst als Familie gesehen. Auch wenn mein Baby nur wenige Wochen bei mir war. Es ändert nichts daran, dass ich all diese Wünsche nicht leben darf.

Gerade weil du trauerst und dich be- und überlastet fühlst, fehlen dir vielleicht oft die passenden Worte, um dich von diesen Verletzungen abzugrenzen. Aber: „Wir müssen die Menschen nehmen, wie sie sind, wir haben keine anderen", sagte Teresa von Avila, eine Kirchenlehrerin und Mystikerin aus dem 16. Jahrhundert.

✳ So sehr du dir auch wünschst, du müsstest zusätzlich zu deinem Verlust nicht auch noch Menschen ertragen, die „alles nur noch schlimmer machen", du hast nur eine Möglichkeit: Lerne, dich dagegen zu behaupten.

Auf jeden Fall hilft es dir, solche Bemerkungen innerlich abzuwehren, denn – so Eleanor Roosevelt schon 1937: „Niemand kann Dich kleinmachen ohne Deine Bereitschaft dazu." Das muss nicht immer mit Worten sein, auch wenn eine entschiedene Entgegnung oder ein Brief viel bewirken können. Ramona erzählt:

„Nach einer gewissen Zeit kamen die Ersten, die nicht verstehen konnten, warum ich noch so sehr trauere und scheinbar nicht loslassen kann. Bei einigen habe ich mir die Mühe gegeben und ihnen versucht zu erklären, wie es mir geht, und sie haben wirklich positiv reagiert und versucht, mich zu verstehen. Andere habe ich ignoriert."

Wenn du darüber sprechen kannst, dann thematisiere deine Verletzung. Gib deinem Gegenüber eine Rückmeldung, die du am besten positiv formulierst, das heißt mit dem Schwerpunkt darauf, was der andere besser machen könnte. Besprich also nicht nur das, was er/sie falsch gemacht hat. Oft öffnet das viele Türen, wie Ramona weiß:

„Einige meiner Kollegen haben einige Wochen, nachdem ich wieder begonnen habe zu arbeiten, gedacht, ich sei wieder die Alte und es gab kleinere Konflikte wegen ‚Unzuverlässigkeiten', die ich mir ‚erlaubt' habe – immer in Absprache. Nachdem ich ihnen klar erklärt habe, dass ich mich damit jetzt nicht rumärgern möchte, weil ich dabei bin, mich auf die Beisetzung meines Sohnes vorzubereiten und ich oft immer noch einfach funktioniere wie ein Roboter, ist es ihnen wie Schuppen von den Augen gefallen. Plötzlich konnten sie mich verstehen und sind auf mich eingegangen."

✳ Wenn du zur direkten Auseinandersetzung jedoch (noch) keine Kraft verspürst, dann ist es legitim, dich abzuwenden und den Kontakt vorerst zu vermeiden oder gar abzubrechen. Vielleicht kannst du die Überlegungen von Judith[M] in die Tat umsetzen:

„Im Alltag ist es manchmal sehr schwer, mit einem Abstand von über einem Jahr das verstorbene Kind noch intensiv einzubinden. Überall geht das Leben längst wieder seinen gewohnten Gang, und es wer-

den keine oder kaum noch Fragen gestellt – aus Vergessen, aber sicher auch aus falsch verstandener Rücksicht, keine Wunden aufreißen zu wollen. So ist es an einem selbst, das Kind im ,Gespräch zu halten'."

Wünsche an Mitmenschen

"Die Trauer sucht sich ihren Weg, ihr könnt ihn begleiten."

Treffender als Lisa[M] kann man wohl nicht zusammenfassen, wie Mitmenschen verwaiste Eltern am besten unterstützen können.

Wenn verwaiste Eltern darüber hinaus konkrete Wünsche äußern (dürften), dann vielleicht diese:

1. Lass mich weinen. Und weine selber mit, wenn dir danach ist. (Wenn ich weine, weil du mich etwas gefragt hast, hast du genau richtig gefragt.)
2. Höre mir einfach nur zu.
3. Halte mich, lass mich mich anlehnen und von dir umarmen, damit ich mich nicht so verlassen fühle.
4. Erlaube mir und ermutige mich, von meinem Kind zu erzählen.
5. Hilf mir, auch wenn ich dich meist nicht darum bitten kann. Wiederhole dein Angebot immer wieder.
6. Teile mir deine wahren Gefühle mit und sei ehrlich mit mir.
7. Nenne mein Baby beim Namen.
8. Erinnere dich an den Geburtstag, den Todestag und andere wichtige Momente, die mein Baby betreffen.
9. Habe viel Geduld mit mir und unterstütze mich so auf meinem Trauerweg.
10. Erkenne, dass mich der Tod meines Babys verändert hat.

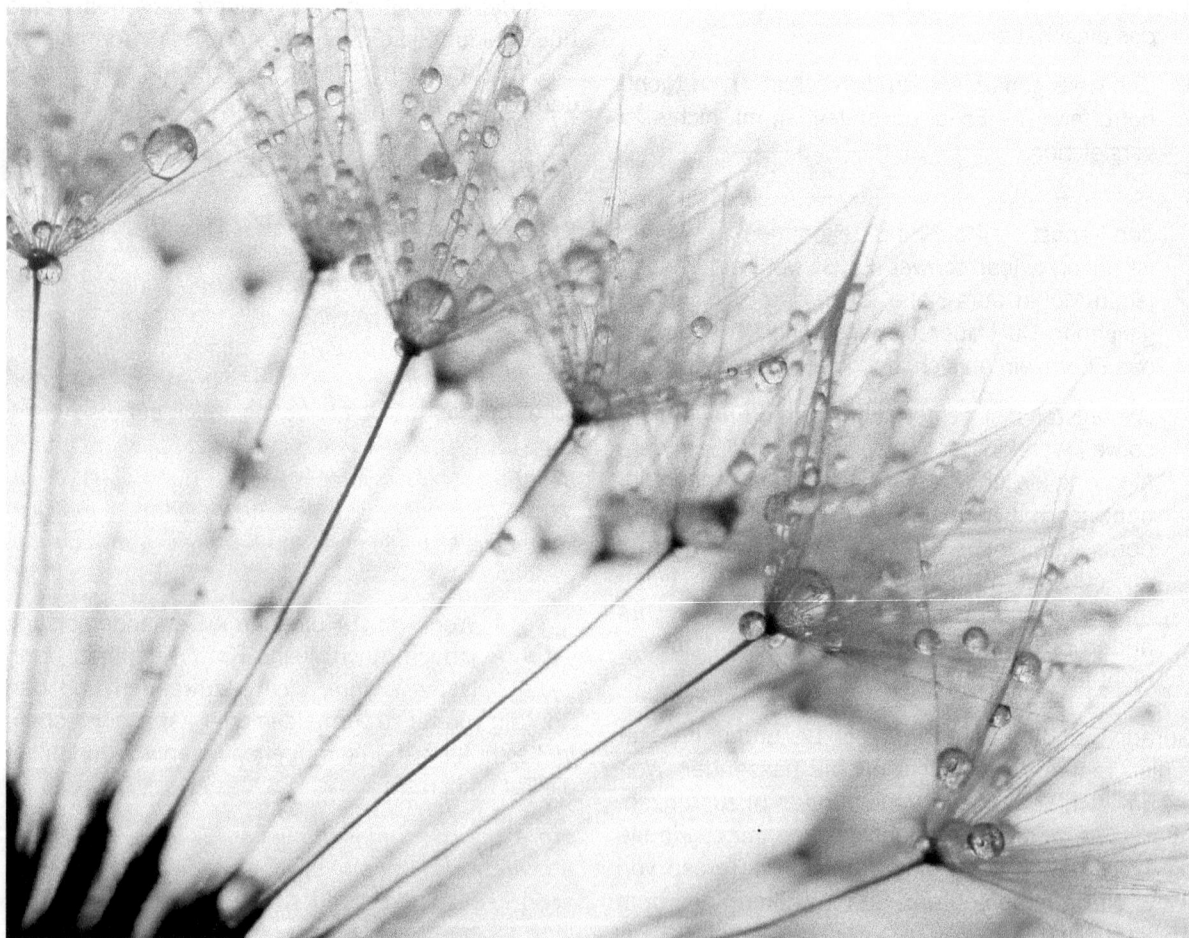

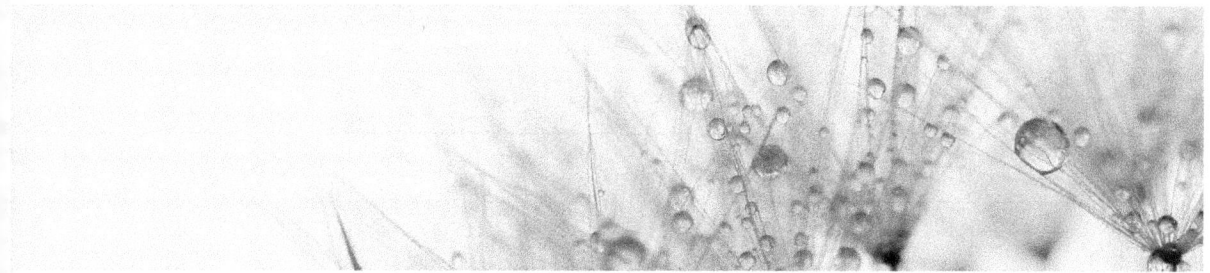

"Nicht weggucken, nicht umdrehen oder den Verlust ignorieren!" (Martina)

"Sag doch: 'Ich weiß nicht, ob du darüber reden möchtest, aber wenn du mich brauchst, bin ich da!' oder 'Ist dir nach Ruhe oder wollen wir mal was unternehmen?' oder 'Soll ich mal vorbeikommen?'" (Lisa)

"Was ich richtig schön finde, ist, wenn jemand eine Kerze oder Blumen mitbringt oder einfach von meinem Baby spricht." (Trudi)

"Sagt nicht 'Es wird wieder gut!', denn es wird nicht wieder gut." (Lisa[M])

"Vergesst unsere Sternchen nicht, nur weil ihr sie nicht sehen könnt. Sie sind trotzdem da." (Natascha)

"Traut euch, zu fragen! Traut euch, zuzuhören! Traut euch, 'Nähe' und ernsthaftes Interesse zu zeigen!" (Astrid[S])

"Es gibt nichts Falsches, außer man lässt sich von seiner Angst leiten. Seid offen, geht auf die Eltern zu, habt keine Angst!" (Susanne)

"Gebt keine guten Ratschläge, vertröstet nicht aufs Folgekind oder auf Gottes Willen." (Natalie)

"Es gibt keine Worte, die die Wunden heilen können. Und wenn ihr gefragt werdet, ob ihr das Baby sehen wollt, dann schaut euch das Bild an. Noch schöner wäre es, ihr fragt gleich selber danach." (Sandra)

"Es tut uns gut, wenn wir spüren, dass das, was ihr sagt, aus eurem Herzen kommt." (Nicole[G])

„Tut den ersten Schritt! Und gebt auch praktische Hilfe: einkaufen, kochen, Wäsche waschen, Begleitung bei Behördengängen! Und wenn wir immer wieder die gleiche Geschichte erzählen möchten, hört zu!" (Judith[M])

"Die Trauer verschwindet niemals ganz, auch mit Folgekindern nicht." (Ralf)

"Wir wollen keine Floskeln hören!" (Nicole)

"Nehmt uns in den Arm! Fest gedrückt zu werden, sagt mehr als tausend Worte." (Nadine)

"Nehmt und akzeptiert die Eltern so, wie sie sind!" (Carolin)

"Geht auf die Betroffenen zu, sie werden nicht zu euch kommen!" (Antje[M])

"Es gibt nichts Schlimmeres, als wenn wir merken, dass die Menschen denken, nach ein paar Monaten sei alles wieder gut." (Helen)

"Seid nicht aufdringlich, wartet ein bisschen ab und gönnt den Eltern Ruhe! Dann fragt explizit, was ihr tun könnt!" (Gunnar)

"Versucht nicht, Erklärungen zu finden, warum einem das alles passiert ist!" (Claudia[N])

"Es ist egal, wann man ein Kind verliert. Ein Verlust ist ein Verlust. Jedes Kind ist es wert, dass um es geweint wird, egal wie alt es war, egal wie weit die Schwangerschaft fortgeschritten war." (Melanie)

"Geht offen mit uns um, wir haben schließlich keine ansteckende Krankheut, vor der man sich schützen muss." (Yvonne)

"Wir wollen erzählen, wie unser Kind ausgesehen, gerochen und sich angefühlt hat." (Dietmar)

"Mit aushalten, wie sehr wir trauern – ohne große Worte!" (Angela)

"Auch wenn ihr nicht über das Thema reden möchtet: Geht den Betroffenen nicht aus dem Weg!" (Jochen)

"Hab keine Angst, einen Fehler zu machen im Gespräch mit den Eltern!" (Heike)

"Erkennt an, dass wir Eltern sind! Lasst Formulierungen, die unseren Verlust schmälern wollen oder etwas Gutes aus diesem Verlust gewinnen wollen. Nichts ist schlimmer als der Tod!" (Agathe)

"Wir freuen uns über jede Wertschätzung, die unserem Kind entgegengebracht wird." (Judith[M])

"Wenn ihr Kinder habt: Signalisiert, dass ihr euch vorstellen könnt, dass eine Begegnung mit euch für verwaiste Eltern schwer sein kann." (Antje)

Platz für Gedanken:

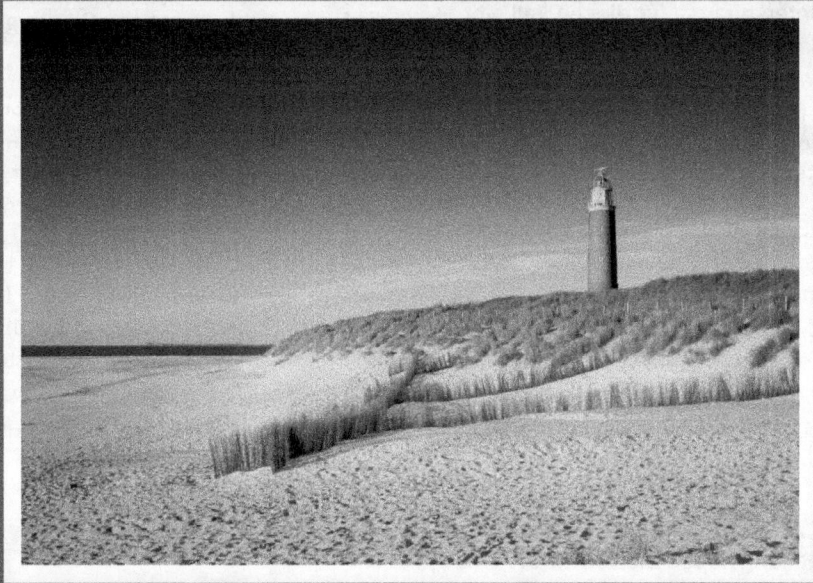

Fachpersonen

Ab und zu werde ich eingeladen, um vor Krankenschwestern, Hebammen und Ärzten zu sprechen. Häufig nach einem Vortrag, einem Gespräch oder einem Workshop kommt jemand auf mich zu und bedankt sich. Meist mit den Worten: „Darüber habe ich vorher noch gar nicht nachgedacht."

✱ Jede Fachperson – davon gehe ich aus – möchte ihren Beruf so gut wie möglich ausfüllen. Und niemand kann sich den Emotionen entziehen, die entstehen, wenn ein Kind stirbt. Hilfreiche Unterstützung für diesen Fall gibt es bisher nur in Ansätzen. In der Ausbildung kommen die Themen Sterben und Tod zu kurz. Im Berufsalltag versucht oft jeder für sich, mit dem Erlebten zurechtzukommen, und entwickelt individuelle Strategien im Umgang mit den Eltern.

Wenn Sie dieses Buch in der Hand halten, weil Sie es sich aus Interesse gekauft haben, weil es in Ihrem Berufsumfeld vorhanden ist oder weil Sie die Gelegenheit nutzen möchten, einen Blick hineinzuwerfen, dann sind Sie bereits den wichtigsten Schritt gegangen. Selbstverständlich sind auch alle anderen Kapitel dieses Buches für Sie wertvoll, auch wenn sie sich in der direkten Anrede an die Eltern wenden, und ich möchte Sie ermutigen, das ganze Buch zu lesen.

Sie verstehen, dass der Tod zum Leben gehört. Wenn Sie Hospizmitarbeiter oder Bestatter sind, ist das Sterben der Kernbereich Ihrer Tätigkeit. Als Seelsorger oder Psychologe begleiten Sie Menschen in verschiedenen Lebensphasen und -situationen. Sind Sie Hebamme, Gynäkologe oder Kinderarzt, ist Ihr Wirken dem Leben verpflichtet, aber auch dem Sterben und dem Tod. So wie Sie werdendes Leben begleiten, dürfen – nicht müssen – Sie vergehendem, viel zu kurzem Leben zur Seite stehen.

Denken Sie immer daran, dass sich der überwältigende Schmerz der Eltern nicht an der nur kurzen Lebenszeit eines Kindes bemisst, sondern an der langen Zeit, die Eltern gehofft hatten, mit ihrem Kind noch verbringen zu dürfen.

Bevor Sie auf den nächsten Seiten Hinweise für Fachpersonen finden, die sich vor allem an konkreten Abläufen und Wünschen von verwaisten Eltern orientieren, möchte ich Sie bitten, sich etwas Zeit zu nehmen und spontan über einige Fragen nachzudenken:

- Welche Vorstellung haben Sie vom Tod?
- Welche Gefühle bewegen Sie, wenn Sie an den Tod denken? An den Tod eines unbekannten Dritten, eines geliebten Menschen, eines Kindes?
- Was wissen Sie über den Prozess des Sterbens bei Ungeborenen und bei klein(st)en Kindern?
- Wie fühlen Sie sich, wenn Sie an das Sterben denken? An das Sterben, das in Ihrem Beruf vorkommt, und an das eigene?
- Inwieweit war/ist der Umgang mit Trauer Teil Ihres Berufsbildes und Teil Ihres Berufsalltags?
- Wie viel und was wissen Sie über die/das Trauer(n) und die Trauerarbeit?
- Erinnern Sie sich an eine Familie eines Sternenkindes, die Ihnen in Ihrem beruflichen Umfeld begegnet ist! Warum ist Ihnen gerade diese Familie spontan eingefallen?

Die richtigen Worte finden

Kompetent im Umgang mit verwaisten Eltern sind in erster Linie die Eltern selbst. Daher lasse ich ihnen den Vortritt, wenn es darum geht, zu formulieren, was gut tat und was nicht. In zufälliger Reihenfolge erscheinen nun Aussagen von Eltern, die ich gefragt habe, welche Aussage desjenigen, der den Eltern den Tod des Babys mitgeteilt hat, hilfreich waren:

„Das kleine Herz schlägt nicht mehr. Tut mir leid. Das ist auch für uns das Schlimmste, was passieren kann." (Martina)

„Jetzt geht es erst einmal darum, dass der kleine Kerl dort bleibt, wo er ist. Die Chancen stehen 50/50. Sollte es zum jetzigen Zeitpunkt der Schwangerschaft zur Geburt kommen, hat er jedoch keine Überlebenschance. Dafür müssen wir die Schwan-

gerschaft noch mindestens vier Wochen erhalten, besser sechs." (Ramona)

„Je klarer und strukturierter und ehrlicher mit mir umgegangen wurde, desto besser fühlte ich mich. Allein ein Arzt war total betroffen und sprachlos. Diese Reaktion verunsicherte mich am meisten. War denn etwas falsch gelaufen, machte er sich Vorwürfe? Er war doch Arzt, das passiert doch immer mal wieder, weshalb warf ihn das so aus der Bahn? Ja, im Nachhinein hat er mich am meisten irritiert." (Susanne)

„Ich fand es so schön, dass die Ärztin unseren Sohn immer mit Namen angesprochen hat. Sie redete nicht von irgendeinem Ding, sondern sie redete von unserem Sohn. Sie benutzte Worte/Sätze wie: ‚Wir mussten leider heute Morgen bei der Untersuchung feststellen, dass Rio in der rechten Hirnhälfte Blutungen erlitten hat. Die Blutungen sind vom Grad 4. Das bedeutet, dass Ihr Sohn eine schwere Behinderung behalten wird. Wir können leider nicht ausschließen, dass der Druck im Hirn steigt und die linke Hälfte mit eingeblutet wird. Es sieht zurzeit leider nicht gut aus. Wir wollen Ihnen aber mitteilen, dass es nicht in unserem Sinne ist, mit aller Macht zu versuchen, Rio hierzubehalten. Wenn es Ihr ausdrücklicher Wunsch ist, Rio am Leben zu halten, werden wir es tun, aber dann muss er eigenständig kämpfen, ohne weitere ärztliche Einwirkungen. Nehmen Sie sich Zeit für Ihre Entscheidung, überstürzen Sie jetzt nichts, besprechen Sie noch mal alles mit Ihrer Familie. Wir werden Ihre Entscheidung akzeptieren und respektieren, egal wie sie ist. Wenn Sie Fragen haben, dann stellen Sie sie ruhig.' Und später, nach der Entscheidung zum Abstellen der Geräte: ‚Wollen Sie Ihren Sohn im Arm halten, wenn wir die Maschine abstellen? Wir wollen Ihnen aber mitteilen, dass Rio keine Schmerzen haben wird, er wird nicht leiden. Wir geben ihm ein Medikament zur Beruhigung und werden dann erst das Beatmungsgerät entfernen. Wenn Sie irgendeinen Wunsch haben (Taufe, etc.), sprechen Sie mit uns, wir kümmern uns darum.'" (Nadine)

Ebenso wie schon wenige Sätze den Eltern Wertschätzung und Akzeptanz entgegenbrachten, konnten andere Äußerungen das Geschehene noch verschlimmern:

„Der Vorwurf, dass wir als Eltern es am Freitag ‚verbockt' [Einige Tage vorher hatte Martina vermehrt Flüssigkeit verloren, dies aber nach einem Test nicht als Fruchtwasser-, sondern Schleimabgang eingestuft,

Anm. H.W.] haben, den hätte sich die Ärztin sparen können, das tat unnötig mehr weh." (Martina)

„Um die Frage des Geburtsmodus herum sind aber bei mir viele Wunden entstanden. Wir wurden immer wieder zu einer Fruchtwasseruntersuchung gedrängt, weil die Ärzte nach einer möglichen Trisomie 13 oder 18 den Geburtsmodus gewählt hätten: Sie wollten dann eine natürliche Geburt ohne Überwachung der Herztöne machen. Ein Arzt sagte zu uns: ‚Wenn Ihr Kind Trisomie 13 oder 18 hat, ist es irrelevant, ob es unter der Geburt oder zwei Stunden später stirbt.' Der Satz hallt noch heute in Kopf und Herz bei mir wieder. Denn es wäre für mich nicht irrelevant gewesen. Es hätte bedeutet, dass wir zwei Stunden mit einem lebenden Kind gehabt hätten – das wäre ein Riesenunterschied gewesen. Ein ganzes Leben. Und so wollten wir auch im Falle einer Trisomie-Diagnose einen Kaiserschnitt machen lassen. Wir hatten das Bild, dass wir dann nach dem Kaiserschnitt Emil durch seine kurze Lebenszeit begleiten. Die Stunden im Krankenhaus, in denen es immer nur um diese Frage ging und die Ärzte unsere Wünsche überhaupt nicht verstanden haben, waren mit die härtesten in der ganzen Zeit. Wir waren so ausgeliefert, so allein, so ohne Schutz." (Alina)

Eltern, deren Kind gestorben ist oder die fürchten, dass dies in Kürze geschehen wird, wirken ohnmächtig und überfordert. Schnell entsteht der Eindruck, dass Hilfe vor allem darin bestehen könnte, diesem Vater oder dieser Mutter bestimmte Entscheidungen abzunehmen. Doch auch ein hilfloser Patient ist eine mündige Person.

✱ Indem Sie den Eltern das Gefühl geben, entscheidungs- und handlungsfähig zu sein und sie in alle Entscheidungen bewusst mit einbinden, legen Sie einen stabilen Grundstein für den Prozess der Trauer und des Heilens und kommen außerdem Ihrer Aufklärungspflicht als Arzt/Ärztin vollumfänglich nach.

Trotzdem ist es verständlich, wenn ich in Fortbildungen immer wieder gebeten werde: „Könnten Sie mir raten, was ich sagen soll?" Es ist eine schwierige Gesprächssituation, die Fingerspitzengefühl verlangt. Unabhängig von der genauen Wortwahl geht es dabei immer darum, authentisch und zugewandt zu sein, ehrlich und dabei achtsam.

Vor allem die ersten Worte scheinen oft schwer zu sein. Als angenehm haben viele verwaiste Eltern folgende Sätze empfunden:

„Es tut mir (so) leid."

„Ich weiß gar nicht, was ich sagen soll."

„Ich bin jetzt für Sie da." (evtl. auch mit einer Zeitangabe)

„Gibt es etwas, das ich gerade für Sie tun / organisieren kann?"

„Ihr Kind ist wunderschön / einzigartig / jemand ganz Besonderes."

„Wie heißt denn Ihr Baby?" und „Das ist aber ein schöner Name."

„Sie können gern jederzeit noch einmal für ein Gespräch vorbeikommen."

„Ich kann mir vorstellen, dass Ihnen sehr viele Fragen im Kopf herumgehen. Vielleicht kann ich einige beantworten."

Und manchmal ist aushaltendes Schweigen mindestens genauso wertvoll wie sorgsam gewählte Worte.

Eltern emotional begleiten

Sie haben auf irgendeine Art und Weise beruflich mit verwaisten Eltern zu tun. Dies bedeutet, dass Sie regelmäßig oder nur ab und zu mit dem großen Schmerz konfrontiert sind, den Eltern beim Verlust ihres Kindes / ihrer Kinder erleben. Diese intensiven Gefühle machen Sie wahrscheinlich betroffen. Trotzdem aber ist es Ihre Aufgabe, die Eltern fachlich kompetent zu begleiten, und Sie wahren deshalb eine Distanz, die es Ihnen möglich macht, handlungsfähig zu bleiben.

Der Grat zwischen hilfreicher Anteilnahme und zu starker Distanz oder zu großer Nähe ist schmal. Und nicht nur das: Verschiedene Eltern in verschiedenen Verlustsituationen empfinden objektiv gleiches Verhalten auch als ganz unterschiedlich.

Wie also sollte eine emotional passende Begleitung von verwaisten Eltern aussehen? – Vor allem wohl authentisch. Wenn Ihre Reaktion natürlich wirkt, weil Sie sich so verhalten, wie Sie selbst empfinden, dann vermittelt das Echtheit. Echte Zuwendung, echte Anteilnahme, aber auch echte (zurückhaltende) Professionalität.

* Persönliche Worte und Gesten in der unmittelbaren Betreuung, aber beispielsweise auch eine Beileidskarte zur Beerdigung, ein Erscheinen beim Gedenkgottesdienst in der Klinik, ein eigenhändig überreichtes Erinnerungssymbol werden von vielen Eltern im Nachhinein als sehr wohltuend empfunden. Eine Kondolenz hat nichts mit etwaiger Schuld zu tun, sondern würdigt das kurze Leben dieses kleinen Menschen.

Wissen vermitteln

Lisa schreibt:

„Wir haben gar nichts gemacht und nichts vorgeschlagen bekommen. Wir wussten gar nicht, was nun richtig und wichtig wäre und was man alles machen könnte. Wir wussten nicht mal, ob man ihn fotografieren darf oder überhaupt aus dem Körbchen nehmen. Heute klingt das für mich komisch, aber ich wäre gerne dazu ermutigt worden. In diesem Moment waren wir einfach hilflos. Heute weiß ich natürlich, dass ich gerne viel mehr Erinnerungen hätte, auch Fußabdrücke. Ich bereue, wie es gelaufen ist."

Zugegeben ist das von Lisa Geschilderte – hoffentlich – eher die Ausnahme als die Regel. Denn Ihre berufliche Aus- und Fortbildung und Ihre Routine im Umgang mit verwaisten Eltern machen es möglich, dass Sie Experte sind und Eltern sich von Ihnen (An)Leitung und Stützung erwarten.

Und das nicht nur im medizinischen Sinne, wie man an Alinas Geschichte erkennt:

„Als in der Schwangerschaft Emils Lebensfähigkeit plötzlich in Frage gestellt war, habe ich mich überhaupt nicht begleitet gefühlt. Das, was ich gebraucht hätte, wäre gewesen, dass wir als Menschen, als Paar mit unseren Werten und dem, was wir wollen, wirklich angeschaut werden, dass geschaut wird, welcher Weg unserer ist und wie man uns auf diesem Weg am besten begleiten kann. Das ist nicht geschehen. Wir waren verloren, im System Krankenhaus gefangen, in die medizinische Mühle geraten, in der alles pathologisiert wird. Das war eine schreckliche Erfahrung."

Bedauerlicherweise ergibt sich aus den Interviews noch immer häufig, dass die angebliche Routine oft gar keine ist, sondern dass Eltern „Glück" haben müssen, damit gerade jene Person im Team Dienst hat, die ein Gespür für den Umgang mit Verlusten hat. Antje[M] schrieb:

"Beim Personal im Krankenhaus war von einfühlsam bis gefühlskalt alles vorhanden."

Auf den Dienstplan sollte es wahrlich nicht ankommen, wenn es um die Begleitung von verwaisten Eltern geht. Nicht nur, damit diese Eltern bestmöglich betreut werden, sondern auch, damit sich emotionale Belastungen des Berufes verteilen und damit nicht in jeder Akutsituation das eigene Handeln neu überdacht werden muss, sollten klare Vereinbarungen ein gemeinsames, abgestimmtes Auftreten im Verlustfall ermöglichen.

Judith[M] bringt den Leitgedanken, den Ihr professionelles Handeln haben sollte, auf den Punkt:

"Wichtig bei all diesen Dingen ist, dass sie einem vom Personal bewusst angeboten werden, denn selbst ist man gar nicht in der Lage, klar zu denken und zu wissen, was einem zusteht. Ablehnen kann man bestimmte Dinge immer, aber einmal Versäumtes lässt sich später nicht mehr nachholen."

Lesen Sie zu den Möglichkeiten, die ersten Schritte gut zu begleiten, auch das entsprechende Kapitel ab Seite 111.

Sich als Geburtshelfer fachlich kompetent verhalten

Geburtshilfliche Arbeit ist sinnvollerweise durch Routinen der eigenen Tätigkeit oder gegebenenfalls des geburtshilflichen Teams und eventuell einer Klinik oder anderen größeren geburtshilflichen Institution bestimmt.

✱ In unregelmäßigen Abständen biete ich, manchmal in Kooperation mit anderen, Fortbildungen an, die sich mit dem Umgang mit verwaisten Eltern beschäftigen. Diese Veranstaltungen stehen – beispielsweise in einer Klinik – dem gesamten Personal offen. Es kommen aber nach meiner Erfahrung vor allem Seelsorger, Psychologen, Krankenschwestern und Hebammen. Fast nie Ärzte. Warum?

Es kann wohl eher nicht daran liegen, dass Ärzte im Umgang mit Patienten allgemein und sterbenden Kindern im Besonderen innerhalb ihrer Ausbildung bereits besonders gut geschult würden. Lediglich sehr allgemein wird in den Studien- und Prüfungsordnungen verlangt, der (angehende) Arzt solle die allgemeinen Regeln der Arzt-Patienten-Kommunikation auch unter ethischen Gesichtspunkten beherrschen und – was dem Thema Sterben am nächsten kommt – Grundlagen der Palliativmedizin kennen.

Eher vermute ich, dass hier eine große Verunsicherung und auch ein Gefühl von Ohnmacht besteht. Die Begleitung verwaister Eltern hat mit ärztlicher „Kunst" oft in einer Bedeutung zu tun, die sonst eher zweitrangig ist: der Fähigkeit, jemanden gut zu begleiten, dem nicht kurativ zu helfen ist. Ein sterbendes oder totes Kind kann man nicht heilen. Und trotzdem ist die Aufgabe des Arztes am Punkt dieser Erkenntnis nicht zu Ende, sondern dort wird sie erst abgerundet. Deshalb möchte ich dazu aufrufen, in Aus- und Fortbildung auch diese Themen stärker zu berücksichtigen.

Schwierige Fälle, vor allem jene, die intensivmedizinische Begleitung nötig machen, möchte ich in der folgenden Betrachtung auslassen, da ich die Sinnhaftigkeit der entsprechenden Maßnahmen als Laie nicht beurteilen kann.

Trotzdem möchte ich Sie dazu ermutigen, zu hinterfragen, ob beispielsweise eine Kaiserschnittentbindung bei einem frühgeborenen Kind alternativlos ist. Ist die operative Entbindung tatsächlich die schonendere Ankunft auf der Welt oder ist sie nur die aus ärztlicher Sicht besser planbare? Und vor allem: Wie schonend gestaltet sich der operative Geburtsverlauf aus Sicht der Mutter? Ihre Gesundheit sollte ein wesentliches Thema im Aufklärungsgespräch sein.

Deutlich mehr Fragen möchte ich stellen, wenn es um das Geburtsmanagement bei Kindern geht, die verstorben sind oder deren Tod bereits absehbar ist. In diesem Fall sollte es Möglichkeiten geben, von vertrauten Pfaden abzuweichen: im Sinne des Abschieds- und Trauerprozesses, im Sinne der möglichst körperlichen Unversehrtheit der Mutter und im Sinne maximaler gemeinsamer Zeit von Eltern und Kind.

Bei all diesen Fragen ist mir bewusst, dass gerade im klinischen Umfeld Hierarchien bestehen, die es Ihnen vielleicht nicht oder nur in geringem Maße ermöglichen, nach Ihren eigenen Überzeugungen zu handeln.

Dies kann ein schwieriges Dilemma sein. Jedoch werden diese Fragen Sie in Ihrer weiteren beruflichen

Entwicklung begleiten und dazu führen können, dass Sie zukünftig Ihre Position deutlicher vertreten können.

In den Interviews für dieses Buch sind manch fragwürdige Routinen deutlich geworden, deren Vorteile nicht erkennbar sind, die aber Risiken für die Mutter bergen.

- Warum werden so selten – insbesondere von Ärzten – Angebote zur Fortbildung hinsichtlich des Umgangs mit verwaisten Eltern wahrgenommen?

- Warum wird Müttern / Eltern gegenüber so oft von „wir müssen" gesprochen? Gibt es so vieles in der Geburtshilfe, das komplett alternativlos ist?

- Warum werden Fehlgeburten offensichtlich zumeist in der Weise begleitet, dass zu einer raschen, operativen Beendigung der Schwangerschaft geraten wird, obwohl häufig die spontane Fehlgeburt abgewartet werden kann, die meist keine Curettage notwendig macht?

- Warum werden Fehlgeburten nicht wie Geburten begleitet, sondern als medizinischer Routineeingriff gehandhabt?

- Warum werden Eltern nicht ermutigt, eine Zweitmeinung angesichts eines schwerwiegenden pränataldiagnostischen Befundes einzuholen?

- Warum wird trotz der Verpflichtung zu ergebnisoffener Beratung selten das Austragen eines unheilbar kranken Kindes als gleichwertige Alternative zur medizinischen Abbruchsindikation dargestellt?

- Warum werden Eltern so häufig mit ihren Ängsten vor einer stillen Geburt alleine gelassen? Zu versichern, dass eine spontane Geburt die beste Lösung sei, kann doch höchstens der erste Schritt einer umfassenden Beratung und Begleitung sein.

- Warum werden stille Geburten oft sofort, nach wenigen Stunden oder maximal ein bis zwei Tagen medikamentös eingeleitet, obwohl eingeleitete Geburten aus Sicht der Mutter nachweislich schmerzhafter empfunden werden und häufiger weitere Interventionen notwendig machen?

- Warum wird bei der Medikation nicht immer darauf geachtet, möglichst keinerlei Wirkstoffe zu verabreichen, die die Wahrnehmung der Mutter so beeinträchtigen, damit diese die wertvollen wenigen Stunden mit ihrem Sternenkind so weit irgend möglich realisiert?

- Und schließlich: Warum werden mit den Eltern so selten Optionen der geburtshilflichen Begleitung diskutiert?

Es kann sein, dass Sie für jede dieser Fragen eine Antwort parat haben, aber vielleicht hilft Ihnen die Perspektive betroffener Eltern auch, zu überprüfen, ob das, was Sie oder Ihr Team – oder Ihr Vorgesetzter – geburtshilflich „schon immer" genau so gemacht haben, nicht einer individuelleren Prüfung und der intensiven Besprechung mit den betroffenen Eltern weichen kann. Nehmen Sie Ihre neuen Erkenntnisse dann auch mit in die nächste Teambesprechung und lassen Sie die Kollegen an Ihren Überlegungen teilhaben.

Religiöse und interkulturelle Kompetenz zeigen

Spätestens 2015 ist jedem Menschen in Deutschland klargeworden, was auch damals schon längst gesellschaftliche Realität war: Deutschland ist ein Einwanderungsland, eine bunte Gesellschaft mit Menschen aus ganz verschiedenen Kulturen und religiösen Prägungen.

In Ihrem Beruf haben Sie dies vermutlich bereits viel früher festgestellt, und daher verlangt Ihre Tätigkeit eine gewisse religiöse sowie interkulturelle Kompetenz. Das bedeutet, dass Sie in der Lage sind, Menschen mit unterschiedlichen religiösen und kulturellen Hintergründen angemessen zu betreuen und zu behandeln.

Selbstverständlich betrifft dies auch den Umgang mit verwaisten Eltern. Religion und Kultur sind zwar nicht identisch, doch religiöse Vorschriften sind ein wesentlicher Teil des adäquaten Umgangs mit den Eltern.

Dieses Buch kann keinen umfassenden Überblick über verschiedene Kulturen des Gebärens und unterschiedlichen Ansätze zur Betrachtung von Lebensanfang und -ende geben, sondern nur einige (vor allem theologische) Anhaltspunkte liefern. Ich möchte Sie aber auf das Schulungs-, Aus- und Fortbildungsangebot der Arbeitsgruppe Medizinethnologie und Interkulturelle Kommunikation AMIKO in Freiburg verweisen. Auf der AMIKO-Internetseite erhalten Sie erste

Informationen, und die Angebote sind deutschlandweit verfügbar.

✱ Haben Sie in jedem Fall im Blick, dass manches, was Ihnen zum Thema Sterben und Tod passend erscheint, in anderen Kulturen als (be)fremd(lich) oder gar verletzend angesehen werden kann.

Christentum, Judentum und Islam sind jene drei großen Weltreligionen, die in Deutschland am häufigsten als religiöse Bindung auftauchen. Was das konkret im Leben des einzelnen Gläubigen meint, kann sehr verschieden sein. Deshalb sind auch die nachfolgenden Feststellungen allgemeiner Natur und sollen vor allem aufzeigen, wie sehr unsere Vorstellung von Sterben und Tod und unser Umgang mit Fehlgeburt, Totgeburt und Neugeborenentod von kulturellen und religiösen Bedingungen abhängig ist.

Außerdem richtet sich dieser Abschnitt besonders an Fachpersonen, denn diese sollten berücksichtigen, dass (familiäre) Migrationserfahrungen und religiöse Besonderheiten einen besonderen Umgang mit den betroffenen Eltern erfordern können.

Gerade für Menschen mit Migrationshintergrund, insbesondere wenn das Ankommen in einer neuen Kultur von den Sterneneltern selbst und vor nicht allzu langer Zeit erfahren wurde, bedeutet der Tod eines Kindes unweigerlich einen erneuten Verlust, dem mehrere andere vorangegangen sind. Dem Verlust von Heimat, von Familie und von vertrautem kulturellem und religiösem Hintergrund folgt nun ein Verlust, in dem eben jene Stützen immens wichtig wären, nun aber nicht (nicht mehr bzw. noch nicht) verfügbar sind. Hier ist großes Fingerspitzengefühl gefragt.

Anhaltspunkte für unterschiedliches Verhalten in Gesundheitsfragen allgemein kann die im Internet verfügbare Schweizer Broschüre zur „Migrationsgerechte[n] Prävention und Gesundheitsförderung" geben, die allerdings nicht konkret auf die Situation verwaister Eltern eingeht. Mittlerweile gibt es vereinzelt auch Beratungs- und Betreuungsangebote für schwangere bzw. gebärende Frauen mit Migrationshintergrund. Als Fachperson können Sie dazu beitragen, durch entsprechendes Wissen für solche Eltern noch besser da zu sein.

Das **Christentum** sieht den Menschen als vollständig und vollwertig an, und zwar ab dem Zeitpunkt des Verschmelzens von Samen- und Eizelle. Kinder gelten nach christlichem Verständnis als solche von Anfang an. Allerdings galten fehl- und totgeborene Kinder, da nicht getauft, lange nicht als vollwertige Mitglieder der christlichen Gemeinschaft. Die Idee eines Limbus, also eines Ortes für Seelen ungetaufter Kinder, die nicht in den Himmel kommen, wurde in den letzten Jahren durch die katholische Kirche glücklicherweise aufgegeben, daher heißt es seit 1992 im Abschnitt 1261 des Katechismus der katholischen Kirche: „Was die ohne Taufe verstorbenen Kinder betrifft, kann die Kirche sie nur der Barmherzigkeit Gottes anvertrauen, wie sie dies im entsprechenden Begräbnisritus tut. Das große Erbarmen Gottes, der will, dass alle Menschen gerettet werden, und die zärtliche Liebe Jesu zu den Kindern, die ihn sagen lässt: ‚Lasst die Kinder zu mir kommen; hindert sie nicht daran!' (Mk 10,14), berechtigen uns zu der Hoffnung, dass es für die ohne Taufe gestorbenen Kinder einen Heilsweg gibt."

Früher wurden Ungetaufte hingegen oft in abgetrennten Bereichen der Friedhöfe bestattet, in der modernen Bestattungskultur ist dies aber aufgehoben, zumindest der religiöse Hintergrund betreffs besonderer Grabflächen. Heute steht die christliche Botschaft des Aufgehobenseins bei Gott von Anfang an für Kinder jeden Alters im Mittelpunkt, was aber nicht immer einen passenden Umgang mit dem Thema früher Verluste garantiert. Viele Rituale, die auch in den folgenden Abschnitten beschrieben werden, sind christlicher Natur oder zumindest christlichen Ursprungs. Obduktion und Organspende sind im Christentum erlaubt, und Letztere wird als Form der Nächstenliebe sogar ausgesprochen befürwortet.

Im Christentum wird der Tote mit einem Aussegnungsgottesdienst und einer Begräbnisfeier oder einer Andacht am Grab beigesetzt. Sowohl Erd- als auch Feuerbestattungen sind möglich, in katholischen Gegenden ist die Erdbestattung häufiger, nach meinem subjektiven Eindruck ist bei Babys zudem ebenfalls die Erdbestattung häufiger als sonst.

Im **Islam** gilt ein Kind, das als solches erkennbar ist – oft wird vom 120. Tag der Schwangerschaft gesprochen, an dem einer Seele Leben eingehaucht wird – als vollwertiger Mensch. Zur Zeit davor gibt es unterschiedliche Lehrmeinungen, denn der Islam kennt keine umfassende Autorität, sondern verschiedene Schulen der Auslegung der Schrift, die auch hinsichtlich des Todes von kleinsten Kindern und dem Umgang damit zu unterschiedlichen Ansichten kommen. Auch wenn es tot geboren wird, werden ihm die entsprechenden Abschiedsriten zuteil. Sollte das Kind lebend zur Welt kommen, ist es ebenfalls wie ein Erwachsener zu sehen. Es ist möglich, rituelle Gebete oder auch eine Klage als Abschied zu halten. Definitiv sind die islamischen Vorschriften im Beerdigungsritus einzuhalten. Eine Obduktion, die aus religiöser Sicht verschieden bewertet wird, ist für die meisten betroffenen Eltern islamischen Glaubens nicht vorstellbar und daher unerwünscht. Auch das Thema „Organspende" ist stark umstritten, so dass Fachpersonen darauf verzichten sollten, Eltern mit entsprechendem Hintergrund in diesen (auch religiösen) Gewissenskonflikt zu bringen.

Im Islam gibt es genaue Vorschriften für die Bestattung. Danach soll der Tote gewaschen und in ein Leichentuch gewickelt werden. Bestattungen im Sarg werden in der Migrationssituation oft akzeptiert. Es gibt aber auch muslimische Grabfelder ohne Sargzwang und Nordrhein-Westfalen hat als erstes Bundesland den Sargzwang generell abgeschafft. Dann soll das Totengebet gebetet und der Mensch begraben werden. Auch für ein Baby ist es wichtig, dass man ihm einen Namen gibt. Die Bestattung soll sehr zügig, normalerweise innerhalb von 24 Stunden, stattfinden. Die Erdbestattung ist die einzige mögliche Bestattungsform, da eine Kremation, also eine Verbrennung, im Islam verboten ist.

Im **Judentum** gibt es in der Orthodoxie keine Rituale für fehlgeborene oder still geborene Kinder. Nur dann, wenn ein Kind gelebt hat, greifen entsprechende religiöse Vorschriften. Das liberale Judentum hat jedoch solche Rituale entwickelt. Bei einer Fehlgeburt findet keine Beerdigung statt, jedoch halten einige Rabbiner auf Wunsch der Eltern einen Gottesdienst im Haus der Eltern ab. Totgeborene Kinder jenseits des 40. Tages der Schwangerschaft und Kinder, die lebend geboren werden, aber bei ihrem Tod noch nicht 30 Tage alt sind, werden ohne einen Ritus bestattet, bei Kindern bis zu einem Jahr ist dieser umfangreiche Ritus stark begrenzt.

Bezüglich Obduktion und Organspende scheint der Handlungsspielraum größer als im Islam zu sein, so dass betroffenen Eltern durchaus entsprechende Angebote gemacht bzw. eine entsprechende Nachfrage gestellt werden kann.

Die jüdischen Bestattungsriten sehen vor, den Toten so schnell wie möglich in einer Erdbestattung zu begraben. Eine Feuerbestattung ist nicht zulässig. Für rituelle Waschungen und andere Verrichtungen ist eine bestimmte Menschengruppe zuständig. An die Beerdigung schließt sich eine Trauerwoche an.

In allen drei Religionen wird das Begräbnis durch Gebete und andere liturgische Handlungen begleitet.

Hinweise für niedergelassene Frauenärzte

Häufig wird der Tod eines Babys bei einer Vorsorgeuntersuchung während der Schwangerschaft festgestellt oder dann, wenn die Mutter aufgrund fehlender Kindsbewegungen außerplanmäßig bei ihrem Gynäkologen vorstellig wird.

✳ Aus der Routine der rasch aufeinanderfolgenden Patientengespräche und Untersuchungen wird eine Situation, die angesichts wartender anderer Patienten, enger Raumverhältnisse und dem emotionalen Ausnahmezustand der betroffenen Mutter / Eltern besonderes Fingerspitzengefühl erfordert.

Wie verwaiste Eltern die Begleitung durch den Frauenarzt empfunden haben, schildern sie in ihren Interviews:

„Meine Frauenärztin gab mir sogar ihre private Telefonnummer und sagte, dass ich sie immer anrufen könne." (Sandra)

„Meine Frauenärztin war der Meinung, wir räumten der Trauer und der Ursachenforschung zu viel Platz ein, und kappte das diesbezügliche Gespräch leider." (Lisa^M)

„Meine damalige Frauenärztin sagte, dass ich in drei Monaten wieder schwanger werden würde. Dass wir zusammen bald eine neue Schwangerschaft erleben. Zudem sagte sie oft, dass ich versuchen soll, das Erlebte in eine Schublade zu legen, um nach vorne zu sehen. Wenn ich das hier so schreibe, klingt sie kaltherzig, doch das ist sie nicht. Sie hat ihren Teil erfüllt, sie hat mich ab und an liebevoll und in ihrer Art in den Hintern getreten. Ich habe zwar die Frauenärztin gewechselt, allerdings hatte das andere Gründe. Meine jetzige Frauenärztin ist sehr einfühlend, nimmt sich viel Zeit, findet die richtigen Worte und gibt mir Sicherheit. Heute fragte sie mich, als

ich zu ihr kam, warum ich so schwer atme. Da habe ich ihr gesagt, dass ich mir im Wartezimmer Gedanken darüber gemacht habe, ob, wenn mir so etwas wieder passieren würde und ich wieder schreie und weine, mich die anderen Wartenden hören würden. Denn diese Frage stelle ich mir: Haben die Menschen mich damals gehört? Sie sagte, dass diese Wände schallgeschützt sind, das beruhigte mich sehr. Was einen so alles interessiert nach so einem Schicksalsschlag." (Nicole[G])

„Meine Frauenärztin wollte uns den Befund nicht selbst mitteilen, sondern hat uns an einen Pränataldiagnostiker verwiesen. Sie hat selbst kleine Kinder, und während der ganzen Schwangerschaft hat man ihr angemerkt, dass es auch für sie sehr schwer war." (Claudia[N])

„Meine Frauenärztin war sehr einfühlsam und hat sich nach meinem Verlust sehr viel Zeit für mich genommen. Wir haben nochmal über Moritz gesprochen und zusammen geweint. Sie war sehr nett zu mir. Trotzdem habe ich mir einen neuen Arzt gesucht. Ich kann die Praxis einfach nicht mehr betreten, alles erinnert an Moritz. Es geht einfach nicht." (Antje[M])

„Einige Wochen nach Elias' Tod war ich zur Abschlussuntersuchung beim Frauenarzt, und der hat innerhalb einer Dreiviertelstunde alles ‚eingerissen', was ich mir als Schutzwall zugelegt hatte. Dabei dachte ich, dass das alles ja ganz lieb ist. Die Sprechstundenhilfen haben mich extra so gesetzt, dass ich keine Schwangere sehen musste, ich bekam ein Glas Wasser, und sie haben alle ganz lieb ihr Beileid ausgedrückt. Beim Arzt dann nichts als Vorwürfe. Er meinte, er hätte den Tod verhindern können, wenn ich nur zu ihm gekommen wäre." (Martina)

„Da alle in der Praxis schon mehrere Wochen in den Prozess [der Schwangerschaft, Anm. H.W.] involviert waren, waren auch sie auf den Verlust vorbereitet und uns immer eine große Stütze. Ob die Praxis in Notsituationen die anderen Patienten für uns nach Hause geschickt hat, uns Termine am Abend gegeben hat (damit keine anderen Schwangeren da sind), die Frauenärztin extra von zu Hause kam, um uns den Tod unserer Tochter zu bestätigen, oder sich auch noch abends auf dem Handy erreichen ließ ... wir waren wirklich gut ver- und umsorgt." (Natalie)

„Meine Frauenärztin war sehr verständnisvoll, was sich vor allem in der Folgeschwangerschaft zeigte." (Lisa)

Nur sehr selten wird Gefahr im Verzug sein und selbst dann ist es – beispielsweise bis zum Eintreffen des Krankenwagens – möglich, einige wenige Worte der Erklärung an die Mutter oder beide Elternteile zu richten und nicht über sie hinweg zu sprechen. Wenn nicht sofort gehandelt werden muss, dann stellen Sie zunächst alle sachlichen Erklärungen zum Geschehen und zum weiteren Vorgehen zurück.

✳ Bekunden Sie Ihre eigene Betroffenheit. Geben Sie den Eltern Zeit, damit sie das Gesagte aufnehmen können. Falls die Mutter alleine zu Ihnen in die Praxis gekommen ist, bieten Sie ihr an, eine Begleitung für den Weg nach Hause zu organisieren. Ermutigen Sie die Eltern, nicht sofort ins Krankenhaus zu gehen, sondern sich zu Hause Zeit zu nehmen und damit erste Schritte des Abschiednehmens zu gehen.

Geben Sie den Eltern dieses Buch oder anderes Informationsmaterial in die Hand. Vielleicht könnte es auch in Ihrer Praxis einen „Notfallzettel" geben, wie Sie ihn im Anhang auf Seite 364 finden, auf dem wichtige Informationen zusammengefasst sind.

Wenn Sie den Eltern nach einigen Minuten nächste Schritte erklären und sie damit wahrscheinlich in ein Krankenhaus weiterverweisen, dann betonen Sie, dass Sie die Eltern nicht abschieben wollen und dennoch ihr Ansprechpartner bleiben. Versichern Sie den Eltern auch, dass Sie für die Nachsorge zuständig sind und dass Sie sich für das kleine Sternenkind interessieren.

Befragen Sie sich innerlich zu eigenen Schuldgefühlen oder Zweifeln bezüglich der Behandlung und der Beratung in der Schwangerschaft. Seien Sie ehrlich zu sich. Auch wenn Sie wahrscheinlich feststellen, dass Sie keine Möglichkeit hatten, helfend einzugreifen, ist die Reflexion des Geschehenen für Ihre eigene Verarbeitung wichtig. Womöglich stellen Sie sich bei einem solchen Fall immer wieder die Frage, ob es Anzeichen für das fatale Geschehen gegeben hat.

Treffen Sie Vorbereitungen für den Nachsorgetermin: Ermöglichen Sie den Eltern / der Mutter, zu einem besonderen Termin in die Praxis zu kommen, möglichst außerhalb der regulären Sprechzeiten bzw. mindestens nicht während der Zeiten, in denen viele

Schwangerschaftsvorsorgen gemacht werden. Lassen Sie die Eltern / die Mutter beim Nachsorgetermin nicht im Wartezimmer Platz nehmen. Nehmen Sie sich viel Zeit für ein Gespräch und bieten Sie an, dass dieses Gespräch jederzeit fortgesetzt werden kann, wenn weitere Fragen entstehen. Die notwendige Untersuchung sollte deutlich zweitrangig sein.

In dieser Hinsicht müssen auch die Sozialversicherer über ihr Abrechnungssystem nachdenken und es dringend korrigieren. Noch immer werden wichtige Gesprächsangebote nicht (ausreichend) honoriert.

Hinweise für geburtshilflich tätige Ärzte

Bei Fortbildungen zu den Thema Fehlgeburt, stille Geburt und verwaiste Eltern finden sich häufig vor allem Hebammen und (Kinder)Krankenschwestern ein. Sie sind oft maßgeblich für das verantwortlich, was man vielleicht als Stations"routine" bezeichnen könnte, doch engt das die Möglichkeiten einer guten Begleitung von verwaisten Eltern stark ein. Denn Ärzte haben viel mehr Mitspracherechte.

Zunächst sprechen die Teilnehmer über ihre persönlichen Erfahrungen:

„Bis auf den Aussetzer der Ärztin, die den Tod unseres Baby feststellte und uns dann im Zusammenhang mit dem vermuteten hohen Blasenriss einen Satz lang einen Vorwurf machte, dass ein hoher Blasenriss ins Krankenhaus gehört, hat sie recht einfühlsam gesagt, dass das kleine Herz nicht mehr schlägt." (Martina)

„Ich habe von den Ärzten und anderem fachlichen Personal nur Zuspruch und liebevolle Worte erhalten. Aber auch klare Worte wurden gesprochen, wie es weitergeht, und was es nun für Möglichleiten für uns gibt. Ich habe mich von allen ernst genommen und verstanden gefühlt. Ich durfte den Takt angeben. Ich habe ‚vor Ort' dann auch Zeit und Raum bekommen, nachzudenken und mich zu äußern. Nichts wurde ungesagt gelassen oder verschönert, dennoch waren alle sehr empathisch." (Ramona)

„Mediziner sind Halbgötter in Weiß und erhaben, von denen hätte ich mehr Mitgefühl erwartet." (Christian)

„Der Anästhesist war ein sehr lieber Mensch, der schon einmal bei einer Geburt eines anencephalen Kindes dabei war. Er hat mir vor und während der Geburt Mut gemacht." (Claudia[N])

„Die Mediziner fand ich in der ganzen Zeit schwach und wenig hilfreich." (Alina)

„Alle Ärzte haben mich sehr stark unterstützt. Sie haben mich sehr häufig gefragt, wie es mir und meiner Frau geht. Es tat mir gut, darüber zu sprechen." (Frank)

„Die Ärzte haben das eher nüchtern gesehen, zumal sie damit ja ständig in Berührung kommen. Gerade hier mangelte es sehr an angemessener Betreuung. Bis auf einige Ausnahmen wurden wir auf psychischer Ebene mit unseren Verlusten komplett allein gelassen." (Antje)

„Alle waren schockiert, aber sehr kompetent." (Trudi)

✱ Das deutsche Gesundheitswesen und die Behandlungsgewohnheiten der Patienten in Deutschland stellen den Arzt / die Ärztin in den Mittelpunkt des Geschehens im Krankenhaus. Dies trifft auch für die Geburtshilfe zu, wo Arzt oder Ärztin häufig nur eine recht kurze Spanne des Geburtsgeschehens mitbekommen. Daher ist es wichtig, dass Sie als Arzt / Ärztin sich selbst als Ansprechpartner und Begleiter der Eltern verstehen.

Zudem sind Sie es, der/die auf der Station die Chance hat, Bedingungen zu schaffen, die von verwaisten Eltern als hilfreich wahrgenommen werden. Sie sind dem weiteren medizinischen Personal gegenüber weisungsberechtigt und können durch Ihr Wissen Vieles so gestalten, dass Eltern verstorbener Kinder in den ersten Stunden und Tagen aufgefangen werden.

In der Organisation Ihrer geburtshilflichen Station und in der Erstellung von Abläufen für bestimmte Situation können Sie beispielsweise die Hinweise des Leitfadens im Anhang auf Seite 362 für die gemeinsame Arbeit anregen.

✱ Eine besondere Bedeutung kommt Ihnen als Begleiter bei frühen Fehlgeburten zu. Diese werden bisher kaum angemessen begleitet, sondern als rein medizinische Routineoperation ohne ausreichende Vorinformation und Nachsorge in Form von Curettagen „behandelt".

Abgesehen von den medizinischen Risiken beispielsweise für Folgeschwangerschaften wird der derzeitige Umgang mit Frauen, die ihr Kind früh in der Schwangerschaft verlieren, den psychologischen Aspekten des Verlusts nicht gerecht.

Es ist zentral, Frauen darauf hinzuweisen, dass eine – oft einige Tage, aber vielleicht sogar Wochen dauernde – natürliche Fehlgeburt abgewartet werden kann und dafür ebenfalls eine Begleitung durch Fachpersonen möglich ist. Oft ist dies der emotional schonendere Weg, zudem lässt sich damit ein operativer Eingriff vermeiden.

Hinweise für kinderheilkundlich tätige Ärzte

Für Ihre Arbeit gilt Vieles von dem, was bereits im vorherigen Abschnitt beschrieben wurde. Da Ihre Arbeit aber lebende, oft sehr früh geborene und / oder (unheilbar) kranke Kinder betrifft, gleicht Ihr Auftreten einer komplizierten Gratwanderung zwischen Heilung und Sterbebegleitung.

Eltern dieses Buches empfanden die Begleitung so:

„Moritz ist ja nach 12 Lebenstagen im Herzzentrum verstorben. Man kann sagen, dort lief alles sehr routiniert ab, was ich irgendwie auch nachvollziehen kann. Ich war in dieser Abschiedszeit sehr intensiv mit Moritz verbunden und habe wenig auf die Schwestern und Ärzte geachtet. Ich hatte die Zeit zum Abschiednehmen, die ich brauchte. Was mich vielmehr gestört hat, war die Tatsache, dass uns keine psychologische Betreuung zur Seite gestellt wurde. Es war ein Tag vor Weihnachten, und da waren die beiden Psychologen bereits in Urlaub. Das ärgert mich noch heute." (Antje[M])

„Da wir, abgesehen von der Situation, dass unser Engel von uns ging, uns sehr wohl gefühlt haben auf der Kinderintensivstation, war es uns wichtig, dem Personal dies in einem Brief mitzuteilen. Wir wollten ihnen einfach die Gewissheit geben, dass sie richtig reagiert haben, und dass sie alle weiteren Betroffenen wieder so behandeln sollten." (Nadine)

„Der Oberarzt war etwas überfordert mit der Situation. Er erklärte uns rein medizinisch wie unsere Tochter verstorben sei. In dem Moment waren wir natürlich für solche Information überhaupt nicht zugänglich. Ich bin dem Arzt nicht böse, er war selber noch so geschockt über den unerwarteten Tod unserer Tochter, sodass er auch total neben sich stand und nicht die richtigen Worte fand." (Maike)

✳ Eltern, deren Kinder Sie in Ihrer Obhut haben, befinden sich in einer absoluten Ausnahmesituation, denn auch sie wandeln auf dem schmalen Grat zwischen Hoffnung und Aufgabe, zwischen Zuversicht und Akzeptanz des Verlusts.

Wenn keine kurative Hilfe möglich ist, wünschen sich Eltern, dass ihr Kind gut sterben kann. Dann liegt es an Ihnen, die Sterbebegleitung so menschlich wie möglich zu gestalten und medizinische Sachverhalte in eine mitfühlende Sprache zu „übersetzen".

Hinweise für in der Pathologie tätige Fachpersonen

Als Pathologe haben Sie normalerweise nur wenig Kontakt zu verwaisten Eltern. Sie können aber trotzdem gute Begleiter sein, wie es Nicole[G] aufzeigt:

„Kompetente und liebevolle Auskunft haben wir telefonisch in der Pathologie erhalten. Dort, wo ich es am wenigsten erwartet hatte. Sie haben uns detailliert Auskunft über den Sternenkinderverein gegeben und sich lange mit uns unterhalten."

✳ Ihre Aufgabe besteht darin, durch eine Obduktion zu klären, woran das Kind gestorben ist. Häufig werden Sie auf diese Frage keine (eindeutige) Antwort finden. Dies ist für verwaiste Eltern oft nur schwer zu akzeptieren.

Manchmal kommt es vor, dass Eltern Sie persönlich anrufen. Eine solche Kontaktaufnahme kann verschiedene Gründe haben: Manche Eltern möchten sich Näheres zum Befund erklären lassen oder wissen, warum keine Ursache gefunden werden konnte. In einfacher Sprache, die für medizinische Laien verständlich ist, können Sie dies erläutern.

Es gibt Eltern, insbesondere jene kleiner fehlgeborener Kinder, die gerne wissen würden, welches Geschlecht ihr Kind hat. Wenn Aussagen darüber möglich sind, hilft dies den Eltern, ihr Kind als Person zu begreifen und sich individueller von ihm zu verabschieden.

Manchmal haben Eltern ihr Kind nicht gesehen – insbesondere ist dies häufig bei Fehlgeburten der Fall. In der Gewissheit, dass Eltern ihr Kind schön und liebenswert empfinden, ist es hilfreich, in der Pathologie einige Fotos zu machen und diese in der Akte aufzubewahren.

Schließlich melden sich manchmal Eltern, die nur schlecht damit umgehen können, nicht zu wissen, wo sich ihr Kind befindet, während es nicht mehr bei Ihnen, aber noch nicht beerdigt ist. Erklären Sie diesen Eltern sachlich, aber mit dem Hinweis auf eine würdige Unterbringung, dass das Kind bei Ihnen gelagert wird.

Ermöglichen Sie Eltern, die ihr Kind noch einmal sehen wollen, diesen Abschied. Seien Sie aber auch ehrlich, wenn Sie diese Begegnung – zum Beispiel nach einer Zerteilung des kindlichen Gewebes bei frühen Fehlgeburten – nicht für ratsam halten, ohne den Eltern die letztliche Entscheidung zu verwehren.

Hinweise für Hebammen

✳ Ihre Rolle als Hebamme hängt stark von Ihrer Stellung im Gefüge der Begleiter verwaister Eltern ab. Insgesamt aber wird bei allen Teilnehmern des Buches deutlich, dass die Hebamme für das Geburtsgeschehen und die ersten Stunden mit dem Sternenkind die zentrale Position einnimmt und als besonders wichtig erlebt wird.

Die Eltern in diesem Buch formulieren das so:

„Unsere Hausgeburtshebamme war sehr einfühlsam, aber auch professionell. Ich glaube, ihr Verhalten trug dazu bei, dass ich nicht durchgedreht bin, sondern auch mit dem toten Baby im Bauch halbwegs klar denken konnte und Elias zuhause auf diese Art auf die Welt bringen konnte. Sie hat uns dann auch noch sechs Wochen lang begleitet und kam sehr oft, so oft sie es irgendwie abrechnen konnte, zu uns, um mit uns zu sprechen. Das hat gut getan, das war toll, nicht selbstverständlich, aber sehr hilfreich." (Martina)

„Am nächsten Tag riefen wir unsere Hebamme an. Sie sollte vorbeikommen. Als wir von unserem Verlust erzählten, schaute sie mich nur an und sagte: ‚Manchmal entscheiden sich die Babys anders.' Dann ging sie mit einem kurzen Hinweis, dass wir sie anrufen können, wenn was ist. Ich empfand das so herzlos, so kalt. Ich war so verletzt und enttäuscht. Bis heute hat sie sich nicht mehr nach uns erkundigt." (Agathe)

„Unsere zugeteilte Hebamme gab mir das Gefühl, dass ich ein gesundes, lebendes Kind zur Welt bringe, und so war die Geburt dann doch etwas Schönes für mich in all der Grausamkeit." (Susanne)

„Meine Hebamme war etwas überfordert mit der Situation. Sie kam zwar gleich nach Lottas Tod zu uns, aber dabei blieb es auch. Sie meinte, ich könne mich immer bei ihr melden, wenn ich sie bräuchte. Allerdings hatte ich die Zeit nach Lottas Tod nicht die Kraft, mich bei irgendjemanden zu melden. Es wäre schön gewesen, wenn sie einfach noch einmal vorbei gekommen wäre." (Maike)

„Die Hebamme zur Geburt habe ich zwiespältig erlebt. Zum einen an unserer Seite und sich um uns kümmernd, zum anderen als Teil des Klinikpersonals und in deren Denk- und Handlungsstrukturen gefangen. In den Wirren und der gefühlt feindseligen Atmosphäre im Krankenhaus waren die Beleghebammen oft die einzig verlässliche Insel." (Alina)

„Die Hebamme, die uns zur Geburt betreute, war sehr erfahren, aber menschlich lagen wir nicht auf einer Wellenlänge. Die Nachsorgehebamme hat signalisiert, dass sie immer für uns da ist, und das war sie auch. Sie stellte uns verschiedene Möglichkeiten vor, unsere Kinder zu bestatten, organisierte Termine beim Bestatter, regelte die Überführung der Urne, und sorgte sich körperlich und seelisch um mich/uns." (Melanie)

Ihre rechtliche Position ist dadurch bestimmt, ob Sie als Hausgeburtshebamme eine Geburt im nichtklinischen Umfeld begleiten, im Team eines Geburtshauses tätig sind, als angestellte Hebamme in einem Hebammenkreißsaal oder aber auf einer geburtshilflichen Station des Krankenhauses wirken oder – beispielsweise als Familien- oder Nachsorgehebamme – die Eltern auf Wunsch und damit eigentlich als Privatperson zur Geburt begleiten.

Unabhängig von Ihren beruflichen Rechten und Pflichten sind Sie emotional meist der wichtigste Stützpfeiler, und die Eltern wünschen sich von Ihnen eine ganzheitliche Betreuung. Entsprechend wichtig sind für Sie eine Fortbildung und die Expertise zum Umgang mit Sterben und Tod im geburtshilflichen Bereich.

Ebenso bedeutsam ist ein gemeinsames Vorgehen, wenn Sie im klinischen Umfeld tätig sind. Bilden Sie sich gemeinsam mit Ihren KollegInnen fort und besprechen Sie, wie der Umgang mit verwaisten Eltern gut gelingen kann. Ihre Erkenntnisse, wichtige Materialien und „Checklisten" können Sie zum Beispiel in einem „Sternenkindordner" aufbewahren, der allen

Mitarbeitern bei Bedarf zugänglich ist. Auch das Intranet vieler Kliniken ermöglicht einen unkomplizierten Zugriff auf solche Unterlagen und auch die Speicherung von Fotografien und anderen für Eltern wichtigen digitalen Erinnerungen.

Wenden Sie sich den Eltern zu. Dazu ist es wichtig, abseits eines akuten Geschehens auf der Station anzuregen, dass im seltenen Falle einer Fehl- oder Totgeburt die betreuende Hebamme von anderen Aufgaben für eine gewisse Zeit freigestellt ist.

* Es ist wichtig, sich selbst auf die Situation einlassen zu können und zu spüren, welche Erinnerungen in diesem Moment geschaffen werden können. Im Umgang mit den verwaisten Eltern sollten Sie das Baby bei seinem Namen nennen und die Eltern ermutigen, ihr Kind mit allen Sinnen wahrzunehmen, Fotos zu machen und sich ausreichend Zeit für den Abschied zu nehmen.

Hinweise für Doulas

Nur wenige Eltern lassen sich bisher bei der Geburt durch eine Doula begleiten – eine Frau, die meist bereits selbst Kinder geboren hat, aber keine medizinische Fachkraft ist, sondern ihre Aufgabe darin sieht, Eltern ganzheitlich in der Schwellensituation der Geburt zu begleiten.

Die rechtliche Stellung einer Doula gleicht jener einer privaten Person, die Eltern zur Geburt begleitet. Ob es möglich ist, andere Aufgaben auszufüllen, muss im Einzelfall abgesprochen werden.

* Als Doula können Sie, da Sie keine unmittelbare Verantwortung für die medizinische Versorgung haben, Ihr ganzes Augenmerk auf die emotionale Unterstützung der verwaisten Eltern richten. Im Kapitel „Erste Schritte" gibt es zahlreiche Hinweise darauf, was von verwaisten Eltern als unterstützend wahrgenommen wird.

Sie können als Sprachrohr der Eltern fungieren und gegebenenfalls zwischen den Erfordernissen der Krankenhausroutine und den Bedürfnissen der Eltern vermitteln. Wenn Sie eine Hausgeburt begleiten, haben Sie die Hebamme vermutlich bereits im Vorfeld kennengelernt und können gemeinsam mit ihr eine gute und verständnisvolle Begleitung für die Eltern anbieten. Welches Ihre konkreten Aufgaben sind, liegt im Ermessen der Eltern und Ihrem eigenen

Befinden, so dass dies im konkreten Fall zwischen allen Beteiligten besprochen werden sollte.

Hinweise für Stillberaterinnen

Verwaiste Eltern lernen Sie vermutlich eher in Ihrer Rolle zum Beispiel als (Kinder)Krankenschwester, Hebamme oder Arzt/Ärztin kennen. In der Betreuung während und nach der Geburt können und sollten Sie jedoch deutlich machen, dass Sie spezielle Kenntnisse zum (Ab)Stillen haben, die Sie den Müttern unterstützend anbieten können.

* Erlangen Sie Wissen über verschiedene Möglichkeiten des Abstillens nach Verlust. Lesen Sie dazu auch im Kapitel „Erste Schritte" den entsprechenden Abschnitt. Überlegen Sie, ob folgende Maxima Ihr Handeln leiten kann: „Wenn die Seele weint, darf auch die Brust weinen."

Sie sind den Müttern vor allem dann eine entscheidende Unterstützung, wenn Sie das Stillen und Abstillen, das angesichts des schwerwiegenden Verlusts manchmal aus dem Blickfeld gerät, vorsichtig als Thema etablieren und seine Bedeutung verdeutlichen. Das tun Sie, indem Sie in ganzheitlicher Begleitung auf Körper und Seele blicken.

Zeigen Sie – angesichts der meist einseitigen Klinikroutine (primäres medikamentöses Abstillen) – verschiedene Optionen mit ihren Vor- und Nachteilen auf. Erklären Sie Ihre Vorschläge den verwaisten Eltern genau und weisen Sie möglichst darauf hin, dass das nicht-medikamentöse Abstillen eine Zeitlang dauern kann, aber für den Trauerprozess hilfreich ist.

Erläutern Sie auch, dass es beim Ausstreichen / Abpumpen zu Kontraktionen der Gebärmutter kommt, die sich zwar schmerzhaft anfühlen können, die aber den wichtigen Sinn der Gebärmutterrückbildung erfüllen. Und trotzdem: Respektieren Sie alle Entscheidungen der trauernden, aber trotzdem mündigen Mutter. Ermöglichen Sie erweiterte Horizonte – nicht nur für die konkrete (Abstill-)Situation, sondern für den Trauerprozess im Gesamten.

Vielleicht möchten Sie ergänzend zu den Berichten der Mütter im Kapitel zum Abstillen auf Seite 129 auch die Geschichte von Jennifer Coias, einer Brasilianerin, im Internet verfolgen. Nach der stillen Geburt ihres Sohnes entschied sie sich – in Brasilien bestehen dafür flächendeckend Möglichkeiten – ihre

Milch zu spenden. Darüber berichtet sie in ihrem eigenen Blog und schrieb unter anderem über ihre erste Milchabgabe: „Ich hätte mir keinen besseren Weg vorstellen können, um unseren Sohn zu ehren."

Hinweise für Sterbeammen / Sterbegefährten / Hospizmitarbeiter

✳ Noch kaum bekannt ist in Deutschland die Tätigkeit von Sterbeammen und Sterbegefährten. Der Begriff des Hospizes als Institution ist geläufiger. In beiden Kontexten arbeiten Menschen, die keine Behandlung vornehmen im Sinne eines möglichen Bewahrens vor dem Tod. Vielmehrgeht es um eine gute Begleitung des Sterbeprozesses und /oder der Hinterbliebenen.

Sterbeammen / Sterbegefährten / Hospizmitarbeiter helfen betroffenen Eltern, ihr Kind gut in den Tod zu begleiten und ihrer eigenen Ohnmacht und Verzweiflung zu begegnen. Sie suchen gemeinsam mit ihnen Wege der Verwandlung und fühlen sich einem bei Daniela Tausch zitierten Gedanken von Michel de Montaigne verpflichtet, der beispielsweise von der Hospizbewegung, aber auch von Sterbeammen/-gefährten wieder aufgenommen wurde: „Wenn wir eine weise Frau brauchen, um uns ins Leben zu begleiten, so brauchen wir jemand ebenso Weisen, uns wieder hinaus zu begleiten."

Weitergehende Informationen zum Hospiz und einige Eindrücke von Alina, deren Sohn Emil seine letzten Lebenstage im Hospiz verbringen konnte, finden Sie im Abschnitt zu möglichen Orten des Abschieds ab Seite 145.

Wenn Sie selbst Sterbeamme oder -gefährte sind, kennen Sie Ihre spezifischen Möglichkeiten der Begleitung Trauernder. Da aber dieses Tätigkeitsfeld noch nicht sehr bekannt ist und von vielen Interessierten als zusätzliche Ausbildung wahrgenommen wird, soll es hier näher erläutert werden. Ich verwende nachfolgend den Begriff Sterbeamme, um den Bezug zur Geburt deutlicher zu machen, es sind aber selbstverständlich auch männliche Sterbegefährten gemeint.

Eine (Sterbe)Amme trägt und nährt. Im ursprünglichen Wortsinn tut sie das am Anfang des Lebens, hier am Ende. Besonders wenn Anfang und Ende zusammenfallen, dann ist das eine existentielle Krise, in der Menschen eine besondere Begleitung brauchen. Diese hilft, ggf. das Sterben und den Tod zu planen, aber vor allem auch nach demselben der Trauer Raum zu geben und aus der Krise eine (zwar ungewollte, aber mögliche) Chance erwachsen zu lassen.

Die Arbeit der Sterbeamme ist für Betroffene mit Kosten verbunden, die Sie individuell mit Ihren Klienten vereinbaren müssen.

Wenn Sie sich für eine dementsprechende Aus- oder Fortbildung (beispielsweise für Mitarbeiter im Hospizbereich, auf Palliativstationen, für Hebammen und für Krankenschwestern) interessieren, finden Sie im Internet vielfältige Angebote.

Hinweise für Psychologen / Psychotherapeuten

Psychologen oder Psychotherapeuten begleiten trauernde Eltern meist erst einige Zeit nach dem Verlust, manchmal jedoch auch, wenn bereits bekannt ist, dass das Baby bald sterben wird, oder etwa dann, wenn ein Schwangerschaftsabbruch ins Auge gefasst wird. Letzteres war beispielsweise für Natalie der Fall, die sich erinnert:

„Ich saß im ersten Gespräch mit meiner Psychologin, die mich fragte, ob ich denn bereit bin, mein Kind gehen zu lassen. Seit Wochen bereitete ich mich ja nun schon auf den vorhergesagten Tod unserer Tochter vor und ich sagte: ‚Ja, ich bin bereit. Ich möchte, dass sie jetzt geht. Sie kann gehen.'"

Fatal ist es, wenn äußere Faktoren diese Begleitung verhindern, wie es bei Antje[M] der Fall war, die mit der Diagnose eines schwerwiegenden Herzfehlers ihres Sohnes allein gelassen wurde:

„Was mich vielmehr gestört hat, war die Tatsache, dass uns keine psychologische Betreuung zur Seite gestellt wurde. Es war ein Tag vor Weihnachten und da waren die beiden Psychologen bereits in Urlaub. Das ärgert mich noch heute."

✳ Wünschenswert wäre es zudem, wenn auch Mütter (bzw. gegebenenfalls Eltern) nach einer frühen Fehlgeburt die Möglichkeit einer psychologischen Begleitung hätten.

In Ihrer Arbeit geht es darum, die Betroffenen mit großer Offenheit für verschiedene Lebenssituationen, -sichten und unterschiedliche Trauerwahrnehmungen und -reaktionen zu begleiten.

Sofern Ihre Arbeit nicht Teil einer Routine innerhalb beispielsweise einer Frühgeborenenstation oder eines Seelsorgerteams ist beziehungsweise Sie Eltern nach schwierigen pränataldiagnostischen Befunden begleiten, werden sich die Eltern / die Mütter / die Väter häufig erst an Sie wenden, wenn Sie einen hohen Leidensdruck verspüren und ihre Trauer nicht mehr als normal empfinden. Mit Ihrer Expertise können Sie für diese Menschen eine geeignete Begleitung und gegebenenfalls auch Behandlung initiieren.

Die psychologische / psychotherapeutische Begleitung kann in Form von Einzel-, Paar- oder Familienangeboten stattfinden. Trudi geht zusammen mit ihrem Mann dorthin und berichtet:

„Wir gehen immer noch regelmäßig zur Psychologin, was uns auch als Paar sehr gut tut."

Oftmals haben die Eltern jedoch einen längeren Weg hinter sich, um die psychologische / psychotherapeutische Behandlung als Krankenkassenleistung zu erhalten. Hinzu kommt, dass die (manchmal lange) Wartezeit möglicherweise die Symptomatik verstärkt hat.

Manche Frauen scheitern an solchen Hürden (vorerst) auch ganz, wie beispielsweise Judith erzählt, die nach ihrer Fehlgeburt sehr gern eine Begleitung gehabt hätte:

„Ich war in den Wochen vor meinem Sommerurlaub kurz davor, eine Psychologin aufzusuchen, das ist nur an Terminschwierigkeiten gescheitert. Im Urlaub war es dann viel besser, allerdings weiß ich noch nicht, ob die Besserung anhalten wird. Falls es wieder in diese Richtung gehen sollte, werde ich auf jeden Fall einen Termin bei der Psychologin ausmachen."

* Ein möglicher Ausweg ist, den betroffenen Eltern eine Trauerbegleitung bei einer Beratungsstelle zu offerieren, wo oft rascher ein Termin erhältlich ist. Zusätzlich kann später ein psychologisches Angebot wahrgenommen werden. In speziellen Fällen ist eventuell auch eine Internettherapie möglich, die manchmal im Rahmen von Studien angeboten wird. So wird eine lange Wartezeit eventuell überbrückt. Heike beispielsweise fühlte sich gut aufgehoben:

„Es gab Menschenskinder e.V., bei denen habe ich schnell und unproblematisch psychologische Hilfe bekommen."

Besonders wichtig für Ihre Arbeit ist es, sich selbst mit dem am Anfang dieses Kapitels gestellten Fragen auseinanderzusetzen. Was sind Ihre eigenen Überzeugungen? – Schließlich sollten Sie eine psychologische Begleitung nach frühen Verlusten nur dann anbieten, wenn Sie selbst meinen, dass ein solches Ereignis prägend und belastend sein kann. Auf der anderen Seite ist es wichtig, dass Sie selbst sich dem Druck gewachsen fühlen, der mit der Konfrontation einer der größten Ängste jedes Menschen entsteht. Fragen Sie sich: Wer hilft Ihnen als Helfer, um mit dem Gehörten gut umgehen zu können? Gibt es Supervisionsmöglichkeiten, um beispielsweise ethisch schwierige Beratungen zu reflektieren?

Eine besondere Herausforderung ist es, wenn der Verlust frühere Belastungen reaktiviert und eine umfassendere psychologische Behandlung wichtig ist. So erzählt es Nadine über ihren Mann:

„Da mein Mann schon in einer früheren Beziehung einen Sohn zu den Engeln gehen ließ, war dies natürlich ein absoluter Schock. Ich werde nie vergessen, wie er weinend zu Boden sackte. Er lag neben dem Brutkasten am Boden und heulte. Ich hatte solche Angst um ihn, da er noch kurz vorher sagte, dass er einen erneuten Verlust nicht überleben würde. Da mein Mann seit acht Jahren trockener Alkoholiker ist, war meine Angst im ersten Moment groß, dass dieser Schicksalsschlag einen Rückfall herbeiführen könnte. Er verspürte auch in diesem Moment einen großen ‚Saufdrang'. Er versicherte mir jedoch, dass er nie wieder etwas anrühren würde, aber der Drang sei nun eben da. Daraufhin wurde mein Mann sofort psychologisch betreut. Als mein Mann später wieder zu mir kam, und ich unseren Sohn auf dem Arm hielt, sagte er zu mir, dass er keine weiteren Kinder mehr haben will. Er würde dies nicht noch mal mitmachen ... es reiche jetzt. Seine Aussage erschreckte mich, aber ich konnte es auch verstehen."

Jene Eltern in diesem Buch, die eine gute psychologische Begleitung gefunden haben, berichten, wie sehr ihnen dies in der Trauer hilft. So meint stellvertretend Natalie:

„Die Psychologin ist wirklich gut und gibt mir viele Ansatzpunkte, um meine Gedanken zu sortieren, zu bewerten und so eventuell zu einer Heilung zu gelangen."

Hinweise für Berater in Beratungsstellen

Sie sind nicht zwingend Psychologen / Psychotherapeuten, haben sich aber in Ihrem Arbeitskontext ein großes Wissen über den Umgang mit verwaisten Eltern erworben. Die meisten Familienberatungsstellen in Deutschland bieten mittlerweile eine Trauerbegleitung für verwaiste Eltern an, in einigen größeren deutschen Städten gibt es zudem spezialisierte Beratungsstellen.

* Auch, wenn Sie im engeren Sinne keine Therapie anbieten, nehmen Sie doch die spezielle Situation verwaister Eltern wahr und können psychosoziale Hilfsangebote, beispielsweise die Teilnahme an einer Selbsthilfegruppe, die von der Beratungsstelle angeboten wird, unterbreiten. Judith[M] findet:

„Einen sehr wichtigen Platz nimmt auch die Leiterin unserer Selbsthilfegruppe ein, die jeden annimmt, wie er ist, zum Innehalten, aber auch Reden animiert und einen fordert, Ängste zu überwinden, Grenzen zu überschreiten, sich schwierigen Begegnungen zu stellen, nicht in Selbstmitleid zu versinken und sich auch professionelle Hilfe zu holen, wenn es gar nicht weitergeht."

In Einzelgesprächen, aber auch in Gruppenangeboten nehmen Sie die Einzelperson, aber auch das familiäre Gebilde im Gesamten in den Blickpunkt. Ermutigen Sie die Eltern, sich möglichst umfassend individuell passende Hilfen zu organisieren, und begleiten Sie diese Schritte. Fungieren Sie als Multiplikator, um Eltern auf verschiedene Möglichkeiten der Trauerbegleitung, aber auch auf ihre eigenen Ressourcen aufmerksam zu machen.

* Die Beratung durch Ihre Institution ist für die Eltern kostenlos, diese müssen auch kein Rezept des Arztes vorlegen. Auf Wunsch ist die Beratung sogar anonym. Ihre Beratungsstelle ist daher auch Anlaufstelle in besonders schwierigen Fällen.

Hinweise für Pfarrer / Priester / Seelsorger

Möglicherweise arbeiten Sie als Krankenhauspfarrer und werden auf Bitte der Eltern oder der Station zu den verwaisten Eltern geholt. Oder aber Sie kennen die betroffene Familie bereits länger, da Sie beispielsweise Gemeindepfarrer sind.

Ihre Tätigkeit für verwaiste Eltern kann ganz verschiedene Facetten haben, wie auch im Abschnitt zu „Religiöser und interkultureller Kompetenz" in diesem Kapitel sowie in den Aussagen zu religiösen Ritualen ab Seite 166 zu erkennen ist. Vielleicht werden Sie benachrichtigt, um spezielle liturgische Handlungen vorzunehmen. Eventuell aber möchten die Eltern einfach Beistand spüren. Häufig erwarten – auch nichtreligiöse Eltern – eine Vergewisserung, dass es ihrem Kind gut geht und es einen Platz abseits dieser Welt gefunden hat. Über die individuelle Begleitung im Akutfall hinaus werden Sie gegebenenfalls bei der Beerdigung, bei einer Trauerfeier oder bei einem Sammelbegräbnis für die Eltern tätig.

* Wie der Begriff der Seelsorge bereits suggeriert, geht es um die Sorge für die Seele der verwaisten Eltern. Diese umfasst Ermutigung und Trost. Es geht um das Beistehen, Mittragen und Einfühlen in das Empfinden der Betroffenen. Zwei Mütter erzählen dazu:

„Später kam dann ein Klinikseelsorger zu uns, der mit uns weinte und einfach unsere Hand hielt. Das war gut. Zusammen mit ihm verabschiedeten wir uns dann von unserer kleinen Tochter." (Maike)

„Es kam nach einiger Zeit eine Seelsorgerin, die Luis in einer schönen Zeremonie gesegnet hat. Wir bekamen eine Segnungskerze (Sie steht jetzt im Wohnzimmer neben seinem Bild und den Fußabdrücken) und ein kleines Holzkreuz (Das Kreuz hat Luis begleitet.)." (Helen)

In einer weitgehend säkularisierten Gesellschaft wird Ihre Arbeit häufiger den Umgang mit religiös nicht gebundenen Eltern bedeuten. Dabei ist der Grat zwischen dem kirchlichen Kontext und dem allgemeinen Beistand oft sehr schmal. Daher ist es besonders wichtig, dass Sie herausspüren und vorsichtig im Gespräch ausloten, welche Handlungen sich die Eltern von Ihnen wünschen.

Trotz einem gewissen Abstand zur Kirche verspüren Eltern dennoch häufig den Wunsch nach einer Segnung oder der Taufe ihres Babys. Im Gegensatz dazu kann es sein, dass im Glauben verankerte Menschen hadern und zweifeln und sich vom kirchlichen Kontext abwenden.

Um Ihre vielfältigen Rollen als Seelsorger, als Leitender im Rahmen bestimmter religiöser Rituale und als langfristiger Begleiter in religiösen Fragen gut ausfüllen zu können, gibt es eine Reihe guter Ratgeberliteratur (siehe auch Anhang), die Ihnen im Umgang mit verwaisten Eltern helfen kann.

Ihrem Selbstverständnis sollte es entsprechen, vor dem Hintergrund Ihrer eigenen Überzeugungen Eltern glaubensunabhängig zu führen. Für Ihr Handeln gilt, wie für alle Fachpersonen, eine bestimmte hilfreiche Begleitung zu ermöglichen: Stellen Sie sich, sofern Sie bisher nicht mit den Eltern bekannt waren, zunächst einmal vor.

Machen Sie dann deutlich, dass Sie keine Erwartungshaltung an die Eltern haben, sondern einfach nur da sind. Nennen Sie das verstorbene Baby beim Namen. Ermöglichen Sie symbolische Handlungen, die die Würde des Kindes hervorheben.

Hinweise für Bestatter

Kurz nach dem Tod ihres Kindes, in Trauer und Ohnmacht, müssen Eltern meist darüber entscheiden, wie ihr Kind bestattet werden soll. Wenn sie ein Einzelbegräbnis wählen und nicht die Sammelbestattung des Krankenhauses in Anspruch nehmen, sind Sie als Bestatter einer der ersten Ansprechpartner für die Eltern.

* Die Beerdigung ist für viele Eltern ein unsagbar schwerer Schritt, weil sie auch bildlich deutlich macht, dass sie ihr Kind verloren haben. Ihr Engagement als Bestatter ist deshalb von besonderer Bedeutung, und immer wieder kommt in

Ein guter Bestatter …

1. … ist ein aufmerksamer und feinfühliger Zuhörer.

2. … kennt die aktuelle Rechtsprechung. Er/Sie weiß um alle rechtlichen Möglichkeiten zur Bestattung von Fehl- und Totgeborenen sowie von nach kurzer Lebenszeit verstorbenen Kindern.

3. … ist zurückhaltend und versteht sich als Person, der es die Eltern gestatten, ihr Liebstes zu begleiten.

4. … bietet zunächst Zeit, Vertrauen aufzubauen, erst dann folgen die Formalitäten.

5. … macht viele Angebote, wie die Eltern gut, mehrfach und würdevoll von ihrem Kind Abschied nehmen und es schrittweise loslassen können.

6. … leitet die Eltern an, ermutigt sie, aber zieht sich im geeigneten Moment auch wieder zurück.

7. … lässt die Eltern aktiv an der Planung und Durchführung der Beerdigung teilnehmen.

8. … führt die verschiedenen Fäden, die Eltern im Gespräch auslegen, zu einem Gesamtkonzept zusammen.

9. … reflektiert seine eigenen Einstellungen zu Sterben und Tod und lässt es zu, von verwaisten Eltern im Umgang mit dem Kindertod zu lernen.

10. … kann davon ausgehen, dass sich seine hervorragende Arbeit unter verwaisten Eltern sehr schnell herumspricht. Trotzdem kann es ratsam sein, diese besondere Kompetenz gegenüber Beratungsstellen, Hospizen und Krankenhäusern zu formulieren und auf geeignete Weise zum Beispiel im Internet auf das spezielle Angebot für verwaiste Eltern hinzuweisen.

Gesprächen mit verwaisten Eltern klar zum Ausdruck, wie wichtig die anfängliche Fürsorge eines Bestatters im Nachhinein war.

Schwierig kann manchmal die Konfrontation der Eltern mit den möglicherweise hohen Kosten einer Beerdigung sein. Dieses Thema sollte von Ihnen vorsichtig angesprochen werden, wobei den Eltern möglichst deutlich werden sollte, dass individuelle Lösungen gefunden werden können. Wie diese aussehen können, bleibt Ihnen überlassen. Die Eltern in diesem Buch haben verschiedene Erfahrungen gemacht von ...

Das Grab des Kindes ist schließlich ein Ort der Trauer, aber auch ein Ort der engen Verbindung zwischen Eltern und Kind. Die Beerdigung dieses kleinen Menschen ist zudem ein wichtiger Meilenstein beim Abschiednehmen.

Ihre rechtliche Expertise gewährt den Eltern viele Möglichkeiten in diesem Abschied: Sie können die Eltern ermutigen, ihr Kind noch einmal mit nach Hause zu nehmen; Sie können eine Aufbahrung ermöglichen; Sie dürfen den Eltern gestatten, ihr Kind zu waschen, es anzuziehen und seinen Sarg zu gestalten.

Behörden im Umgang mit verwaisten Eltern

1. Seien Sie bezüglich der Rechtslage kompetent.

2. Ermöglichen Sie einen Empfang der Eltern außerhalb der normalen oder zu vor anderen Parteien geschützten Sprechzeiten, wenn sich dies organisieren lässt.

3. Drücken Sie zum Beginn des Gesprächs Ihr Beileid aus. Seien Sie in Ihrer Wortwahl vorsichtig und formulieren Sie am besten offen, dass es Ihnen leid tut und Sie helfen möchten, unvermeidliche Formalitäten so schonend und unbürokratisch wie möglich mit den Eltern gemeinsam zu bewältigen.

4. Nennen Sie das verstorbene Kind bei seinem Namen.

5. Auch wenn Sie die Gesetzeslage zu einem für die Eltern unverständlichen Handeln zwingt, machen Sie deutlich, dass Sie den Schmerz der Eltern nachvollziehen können.

6. Bedenken Sie in der Bewertung der elterlichen Reaktionen, dass sich die Eltern in einer extremen Ausnahmesituation befinden und ggf. sehr sensibel reagieren.

✱ Bestattung ist eine Tätigkeit, die in bestimmten Familien eine Berufstradition ist. Das Sterben und der Tod von Kindern dürfte trotzdem ein seltenes Ereignis sein, und Ihnen sind daher die Bedürfnisse von Eltern, die ein Kind verloren haben, vielleicht nicht bewusst. Maike erzählt beispielhaft, was sie als bedeutsam erachtete:

„Das Bestattungsinstitut war sehr umsichtig mit uns, hat uns viele Ideen für den Abschied gegeben. Wir hätten sie mit nach Hause nehmen können, haben uns damals dagegen entschieden. Wir bekamen aber einen Schlüssel vom Beerdigungsinstitut, sodass wir zu jeder Tages- und Nachtzeit zu unserer Tochter konnten. Sie wurde 5 Tage aufgebahrt. Wir verbrachten viel Zeit mit ihr. Wir nahmen sie auf den Arm und redeten mit ihr. Wir zogen ihr neue Kleidung an und legten ihr Spielzeug, Briefe und Fotos in ihr Moseskörbchen. Wir hatten eine sehr liebevolle Bestatterin, die uns die ganze Zeit begleitete und auch die Trauerfeier für uns organisierte. Ich bin ihr für all ihre Ideen und Anregungen so dankbar, weil ich in dieser Situation nicht selber denken konnte. Durch ihre liebevolle, bestärkende Betreuung habe ich diese Zeit als etwas sehr Besinnliches und fast schon Schönes in Erinnerung. Sie gab mir das Bild, dass unsere Tochter jetzt auf einer Himmelswiese sei und ihre Seele als kleiner Schmetterling überall hinfliegen könnte. Das war eine tröstende Vorstellung. Sie

hat uns geholfen, den Abschied von unserer Tochter so schön wie eben möglich zu gestalten. Ich wünsche alle Eltern, die ein Kind verlieren, einen so großartigen Menschen an ihrer Seite."

Hinweise für weitere Fachpersonen

Vielleicht haben Sie sich in den bisher beschriebenen Berufsbildern noch nicht wiedergefunden, haben aber dennoch mit verwaisten Eltern zu tun. Sie spüren wahrscheinlich die Schwere im Umgang mit verwaisten Eltern.

Aber Sie haben auch besondere Möglichkeiten, diese Schwere abzumildern – oft durch kleine Dinge.

Sie sind möglicherweise Teil des Klinikpersonals – arbeiten an der Rezeption, in der Aufnahme, in der Abrechnungsstelle oder säubern die Räume.

Fragen Sie sich: Wie kann ich unnötige Belastungen für verwaiste Eltern, ihre Freunde und Angehörigen vermeiden? Sind alle Formalitäten, die ich routinemäßig bei der Geburt (und dem Tod) eines Menschen verlange, wirklich (jetzt) nötig? Kann ich den Eltern einen geschützten Raum ermöglichen? Muss ich diesen Raum heute reinigen?

✱ Sie sind Mitarbeiter in einer Behörde – in der Kindergeldstelle oder Krankenkasse, bei der Gemeinde / Stadt oder in der Friedhofsverwaltung. Dann können die folgenden Punkte für Sie hilfreich sein:

Sie sind **Hausarzt** einer Familie, die ein Baby verloren hat? Auch Sie können die Familie unterstützen. Der große Vorteil ist, dass Sie die Eltern oft schon länger kennen und zudem einen Blick auf die gesamte körperliche Verfassung, aber auch auf Vorerkrankungen haben.

Oft besteht schon ein gewachsenes Vertrauensverhältnis, auf dem Sie aufbauen können. Agathe empfand die Begleitung durch ihre Hausärztin als sehr mitfühlend:

„Sie hat meinem Mann und mir eine ‚Auszeit' nach dem Verlust zugestanden. Sie hat mich bei allen Symptomen, die irgendwann aufgetreten sind, untersucht und mich immer darin bestärkt, nur das zu tun, wozu ich die Kraft habe. Außerdem hat sie mir ihre Hilfe bei der Suche nach einem Therapeuten angeboten

und erkundigt sich bei jedem Besuch nach unserem Befinden."

Und Ramona ergänzt:

„Der Hausarzt hat mich zur Begrüßung in den Arm genommen und mir gesagt, wie leid ihm das alles tut und dass auch er sehr traurig und berührt war, als Frank ihm davon berichtet hat."

Sie sind als **Heilpraktiker, Kunst- / Musik-** oder **Ergotherapeut** tätig. Für Ihre Arbeit ist es wichtig, dass Sie den Trauernden offen und mitfühlend begegnen.

Fragen Sie sich: Was kann verwaisten Eltern gut tun? Wie kann ich diese Menschen mit meinem Wissen und meinen Behandlungsmöglichkeiten in ihrer Selbstwirksamkeit unterstützen? Nicole[G] erzählt dazu:

„Bei meiner Heilpraktikerin fühle ich mich so sehr aufgehoben wie bei keinem anderen. Sie ist sehr mitfühlend und liebevoll. Sie begleitet mich durch Tiefen und holt mich da auch wieder heraus. Bei ihr bearbeite ich Vieles auf der emotionalen Ebene, das tut mir sehr gut, vor allem, weil ich Vieles kopfig analysiere."

Sie kommen in **anderer Funktion** mit verwaisten Eltern in Kontakt?

Seien Sie Sie selbst und wenden Sie sich den verwaisten Eltern bewusst zu.

Und: Lesen Sie dieses Buch in voller Länge, um einen umfassenden Einblick in die Bedürfnisse verwaister Eltern zu erhalten.

✱ Gerade jene Kapitel, die sich nicht an Sie direkt wenden, sondern ganz aus der und für die Perspektive betroffener Eltern gedacht sind, enthüllen unmittelbar und konkret, wie diese Menschen schlechte, aber vor allem auch, wie sie gute Begleitung erfahren haben.

Platz für Gedanken:

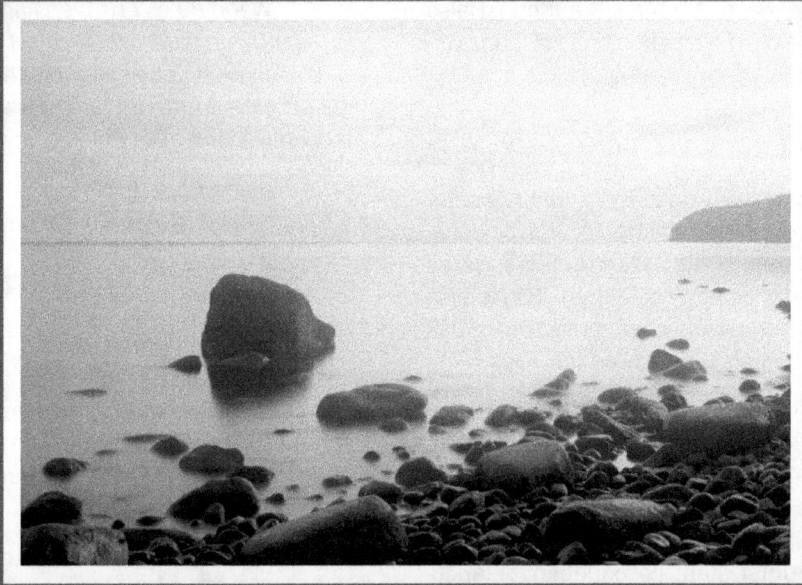

Der Anfang eines neuen Tages –
Ein Resümee

17. Dezember 2005: „Mein 29. Geburtstag. Der Tag hat etwas Unwirkliches. Vor einem Jahr wusste ich noch nicht einmal, dass Du zu mir kommst, und heute bist Du schon wieder gegangen. Nach außen ist also alles gleich, aber mein Leben hat sich ganz verändert."

17. August 2012: „Dein 7. Geburtstag. Der Tag ist voll und wirklich. Von meinem langen Weg durch die Berge wandern die Gedanken immer wieder zu Dir. Ich schenke Dir ein Buch. Dein Buch. Ohne Dich hätte es diese Zeilen nie gegeben. Auch nach außen ist also nicht mehr alles gleich, mein Leben hat sich ganz verändert."

Loslassen können

In der ersten Woche nach dem Tod meiner Tochter nahm ich all meinen Mut zusammen und begleitete meinen Mann in ein Einkaufszentrum. Wir waren auf der Suche nach einem Fotoalbum. Schließlich erstanden wir ein handelsübliches, grasgrünes, das mir vor allem vor Augen führte, was ich alles nicht haben würde.

Doch dieser „Ausflug" bescherte mir auch einen der wichtigsten Begleiter meiner Trauerzeit überhaupt: ein unscheinbares weißgraues Buch mit 100 weißen Seiten. Auf dem Einband ist eine Vogelsilhouette abgedruckt, und darunter steht geschrieben: „Manchmal denkt man, es ist stark, festzuhalten. Doch es ist das Loslassen, das wahre Stärke zeigt."

Es erschien mir wie ein Zeichen. Die Beschreibung der Aufgabe, die nun vor mir lag.

Irgendwann begriff ich, dass das Loslassen eines meiner Lebensthemen ist. Nicht erst mit Lilly war mir klargeworden, dass ich mich schwertat, loszulassen.

Mit dem Ende dieses Buches muss ich wieder einmal ein Stück loslassen. Ich gebe das, was ich mir denke, aus der Hand, und gebe meine Überlegungen damit frei. Hoffentlich werden sie viele Menschen lesen und daraus Kraft beziehen. Aber vielleicht werden die Leser manches auch als unverständlich oder nicht hilfreich empfinden. Diese Bedenken lasse ich los.

Ähnlich jenen Eltern in diesem Buch, die bereit waren, ihre Geschichten zu teilen. Sie sind die wirklichen Experten, denn erst aus der Verschiedenartigkeit ihrer Antworten ergibt sich ein Gesamtbild, in dem sich viele wiedererkennen dürfen.

Viele verwaiste Eltern spüren leider das immer noch (zu) kleine Ausmaß an Hilfe, das sie nach einem so schwerwiegenden Verlust auffängt und trägt. Deshalb hätte ich dieses Buch auch mit der doppelten Seitenzahl gestalten können. Auch hätte es noch Vieles gegeben, was ich hätte weitergeben können: Erfahrungen und andere Versuche, dem Leben mit einem Sternenkind einen positiven Sinn zu geben. Doch an der grundsätzlichen Aussage hätte sich nichts geändert:

„Wenn du es ertragen kannst, [...]
die Dinge zerbrochen zu sehen, denen
du dein Leben gegeben hast [,...]
gehört dir die Erde und alles, was darauf ist ..."
(Rudyard Kipling: „Die Ballade von Ost und West")

Entdecke diese neue Erde in der Gewissheit, dass dein Sternenkind immer ein Teil davon sein wird!

Ich danke ...

... den Müttern und Vätern dieses Buches, die bereit waren, meine Interviewfragen zu beantworten. Sie alle zeigen mit ihrem Schritt eine beeindruckende Stärke. Es ist nicht leicht, sich dem Verlust zu stellen. Sich ihm in all den Fragen noch einmal intensiv auszusetzen, ist noch schwieriger.

... all jenen Frauen, die mir im Laufe der Jahre nach Lillys Tod enge Freundinnen geworden sind – vor allem Kathrin, Manja und Melanie.

... Katja Baumgarten für ihren berührenden Film, den ich lange vor meinem eigenen Verlust gesehen und nie wieder vergessen habe. Ihr Vorwort greift diesen Faden wieder auf.

... Elke Cramer, Ärztin für Gynäkologie und Geburtshilfe, und Simone Lehwald, Hebamme, die durch ihr Fachlektorat für mich einige neue Sichtweisen ermöglicht haben.

... Kathrin Dahl, ohne die meine Kapitel nur Überschriften hätten. So aber bekommen sie Bilder, die uns mit auf Gedankenreisen nehmen.

... Monika Jahnke vom Berufsverband deutscher Laktationsberaterinnen, die mir die Möglichkeit gegeben hat und gibt, meine Erkenntnisse regelmäßig Fachpersonen zu präsentieren.

... Hannah Lothrop (†), unbekannterweise. Ihr Buch „Gute Hoffnung, jähes Ende" hat mich am Anfang begleitet, es hat mich zustimmend nicken lassen und es hat mich zum Widerspruch herausgefordert.

... Johann Leitner, meinem Korrektor, der – wie immer – mit scharfem Auge und enzyklopädischem Wissen das Manuskript redigiert hat.

... Sara Malfertheiner, der ich wohl nicht zufällig ganz am Ende meines Buchweges begegnet bin, und die mir die Sicht der Fachpersonen sehr persönlich näherbrachte.

... Caroline Oblasser, meiner Verlegerin, die stets bereit ist, schwierige Themen anzupacken.

... Doris Schiller, Leiterin der Beratungsstelle Donum Vitae in Regensburg, die mein Halt in den schwärzesten Tagen war. Wie im Buch betont: Eine gute Begleitung am Anfang legt den Grundstein für eine gute Heilung.

... Brigitte Trümpy, einer verwaisten Großmutter, deren Homepage mir viele Impulse für das Großeltern-Kapitel gab.

... Cornelia Wefers, Bestatterin bei „Trostwerk" (Hamburg), für die einfühlsame Begleitung von verwaisten Eltern und für ein ergiebiges Telefonat, das mir verdeutlicht hat, dass Bestatter zu sein, Berufung sein kann und vielleicht sogar sein muss.

... den vielen Menschen, die hier nicht einzeln genannt sind. Vielleicht wissen sie gar nicht, dass eine Begegnung oder ein Gespräch mit ihnen wichtige Überlegungen für mein Buch beigetragen haben.

... meiner Schwester, die mir mit dem Ultraschallbild eines wunderschönen kleinen Menschen in der 13. Schwangerschaftswoche nach mehreren vorangegangenen Verlusten die größte Freude gemacht hat.

... meinem Mann, der mich zu diesem Buch ermutigt hat mit den Worten: „Dass du schreibst, tut Lilly gut und uns auch."

... meinen vier Erdenkindern, die hoffentlich in aller Schwere Wichtiges für ihr Leben gelernt und immer gespürt haben, dass ihr Dasein ein unschätzbares Geschenk ist.

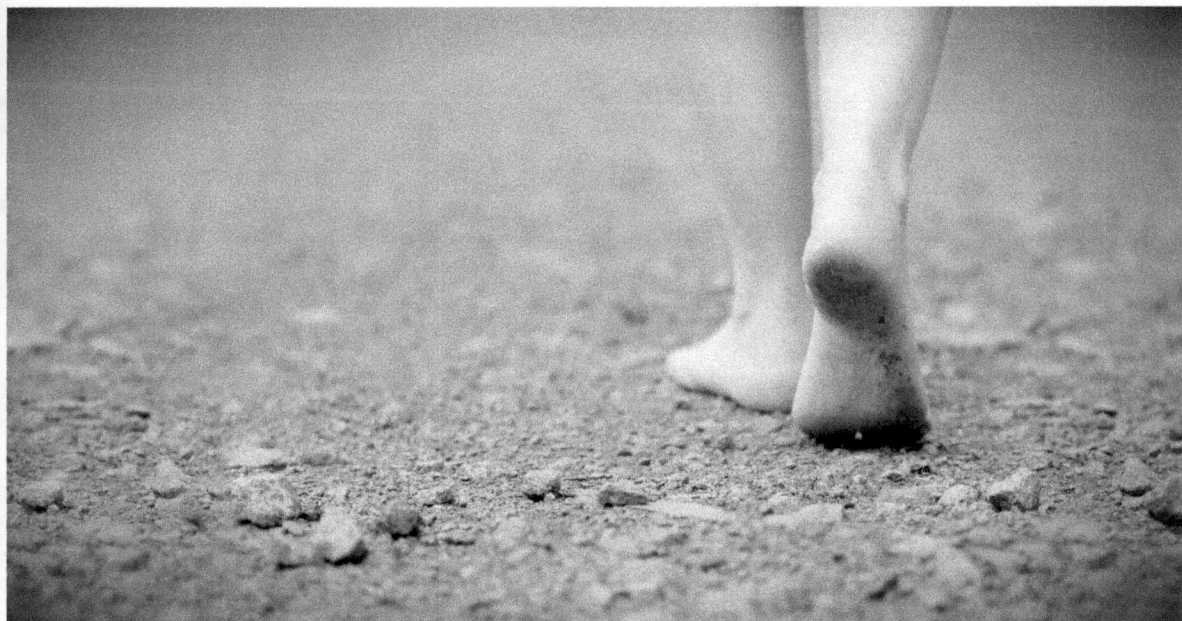

Platz für Gedanken:

_____
_____
_____
_____
_____
_____
_____
_____
_____
_____
_____
_____
_____
_____
_____
_____
_____
_____
_____
_____

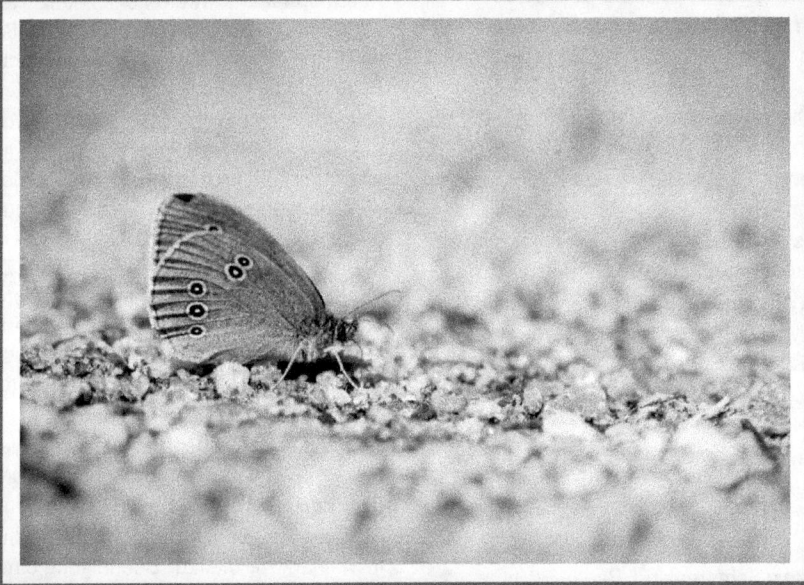

Appendix

Verwendete Literatur

-: Katechismus der katholischen Kirche (1992, 1997, 2003), hier: Abschnitt 1261.

Camus, Albert: Fragen der Zeit. Reinbek, 1960.

Ende, Michael: Momo. Stuttgart, 1973.

Fischer, Norbert: Zwischen Ritual und Identität. http://www.postmortal.de/Diskussion/Vortraglrsee/vortragirsee.html [4.6.2012].

Haker, Hille: Ethik und Frühgeborenen-Medizin. In: Sonderpädagogische Forschung 51 (2006), Heft 1. S.23-38.

Kaléko, Mascha: An den Wind geschrieben. Lyrik der Freiheit. Gedichte aus den Jahren 1933 bis 1945. Darmstadt, 1960.

Kipling, Rudyard: Die Ballade von Ost und West. Zürich, 1992.

Lembcke, Marjaleena: Als die Steine noch Vögel waren. Frankfurt (M), 2009.

Mecki, Sabine: Das Trauerkind. http://www.frauenworte.de/vbforum/showthread.php?t=13496 [27.7.2012].

Rivo Drei: Zu Hause. Aus dem Album „Funk + Döner". 2010.

Rückert, Friedrich: Werke. Kindertodtenlieder und andere Werke des Jahres 1834. Göttingen, 2007.

Shima, -: Es ist, als wärt ihr hier: 3 Kinder tief in der Seele und nie vergessen. Norderstedt, 2010.

Tausch, Daniela: Begleitung Sterbender und Trauernder in der Hospizbewegung. In: Ruddat, Günter / Schäfer Gerhard Karl (Hrsg.): Diakonisches Kompendium. Göttingen, 2005. S. 478-484.

Thomése, Pieter Frans: Schattenkind. Berlin, 2004.

VEID (Hrsg.): Rundbrief 13. http://www.veid.de/thema-trauer/leseecke0/rundbrief0/rb1300.html [22.6.2012].

Glossar

3D-Ultraschall: spezielle Ultraschalluntersuchung; nur teilweise mit diagnostischer Relevanz, sondern häufiger zur dreidimensionalen Darstellung des Kindes auf Wunsch der Eltern

Abort: die vorzeitige körpereigene Beendigung einer Schwangerschaft; d.h. der Verlust des Kindes vor Eintritt der extrauterinen Lebensfähigkeit; siehe auch *Fehlgeburt*

Abtreibung: auch Schwangerschaftsabbruch; aktive, vorzeitige Beendigung einer Schwangerschaft von außen aufgrund einer psychosozialen Belastung (Fristenlösung mit Beratungspflicht) bis zur 12. SSW, einer kriminologischen Indikation bis zur 12. SSW (z.B. nach Vergewaltigung) oder einer medizinischen Indikation während der gesamten Zeit der Schwangerschaft (z.B. deutlich erkennbare Fehlbildung des Kindes); verbunden mit einem *Fetozid*, wenn das Kind bereits lebensfähig wäre

Akupressur: Teilgebiet der Traditionell Chinesischen Medizin; Massage von Punkten, die auf den Energiemeridianen des Körpers liegen und von Blockaden befreit werden sollen

ambivalent: Nebeneinander von gegensätzlichen Gefühlen, Gedanken und Wünschen

Amniozentese: invasive Untersuchungsmethode im Rahmen der *pränatalen Diagnostik*, Entnahme und Untersuchung von Fruchtwasser mit kindlichen Zellen zur Ermittlung chromosomaler Auffälligkeiten; eigenes Fehlgeburtsrisiko

Anämie: umgangssprachlich Blutarmut, Verminderung der Konzentration des roten Blutfarbstoffs oder der roten Blutkörperchen, führt zu vermindertem Sauerstofftransport im Blut

Anamnese: im Gespräch ermittelte Vorgeschichte eines Patienten

Anencephalie: schwere Fehlbildung; Neuralrohrdefekt; fehlende Schädeldecke und/oder (teilweises) Fehlen des Gehirns; maximale Lebenserwartung nach der Geburt in der Regel nur einige Tage

Angst: das beim Erleben (oder der Vorstellung) einer unüberwindlich erscheinenden Bedrohung auftretende beengende Gefühl des existentiellen Bedrohtseins (extrem als Todesangst), das von v.a. vegetativen Symptomen, ausgelöst durch Stammhirn-Aktivitäten, begleitet wird (Blässe, Schweiß, veränderte Mimik, Zittern, Herzklopfen, Blutdruckanstieg, evtl. auch Ohnmacht, Durchfall) • pathologische Angst: krankhaft gesteigerte Angst, z.B. generalisierte Angststörung, als Angstneurose, als Panikstörung, Phobie, als psychotische Angst oder aber als somatisches Symptom

Apnoe: kürzeres oder längeres Aussetzen des Atems, Atemstillstand; bewusstes Atemanhalten von Erwachsenen, z.B. durch das sog. „Apnoetauchen" bekannt

Ausschabung: auch Curettage; klinische Methode zumeist in Vollnarkose u.a. zur Beendigung einer Schwangerschaft bis etwa zur 12. SSW, bei der mittels eines scharfen, löffelförmigen Messers Fruchthöhle samt Frucht (Embryo) aus der Gebärmutter herausgeschabt werden; Risiko, die Gebärmutter oberflächlich oder auch in tieferen Schichten zu verletzen und sie somit anfälliger für spätere Komplikationen (z.B. festgewachsene Plazenta, Riss der Gebärmutter) zu machen; Infektionsrisiko

Autopsie: siehe *Obduktion*

Basenpaare: komplementäre (also einander gegenüberliegende) Basen in der DNA, der genetischen Information des menschlichen Körpers

Bauchdecken-Ultraschallgerät: Möglichkeit zur (auch häuslichen) Herztonmessung über die Bauchdecke, ab ca. 16./17. Schwangerschaftswoche

Blasenmole: Störung der Embryonalentwicklung in der Frühschwangerschaft

Bradykardie: Herzschlagrhythmus unter 60 Schlägen pro Minute, Absinken der kindlichen Herzfrequenz in Stresssituationen als wichtiger Überlebensmechanismus, weil ressourcenschonend; allerdings bei längerfristiger Mangelversorgung mit Sauerstoff lebensbedrohlich

Burn-out: chronischer Erschöpfungszustand aufgrund verschiedener Ursachen

Chorionzottenbiopsie: invasive Untersuchungsmethode im Rahmen der *pränatalen Diagnostik*, Entnahme und Untersuchung von Plazentabestandteilen zur Ermittlung chromosomaler Auffälligkeiten, eigenes Fehlgeburtsrisiko

chromosomal: die *Chromosomen*, das menschliche Erbgut betreffend

Chromosomen: Träger der Gene und damit der menschlichen Erbinformationen, aus DNS, das heißt Eiweißbausteinen, beim Menschen regelgerecht 23 Chromosomenpaare (X- und Y-Chromosom jedoch verschieden)

Chromosomenaberration: strukturelle oder zahlenmäßige Veränderungen der Chromosomen, größere Veränderung der Erbinformationen und daher oft in deutlichen Krankheitsbildern resultierend

Chromosomendefekt: siehe *Chromosomenaberration*

Cranio-sacral-Therapie: alternativmedizinische Behandlungsform, bei der Handgriffe vorwiegend im Bereich des Schädels und des Kreuzbeins ausgeführt werden

CTG: Abkürzung für Cardiotokographie, Aufzeichnung der Herzschlagfrequenz des ungeborenen Kindes und der Wehentätigkeit der werdenden Mutter

Curettage: siehe *Ausschabung*

Déjà-vu: Erinnerungstäuschung, psychologisches Phänomen, das sich in dem Gefühl äußert, eine neue Situation schon einmal erlebt, gesehen oder geträumt zu haben

Depression: siehe *postpartale Depression*

Diabetologie: ärztliche Fachrichtung, die sich mit der Behandlung des Diabetes mellitus beschäftigt

DNS (engl. DNA): Träger der genetischen Information, des Erbgutes von Zellen

ECMO: Abkürzung für Extrakorporale Membranoxygenierung, intensivmedizinische Technik, die ganz oder teilweise die Atemfunktion und somit Sauerstoffversorgung des Patienten übernimmt

Edwards-Syndrom: siehe *Trisomie 18*

Einleitung: siehe *Geburtseinleitung*

Eklampsie: schwere Erkrankung im letzten Drittel der Schwangerschaft mit nicht eindeutig geklärter Ursache; intensivmedizinische Überwachung der Schwangeren und eventuell vorzeitige Beendigung der Schwangerschaft erforderlich; Vorstufe: *Präeklampsie*

Embryo: Kind in der frühesten Phase seiner Entwicklung, etwa bis in die 10. Schwangerschaftswoche (8 Wochen nach Befruchtung)

EMDR: Abkürzung für Eye Movement Desensitization and Reprocessing, traumaauflösende Psychotherapiemaßnahme, Funktionsweise über bestimmte Auslöser – Augenbewegungen, Töne oder Berührungen

Endokrinologie: ärztliche Fachrichtung, die sich mit der Behandlung von Hormonstörungen beschäftigt

extubieren: Entfernen des Beatmungsschlauches

Fehlgeburt: stille Geburt, willkürliche Abgrenzung von Totgeburten durch Gewichtsgrenze (weniger als 500 Gramm Gewicht), ca. bis zur 23. Schwangerschaftswoche; gynäkolo-

gische Unterteilung in frühe (vor der 12. Schwangerschaftswoche) und späte (nach der 12. Schwangerschaftswoche) Fehlgeburt. Routinemäßige *Ausschabung* (Curettage) in nahezu allen Fällen nicht indiziert und Risikofaktor für weitere Schwangerschaften (z.B. durch ungünstige Plazentalokation, Rupturgefahr).

Feindiagnostik: Untersuchung des ungeborenen Kindes mittels eines besonders hoch auflösenden Ultraschallgerätes, siehe *pränatale Diagnostik*

Fertilität: Fruchtbarkeit

Fetozid: straffreies absichtliches Töten eines oder mehrerer Feten im Mutterleib, z.B. zur Reduktion einer Mehrlingsschwangerschaft oder aufgrund einer Chromosomenaberration ohne eine einschränkende Fristenlösung bezüglich der Schwangerschaftsdauer

Fetus: Fötus, Bezeichnung für ein ungeborenes Kind ab der 11. Schwangerschaftswoche (9 Wochen nach Befruchtung)

FFTS: Abkürzung für fetofetales Transfusionssyndrom; sehr seltene, schwerwiegende Durchblutungsstörungen in der Plazenta bei eineiigen Zwillingen, die sich eine Plazenta teilen; Überversorgung eines Kindes bei gleichzeitiger Unterversorgung des anderen Kindes; bei intensiver Ausprägung tödlich für die Kinder

Folsäure: Vitamin aus dem B-Komplex, zum Beispiel enthalten in grünem Blattgemüse, Broccoli, Karotten, Tomaten, Eigelb, Nüssen sowie Kalbs- und Geflügelleber; Folsäuremangel begünstigt in den ersten zehn Schwangerschaftswochen die Entstehung von Neuralrohrdefekten

fragil: zerbrechlich, empfindlich

Frucht: siehe *Embryo*

Fruchtblasenprolaps: Vorfall der Fruchtblase, Ausstülpung durch den Muttermund in die Scheide, infolge einer Eröffnung des Muttermundes

Fruchtwasseruntersuchung: siehe *Amniozentese*

Frühgeborenen(intensiv)station: Neonatalzentrum, Neonatologie, Station zur Behandlung von Frühgeborenen und kranken Neugeborenen

Frühgeburt: Geburt nach der 28. und vor Ende der 36. Schwangerschaftswoche durch Abstoßung der Schwangerschaft (z.B. aufgrund eines vorzeitigen Blasensprungs, einer Zervixinsuffizienz oder anderer durch Hormone und/oder Enzyme im mütterlichen Körper verursachte Störungen im Schwangerschaftsverlauf); künstliche Frühgeburt: aus gegebener medizinischer Indikation (z.B. wegen einer schweren Krankheit) vor dem errechneten Geburtstermin eingeleitete Entbindung

ganzheitliche Betreuung: Konzept, bei dem der Patient in umfassenden Zusammenhängen gesehen wird, Verknüpfung mehrerer Bereiche zur Ermittlung bestimmter Verläufe

Gebärmutter: auch Uterus; Hohlorgan in der Größe einer Birne (bei erwachsenen Frauen, die noch nicht geboren haben); Teil der Geschlechtsorgane der Frau, in dem die befruchtete(n) Eizelle(n) bis zur Geburt des Babys heranreifen; mehrschichtiger Muskel mit großer Fähigkeit des

Wachstums und der Zellumschichtung (es gibt daher auch keine Überdehnung der Gebärmutter); Rückbildung nach der Geburt, unter anderem begünstigt durch sofortiges Anlegen des Neugeborenen an der weiblichen Brust (Stillen); weiblicher Orgasmus auch durch rhythmisches Zusammenziehen der Gebärmutter

Geburtseinleitung: künstlicher Einleitungsversuch der Geburt mit ungewissem Ausgang vor spontanem Wehenbeginn; als Maßnahme bei Gefährdung des Kindes; konservativ, z.B. durch wehenauslösende Mittel, und/oder operativ durch manuelle bzw. instrumentelle Dehnung des Muttermundes oder durch Eipollösung bzw. Fruchtblasensprengung; Risiko weiterer Interventionen aufgrund des noch nicht geburtsbereiten Kindes sowie des mütterlichen Körpers

Geburtshaus: von Hebammen (evtl. auch in Zusammenarbeit mit Ärzten) betreute selbstständige und außerklinische Einrichtung der Geburtshilfe

Gehirnblutung: Blutungen innerhalb des Gehirns z.B. durch Frühgeburtlichkeit, besonders vor der 32. SSW; Unterteilung in verschiedene Schweregrade von I bis IV; Prognose bei Grad I und II günstig, ab Grad III häufig bleibende Beeinträchtigungen

Gerinnungsambulanz: Fachstelle zur Diagnose und Behandlung von Gerinnungsstörungen, die Auslöser für Fehl- und Totgeburten sein können

Gestationsdiabetes: erstmals in der Schwangerschaft diagnostizierte Glukosetoleranzstörung; meist nach der Schwangerschaft wieder normaler Zuckerstoffwechsel; höheres Risiko für Totgeburten, Möglichkeit der Verkomplikation zum *HELLP-Syndrom*

grünes Fruchtwasser: Färbung des Fruchtwassers durch Austritt von Mekonium (Kindspech) vor / während des Geburtsprozesses; Zeichen einer besonderen Belastung – beispielsweise durch eine mütterliche Stressreaktion, durch eine Infektion oder (eher unwahrscheinlich) durch Sauerstoffmangel – des Kindes bei Geburten aus Schädellage, bei Geburten aus Beckenendlage (Steißlage) jedoch normaler physiologischer Vorgang aufgrund von Druckausübung auf den Bauch des Kindes; Einatmung dieses Fruchtwassers aufgrund von Sauerstoffmangel (Mekoniumaspiration) mit möglichen Komplikationen vor allem der Lungenfunktion

Gynäkologie: „Frauenheilkunde"; befasst sich aus klinischer Sicht mit der Erkennung, Verhütung und Behandlung von Krankheiten der weiblichen Geschlechtsorgane (einschließlich der physiologischen Grundlagen) und mit Geburtshilfe, Abgrenzung zur Hilfe durch Hebammen

Hausgeburt: private Geburt in den eigenen vier Wänden, zumeist begleitet durch eine speziell dafür ausgebildete Hausgeburtshebamme

HCG: humanes Choriongonadotropin, Hormon zur Erhaltung der Schwangerschaft, auch nach einem Abort / Schwangerschaftsabbruch einige Zeit nachweisbar

Hebamme: speziell ausgebildete Fachfrau für Fruchtbarkeit, Schwangerschaft, Geburt, Stillen und Wochenbett; fest angestellte (Krankenhaus-)Hebammen und freiberufliche (Hausgeburts-)Hebammen, Hebammen-Hinzuziehungspflicht zu jeder Geburt in manchen Ländern

Hebammenkreißsaal: von einem Hebammenteam eigenverantwortlich geleiteter Kreißsaal innerhalb einer Klinik, meist interventionsarme Geburtshilfe trotz klinischen Umfelds, Überstellung von Frauen in einen herkömmlich, ärztlich geleiteten Kreißsaal nur im Komplikationsfall

HELLP-Syndrom: relativ seltene Komplikation des schwangerschaftsinduzierten Hochdrucks (früher EPH-Gestose oder Präeklampsie), die charakterisiert ist durch das gleichzeitige Auftreten von Hämolyse (H), erhöhten Leberenzymwerten (elevated liver enzymes = EL) u. Thrombozytopenie (low platelet count = LP).

Hormonstatus: Überprüfung der hormonellen Lage eines Menschen durch die Untersuchung seines Blutes

Hospiz: Einrichtung der ganzheitlichen Sterbebegleitung; Palliativpflege, keine Heilungsversuche

Hospizzimmer: Einrichtung eines Zimmers in einer klinischen Einrichtung nach den Idealen des *Hospiz*-Gedankens

Humangenetik: Fachrichtung, die sich mit der Genanalyse des Menschen beschäftigt

Hydrops fetalis: generalisierte Flüssigkeitsansammlung im Körper des Kindes; *Softmarker* für bestimmte genetische Störungen, Fehlbildungen oder Erkrankungen

Hygroma colli: Flüssigkeitsgeschwulst im Halsbereich; sonografisch erkennbar; *Softmarker* für bestimmte genetische Störungen, Fehlbildungen oder Erkrankungen

hypoplastisches Rechtsherz: verschiedene Herzfehler, bei denen die rechte Herzkammer zu klein ist

ICSI: Abkürzung für Intrazytoplasmatische Spermieninjektion, Methode der künstlichen Befruchtung, direktes Einspritzen des Spermiums in die Eizelle

Insemination: Übertragung des männlichen Samens in die Gebärmutter der Frau

insulinpflichtig: Abhängigkeit eines Patienten von regelmäßigen Insulingaben zur Regulation des Blutzuckerspiegels

intuitiv: subjektive Stimmigkeit von Entscheidungen ohne bewussten Gebrauch des Verstandes

invasiv: gewebsverletzende medizinische Diagnostik oder Therapeutik; ob nicht auch vordergründig nicht die Körpergrenzen überschreitende Methoden, zum Beispiel eine dauerhafte und/oder häufige Anwendung von Röntgenstrahlen, Ultraschallwellen oder Magnetresonanztomografien, gewebsverletzend sind, ist noch nicht abschließend geklärt

IVF: In-vitro-Fertilisation, Methode der künstlichen Befruchtung, bei der weibliche Eizellen mit dem aufbereiteten Sperma eines Mannes in einem Reagenzglas zusammengebracht werden; spontane Befruchtung, die befruchtete(n) Eizelle(n) werden anschließend in die Gebärmutter der Frau zurückgegeben

Kaiserschnitt: operative Methode zur vorzeitigen Beendigung einer Schwangerschaft mittels Eröffnung des Bauchraumes bzw. der Gebärmutter. Ein Kaiserschnitt erfolgt im Notfall unter Vollnarkose, geplante Kaiserschnitte werden auch mittels Spinal- oder Periduralanästhesie durchgeführt. Die Erholungsphase nach einem Kaiserschnitt ist unterschiedlich lang. Der Kaiserschnitt ist eine große Bauchoperation, die alle damit verbundenen Risiken aufweist.

konsekutiv: folgend

kontrahiert: zusammengezogen

Koronarfistel: Herzfehler; abnorme Verbindung zwischen einer Koronararterie und der Herzhöhle oder der Koronarvene

Limbus: Aufenthaltsraum von Seelen, die ohne eigenes Verschulden vom Himmel ausgeschlossen sind; veraltete Vorstellung der katholischen Kirche vom Aufenthaltsort ungetaufter kindlicher Seelen

Magensonde: Schlauch durch Mund oder Nase zum Magen zur künstlichen Ernährung

Monosomie X0: siehe *Turner-Syndrom*

Moseskörbchen: geflochtene Schale zur angemessenen Aufbewahrung eines verstorbenen Babys. Die Assoziation mit der Mosesgeschichte mag zunächst verwirren, da Moses – auf einem Fluss als Baby ausgesetzt – gerettet wird. Doch gemeint war von den „Erfinderinnen", dass in der großen Erschütterung des Verlusts auch ein Funken Hoffnung auf das Geborgensein vorhanden sein sollte.

Mutation: dauerhafte Veränderung der Chromosomen / des Erbgutes

Mutterkuchen: siehe *Plazenta*

Myom: unterschiedlich großer, gutartiger Muskeltumor in der Gebärmutter, gegebenenfalls auch als „Scheinschwangerschaft" bezeichnet; Geburtshindernis, wenn vor dem Gebärmutterausgang liegend

Nackenfaltenmessung: umgangssprachlich für Nackentransparenzmessung, Diagnosemöglichkeit einer möglichen Flüssigkeitsansammlung (Ödem) unter der Haut eines ungeborenen Babys im Nackenbereich, Hinweisgeber auf chromosomale Abweichungen und daher häufig Initiator weiterer (auch invasiver) pränataldiagnostischer Maßnahmen

Narbendehiszenz: Auseinanderweichen einer Uterusnarbe (z.B. durch Myomoperation oder Sectio verursacht); Abgrenzung von der *Uterusruptur*, bei der die Narbe vollständig durch alle Gewebsschichten der Gebärmutter reißt

Neonatologie: Fachrichtung, die sich mit der Kinderheilkunde bei Neugeborenen (oft Frühgeborenen) beschäftigt

Neugeborenentod: Tod eines Babys nach der Geburt, häufig nach (extremen) Frühgeburten, seltener nach Anomalien (z.B. Herzfehler), dramatischen Verläufen von sogenannten Anpassungsstörungen, Infektionskrankheiten; z.T. plötzlicher Kindstod im ersten Lebensjahr hinzugezählt

Obduktion: Autopsie, Leichenöffnung zur Feststellung der Todesursache und zur Rekonstruktion des Sterbevorgangs, mittlerweile an ausgewählten Kliniken als nicht-invasive, unversehrte Obduktion z.B. mittels Computertomographie möglich

Organscreening: siehe *Feindiagnostik*

Organspende: Entnahme menschlicher Organe als Lebendspenden (z.B. Nierenspende) oder nach dem Tod eines Menschen zum Zweck der Transplantation

(partielle) Plazentalösung: gemeint ist die vorzeitige Plazentalösung vor der Geburt des Kindes; verursacht (starke) Blutungen und eine akute Gefährdung des Kindes, da es nicht mehr (ausreichend) mit Sauerstoff versorgt wird

PDA: Periduralanästhesie, Form der Regionalanästhesie; während der Spontangeburt zur Schmerzlinderung verwendet, beim Kaiserschnitt zur Schmerzausschaltung (Teilnarkose) eingesetzt.

Placenta praevia: vor dem Muttermund liegende Plazenta, verbunden mit einer höheren Wahrscheinlichkeit einer vorzeitigen *(partiellen) Plazentalösung*; aufgrund sehr starker zu erwartender Blutungen absolute Kontraindikation für eine Spontangeburt

Plazenta: umgangssprachlich auch Mutterkuchen; Stoffwechselorgan (Gewicht ca. 600 g), das für den Feten die Ernährungs-, Atmungs- und Ausscheidungsfunktion übernimmt und auch Produktionsstätte der für die Erhaltung der Schwangerschaft wichtigen Plazentahormone ist

Plazentainfarkt: Absterben von Bereichen der Plazenta durch Durchblutungsstörungen, bei großflächiger Funktionseinschränkung (mehr als 20% der gesamten Plazentahaftfläche) unterschiedlich starke Unterversorgung des Kindes

Plazentainsuffizienz: mangelnde Funktionsfähigkeit der Plazenta; der Grund ist oft nicht ermittelbar, in Frage kommen beispielsweise umfangreiche *Plazentainfarkte*, eine Infektion, genetische Störungen, eine mechanische Blockade, eine Zottenreifungsstörung und andere mütterliche und/oder kindliche Komplikationen.

postpartale Depression: postnatale Depression, psychische Zustände oder Störungen im zeitlichen Zusammenhang mit dem Wochenbett; Energiemangel, Traurigkeit, inneres Leeregefühl, Schuldgefühle, ambivalente Gefühle dem Kind gegenüber, Konzentrations- und Schlafstörungen, Ängste und Panikattacken. Manchmal ausgelöst durch traumatische Ereignisse wie den Verlust eines Kindes; behandlungswürdig; abzugrenzen vom „Babyblues", auch „Heultage" nach der Geburt genannt (bedingt durch hormonelle Umstellung des weiblichen Organismus wenige Tage nach der Geburt)

Präeklampsie: siehe *HELLP-Syndrom*

pränatale Diagnostik: im Rahmen der genetischen Beratung durchgeführte Untersuchungen; z.B. gezielte Ultraschalluntersuchungen, *Amniozentese* oder *Chorionzottenbiopsie*, *Chromosomenaberrationen* (durch Chromosomenanalyse), Stoffwechseldefekte (durch biochemische Enzymanalysen) und Neuralrohrdefekte (durch Bestimmung der α-Fetoprotein-Konzentration) erfassbar; unterschiedlich hohes Fehlerrisiko

Pränatalzentrum: Einrichtung, in der pränataldiagnostische Untersuchungen an Schwangeren durchgeführt werden

Progesteron: Gelbkörperhormon, Sexualhormon; notwendig zur Erhaltung einer Schwangerschaft

prolabiert: vorgefallener Teil eines Organs (hier: Fruchtblase); s.a. Fruchtblasenprolaps

prophylaktisch: vorsorglich

Psychopharmaka: Medikamente, die auf die Psyche des Menschen symptomatisch einwirken und vorwiegend der Behandlung psychischer Störungen und neurologischer Krankheiten dienen

Psychotherapie: Behandlung psychischer, emotionaler, psychosomatischer oder verhaltensspezifischer Störungen mit psychologischen Methoden, als Einzeltherapie oder in Gruppen

PTBS (Posttraumatische Belastungsstörung): Bündel verschiedener psychischer und psychosomatischer Reaktionen auf ein traumatisches Erleben

Ressource: Kraftquelle; Mittel, um eine Handlung zu tätigen oder einen Vorgang ablaufen zu lassen

Risikoschwangerschaft: Schwangerschaft bei Bestehen von klinisch definierten Risikofaktoren seitens der Mutter oder/und des/der Kindes/r

Scheideninfektion: Sammelbegriff für unterschiedliche gynäkologische Krankheitsbilder aufgrund von bakterieller oder viraler Infektion der äußeren und/oder inneren weiblichen Geschlechtsorgane; hier gemeint als Infektion, die die Entwicklung des Kindes und/oder die Schwangerschaft gefährdet

Schilddrüsenhormone: zentrale Hormone für den Energiestoffwechsel und das Wachstum einzelner Zellen, Wirkung auch auf die Tätigkeit anderer endokriner Drüsen und auf die Sexualhormone

Schluckreflex: vorgeburtlich ausgebildeter Reflex, der Nahrungs- und Flüssigkeitsaufnahme ermöglicht

Sectio: siehe *Kaiserschnitt*

singuläre Nabelschnurarterie: Anomalie der Nabelschnur (statt zweier Nabelschnurarterien), klinisch häufig irrelevant (isolierter Befund), aber auch Softmarker für weitere Komplikationen

Softmarker: auch sonografischer Softmarker; (im Ultraschall sichtbare) Besonderheiten, die mit einer höheren statistischen Wahrscheinlichkeit für bestimmte Fehlbildungen, Erkrankungen und/oder genetische Abweichungen einhergehen, z.B. verdickte Nackenfalte, *Hydrops fetalis*, *singuläre Nabelschnurarterie* u.a.; kein sicherer Hinweis auf Komplikationen

Spätabort: siehe *Abort*

Spinalanästhesie: Leitungsanästhesie, lokale Betäubung im Liquorraum an der Wirbelsäule, zur Ausschaltung der Schmerzempfindung bei operativen Geburten angewendet

SSW: Abkürzung für Schwangerschaftswoche(n)

Stillen: ideale Ernährung des Babys im ersten Lebensjahr, auch darüber hinaus empfehlenswert, 6 Monate ausschließlich laut WHO (Weltgesundheitsorganisation); Begleitung Stillender durch Hebamme und Stillberaterin; nach Verlust eines Kindes Möglichkeit des nicht-medikamentösen Abstillens (Ausstreichen, spezielle Abstilltees), auch als günstig für den Trauerprozess anzusehen

Streptokokken: Bakteriengattung, die zur verfrühten Öffnung des Muttermundes beitragen und bei Frühgeborenen zu Sepsis, Meningitis und Pneumonie führen kann

Totenflecken: Livores, ca. 30 Minuten nach dem Tod entstehende, blauviolette Verfärbung der Haut

Totgeburt: stille Geburt, willkürliche Gewichtsgrenze zur Abgrenzung gegenüber Fehlgeburten (mehr als 500 Gramm Gewicht, ca. ab der 24. Schwangerschaftswoche)

Tracheostoma: Luftröhrenschnitt; Eingriff zur Herstellung einer Möglichkeit zur Langzeitbeatmung

Trauma: den Organismus schädigende („traumatisierende") Einwirkung, meist von schweren emotionalen Erschütterungen und Konflikten bestimmtes Erlebnis, das vom Individuum nicht adäquat verarbeitet werden kann und daher aus dem Bewusstsein verdrängt wird

Trichterbildung: zunehmende Erweichung und Eröffnung des Muttermundes, am Schwangerschaftsende physiologisch notwendig, vorher jedoch ggf. Frühgeburtlichkeit verursachend

Trimester: Zeitabschnitt von drei Monaten, Schwangerschaftsdrittel

Trisomie 18: Edwards-Syndrom, Chromosomenbesonderheit, statt zweimal Chromosom 18 dreimaliges Vorkommen, stark verringerte Lebenserwartung, umfangreiche körperliche Fehlbildungen

Trisomie 21: Down-Syndrom, Chromosomenbesonderheit, statt zweimal Chromosom 21 dreimaliges Vorkommen, unter Umständen leicht geminderte Lebenserwartung; eventuell klinische Besonderheiten, z.B. Herzfehler

Turner-Syndrom: auch Ulrich-Turner-Syndrom, Monosomie XO, Chromosomenbesonderheit, statt XY oder XX nur ein isoliertes X-Chromosom, 98 % der Föten versterben im Laufe der Schwangerschaft, lebend geborene Mädchen mit normaler Lebenserwartung, Fehlbildungen zum Teil behandelbar

Uterus: siehe *Gebärmutter*

Uterusruptur: Aufreißen der Gebärmutter, meist unter Wehentätigkeit; erhöhte Gefahr nach vorangegangener Operation an der Gebärmutter (z.B. *Curettage*, *Myom*-Operation, *Kaiserschnitt*) durch Narbenbildung

Wachstumsretardierung: Verzögerung des Wachstums, bei schwerer Ausprägung potentiell lebensbedrohliches Krankheitsbild

Zottenvaskularisation: Plazentabildungsstörung

Zyklus: Menstruationszyklus, ungefähr einen Monat dauernder Vorgang im Körper der fruchtbaren Frau, bei der ein Ei heranreift und entweder befruchtet oder durch die Menstruationsflüssigkeit am Ende des Zyklus' aus dem Körper ausgeschieden wird

Zytometalie: eine die Schwangerschaft gefährdende Viruserkrankung

Weiterführende Informationen und Hilfen

Adressen

Bundesverband Verwaiste Eltern in Deutschland e.V.
Bundesgeschäftsstelle
Roßplatz 8a
04103 Leipzig
Tel: +49 (341) 94 688 84
kontakt@veid.de
www.veid.de

Initiative Regenbogen ‚Glücklose Schwangerschaft' e.V.
Hillebachstraße 20
37632 Eimen
Tel: +49 (5565) 911 911 3
hgst@initiative-regenbogen.de
www.initiative-regenbogen.de

Verein Pusteblume
Volksgartenstraße 13
4600 Wels
Österreich
Tel: +43 (650) 478 95 78

Fachstelle Kindsverlust während Schwangerschaft, Geburt und erster Lebenszeit
Information und Beratung für Fachpersonen
und betroffene Eltern
Belpstraße 24
3007 Bern
Schweiz
fachstelle@kindsverlust.ch
www.kindsverlust.ch

Leona e.V.
Verein für Eltern chromosomal geschädigter Kinder
c/o Birgit Binnenbößel
Kreihnbrink 31
30900 Wedemark
Tel: +49 (5130) 37 49 92
Fax: +49 (51 30) 79 06 25
geschaeftsstelle@leona-ev.de
www.leona-ev.de

Links zu Online-Informationen

Früher Abschied – ein Kind verlieren. Informationsangebot der Bundeszentrale für gesundheitliche Aufklärung.
www.familienplanung.de/schwangerschaft/
fehlgeburt-totgeburt

Geburtskanal
www.geburtskanal.de

Regenbogen Österreich
www.glueckloseschwangerschaft.at

Stillgeboren
www.stillgeboren.de

Himmel der Sternenkinder
www.himmel-der-sternenkinder.de

Stille Geburt
www.stille-geburt.net

Theodor-Springmann-Stiftung (Beratung zu Trauer und Bestattungsfragen)
http://www.tss-datenbank.de

Internet-Foren

Leben ohne dich
leben-ohne-dich.com

Sternenkinder
www.sternenkinder.de

Die Schmetterlingskinder
www.schmetterlingskinder

MaximilianForum
www.maximilianprojekt.com

Engelskinder
www.engelskinder.ch

Garten der Sternenkinder
www.garten-der-sternenkinder.de

Muschel.net
forum.muschel.net

Rehakids – Das Forum für besondere Kinder
www.rehakids.de

Subsequent Pregnancy after a Loss
www.spals.com

Literatur

Mittlerweile gibt es zahlreiche hilfreiche Bücher für verwaiste Eltern. Die nachfolgende Liste stellt nur eine Auswahl dar, die sich daran orientiert, was die Eltern in diesem Buch und ich als lesenswert empfunden haben. Die Fachliteratur wurde durch Empfehlungen von Katja Baumgarten ergänzt.

Ratgeber

Grimm, Maureen: Still geboren. Wie mit dem frühen Kindstod umgehen?

Horn, Ute: Leise wie ein Schmetterling. Abschied vom fehlgeborenen Kind.

Kachler, Roland: Meine Trauer wird dich finden. Ein neuer Ansatz in der Trauerarbeit.

Kachler, Roland / Majer-Kachler, Christa: Gemeinsam trauern – gemeinsam weiter lieben: Das Paarbuch für trauernde Eltern

Kämper, Harriet / Pfahl, Birgit: Mit Trauer leben.

Kappeller, Eileen: Lalelu, und was nu. Wenn Kinder vor den Eltern sterben.

Lothrop, Hannah: Gute Hoffnung, jähes Ende.

Rinder, Nicole / Rauch, Florian: Das letzte Fest.

Schäfer, Klaus: Spuren kleiner Füße. Erste Hilfe nach dem Tod eines Kindes.

von Stülpnagel, Freya: Ohne dich. Hilfe für Tage, an denen die Trauer besonders schmerzt.

Wolter, Heike: Mein unsichtbares Kind. Begleitbuch für Frauen, Angehörige und Fachpersonen vor und nach einem Schwangerschaftsabbruch.

Zebothsen, Birgit / Ragosch, Volker: Sternenkinder. Wenn eine Schwangerschaft zu früh endet.

Spirituelles

Killinger, Petra Franziska: Schmetterlingsflüstern – Botschaften einer Kinderseele.

Kübler-Ross, Elisabeth: Über den Tod und das Leben danach.

MacArthur, John: Ewig geborgen. Wenn kleine Kinder sterben.

Northrup, Christiane: Frauenkörper, Frauenweisheit.

Schneider, Isabell: Feli und Matze im Land der Kinderseelen.

Van Praagh, James: Im Himmel zu Hause. Was Kinderseelen über das Leben nach dem Tod berichten

Young, William P.: Die Hütte.

Gedichte und andere Kunstformen

Balke, Quentin / Rosen, Michael: Mein trauriges Buch.

Groben, Joseph: Requiem für ein Kind. Trauer und Trost berühmter Eltern.

Hillebrand, Petra: Flieg, kleiner Schmetterling.

Korrek, Ralf: Das Land der Sternenkinder.

Ohlsen, Inga Elisabeth: Mit dir im Herzen. Gedichte für Sternenmütter.

Schäufler, Nicole: Gestern war ich noch schwanger. Ein Bilderbuch für Frauen, die ihr Kind während der Schwangerschaft verloren haben.

Sherokee, Ilse: Unendlich ist der Schmerz.

Spengler, Astrid: Unendlich Klara.

Thomése, P.F.: Schattenkind.

Spezialthemen

Folgeschwangerschaft:

• **Wolter, Heike**: Meine Folgeschwangerschaft. Begleitbuch für Schwangere, ihre Partner und Fachpersonen nach Fehlgeburt, stiller Geburt oder Neugeborenentod.

Glauben:

• **Friederich, Bärbel / Korgiel, Elisabeth / Salzmann, Jan (Hrsg.):** Warum nur, Gott? Glaube und Zweifel nach dem Tod eines Kindes.

Kindertrauer:

• **Cardinal, Claudia**: Alles, nur kein Kinderkram – Was trauernde Kinder und Jugendliche brauchen.

• **Ennulat, Gertrud**: Kinder trauern anders.

• **Franz, Margit**: Tabuthema Trauerarbeit: Kinder begleiten bei Abschied, Verlust und Tod

• **Weggemans, Minke**: Geschwistertod. Leben mit einem schweren Verlust.

Kinderwunsch:

• **Zehetbauer, Susanne**: Ich bin eine Frau ohne Kinder. Begleitung beim Abschied vom Kinderwunsch.

• **Wischmann, Tewes**: Der Traum vom eigenen Kind. Psychologische Hilfen bei unerfülltem Kinderwunsch.

Väter:

• **Rihm, Melanie und Dominik**: Die vergessene Trauer der Väter.

Zwillinge:

• **Austermann, Alfred und Bettina**: Das Drama im Mutterleib. Der verlorene Zwilling.

• **Steinemann, Evelyne**: Der verlorene Zwilling. Wie ein vorgeburtlicher Verlust unser Leben prägt.

Berichte von Betroffenen

Bohg, Constanze: Viereinhalb Wochen.

Ebert, Renate: Franziska, die Trisomie und das stille Ende.

Frank, Sigrid / Jakob, Anna / Lenzen, Klara: Tief im Herzen und fest an der Hand.

Griffin, Lynne: Ein Sommer ohne dich.

Herold, Sabine: Bin kaum da, muss schon fort.

Housden, Maria: Hannahs Geschenk. Das Glück eines kurzen Lebens.

Lippke, Mila: Irgendwie mein Leben.

Magirius, Georg: Schmetterlingstango. Leben mit einem totgeborenen Kind.

Martin, Barbara: Fest im Herzen lebt ihr weiter.

Reif, Anja: Fehlgeburt, und dann?

Schadt, Kathrin: Lillium Rubellum.

Voss-Eiser, Mechthild: Noch einmal sprechen von der Wärme des Lebens.

Wiedemann, Sandra: Am Ende aller guten Hoffnung. Sterbehilfe im Mutterleib?

Erinnerungsalben

Wolter, Heike: „Egal wie klein und zerbrechlich ...“ Erinnerungsalbum für ein fehlgeborenes Kind.

Wolter, Heike: „Manchmal verlässt uns ein Kind ...“ Erinnerungsalbum für ein früh verstorbenes Kind.

Wolter, Heike: „Mit Liebe berühren ...“ Erinnerungsalbum nach einem Schwangerschaftsabbruch.

Wolter, Heike: „Und wenn du dich getröstet hast ...“ Erinnerungsalbum für ein still geborenes Kind.

Wolter, Heike: „Erinnerungen sind kleine Sterne ...“ Erinnerungsalbum für verwaiste Geschwi**ster.**

Literatur für Kinder

Crowther, Kitty: Der Besuch vom kleinen Tod.

Farm, Maria: Wie lange dauert Traurigsein?

Herleth, Nicole: Vergebliches Warten.

Meyer, Doris: Sternenschwester.

Nilsson, Ulf: Die besten Beerdigungen der Welt.

Saalfrank, Heike: Abschied von der kleinen Raupe.

Schadt, Kathrin: Der verlorene Stern.

Schindler, Regine: Pele und das neue Leben.

Teckentrup: Der Baum der Erinnerung.

Thurmann, Ilka-Maria / Fischer, Uta: Am Anfang waren wir zu zweit.

Wolter, Heike: Lilly ist ein Sternenkind.

Englischsprachige Literatur

Blanford, Cathy: Something happened.

Kohn, Ingrid: A silent sorrow. Pregnancy loss.

Kübelbeck, Amy: A gift of time

Schwiebert, Pat: We were gonna have a baby, but we had an angel instead

Vredevelt, Pam: Empty arms.

Filme

24 Wochen. (Spielfilm)

Am Himmel der Tag. (Spielfilm)

Engelskinder. Sterben am Lebensanfang. (Dokumentarfilm)

Für diesen einen Tag – Entscheidung für ein behindertes Kind. (Dokumentarfilm)

Mein kleines Kind. (Dokumentarfilm)

Return to zero. (Spielfilm)

Stille Geburt. Mutter, Vater und (k)ein Kind. (Reportage)

The Deafening Silence. Stillbirth through a Mother's Eyes (Kurzspielfilm)

Und morgen geht die Sonne wieder auf. (Spielfilm)

Literatur für Fachpersonen

Aust, Daniela / Dahl, Kathrin u.a.: Fehlgeburt: Wie Bestattungsrituale bei der Trauerarbeit helfen. In: Der Gynäkologe 10/2010.

Caduff, Corina: Tot geboren. „Stillborn Babies“ in Film, Literatur und Internet. In: Zeitschrift für Germanistik 3/2015.

Goll, Harald / Jaquier, Monika / Römelt, Josef (Hrsg.): Kinder mit Anencephalie und ihre Familien.

Hecking, Detlef / Moser Brassel, Clara u.a.: Wenn Geburt und Tod zusammenfallen: ökumenische Arbeitshilfe für Seelsorgerinnen und Seelsorger bei Fehlgeburt und perinatalem Kindstod.

Hemcke, Christoph / Gödde, Elisabeth u.a.: Trauer von Männern nach Fehlgeburt oder Totgeburt – Ergebnisse einer anonymen Online-Umfrage. In: Zeitschrift für Geburtshilfe und Neonatologie 2/2007.

Holzschuh, Wolfgang (Hrsg.): Geschwistertrauer. Erfahrungen und Hilfen aus verschiedenen Praxisfeldern.

Huber, Michaela: Trauma und die Folgen. Trauma und Traumabehandlung.

Kersting, Anette u.a.: Die Verarbeitung von Trauer nach einer Totgeburt. In: Psychosomatik und Konsiliarpsychiatrie 2/2008.

Kißgen, Rüdiger / Heinen, Norbert (Hrsg.): Trennung, Tod und Trauer in den ersten Lebensjahren

Kuse-Isingschulte, Martin / Beutel, Manfred u.a.: Die psychische Verarbeitung einer Totgeburt. Verlauf der Trauerreaktion, Einflussfaktoren, Behandlungszufriedenheit, Betreuungswünsche. In: Geburtshilfe und Frauenheilkunde 7/1996.

Loichen, Theresa: Sie schauen das Antlitz Gottes: Seelsorge nach Fehl- und Totgeburt.

Morgenstern, Andrea: Gestorben ohne gelebt zu haben. Trauer zwischen Schuld und Scham.

Nijs, Michaela: Trauern hat seine Zeit. Abschiedsrituale beim frühen Tod eines Kindes.

Paul, Chris: Schuld – Macht – Sinn. Arbeitsbuch für die Begleitung von Schuldfragen im Trauerprozess.

Rogge, Petra: Knowing how? (Medizin)Ethische Fragen an den Umgang mit Stillgeburten im medizinischen Alltag. In: Sic et Non. Zeitschrift für Philosophie und Kultur 9/2008.

Röseberg, Franziska / Müller, Monika (Hrsg.): Handbuch Kindertrauer. (darin besonders Brüggemann)

Rost, Katharina: Wenn ein Kind nicht lebensfähig ist. Das Austragen der Schwangerschaft nach infauster pränataler Prognose Stimmen und Erfahrungen betroffener Frauen.

Schäfer, Klaus: Dennoch gute Hoffnung. Erfahrungsberichte und Daten zur vorgeburtlichen Diagnose.

Schäfer, Klaus: Trauerfeiern beim Tod von Kindern – liturgische Hilfen und Modelle für Segnung, Verabschiedung und Beerdigung.

Schleussner, Ekkehard: Kinderwunsch nach Fehl- oder Totgeburt. In: Gynäkologische Praxis 3/2010.

Terzioglu, Nelisah: Migration – spezieller Risikofaktor in der Schwangerschaft? In: Gynäkologie 5/2009.

Themenheft: Fehlgeburten. Deutsche Hebammenzeitschrift 7/2003.

Themenheft: Früher Abschied. Deutsche Hebammenzeitschrift 1/2009.

Toth, Bettina: Fehlgeburten, Totgeburten, Frühgeburten.

Wolter, Heike: Mein unsichtbares Kind. Begleitbuch für Frauen, Angehörige und Fachpersonen vor und nach einem Schwangerschaftsabbruch.

Wolter, Heike: Meine Folgeschwangerschaft. Begleitbuch für Schwangere, ihre Partner und Fachpersonen nach Fehlgeburt, stiller Geburt oder Neugeborenentod.

Musik für verwaiste Eltern

Kinderlieder

„Ich bin nur heute" (Rolf Zuckowski)

„Mich ruft mein Stern" (Rolf Zuckowski)

Schlaflieder

„Guten Abend, gute Nacht"

„Kinderträumeland"

„Lalelu"

„Schlafe, mein Prinzchen, schlaf ein"

„Weißt du, wieviel Sternlein stehen"

Filmmusik

„Drei Haselnüsse für Aschenbrödel" (instrumental)

„In the arms of an angel" (Sarah McLachlan)

Christliches Liedgut

„Hallelujah" (Jeff Buckley)

„Ins Wasser fällt ein Stein" (Manfred Siebald)

„Irischer Reisesegen"

„Nothing is wasted" (Jason Gray)

„Von guten Mächten wunderbar geborgen" (Dietrich Bonhoeffer)

Deutschsprachige Musik

„Abschied nehmen" (Xavier Naidoo)

„An deiner Seite" (Unheilig)

„An einem Morgen im April" (Rosenstolz)

„Der Himmel wartet auf dich" (Nik P.)

„Der Weg" (Herbert Grönemeyer)

„Dieser Weg" (Xavier Naidoo)

„Du hast mir schon so viele Fragen gestellt" (Reinhard Mey)

„Engel" (Marius Müller Westernhagen)

„Geboren, um zu leben" (Unheilig)

„Haltet die Welt an" (Glashaus)

„In diesem Moment" (Roger Cicero)

„Kleiner Engel" (Staubkind)

„Seelenreise" (Inga Elisabeth Ohlsen)

„Sternenkind" (Michelle)

„Still" (Jupiter Jones)

„Und wenn ein Lied" (Söhne Mannheims)

„Unerwartet" (Rosenstolz)

Englischsprachige Musik

"The prayer" (Celtic Woman)

"Always on my mind" (Elvis Presley)

"Baby of mine" (Alison Krauss)

"Circle of Life" (Elton John)

"Close your eyes" (Gomer Edwin Ewans)

"Dancing in the sky" (Dani & Lizzi)

"Glory Baby" (Watermark)

"Gone too soon" (Daugthry)

"If I could be, where you are" (Enya)

"I will carry you" (Selah)

"Morning has broken" (Cat Stevens)

"One moment forever" (Magic Voices)

"Only time" (Enya)

"Over the rainbow" (Judy Garland)

"Precious Child" (Karen Taylor Good)

"Remember" (Josh Groban)

"Stairway to heaven" (Led Zeppelin)

"Tears in heaven" (Eric Clapton)

"The rose" (LeAnn Rimes)

"When you wish upon a star" (Jiminy Cricket)

"You'll be in my heart" (Phil Collins)

"You'll never walk alone" (Frank Sinatra)

Gedanke zum Eingang

Eine Frage: Heilt die Zeit unsere Wunden?

Symbole: Olivenzweig (Hoffnung)
Perle (Schatz)
Herz (Liebe)
Glastropfen (Tränen)
Kerze (Licht in der Dunkelheit)
Rose von Jericho (Wasser in der Wüste)

Ablauf: symbolischer Anfang (z.B. Entzünden einer Kerze durch jeden Besucher)
musikalischer Eingang (z.B. Harfenmusik)
Begrüßung
Lied (z.B. Von guten Mächten)
Klage (z.B. Psalm 77, 2-3)
Stille, um Gedanken der Klage aufzunehmen und zu konkretisieren
Gebet (z.B. Meine ganzen Träume)
Bitte als Umschwung von Trauer zu Hoffnung, von Vergangenheit und Gegenwart zu Zukunft
Lesung (z.B. Johannes 14, 1-4; Johannes 16,22 oder Jesaja 49, 16)
Lied (Meine Hoffnung und meine Freude)
Predigt (z.B. bezugnehmend auf Matthäus 6,21)
Lied (z.B. Nun ruhen alle Wälder, 8. Strophe)
„Aktion" (z.B. Nutzung des symbolhaften Gegenstandes, z.B. Kerze beschriften)
Fürbitten (z.B. von Betroffenen, Angehörigen gesprochen)
Vaterunser
Lied (z.B. Irischer Reisesegen)
Segen

Gedanke zum Ausgang

„Die Zeit heilt nicht alle Wunden,
sie lehrt uns nur,
mit dem Unbegreiflichen zu leben."
(unbekannter Verfasser)

Hinweise für einen Gedenkgottesdienst aus der Sicht Betroffener:

1. Schön ist immer ein „Motto", unter dem der Gottesdienst steht.

2. Es ist gut, Texte von (möglichst mehreren) Betroffenen ermöglichen, sich selbst handlungsfähig zu erleben.

3. Die Liturgie sollte so viel kirchliche Rituale enthalten, wie wichtig sind und so wenige, wie möglich sind.

4. Die Predigt versteht man am besten nicht abstrakt und analytisch, sondern konkret und berührend.

5. Es ist ratsam, einfache (textlich und melodisch) Lieder zu wählen, die jeder leicht mitsingen kann und eventuell sogar schon kennt.

6. Verwaiste Eltern sollten die Möglichkeit haben, ein fassbares Erinnerungsstück an den Gottesdienst mit nach Hause zu nehmen.

Sie möchten für den Umgang mit verwaisten Eltern nach dem Tod eines Kindes verbindliche Regeln auf der Station festlegen, um eine stabile Grundlage für den weiteren Trauer- und Heilungsprozess zu schaffen. Daher werden alle Mitarbeiter dazu aufgefordert, folgende Punkte umzusetzen:

Ausstattung

Der Kreißsaal / das Zimmer, in dem die Eltern aufgenommen werden, wird von außen mit einem allen Mitarbeitern bekannten Symbol des vorausgegangenen Verlusts gekennzeichnet.

Der Frau / dem Paar wird ein Einzel-/Familienzimmer zur Verfügung gestellt. Der Vater wird auf Wunsch für die gesamte Dauer der Zeit im Krankenhaus mit aufgenommen, möglichst ohne zusätzliche Kosten.

Falls möglich, wird die Familie nicht auf der Wochenbettstation aufgenommen. Falls unumgänglich, liegt das Zimmer möglichst am Ende des Ganges und weitab vom Kreißsaal und Kinderzimmer.

Beispielsweise mithilfe der „Klinikaktion Schmetterlingskinder" oder durch privates ehrenamtliches Engagement vor Ort werden – auch für die Kleinsten – individuelle Totensachen (z.B. Einschlagtücher, Mützchen etc.) und Erinnerungsstücke bereitgestellt.

Das verstorbene Baby erhält ein eigenes Plätzchen in einem ausgekleideten Stationsbettchen oder in einem Moseskörbchen. Eine Decke erlaubt es den Eltern, ihr Baby nach und nach zu entdecken.

Kontakt mit den Eltern

Sie legen Wert auf eine achtsame Sprache.

Bei Aufnahme der Eltern mit der Diagnose des Kindstods oder des wahrscheinlichen Verlusts in absehbarer Zukunft wird eine Fachperson bestimmt, bei der alle Informationen zusammenlaufen.

Sofern nicht unmittelbare Gefahr besteht, was nur äußerst selten der Fall sein wird, bieten Sie den Eltern an, nach der Bestätigung der Diagnose und der Information über die weiteren Abläufe bis zur Geburt erst einmal nach Hause zu gehen. Die Eltern werden von Ihnen ermutigt, sich Zeit für Entscheidungen und erste Schritte des Abschieds zu nehmen.

Eltern, die gerade erfahren haben, dass ihr Kind nicht mehr lebt oder sterben wird, sind nur begrenzt aufnahmefähig. Sie ermöglichen deshalb mehrfache Gespräche und sprechen auf der Ebene der Eltern.

Sie sehen die Eltern als Experten für sich und ihr Kind an.

Erinnerungsstücke

Sie weisen Eltern eines totgeborenen Kindes unter 500 Gramm Geburtsgewicht auf die Möglichkeit einer Bescheinigung der Geburt des Babys beim Standesamt hin. Gern können Sie auch eine Bestätigung ohne Rechtskraft (siehe Seite 365) zur Bestätigung der Geburt aushändigen.

Sie halten auf der Station für verwaiste Eltern ein kleines Geschenk vorrätig, beispielsweise eine Kerze, eine Engelsfigur, einen Stein oder eine Perle.

Sie ermöglichen und / oder initiieren Film- und Fotoaufnahmen. Sie ermutigen die Eltern, ihr Kind anzuschauen, anzufassen und an ihm zu riechen.

Sie entwerfen und/oder nutzen Namenskarten und Armbändchen als Erinnerungsstücke für die Eltern.

Sie sind stets auf dem aktuellen Stand hinsichtlich rechtlicher Belange.

Lebt das Kind noch und es wurden Fehlbildungen festgestellt, die ein Überleben unwahrscheinlich oder unmöglich machen, ist Ihre Beratung zur gestellten Diagnose hinsichtlich des weiteren Schwangerschaftsverlaufs ergebnisoffen. Sie ermutigen die Eltern, bei Bedarf eine Zweitmeinung einzuholen.

Eine ergebnisoffene Beratung ist auch zum Geburtsmodus unter Hinweis auf die positiven Wirkungen einer spontanen Geburt günstig, deren normaler Geburtsbeginn nach Möglichkeit abgewartet werden sollte.

Sie informieren Eltern kompetent über ihre Rechte bezüglich der Entscheidung über lebensverlängernde Behandlungen bei einem lebend geborenen Kind und der Entscheidungen nach dem Tod.

Sie offerieren unter der Nennung von Vor- und Nachteilen eine (unversehrte) Obduktion des Babys.

Umgang mit dem Kind

Sie nennen das Kind konsequent beim Namen.

Sie sind offen für verschiedene (religiöse) Zeremonien und Rituale, die sich die Eltern für den Abschied ihres Kindes wünschen.

zu weiteren Hilfsangeboten

Sie ermöglichen Eltern – ggf. bereits vor der Geburt –, Kontakt zu weiteren Begleitern (z.B. Bestatter, Seelsorger, Sternenkind-FotografIn etc.) aufzunehmen.

Sie lassen von den Eltern gewünschte Begleitpersonen zu und besprechen (auch aus rechtlicher Sicht) Zuständigkeiten und Arbeitsteilungen im Fachpersonenkreis.

Sie bieten den Eltern an, andere Personen (Angehörige, andere Vetrauenspersonen, weitere Fachpersonen) über die Fehlgeburt / stille Geburt / den Tod des Kindes zu informieren.

Im Großraum München: Sie stellen auf Wunsch der Eltern den Kontakt zur Initiative „Primi Passi" her.

Sie geben den Eltern Informationsmaterial der für verwaiste Eltern tätigen Organisationen und lokalen Anbieter von Trauerbegleitung mit.

Sie bieten ein Nachgespräch an anlässlich konkreter Fragen oder aber auch nur zur Verarbeitung des Geschehenen in zeitlichem Abstand zur Geburt bzw. ermöglichen in jedem Fall psychologische Hilfe vor Ort durch (Klinik-)Psychologen.

zur eigenen Reflektion

Sie befragen sich innerlich zum eigenen Vorgehen, aber ggf. auch zu Schuldgefühlen oder Zweifeln bezüglich der Behandlung und ggf. der Beratung der verwaisten Eltern in der Schwangerschaft und während / nach der Geburt. Dadurch ermöglichen Sie Verbesserungen für die Zukunft.

Sie lassen in regelmäßigen Teamgesprächen Erfahrungsaustausch zu und halten diese Erfahrungen schriftlich fest (Protokoll).

Die Bitte der Nacht ...

Hinweise für verwaiste Eltern

Gerade wurde Ihnen mitgeteilt, dass Ihr Baby nicht mehr lebt oder nicht überlebensfähig sein wird. Ihre Welt gerät ins Wanken. Sie können keinen klaren Gedanken fassen.

Doch die gemeinsame, viel zu kurze Zeit mit Ihrem Kind ist wichtig. Für das Baby, für Sie, für Ihre Angehörigen.

Lassen Sie sich Zeit. Wenn Ihnen nichts Gegenteiliges gesagt wurde, besteht kein Grund zur Eile. Sie müssen nicht sofort das Krankenhaus aufsuchen / nicht im Krankenhaus bleiben.

Gehen Sie nach Hause. Lassen Sie die Informationen wirken, weinen Sie, wenn Ihnen danach zumute ist.

Sie haben sich ein ganzes Leben mit Ihrem Baby vorgestellt. Nun wird es Ihren Armen viel zu früh entrissen. Umso wertvoller ist jede Erinnerung, die Sie an diese gemeinsame Zeit haben.

Darum nehmen Sie zur Ausschabung / Geburt Folgendes mit, selbst wenn Sie momentan glauben, diese Dinge nicht zu brauchen / nicht bei sich haben zu wollen:

- Fotoapparat
- Kleidung für das Baby oder ein Einschlagtuch
- Kerze
- Namensbuch, sofern Sie noch keinen Namen ausgewählt haben
- Geschenk für das Baby (evtl. Spieluhr, Kuscheltier)
- etwas, das Ihnen gehört und das Ihr Baby begleiten darf, wenn es nicht bei Ihnen ist
- andere, Ihnen spontan wichtig / hilfreich erscheinende Dinge

Informieren Sie, wenn gewünscht: Familie, Hebamme / Doula, Freunde, Pfarrer und andere für Sie wichtige Menschen.

Geben Sie – falls vorhanden – Ihren lebenden Kindern die Möglichkeit, das tote Geschwisterkind kennenzulernen.

... ist schon der Anfang eines neuen Tages.

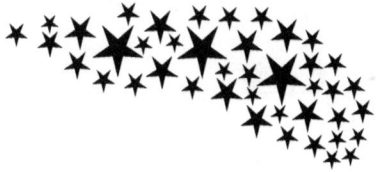

Bestätigung
für

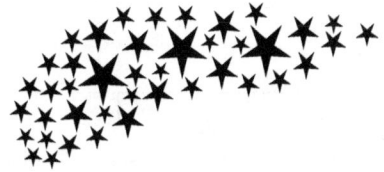

_____

Namen der Eltern

zur Geburt von

_____

Name des Kindes (Geschlecht)

still geboren am

_____

Datum und Uhrzeit

mit einem Gewicht und einer Größe von

_____

_____

Ort, Datum   bestätigt durch

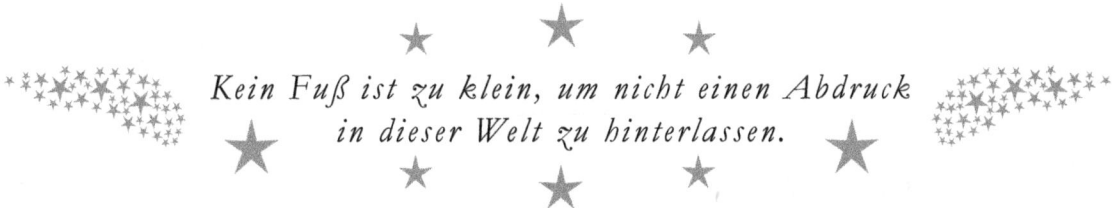

*Kein Fuß ist zu klein, um nicht einen Abdruck
in dieser Welt zu hinterlassen.*

Diese Bestätigung ist kein amtlicher Nachweis.

Mein Sternenkind

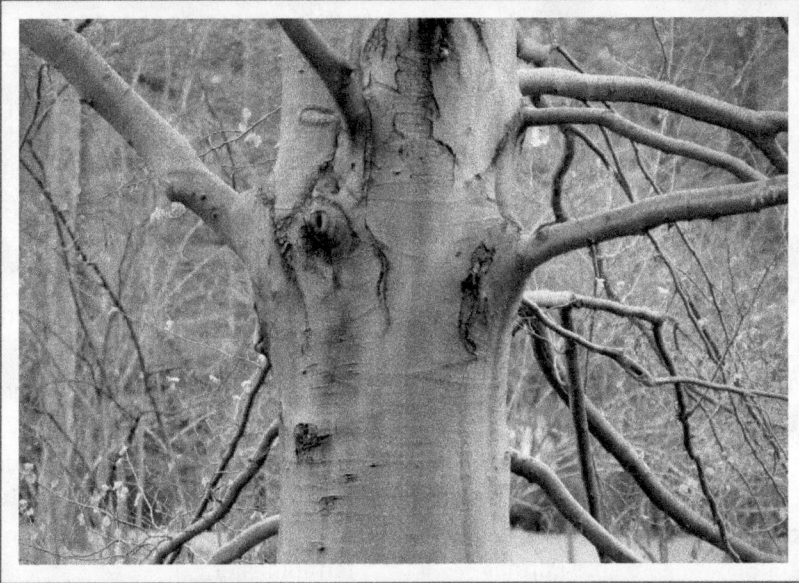

Empfehlungen

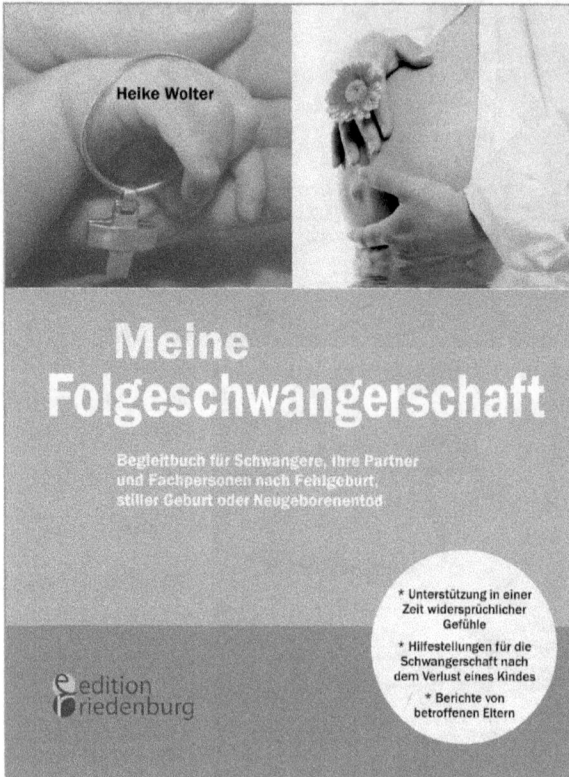

Heike Wolter
Meine Folgeschwangerschaft
Begleitbuch für Schwangere, ihre Partner
und Fachpersonen nach Fehlgeburt,
stiller Geburt oder Neugeborenentod

Paperback • 17 x 22 cm
edition riedenburg, Salzburg
ISBN Print 978-3-902647-36-8
ISBN eBook 978-3-902647-56-6

Im Buchhandel in Deutschland,
Österreich und der Schweiz

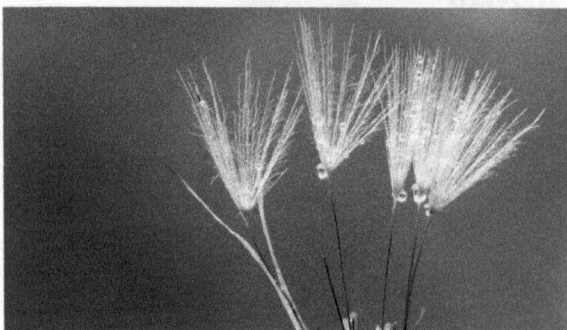

Wieder schwanger nach Verlust?

Nach einer Fehlgeburt, stillen Geburt oder dem Tod eines Neugeborenen ist keine Schwangerschaft mehr so unbeschwert wie zuvor. Aus diesem Grund gibt es nun ein Begleitbuch für Eltern, die bereits ein Kind oder mehrere Kinder verloren haben. Im Fokus stehen die gemischten Gefühle und besonderen Herausforderungen der bewegenden Monate vor, während und nach einer Folgeschwangerschaft.

Mütter und Väter, aber auch Fachpersonen erhalten so hilfreiche Unterstützung für den gemeinsamen Weg zurück in den Strom des Lebens.

Aus dem Inhalt

Guter Hoffnung sein nach jähem Ende

Prägnante Informationen sowie Berichte von Sternen-kind-Eltern zur

- Erfahrung des Verlusts und der Frage nach dem ‚Warum'
- Entscheidung für und Vorbereitung auf eine Folge-schwangerschaft
- Folgeschwangerschaft im ersten, zweiten und dritten Trimester
- Geburt und der Wahl des passenden Geburtsortes
- aufregenden ersten Zeit mit dem Folgekind
- Möglichkeit eines neuen Verlusts

Zusätzlich: Informationen zum Pro und Contra möglicher Untersuchungen vor und in der Schwangerschaft sowie zur Wahl wichtiger Begleiter

Die Sicht der Mütter

Mütter mit Folgeschwangerschaft(en) berichten ehrlich und individuell

- über den Verlust ihres Kindes bzw. ihrer Kinder (mit Bildern)
- über das Erleben ihrer Folgeschwangerschaft(en)
- über ihre Erfahrungen mit dem Partner
- über die Vorbereitung von Geschwisterkindern auf das Baby
- über die Reaktionen von ÄrztInnen, Hebammen und Therapeuten
- über die Einstimmung der Umwelt auf das Folgekind

edition riedenburg

Entscheidungen treffen

Promi-Schwangerschaften, Reproduktionsmedizin, der entschlüsselte Mensch – Schwangerschaft und Geburt sind alltägliche Medieninhalte. Ein Thema wird jedoch oft gemieden: der Schwangerschaftsabbruch. Während manche Abtreibungsgegner vehement gegen betroffene Frauen und die durchführenden Mediziner vorgehen, behaupten einige Abbruchs-Befürworter, da existiere noch gar kein echter Mensch.

Der überwiegende Rest der Gesellschaft befasst sich, wenn überhaupt, meist nur hinter vorgehaltener Hand mit der Thematik. Doch viele betroffene Frauen und auch ihre Partner spüren, dass ein Schwangerschaftsabbruch Einfluss auf ihr weiteres Leben nehmen könnte oder bereits genommen hat.

Aus dem Inhalt

Das eigene Ich wahrnehmen

Ob vorher oder nachher: Dieses Buch bietet unvoreingenommene Unterstützung in der Entscheidungsfindung. Verständlich werden die Schritte des Abbruchs erklärt, sollte der Eingriff noch bevorstehen.

Diverse Hilfestellungen ermöglichen außerdem den Aufbruch in die Heilungsphase, falls die Schwangerschaft bereits abgebrochen wurde.

Sensibel werden für Bedürfnisse anderer

- die Erfahrungen des Verlusts, die häufigsten Fragen

- die wichtigen ersten Schritte nach einem Abbruch

- den Verlauf der Auseinandersetzung und der Trauer

- hilfreiche Wege zu Heilung und Integration

- Weiterleben nach einem Abbruch, mögliche dauerhafte Veränderungen

Offene Informationen erhalten

- rechtliche Grundlagen (D/A/CH)
- Abbruchsmethoden, körperliche und seelische Begleiterscheinungen
- achtsamer Umgang vor, während und nach einem Abbruch

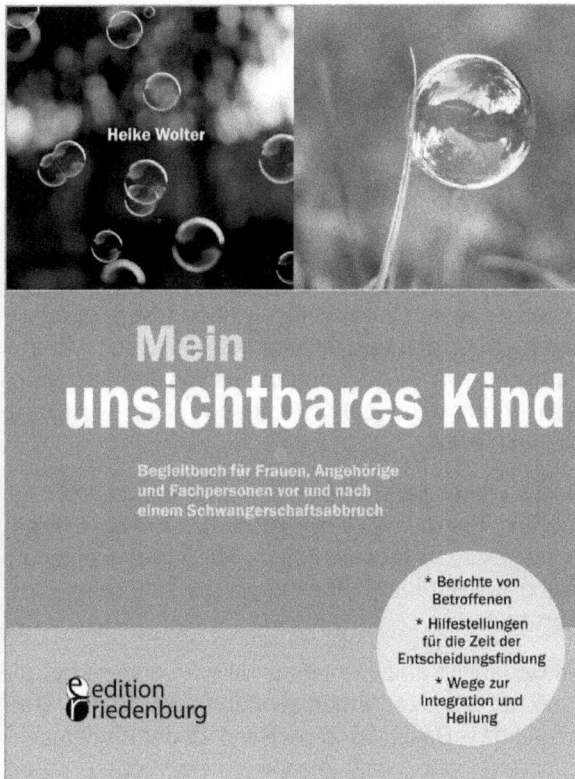

Heike Wolter
Mein unsichtbares Kind
Begleitbuch für Frauen, Angehörige und Fachpersonen vor und nach einem Schwangerschaftsabbruch

Paperback • 17 x 22 cm
edition riedenburg, Salzburg
ISBN Print 978-3-902943-11-8
ISBN eBook 978-3-902943-12-5

Im Buchhandel in Deutschland, Österreich und der Schweiz

edition riedenburg

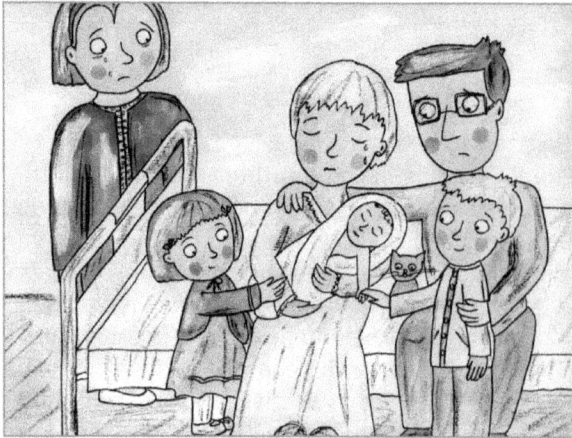

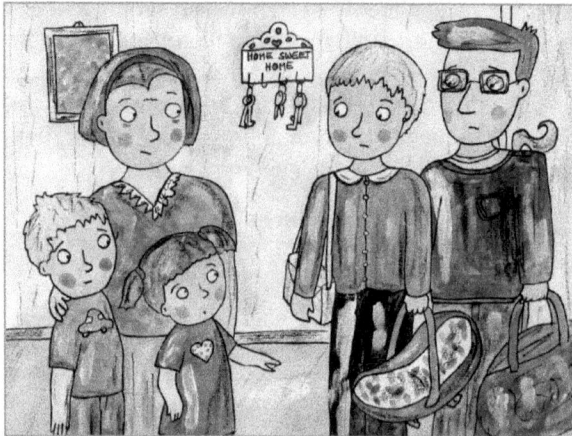

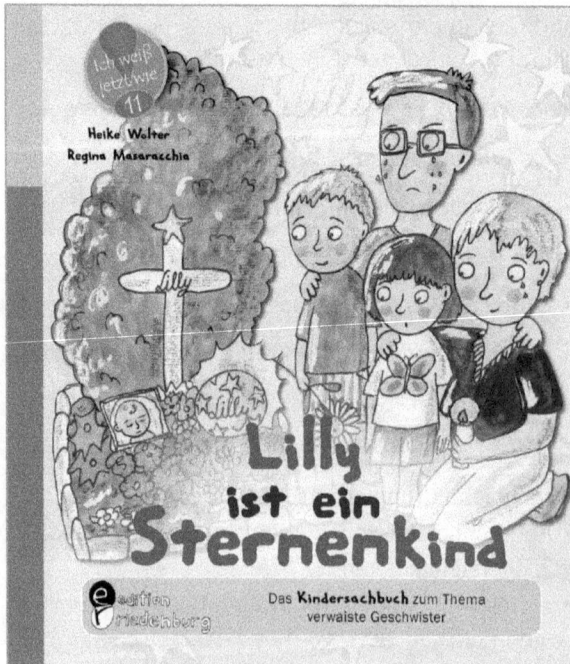

Ein Buch
für verwaiste Geschwister, ihre Eltern
und weitere Bezugspersonen

Wenn das neugeborene Geschwisterchen stirbt, ist die Trauer unermesslich groß. Doch wie können Eltern, Großeltern und andere Erwachsene kleinen Kindern das Unbegreifliche begreiflich machen?

Obwohl das verstorbene Kind schon fest in der ganzen Familie verankert ist, ist der sehnlichst erwartete Familienzuwachs ganz anders, als von den Geschwistern erhofft, denn „Lilly schreit auch nicht, es ist ganz still im Raum".

Heike Wolter kennt diese Situation aus eigener Erfahrung. Sie musste einst selbst ihre Tochter Lilly gehen lassen, als diese am Ende der Schwangerschaft durch einen Gebärmutterriss gesund und völlig unerwartet starb.

Im Gedenken an Lilly und als Hilfe für andere Betroffene hat sie das Kindersachbuch „Lilly ist ein Sternenkind" verfasst. Es ist als Band 11 der Kindersachbuchreihe „Ich weiß jetzt wie!" erschienen, deren Begründerin Regina Masaracchia auch dieses Buch feinfühlig und stimmungsvoll illustriert hat.

„Lilly ist ein Sternenkind" enthält eine farbig gestaltete Bildergeschichte über Lillys frohe Erwartung und ihren traurigen Abschied, die je nach Ausführlichkeit des Vorlesens sowohl für Kinder ab zwei Jahre als auch für ältere Kinder geeignet ist. Anschließend gibt die Autorin in einem Sachteil hilfreiche Tipps im Trauerfall. Ein Glossar mit häufig verwendeten Begriffen sowie nützliche Adressen ergänzen das Buch.

Heike Wolter • Regina Masaracchia
Lilly ist ein Sternenkind
Das Kindersachbuch zum Thema
verwaiste Geschwister
(Reihe „Ich weiß jetzt wie!", Band 11)

Paperback • 17 x 19 cm
edition riedenburg, Salzburg
ISBN 978-3-902647-11-5

Im Buchhandel in Deutschland,
Österreich und der Schweiz

Empfohlen vom VEID · Bundesverband
Verwaiste Eltern in Deutschland e.V.

edition
riedenburg

Erinnerungsalben

für fehlgeborene, still geborene, früh verstorbene und abgetriebene Kinder

Aus dem Inhalt: Die Schwangerschaft mit Dir • Dein Tod • Deine Geburt • Erinnerungen an Dich • Abschiednehmen • Deine Familie und Deine Freunde • Unsere Gedanken und Gefühle • Deine Jahrestage • Unsere Hoffnungen und Träume • Trauer und Gedenken • Tagebuch

Erinnerungsalben von Heike Wolter • je 100 Seiten • Hardcover • 17 x 22 cm

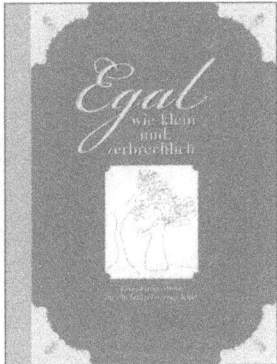

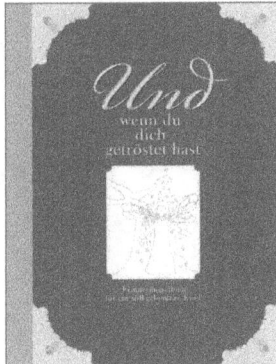

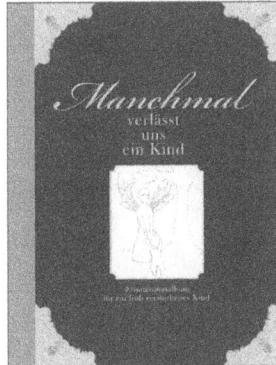

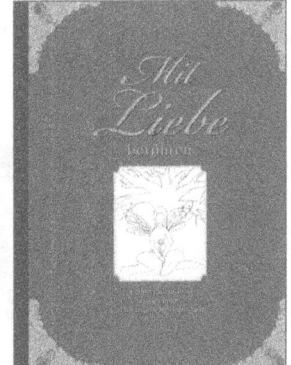

Egal wie klein und zerbrechlich
Erinnerungsalbum für ein fehlgeborenes Kind
ISBN 978-3-902647-38-2

Und wenn du dich getröstet hast
Erinnerungsalbum für ein still geborenes Kind
ISBN 978-3-902647-39-9

Manchmal verlässt uns ein Kind
Erinnerungsalbum für ein früh verstorbenes Kind
ISBN 978-3-902647-40-5

Mit Liebe berühren
Erinnerungsalbum nach einem Schwangerschaftsabbruch
ISBN 978-3-902647-44-3

Erinnerungen sind kleine Sterne

Erinnerungsalbum für verwaiste Geschwister

Zurzeit ist in Deiner Familie nichts mehr wie zuvor. Ihr alle habt euch auf ein Baby gefreut. Aber wenn Du dieses Album bekommst, dann ist Deine Schwester / Dein Bruder gestorben. Wahrscheinlich bist Du sehr traurig. Dieses Buch begleitet Dich von nun an. Es kann Dir helfen, Dich nicht so allein zu fühlen, und bietet Platz für Deine Gedanken und Erinnerungen.

Erinnerungsalbum von Heike Wolter
56 Seiten • Paperback • 17 x 19 cm
ISBN 978-3-902647-72-6

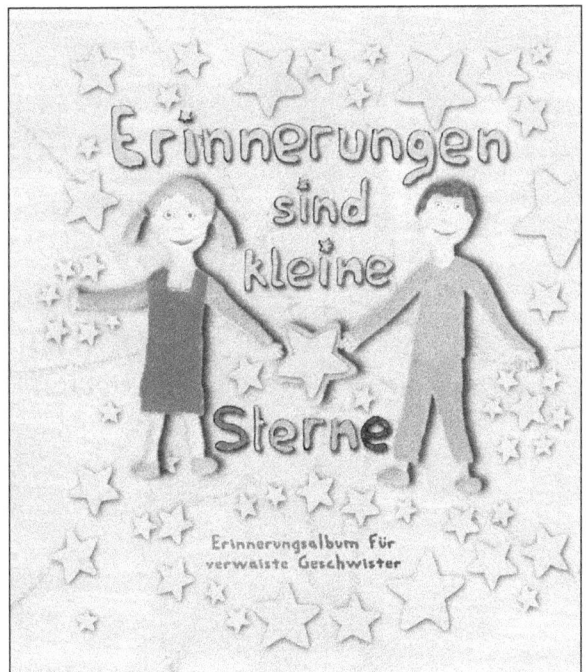

edition riedenburg, Salzburg • editionriedenburg.at
Im Buchhandel in Deutschland, Österreich und der Schweiz

edition riedenburg

www.editionriedenburg.at

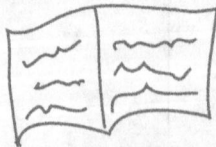

www.ingramcontent.com/pod-product-compliance
Lightning Source LLC
Chambersburg PA
CBHW080548270326
41929CB00019B/3230